U0300912

瘙痒
Pruritus
第2版

主　编　Laurent Misery
　　　　Sonja Ständer

主　译　刘　玮

副主译　冰　寒　梅鹤祥

译　者　（按姓氏笔画排序）

王　芳　　王一宇　　王佩茹　　尹志强　　田　燕　　仰珈仪

冰　寒　　刘　玮　　汤自洁　　许　阳　　严　蕾　　严冬梅

李昌斌　　李清扬　　杨平平　　杨京润　　何蒙文　　邹　颖

张文君　　周炳荣　　施　歌　　袁　超　　夏艾婷　　谈益妹

梅鹤祥　　曹雅晶　　梁齐飞　　葛　格　　潘　毅

审　校　刘　玮　　冰　寒

人民卫生出版社
·北　京·

版权所有，侵权必究！

First published in English under the title

Pruritus（2nd Ed.）

edited by Laurent Misery and Sonja Ständer

Copyright Springer-Verlag London, 2016

This edition has been translated and published under licence from Springer Nature

Switzerland AG.

图书在版编目（CIP）数据

瘙痒 /（法）劳伦特（Laurent Misery）主编；刘
玮主译 . —北京：人民卫生出版社，2022.3
　ISBN 978-7-117-32700-8

　Ⅰ. ①瘙… 　Ⅱ. ①劳… ②刘… 　Ⅲ. ①瘙痒 　Ⅳ.
①R758.3

中国版本图书馆 CIP 数据核字（2021）第 277611 号

人卫智网	www.ipmph.com	医学教育、学术、考试、健康，
		购书智慧智能综合服务平台
人卫官网	www.pmph.com	人卫官方资讯发布平台

图字：01-2019-4688 号

瘙　痒

Saoyang

主　　译：刘　玮
出版发行：人民卫生出版社（中继线 010-59780011）
地　　址：北京市朝阳区潘家园南里 19 号
邮　　编：100021
E - mail：pmph @ pmph.com
购书热线：010-59787592　010-59787584　010-65264830
印　　刷：廊坊一二〇六印刷厂
经　　销：新华书店
开　　本：889×1194　1/16　　印张：22
字　　数：636 千字
版　　次：2022 年 3 月第 1 版
印　　次：2022 年 3 月第 1 次印刷
标准书号：ISBN 978-7-117-32700-8
定　　价：248.00 元

打击盗版举报电话：010-59787491　E-mail：WQ @ pmph.com
质量问题联系电话：010-59787234　E-mail：zhiliang @ pmph.com

译者名单

按姓氏笔画排序

王　芳　成都高新华神漾肤医疗美容诊所

王一宇　空军特色医学中心皮肤科

王佩茹　同济大学附属皮肤病医院光医学治疗科

尹志强　南京医科大学第一附属医院(江苏省人民医院)皮肤科

田　燕　空军特色医学中心皮肤科

仰珈仪　同济大学附属皮肤病医院光医学治疗科

冰　寒　同济大学附属皮肤病医院光医学治疗科/冰寒护肤实验室

刘　玮　空军特色医学中心皮肤科

汤自洁　中国人民解放军总医院第一医学中心皮肤科

许　阳　南京医科大学第一附属医院(江苏省人民医院)皮肤科

严　蕾　四川省人民医院医疗集团/成都新丽美医疗美容医院

严冬梅　空军特色医学中心皮肤科

李昌斌　同济大学附属第十人民医院肾内科

李清扬　空军军医大学西京医院皮肤科

杨平平　同济大学附属同济医院血液科

杨京润　中国人民解放军总医院第一医学中心皮肤科

何蒙文　德国慕尼黑大学附属皮肤病与变态反应疾病医院

邹　颖　同济大学附属皮肤病医院皮肤与化妆品研究室

张文君　同济大学附属同济医院血液科

周炳荣　南京医科大学第一附属医院(江苏省人民医院)皮肤科

施　歌　中山大学附属第六医院医美美容整形中心

袁　超　同济大学附属皮肤病医院皮肤与化妆品研究室

夏艾婷　空军特色医学中心皮肤科

谈益妹　同济大学附属皮肤病医院皮肤与化妆品研究室

梅鹤祥　上海拜思丽实业有限公司

曹雅晶　同济大学附属皮肤病医院光医学治疗科

梁齐飞　同济大学医学院

葛　格　解放军总医院第七医学中心皮肤科

潘　毅　德国波恩大学附属医院皮肤与过敏科

前　言

　　瘙痒是一种会引起抓挠的不适感,这一定义的历史已有 350 年[1,2]。但只要人和动物有皮肤或皮毛,瘙痒作为一种保护性机制就会一直存在。急、慢性瘙痒也是多种皮肤和非皮肤疾病的症状。最近的流行病学研究发现慢性瘙痒十分常见(累及近 1/3 的人群)[3]。

　　瘙痒是一种十分困扰人的感觉,所有受累于瘙痒的人,生活质量(quality of life,QoL)都受到很大影响。但直到 1990 年代初,瘙痒还只是被看作疼痛的"小兄弟",与疼痛相比无足轻重。这种刻板印象阻碍了瘙痒领域的研究,影响了有效止痒剂的开发。

　　幸运的是,新的理念及在豚鼠的研究彻底改变了我们对瘙痒的理解并提出了新的治疗方法。现在,国际协作十分高效,发起了第一个瘙痒研究组织:国际瘙痒研究论坛(International Forum for Studies on Itch,IFSI)——www.itchforum.net。

　　如今,瘙痒领域的研究十分活跃,新发现不断涌现。因此我们满怀欣喜地推出本书的第 2 版。和上一版一样,本书的目的是为临床一线治疗瘙痒患者的医生奉献一本关于瘙痒的专著,提供瘙痒的原因和治疗等实用信息、纳入有关瘙痒病理生理和治疗的新研究数据。

　　诚挚感谢来自全球的专家和朋友们,没有他们,无以成书。

Laurent Misery 于法国 Brest
Sonja Ständer 于德国 Münster

目　　录

第三篇　治疗

第一篇
神经生理学

第1章 瘙痒的神经处理

Tasuku Akiyama and E. Carstens

介绍

瘙痒是由皮肤和黏膜、而非内脏器官产生的一种独特的躯体感觉。有许多不同类型的瘙痒介质,包括神经元释放的内源性致痒原(pruritogen)、非神经元细胞(如角质形成细胞和免疫细胞)释放的致痒原,及来自外部环境的外源性致痒原(参见第2章)。这些瘙痒介质可激活由初级感觉神经元神经末梢表达的同源受体。本章第一部分将描述初级感觉神经元瘙痒传导的分子机制。

初级感觉传入纤维传递瘙痒信息到位于脊髓和三叉神经背角的次级感觉神经元(图1-1)。在这里,瘙痒信息由兴奋性和抑制性中间神经元处理,可能还有胶质细胞参与。瘙痒信号进一步传递到大脑进行附加处理(图1-1;参见第3章)。本章第二部分将描述关于脊髓瘙痒信号处理的最新发现。

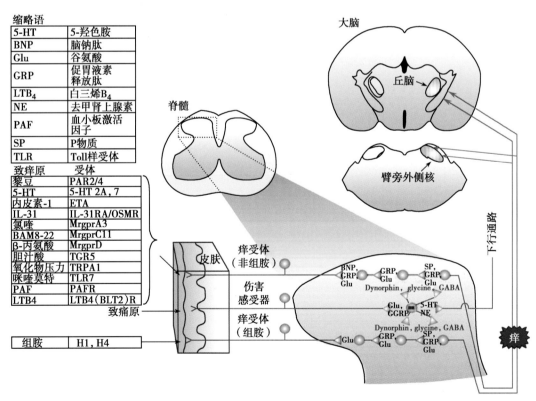

缩略语	
5-HT	5-羟色胺
BNP	脑钠肽
Glu	谷氨酸
GRP	促胃液素释放肽
LTB$_4$	白三烯B$_4$
NE	去甲肾上腺素
PAF	血小板激活因子
SP	P物质
TLR	Toll样受体

致痒原	受体
黎豆	PAR2/4
5-HT	5-HT 2A, 7
内皮素-1	ETA
IL-31	IL-31RA/OSMR
氯喹	MrgprA3
BAM8-22	MrgprC11
β-丙氨酸	MrgprD
胆汁酸	TGR5
氧化物压力	TRPA1
咪喹莫特	TLR7
PAF	PAFR
LTB4	LTB4(BLT2)R

组胺	H1, H4

图 1-1　瘙痒神经通路示意图。左侧表格显示缩略语(上部)、非组胺能介质和其受体(中部)及组胺和与其受体(下部)。右图显示从皮肤瘙痒感受器到脊髓再到大脑更高水平的瘙痒传导途径。红色负号(–)显示抑制性中间神经元。黑色文字表示兴奋性的神经肽和递质,而红色文字表示抑制性

初级传入神经

纤维类型

影响皮肤的瘙痒刺激通过初级感觉神经元传递,其神经末梢位于表皮,中枢支投射到脊髓或髓质背角,也就是二级感觉神经元的胞体和树突所处位置。根据直径和传导速度,初级感觉传入纤维分为三类;Aβ、Aδ 和 C 纤维。Aβ 纤维的神经传导速度超过 30m/s,是厚的有髓纤维,传递轻触和压力信息。薄的有髓 Aδ 纤维和无髓鞘 C 纤维的神经传导速度分别是 2~30m/s 和小于 2m/s,介导瘙痒和疼痛感觉。组胺和鬓豆(其针状结构含有引起瘙痒的蛋白质)可明显激活 C 纤维和 Aδ 纤维的不同亚群。对机械不敏感的 C 纤维优先对组胺作出反应,而不是鬓豆[45]。相反,机械敏感的多向 C 纤维很容易对鬓豆产生反应,而对组胺反应较少或无[27,45]。机械敏感的 Aδ 纤维对鬓豆比对组胺反应更活跃,但某些仅对组胺有反应[51]。

Mrgpr

人类 mas 相关 G 蛋白耦联受体(mas-related G protein coupled receptors,Mrgpr)(译者注:又称孤儿受体)家族包含 18 个基因,小鼠的 Mrgpr 有 50 个基因。Mrgpr 仅在初级感觉神经元和肥大细胞中表达。某些 Mrgpr(如 MrgprA3、MrgprC11 和 MrgprD)已被证明可以调节瘙痒[34,35,69]。MrgprA3 和 MrgprD 在不同的伤害感受器中表达,分别对氯喹和 β- 丙氨酸产生反应。表达 MrgprA3 的一类神经元同时表达 MrgprC11,对牛肾上腺髓质 8-22 肽(bovine adrenal medulla 8-22 peptide,BAM8-22)和 SLIGRL 产生反应,SLIGRL 是蛋白酶激活受体 2(protease-activated receptor 2,PAR2)[36] 和组织蛋白酶 S 半胱氨酸蛋白酶的系锁配体(tethered ligand)[50]。一项最近的研究显示 MrgprA3 表达的神经元除了能被 β- 丙氨酸激活外,还在瘙痒中发挥关键作用[34]。在一个接触性皮炎的动物模型中观察到表达 MrgprA3 和 MrgprD 的神经元过度兴奋,提示这些神经元对接触性皮炎伴随的瘙痒有作用[49]。但是,人类 Mrgpr 在瘙痒中的作用仍在研究中。推测 MrgprX1 可能是 MrgprA3 和

MrgprC11 人类直系同源受体,但同源性分别仅为 54% 和 <50%[40]。

瞬时受体电位通道

瞬时受体电位通道(transient receptor potential channel,TRPC)参与传导热、渗透压和包括致痒原在内的化学感觉刺激。TRPV1 和 TRPA1 通道在疼痛中发挥关键作用。在瘙痒传导中它们明显在 GPCR 下游被激活。将组胺与 H1 受体结合,这一受体是一个 Gq/11 型 G 蛋白耦联受体(G protein coupled receptor,GPCR),可能通过 12-HETE(一种花生四烯酸级联代谢物)来激活 TRPV1[56]。类似地,将同源配体结合到 MrgprA3 和 MrgprC11 可分别通过 Gβγ 亚单位和 PLC 来激活 TRPA1[68]。激活 MrgprA3 也可抑制 TRPM8 和使 TRPV1 敏化[62]。多种 TRPC 似乎参与由单一致痒原诱发的瘙痒转导过程。

TRPV3 可被温暖的温度(范围 33~39℃)激活,主要在角质形成细胞中表达[47]。表达 TRPV3 获得功能突变的小鼠发生皮炎并伴有抓挠[75]。相似的获得功能突变也在 Olmsted 综合征(Olmsted syndrome,OS)中观察到,这是一种罕见的先天性疾病,以严重瘙痒及掌跖和腔口周围角化为特征[33]。相反,TRPV3 敲除小鼠的慢性瘙痒干性皮肤模型与野生型小鼠相比,表现出自发搔抓或表皮神经延长的减少[71]。因此 TRPV3 在慢性瘙痒发展中似乎有一定作用。

TRPV4 是另一种 TRPC,可被温和温度激活(范围 27~34℃),在皮肤的感觉神经元和角质形成细胞中均有表达。TRPV4 mRNA 在有瘙痒烧伤瘢痕的皮肤[74]和日光性皮炎[43]中表达上调。在 TRPV4 敲除小鼠,5- 羟色胺(5-hydroxytryptamine,5-HT)诱发的搔抓减少,提示 TRPV4 位于由 5-HT 诱发的瘙痒信号通路下游[4]。

钠通道

电压门控钠通道在感觉神经元动作电位产生中发挥关键作用。电压门控钠通道有 9 种亚型(即 Nav1.1~1.9)。有报道称,Nav1.3、Nav1.7、Nav1.8 和 Nav1.9 在 DRG 神经元中表达并与疼痛有关[25,54,67]。Nav1.7 由小直径 DRG 神经元表达,其功能丧失导

致完全无法感知疼痛(complete inability to perceive pain,CIP)[1,10,23]。相反,Nav1.7 的获得功能与慢性疼痛和瘙痒有关[12,17-19,73]。最近的药理和遗传研究表明,Nav1.7 参与瘙痒信号转导[22,32]。Nav1.8 也在小直径的 DRG 神经元中表达[37]。尽管 Nav1.8 在瘙痒信号转导中的直接作用目前尚不清楚,但它可能参与了瘙痒传递。在 Nav1.8 表达的 DRG 神经元中,T 细胞白血病同源框 3(T-cell leukemia homeobox3,Tlx3)参与调节瘙痒相关感觉通道 / 受体,如 TRPA1 和 MrgprA3[38]。在表达 Nav1.8 的 DRG 神经元中遗传组成性激活 BRAF 通路导致在 TRPV1 表达的 DRG 神经元中 GRP 和 MrgprA3 过表达,诱发高水平的自发瘙痒行为及致痒原诱发的瘙痒行为增加[78]。Nav1.8 也许在 MrgprA3 和 TRPA1 下游被激活。

某些海洋生物会产生针对钠通道的毒素,例如河豚鱼的河豚毒素和大理石芋螺(Conusmarmoreus)的 muO- 芋螺毒素 MrVIB[16]。来自雪卡鱼的雪卡毒素(ciguatoxin)在 40%~80% 的病例中可引起局部强烈瘙痒伴感觉异常[21]。雪卡毒素是电压门控钠通道的强有力激活剂,可间接激活 TRPA1 表达的肽能 C 纤维和河豚毒素敏感性 A 纤维[65]。在雪卡毒素引起的瘙痒中起关键作用的钠通道的具体类型仍不清楚。注射海葵毒素 ATX-Ⅱ,可引起疼痛和像瘙痒的感觉[30]。ATX-Ⅱ在大的感觉神经元可诱导复苏钠电流[30]。ATX-Ⅱ的作用目标——钠通道也许在瘙痒传递中发挥独特作用(如纤维介导的瘙痒)。

脊髓

神经递质

多种神经肽和谷氨酸可介导瘙痒从初级感觉传入的中枢末端向脊髓的次级感觉神经元传递。促胃液素释放肽(gastrin-releasing peptide, GRP)[6,7,60,61] 和 利 钠 肽 B(natriuretic peptide B, BNP),也称为脑利钠肽(brain natriuretic peptide, BNP),[41]专门参与瘙痒传播。而 P 物质(substance P,SP)[6,7]、CGRP[39,52]神经调节肽 B(neuromedin B, NMB)[59,80]和谷氨酸[7,31]也参与瘙痒和疼痛传递。

这些神经递质如何将瘙痒信息传递给次级感觉神经元,一直存在争议,包括 GRP 和 NPPB 的瘙痒特异性神经递质如何可以特异地传递瘙痒信息。相反,多种瘙痒神经递质可以产生代偿的和 / 或协同的时间码来传递瘙痒信息。这一观点得到了最近一项研究的支持,该研究显示 GRP 可以补偿 NMB-NMBR 瘙痒信号的缺失[80]。

投射神经元

脊髓神经元可按不同标准分类(如形态学、簇放电模式和分子标记)。某些分子标记明显可将脊髓神经元分为功能不同的亚群。在啮齿动物中,投射到丘脑或臂旁核的背角神经元表达神经激肽 -1(neurokinin 1,NK1)受体[5,63,64]。切除表达 NK1 的脊髓神经元可抑制急性瘙痒和慢性瘙痒,提示脊髓丘脑和 / 或脊髓臂旁神经元在瘙痒传递中起重要作用[5,9]。解剖证据显示在注射致痒原后,投射到丘脑或臂旁核的逆行标记的脊髓和三叉神经表达 Fos[2](图 1-2),也支持这个观点。与这一发现相一致,部分逆行识别的上行投射神经元包括灵长类脊髓丘脑束神经元[11]、大鼠三叉丘脑[44]和三叉臂旁神经元[26]对致痒原和产生疼痛的刺激有反应。灵长类脊髓丘脑束神经元的不同亚群分别发出组胺能和非组胺能的瘙痒信号[11]。人脑成像研究显示,丘脑的躯体感觉区和皮质及运动相关皮质区、岛叶和前扣带皮质等区域被激活(参见第 3 章)。然而,到目前为止,还没有研究上行脊髓丘脑和脊髓臂旁通路激活的脑皮质回路中瘙痒相关的神经活动。

兴奋性中间神经元

兴奋性中间神经元(excitatory interneuron)在脊髓疼痛和 / 或瘙痒传导中起重要作用。切除表达生长抑素的兴奋性神经元可以减轻机械性疼痛,而不影响无害的触摸、冷热感觉[15]。缺少睾丸孤核受体(testicular orphan nuclear receptor,TR4)的基因敲除小鼠,脊髓兴奋性中间神经元(包括表达 GRPR 或 GRP 的神经元)数量减少约 40%,瘙痒和疼痛行为也显著减少[66]。类似地,敲除脊髓背侧的 Tlx3 也会抑制脊髓兴奋性中间神经元的发育,包括表达 GRPR、生长抑素、前速激肽原 1 或 GRP

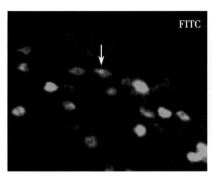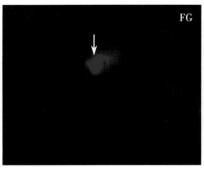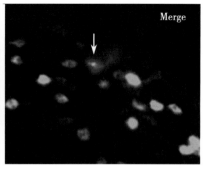

图 1-2　双重标记神经元示例。左图为 Fos- 免疫反应神经元（FITC 标记）。中图是 FG（荧光金，Fluorogold；逆行示踪剂）标记的神经元。右图为合并后的图片，双重标记的神经元显示蓝绿色色调（With permissions from John Wiley and Sons[2]，Fig. 6）

的神经元[70]。Tlx3 敲除的小鼠显示出瘙痒和疼痛行为的明显减少。表达 GRPR 的脊髓神经元似乎在急性瘙痒中起关键作用[61]。大多数表达 GRPR 的脊髓神经元是兴奋性中间神经元[66,78]。缺少这类神经元的老鼠显示出瘙痒行为明显减少，然而保留了正常疼痛行为。在脊髓传递瘙痒相关活动中，表达 GRPR 的神经元明显在 Npra 表达的神经元下游被激活[41]。缺乏表达 Npra（一种 Nppb 受体）的脊髓神经元的小鼠，也表现出瘙痒行为明显减少和正常的疼痛行为[41]。

抑制性中间神经元

根据甘丙肽、神经元型一氧化氮合酶（neuronal nitric oxide synthase，nNOS）、神经肽 Y 和小清蛋白（parvalbumin）的表达，抑制性中间神经元可以分为四组[48]。Bhlhb5 起源的抑制性中间神经元参与脊髓对瘙痒传递的抑制（图 1-1）[53]，并且是 nNOS- 和 / 或甘丙肽表达的抑制性中间神经元[28]。85%Bhlhb5 起源的抑制性中间神经元含有前强啡肽原，这是 κ- 阿片类强啡肽的前体，意味着强啡肽由瘙痒抑制性中间神经元释放[28]。但是，缺少抑制性中间神经元的小鼠没有表达强啡肽，敲除前强啡肽原的小鼠也没有表现出瘙痒加重[15,28]。在表达甘丙肽的抑制性中间神经元中也表达 κ- 阿片类强啡肽[8,55]。因此，切除表达 nNOS 的抑制性中间神经元可能是 Bhlhb5 敲除小鼠瘙痒增加的原因。有趣的是，表达 nNOS 的抑制性中间神经元含有 GABA 和甘氨酸，这两种物质都参与了搔抓诱发的脊髓瘙痒信号神经元抑制[3,58]。另外，切除背角甘氨酸能神经元可导致瘙痒增加[20]。

胶质细胞

最近的研究为脊髓胶质细胞（glial cell）在慢性疼痛中发挥关键作用提供了证据。胶质细胞释放促疼痛介质例如 ATP、细胞因子和趋化因子来引发和维持慢性疼痛。胶质细胞在慢性疼痛中的准确作用仍不清楚，但有一些报道支持它们在瘙痒中的作用[57,76,77]。在接受致痒原的小鼠和有接触性皮炎而发痒的小鼠中可观察到激活的小胶质细胞[76,77]。小胶质细胞中 p38 信号通路激活引起小胶质细胞增生。特应性皮炎或接触性皮炎的慢性瘙痒小鼠中也观察到激活的星形胶质细胞[57]。搔抓和 / 或皮肤炎症明显可通过激活星形胶质细胞中的 STAT3 信号通路导致星形胶质细胞增生。

下行性调控

中脑水管周灰质（periaqueductal gray，PAG）是一个众所周知的疼痛下行性调控中心。在人体成像研究中，观察到有害的寒冷刺激诱发瘙痒抑制时，PAG 被激活[42]。从 PAG 的下行投射以蓝斑（coeruleus）和延髓头端腹内侧区（rostral ventromedial medulla，RVM）为靶目标。蓝斑和 RVM 分别是下行去甲肾上腺素能和 5- 羟色胺能投射的主要来源[14,46]。这两种下行通路可能都参与到瘙痒传递的调节中。神经毒性破坏脊髓中儿茶酚胺能神经元，可增强瘙痒相关行为，提示下行去甲肾上腺素能神经元可抑制脊髓瘙痒信号[24]。另一方面，一项最近的研究提示，下行的 5- 羟色胺能系统可提高脊髓瘙痒信号[79]。消除脑干中 5-HT

或 5- 羟色胺能神经元的基因减少了瘙痒相关的行为。药理激活脊髓 5-HT1A 受体促进了表达 GRPR 的脊髓神经元的瘙痒相关行为和增强了动作电位发放。下行的 5- 羟色胺能神经元似乎通过脊髓中的 5-HT1A 受体促进 GRPR 介导的瘙痒。相反，脊髓 5-HT3 和 5-HT7 受体分别参与下行疼痛的促进和抑制[13,29,72]。

搔抓诱发的脊髓瘙痒信号神经元抑制包含节段性和脊椎上回路[3]。寒冷阻断或完全切断上颈部脊髓，可使从干燥皮肤输入的背角神经元搔抓诱发的自发活动抑制分别减少 30% 和 50%。这意味着搔抓诱发的抑制部分是通过脊髓上神经元的激活介导的，而脊髓上神经元反过来又参与下行通路。

结论

过去十年里，我们对瘙痒神经处理的理解突飞猛进。组胺能和非组胺能瘙痒有多种瘙痒转导机制和上行通路。Mrgpr、PAR 和其他瘙痒转导分子的识别，以及 TRPC 和电压敏感钠通道的下游参与，提供了一系列外周阻断瘙痒的新靶点。谷氨酸和神经肽 GRP、SP、CGRP、NMB 和 BNP 在脊髓瘙痒传递中的作用，及强啡肽、GABA 和甘氨酸在瘙痒脊髓抑制中作用的识别，为开发阻断中枢瘙痒传递的药物提供了许多额外的靶点。未来通过研究脊髓上瘙痒处理和调节，可能会揭示更多的抑制中枢神经系统瘙痒处理的治疗靶点和策略。

（翻译：梁齐飞　审校：冰寒）

参考文献

1. Ahmad S, Dahllund L, Eriksson AB, Hellgren D, Karlsson U, Lund PE, Meijer IA, Meury L, Mills T, Moody A, Morinville A, Morten J, O'Donnell D, Raynoschek C, Salter H, Rouleau GA, Krupp JJ. A stop codon mutation in SCN9A causes lack of pain sensation. Hum Mol Genet. 2007;16(17):2114–21.

2. Akiyama T, Curtis E, Nguyen T, Carstens MI, Carstens E. Anatomical evidence of pruriceptive trigeminothalamic and trigeminoparabrachial projection neurons in mice. J Comp Neurol. 2016;524(2):244–56.

3. Akiyama T, Iodi Carstens M, Carstens E. Transmitters and pathways mediating inhibition of spinal itch-signaling neurons by scratching and other counter-stimuli. PLoS One. 2011;6(7):e22665.

4. Akiyama T, Ivanov M, Nagamine M, Davoodi A, Carstens MI, Ikoma A, Cevikbas F, Kempkes C, Buddenkotte J, Steinhoff M, Carstens E. Involvement of TRPV4 in Serotonin-Evoked Scratching. J Invest Dermatol. 2016;136(1):154–60.

5. Akiyama T, Nguyen T, Curtis E, Nishida K, Devireddy J, Carstens MI EC. A central role for spinal dorsal horn neurons that express neurokinin-1 receptors in chronic itch. Pain. 2015;226:219–35.

6. Akiyama T, Tominaga M, Davoodi A, Nagamine M, Blansit K, Horwitz A, Carstens MI, Carstens E. Roles for substance P and gastrin-releasing peptide as neurotransmitters released by primary afferent pruriceptors. J Neurophysiol. 2013;109(3):742–8.

7. Akiyama T, Tominaga M, Takamori K, Carstens MI, Carstens E. Roles of glutamate, substance P, and gastrin-releasing peptide as spinal neurotransmitters of histaminergic and nonhistaminergic itch. Pain. 2014;155(1):80–92.

8. Brohl D, Strehle M, Wende H, Hori K, Bormuth I, Nave KA, Muller T, Birchmeier C. A transcriptional network coordinately determines transmitter and peptidergic fate in the dorsal spinal cord. Dev Biol. 2008;322(2):381–93.

9. Carstens EE, Carstens MI, Simons CT, Jinks SL. Dorsal horn neurons expressing NK-1 receptors mediate scratching in rats. Neuroreport. 2010;21(4):303–8.

10. Cox JJ, Reimann F, Nicholas AK, Thornton G, Roberts E, Springell K, Karbani G, Jafri H, Mannan J, Raashid Y, Al-Gazali L, Hamamy H, Valente EM, Gorman S, Williams R, McHale DP, Wood JN, Gribble FM, Woods CG. An SCN9A channelopathy causes congenital inability to experience pain. Nature. 2006;444(7121):894–8.

11. Davidson S, Zhang X, Khasabov SG, Moser HR, Honda CN, Simone DA, Giesler Jr GJ. Pruriceptive spinothalamic tract neurons: physiological properties and projection targets in the primate. J Neurophysiol. 2012;108(6):1711–23.

12. Devigili G, Eleopra R, Pierro T, Lombardi R, Rinaldo S, Lettieri C, Faber CG, Merkies IS, Waxman SG, Lauria G. Paroxysmal itch caused by gain-of-function Nav1.7 mutation. Pain. 2014;155(9):1702–7.

13. Dogrul A, Ossipov MH, Porreca F. Differential mediation of descending pain facilitation and inhibition by spinal 5HT-3 and 5HT-7 receptors. Brain Res. 2009;1280:52–9.

14. Dogrul A, Seyrek M, Yalcin B, Ulugol A. Involvement of descending serotonergic and noradrenergic pathways in CB1 receptor-mediated antinociception. Prog Neuropsychopharmacol Biol Psychiatry. 2012;38(1):97–105.

15. Duan B, Cheng L, Bourane S, Britz O, Padilla C, Garcia-Campmany L, Krashes M, Knowlton W, Velasquez T, Ren X, Ross SE, Lowell BB, Wang Y, Goulding M, Ma Q. Identification of spinal circuits transmitting and gating mechanical pain. Cell. 2014;159(6):1417–32.

16. Ekberg J, Jayamanne A, Vaughan CW, Aslan S, Thomas L, Mould J, Drinkwater R, Baker MD, Abrahamsen B, Wood JN, Adams DJ, Christie MJ, Lewis RJ. muO-conotoxin MrVIB selectively blocks

Nav1.8 sensory neuron specific sodium channels and chronic pain behavior without motor deficits. Proc Natl Acad Sci U S A. 2006;103(45):17030–5.

17. Estacion M, Han C, Choi JS, Hoeijmakers JG, Lauria G, Drenth JP, Gerrits MM, Dib-Hajj SD, Faber CG, Merkies IS, Waxman SG. Intra- and interfamily phenotypic diversity in pain syndromes associated with a gain-of-function variant of NaV1.7. Mol Pain. 2011;7:92.

18. Faber CG, Hoeijmakers JG, Ahn HS, Cheng X, Han C, Choi JS, Estacion M, Lauria G, Vanhoutte EK, Gerrits MM, Dib-Hajj S, Drenth JP, Waxman SG, Merkies IS. Gain of function Nanu1.7 mutations in idiopathic small fiber neuropathy. Ann Neurol. 2012;71(1):26–39.

19. Fertleman CR, Baker MD, Parker KA, Moffatt S, Elmslie FV, Abrahamsen B, Ostman J, Klugbauer N, Wood JN, Gardiner RM, Rees M. SCN9A mutations in paroxysmal extreme pain disorder: allelic variants underlie distinct channel defects and phenotypes. Neuron. 2006;52(5):767–74.

20. Foster E, Wildner H, Tudeau L, Haueter S, Ralvenius WT, Jegen M, Johannssen H, Hosli L, Haenraets K, Ghanem A, Conzelmann KK, Bosl M, Zeilhofer HU. Targeted ablation, silencing, and activation establish glycinergic dorsal horn neurons as key components of a spinal gate for pain and itch. Neuron. 2015;85(6):1289–304.

21. Friedman MA, Fleming LE, Fernandez M, Bienfang P, Schrank K, Dickey R, Bottein MY, Backer L, Ayyar R, Weisman R, Watkins S, Granade R, Reich A. Ciguatera fish poisoning: treatment, prevention and management. Mar Drugs. 2008;6(3):456–79.

22. Gingras J, Smith S, Matson DJ, Johnson D, Nye K, Couture L, Feric E, Yin R, Moyer BD, Peterson ML, Rottman JB, Beiler RJ, Malmberg AB, McDonough SI. Global Nav1.7 knockout mice recapitulate the phenotype of human congenital indifference to pain. PLoS One. 2014;9(9):e105895.

23. Goldberg YP, MacFarlane J, MacDonald ML, Thompson J, Dube MP, Mattice M, Fraser R, Young C, Hossain S, Pape T, Payne B, Radomski C, Donaldson G, Ives E, Cox J, Younghusband HB, Green R, Duff A, Boltshauser E, Grinspan GA, Dimon JH, Sibley BG, Andria G, Toscano E, Kerdraon J, Bowsher D, Pimstone SN, Samuels ME, Sherrington R, Hayden MR. Loss-of-function mutations in the Nav1.7 gene underlie congenital indifference to pain in multiple human populations. Clin Genet. 2007;71(4):311–9.

24. Gotoh Y, Andoh T, Kuraishi Y. Noradrenergic regulation of itch transmission in the spinal cord mediated by alpha-adrenoceptors. Neuropharmacology. 2011;61(4):825–31.

25. Huang J, Han C, Estacion M, Vasylyev D, Hoeijmakers JG, Gerrits MM, Tyrrell L, Lauria G, Faber CG, Dib-Hajj SD, Merkies IS, Waxman SG, Group PS. Gain-of-function mutations in sodium channel Na(v)1.9 in painful neuropathy. Brain. 2014;137(Pt 6):1627–42.

26. Jansen NA, Giesler Jr GJ, Jansen NA, Giesler Jr GJ. Response characteristics of pruriceptive and nociceptive trigeminoparabrachial tract neurons in the rat. J Neurophysiol. 2015;113(1):58–70. jn 00596 02014.

27. Johanek LM, Meyer RA, Friedman RM, Greenquist KW, Shim B, Borzan J, Hartke T, LaMotte RH, Ringkamp M. A role for polymodal C-fiber afferents in nonhistaminergic itch. J Neurosci. 2008;28(30):7659–69.

28. Kardon AP, Polgar E, Hachisuka J, Snyder LM, Cameron D, Savage S, Cai X, Karnup S, Fan CR, Hemenway GM, Bernard CS, Schwartz ES, Nagase H, Schwarzer C, Watanabe M, Furuta T, Kaneko T, Koerber HR, Todd AJ, Ross SE. Dynorphin acts as a neuromodulator to inhibit itch in the dorsal horn of the spinal cord. Neuron. 2014;82(3):573–86.

29. Kim YS, Chu Y, Han L, Li M, Li Z, Lavinka PC, Sun S, Tang Z, Park K, Caterina MJ, Ren K, Dubner R, Wei F, Dong X. Central terminal sensitization of TRPV1 by descending serotonergic facilitation modulates chronic pain. Neuron. 2014;81(4):873–87.

30. Klinger AB, Eberhardt M, Link AS, Namer B, Kutsche LK, Schuy ET, Sittl R, Hoffmann T, Alzheimer C, Huth T, Carr RW, Lampert A. Sea-anemone toxin ATX-II elicits A-fiber-dependent pain and enhances resurgent and persistent sodium currents in large sensory neurons. Mol Pain. 2012;8:69.

31. Koga K, Chen T, Li XY, Descalzi G, Ling J, Gu J, Zhuo M. Glutamate acts as a neurotransmitter for gastrin releasing peptide-sensitive and insensitive itch-related synaptic transmission in mammalian spinal cord. Mol Pain. 2011;7:47.

32. Lee JH, Park CK, Chen G, Han Q, Xie RG, Liu T, Ji RR, Lee SY. A monoclonal antibody that targets a NaV1.7 channel voltage sensor for pain and itch relief. Cell. 2014;157(6):1393–404.

33. Lin Z, Chen Q, Lee M, Cao X, Zhang J, Ma D, Chen L, Hu X, Wang H, Wang X, Zhang P, Liu X, Guan L, Tang Y, Yang H, Tu P, Bu D, Zhu X, Wang K, Li R, Yang Y. Exome sequencing reveals mutations in TRPV3 as a cause of Olmsted syndrome. Am J Hum Genet. 2012;90(3):558–64.

34. Liu Q, Sikand P, Ma C, Tang Z, Han L, Li Z, Sun S, LaMotte RH, Dong X. Mechanisms of itch evoked by beta-alanine. J Neurosci. 2012;32(42):14532–7.

35. Liu Q, Tang Z, Surdenikova L, Kim S, Patel KN, Kim A, Ru F, Guan Y, Weng HJ, Geng Y, Undem BJ, Kollarik M, Chen ZF, Anderson DJ, Dong X. Sensory neuron-specific GPCR Mrgprs are itch receptors mediating chloroquine-induced pruritus. Cell. 2009;139(7):1353–65.

36. Liu Q, Weng HJ, Patel KN, Tang Z, Bai H, Steinhoff M, Dong X. The distinct roles of two GPCRs, MrgprC11 and PAR2, in itch and hyperalgesia. Sci Signal. 2011;4(181):ra45.

37. Liu Y, Abdel Samad O, Zhang L, Duan B, Tong Q, Lopes C, Ji RR, Lowell BB, Ma Q. VGLUT2-dependent glutamate release from nociceptors is required to sense pain and suppress itch. Neuron. 2010;68(3):543–56.

38. Lopes C, Liu Z, Xu Y, Ma Q. Tlx3 and Runx1 act in combination to coordinate the development of a cohort of nociceptors, thermoceptors, and pruriceptors. J Neurosci. 2012;32(28):9706–15.

39. McCoy ES, Taylor-Blake B, Street SE, Pribisko AL, Zheng J, Zylka MJ. Peptidergic CGRPalpha primary sensory neurons encode heat and itch and tonically suppress sensitivity to cold. Neuron. 2013;78(1):138–51.

40. McNeil B, Dong X. Mrgprs as itch receptors. In: Carstens E, Akiyama T, editors. ITCH mechanisms and treatment. Boca Ration: CRC Press; 2014.

41. Mishra SK, Hoon MA. The cells and circuitry for itch responses in mice. Science. 2013;340(6135):968–71.

42. Mochizuki H, Tashiro M, Kano M, Sakurada Y, Itoh M, Yanai K. Imaging of central itch modulation in the human brain using positron emission tomography. Pain. 2003;105(1–2):339–46.

43. Moore C, Cevikbas F, Pasolli HA, Chen Y, Kong W, Kempkes C, Parekh P, Lee SH, Kontchou NA, Yeh I,

Jokerst NM, Fuchs E, Steinhoff M, Liedtke WB. UVB radiation generates sunburn pain and affects skin by activating epidermal TRPV4 ion channels and triggering endothelin-1 signaling. Proc Natl Acad Sci U S A. 2013;110(34):E3225–34.

44. Moser HR, Giesler Jr GJ. Characterization of pruriceptive trigeminothalamic tract neurons in rats. J Neurophysiol. 2014;111(8):1574–89.

45. Namer B, Carr R, Johanek LM, Schmelz M, Handwerker HO, Ringkamp M. Separate peripheral pathways for pruritus in man. J Neurophysiol. 2008;100(4):2062–9.

46. Ossipov MH, Dussor GO, Porreca F. Central modulation of pain. J Clin Invest. 2010;120(11):3779–87.

47. Peier AM, Reeve AJ, Andersson DA, Moqrich A, Earley TJ, Hergarden AC, Story GM, Colley S, Hogenesch JB, McIntyre P, Bevan S, Patapoutian A. A heat-sensitive TRP channel expressed in keratinocytes. Science. 2002;296(5575):2046–9.

48. Polgar E, Sardella TC, Tiong SY, Locke S, Watanabe M, Todd AJ. Functional differences between neurochemically defined populations of inhibitory interneurons in the rat spinal dorsal horn. Pain. 2013;154(12):2606–15.

49. Qu L, Fan N, Ma C, Wang T, Han L, Fu K, Wang Y, Shimada SG, Dong X, LaMotte RH. Enhanced excitability of MRGPRA3- and MRGPRD-positive nociceptors in a model of inflammatory itch and pain. Brain. 2014;137(Pt 4):1039–50.

50. Reddy VB, Sun S, Azimi E, Elmariah SB, Dong X, Lerner EA. Redefining the concept of protease-activated receptors: cathepsin S evokes itch via activation of Mrgprs. Nat Commun. 2015;6:7864.

51. Ringkamp M, Schepers RJ, Shimada SG, Johanek LM, Hartke TV, Borzan J, Shim B, LaMotte RH, Meyer RA. A role for nociceptive, myelinated nerve fibers in itch sensation. J Neurosci. 2011;31(42):14841–9.

52. Rogoz K, Andersen HH, Lagerstrom MC, Kullander K. Multimodal use of calcitonin gene-related Peptide and substance p in itch and acute pain uncovered by the elimination of vesicular glutamate transporter 2 from transient receptor potential cation channel subfamily v member 1 neurons. J Neurosci. 2014;34(42):14055–68.

53. Ross SE, Mardinly AR, McCord AE, Zurawski J, Cohen S, Jung C, Hu L, Mok SI, Shah A, Savner EM, Tolias C, Corfas R, Chen S, Inquimbert P, Xu Y, McInnes RR, Rice FL, Corfas G, Ma Q, Woolf CJ, Greenberg ME. Loss of inhibitory interneurons in the dorsal spinal cord and elevated itch in Bhlhb5 mutant mice. Neuron. 2010;65(6):886–98.

54. Samad OA, Tan AM, Cheng X, Foster E, Dib-Hajj SD, Waxman SG. Virus-mediated shRNA knockdown of Na(v)1.3 in rat dorsal root ganglion attenuates nerve injury-induced neuropathic pain. Mol Ther J Am Soc Gene Ther. 2013;21(1):49–56.

55. Sardella TC, Polgar E, Garzillo F, Furuta T, Kaneko T, Watanabe M, Todd AJ. Dynorphin is expressed primarily by GABAergic neurons that contain galanin in the rat dorsal horn. Mol Pain. 2011;7:76.

56. Shim WS, Tak MH, Lee MH, Kim M, Kim M, Koo JY, Lee CH, Kim M, Oh U. TRPV1 mediates histamine-induced itching via the activation of phospholipase A2 and 12-lipoxygenase. J Neurosci. 2007;27(9):2331–7.

57. Shiratori-Hayashi M, Koga K, Tozaki-Saitoh H, Kohro Y, Toyonaga H, Yamaguchi C, Hasegawa A, Nakahara T, Hachisuka J, Akira S, Okano H, Furue M, Inoue K, Tsuda M. STAT3-dependent reactive astrogliosis in the spinal dorsal horn underlies chronic itch. Nat Med. 2015;21(8):927–31.

58. Spike RC, Todd AJ, Johnston HM. Coexistence of NADPH diaphorase with GABA, glycine, and acetylcholine in rat spinal cord. J Comp Neurol. 1993;335(3):320–33.

59. Sukhtankar DD, Ko MC. Physiological function of gastrin-releasing peptide and neuromedin B receptors in regulating itch scratching behavior in the spinal cord of mice. PLoS One. 2013;8(6):e67422.

60. Sun YG, Chen ZF. A gastrin-releasing peptide receptor mediates the itch sensation in the spinal cord. Nature. 2007;448(7154):700–3.

61. Sun YG, Zhao ZQ, Meng XL, Yin J, Liu XY, Chen ZF. Cellular basis of itch sensation. Science. 2009;325(5947):1531–4.

62. Than JY, Li L, Hasan R, Zhang X. Excitation and modulation of TRPA1, TRPV1, and TRPM8 channel-expressing sensory neurons by the pruritogen chloroquine. J Biol Chem. 2013;288(18):12818–27.

63. Todd AJ, McGill MM, Shehab SA. Neurokinin 1 receptor expression by neurons in laminae I, III and IV of the rat spinal dorsal horn that project to the brainstem. Eur J Neurosci. 2000;12(2):689–700.

64. Todd AJ, Puskar Z, Spike RC, Hughes C, Watt C, Forrest L. Projection neurons in lamina I of rat spinal cord with the neurokinin 1 receptor are selectively innervated by substance p-containing afferents and respond to noxious stimulation. J Neurosci. 2002;22(10):4103–13.

65. Vetter I, Touska F, Hess A, Hinsbey R, Sattler S, Lampert A, Sergejeva M, Sharov A, Collins LS, Eberhardt M, Engel M, Cabot PJ, Wood JN, Vlachova V, Reeh PW, Lewis RJ, Zimmermann K. Ciguatoxins activate specific cold pain pathways to elicit burning pain from cooling. EMBO J. 2012;31(19):3795–808.

66. Wang X, Zhang J, Eberhart D, Urban R, Meda K, Solorzano C, Yamanaka H, Rice D, Basbaum AI. Excitatory superficial dorsal horn interneurons are functionally heterogeneous and required for the full behavioral expression of pain and itch. Neuron. 2013;78(2):312–24.

67. Waxman SG. Painful Na-channelopathies: an expanding universe. Trends Mol Med. 2013;19(7):406–9.

68. Wilson SR, Gerhold KA, Bifolck-Fisher A, Liu Q, Patel KN, Dong X, Bautista DM. TRPA1 is required for histamine-independent, Mas-related G protein-coupled receptor-mediated itch. Nat Neurosci. 2011;14(5):595–602.

69. Wooten M, Weng HJ, Hartke TV, Borzan J, Klein AH, Turnquist B, Dong X, Meyer RA, Ringkamp M. Three functionally distinct classes of C-fibre nociceptors in primates. Nat Commun. 2014;5:4122.

70. Xu Y, Lopes C, Wende H, Guo Z, Cheng L, Birchmeier C, Ma Q. Ontogeny of excitatory spinal neurons processing distinct somatic sensory modalities. J Neurosci. 2013;33(37):14738–48.

71. Yamamoto-Kasai E, Imura K, Yasui K, Shichijou M, Oshima I, Hirasawa T, Sakata T, Yoshioka T. TRPV3 as a therapeutic target for itch. J Invest Dermatol. 2012;132(8):2109–12.

72. Yanarates O, Dogrul A, Yildirim V, Sahin A, Sizlan A, Seyrek M, Akgul O, Kozak O, Kurt E, Aypar U. Spinal 5-HT7 receptors play an important role in the antinociceptive and antihyperalgesic effects of tramadol and its metabolite, O-Desmethyltramadol, via activation of descending serotonergic pathways. Anesthesiology. 2010;112(3):696–710.

73. Yang Y, Wang Y, Li S, Xu Z, Li H, Ma L, Fan J, Bu D, Liu B, Fan Z, Wu G, Jin J, Ding B, Zhu X, Shen Y. Mutations in SCN9A, encoding a sodium channel alpha subunit, in patients with primary erythermalgia. J Med Genet. 2004;41(3):171–4.

74. Yang YS, Cho SI, Choi MG, Choi YH, Kwak IS, Park CW, Kim HO. Increased expression of three types of transient receptor potential channels (TRPA1, TRPV4 and TRPV3) in burn scars with post-burn pruritus. Acta Derm Venereol. 2015;95(1):20–4.

75. Yoshioka T, Imura K, Asakawa M, Suzuki M, Oshima I, Hirasawa T, Sakata T, Horikawa T, Arimura A. Impact of the Gly573Ser substitution in TRPV3 on the development of allergic and pruritic dermatitis in mice. J Invest Dermatol. 2009;129(3):714–22.

76. Zhang Y, Dun SL, Chen YH, Luo JJ, Cowan A, Dun NJ. Scratching activates microglia in the mouse spinal cord. J Neurosci Res. 2015;93(3):466–74.

77. Zhang Y, Yan J, Hu R, Sun Y, Ma Y, Chen Z, Jiang H. Microglia are involved in pruritus induced by DNFB via the CX3CR1/p38 MAPK pathway. Cell Physiol Biochem. 2015;35(3):1023–33.

78. Zhao ZQ, Huo FQ, Jeffry J, Hampton L, Demehri S, Kim S, Liu XY, Barry DM, Wan L, Liu ZC, Li H, Turkoz A, Ma K, Cornelius LA, Kopan R, Battey Jr JF, Zhong J, Chen ZF. Chronic itch development in sensory neurons requires BRAF signaling pathways. J Clin Invest. 2013;123(11):4769–80.

79. Zhao ZQ, Liu XY, Jeffry J, Karunarathne WK, Li JL, Munanairi A, Zhou XY, Li H, Sun YG, Wan L, Wu ZY, Kim S, Huo FQ, Mo P, Barry DM, Zhang CK, Kim JY, Gautam N, Renner KJ, Li YQ, Chen ZF. Descending control of itch transmission by the serotonergic system via 5-HT1A-facilitated GRP-GRPR signaling. Neuron. 2014;84(4):821–34.

80. Zhao ZQ, Wan L, Liu XY, Huo FQ, Li H, Barry DM, Krieger S, Kim S, Liu ZC, Xu J, Rogers BE, Li YQ, Chen ZF. Cross-inhibition of NMBR and GRPR signaling maintains normal histaminergic itch transmission. J Neurosci. 2014;34(37):12402–14.

第 2 章　瘙痒感受器

Ethan A. Lerner

缩略语

AITC,异硫氰酸烯丙酯(allyl isothiocyanate)

BAM8-22,牛肾上腺髓质 8-22 肽(bovine adrenal medulla 8-22 peptide)

BNP,利钠肽 B(natriuretic peptide B)

CGRP,降钙素基因相关肽(calcitonin gene-related peptide)

DAG,二酰甘油(diacylglycerol)

DRG,背根神经节(dorsal root ganglia)

GPCR,G 蛋白耦联受体(G protein coupled receptor)

GRPR,促胃液素释放肽受体(gastrin-releasing peptide receptor)

IP3,三磷酸肌醇(inositoltriphosphate)

LPA,溶血磷脂酸(lysophosphatidic acid)

LPC,溶血磷脂胆碱(lysophosphatidyl choline)

Mrgpr,mas 相关 G 蛋白耦联受体(mas-related G protein coupled receptors)

NaV,钠离子通道(sodium channel)

NGF,神经生长因子(nerve growth factor)

NK1R,神经激肽 -1 受体(neurokinin 1 receptor)

NPR-A,利钠肽受体 -A(natriuretic peptide receptor-A)

PAR,蛋白酶激活受体(protease-activated receptor)

PIP2,磷脂酰肌醇(phosphatidylinositol)

PKCδ,磷酸激酶 Cδ(phosphokinase Cδ)

PLCβ3,磷脂酶 Cβ3(phospholipase Cβ3)

TLR,Toll 样受体(Toll-like receptor)

TRPC,瞬时受体电位通道(transient receptor potential channel)

TRPA1,瞬时受体电位毛蛋白亚型 1 通道(transient receptor potential ankyrin subfamily member 1)

TRPV1,瞬时受体电位通道香草酸亚型 1 通道(transient receptor potential channel subfamily V member 1)

TRPV4,瞬时受体电位通道香草酸亚型 4 通道(transient receptor potential channel subfamily V member 4)

TSLP,胸腺基质淋巴细胞生成素(thymic stromal lymphopoietin)

引言

瘙痒感受器(pruriceptor)是指能够感受并对致痒原响应的外周感受神经元。本章主要讨论在相应刺激中所涉及的受体、通道和介质等。重点关注的主要是那些与临床和临床研究最相关的领域。前一章介绍了瘙痒感受器受刺激致痒及神经传导过程。本章概述了有可能作为阻断刺激和瘙痒的内源性分子和治疗药物。

"瘙痒感受器"这个名词与"伤害感受器"类似。伤害感受器引起伤害感受,也就是神经系统感知和处理伤害性及疼痛性刺激的能力。以此类推,瘙痒感受器是指神经系统检测和处理引起瘙痒或瘙痒感受的刺激的能力,这一过程通过瘙痒感受器介导。

本章内容源自对人、非人类灵长类动物及啮齿类动物的研究。重点以相互交叉部分的编排方式实现不同领域之间的连贯性,便于读者理解并应用人类瘙痒的相关知识[1]。生物学相关内容实际上并不完整,在这一快速发展的领域许多认识尚不确定,甚至彼此矛盾。其中也包含体现瘙痒感的生物学内容的复杂性和不确定性的实例。同时我们也鼓励读者去查阅原始文献以获得更多信息。

瘙痒感受器和感觉神经纤维的类型

感觉神经纤维（sensory nerve fiber）以及瘙痒受器，是将信号从外周传输至中枢神经的传入神经纤维。与痛感不同，痒感的形成需要一部分表皮参与。基于此，50 多年前证实，表皮中存在游离神经末梢[2]。这些游离神经末梢类似于探测环境中及与相邻细胞间进行双向交流的天然感应器。感觉神经从表皮一直延伸到脊神经或三叉神经的神经节细胞内，其轴突从神经节的硬膜外胞体和突触延伸到脊髓背角的二级神经元。这些感觉纤维可以根据多个功能不同的特点进行区分。传递痒感的纤维分为两种，即 A 纤维和 C 纤维。A 纤维有髓鞘，负责快速传导，用神经丝 -200 抗体可以鉴别出来。A 纤维进一步分为 Aδ 纤维和 Aβ 纤维。Aδ 纤维具有瘙痒感受器功能，Aβ 纤维则没有[3]。

瘙痒主要由属于 C 纤维的一类纤维介导，该纤维约占 C 纤维的 5%[4]。C 纤维没有髓鞘，直径较细，负责慢传导。有两种 C 纤维已被确认是痒感受器：一类对组胺类致痒原响应。这类纤维对机械刺激不敏感，被称作 CMi 纤维。当受到刺激时，CMi 释放具血管活性的神经肽 P 物质和降钙素基因相关肽（calcitonin gene-related peptide，CGRP），这些释放物引起感觉纤维和皮肤其他细胞之间自分泌和旁分泌的信号转导，从而介导血管扩张和肥大细胞的活性，进而引起神经性炎症；第二类 C 纤维对组胺没有响应，但对鲎豆毛等其他刺激原发生反应[5]。由于这类纤维也对机械刺激敏感，对热也可能响应，所以被认为具有多能性，称作 CM 或 CMH 纤维。如果 C 纤维能表达神经肽 P 物质，特别是与 CGRP 同时表达，就被称作"肽能纤维"。与之相反，非肽能 C 纤维则与异凝集素 B4（isolectin B4，IB4）结合。方便起见，对肽能纤维和非肽能纤维的区分并非从功能的角度确定。比如，在小鼠体内确认的痒特异性纤维与 IB4 结合并携带 CGRP，但没有神经肽 P 物质[6]。与此不同的是，现有关于人的数据提示，所有的瘙痒受体都不是痛觉受体。

痒感受的受体、通道和介质

已经有三种可被致痒原激活的受体被确认是瘙痒受体，分别是细胞因子类、Toll 样受体类（TLR）和 G 蛋白耦联受体（G protein coupled receptor，GPCR）类。同时已发现一种可能被致痒原激活的通道，即瞬时受体电位（transient receptor potential，TRP）通道家族。动作电位的产生最终依赖钠离子通道（NaV）。（图 2-1）

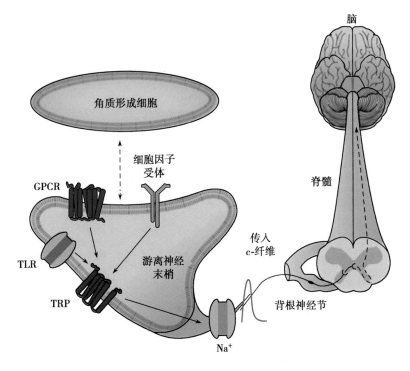

图 2-1　痒感受器信号。刺激 GPCR、细胞因子受体和 TLR 受体，激活 TRPC，导致动作电位传输痒感。箭头示传导和方向。虚线的箭头指示感觉纤维与（在此例中）角质形成细胞之间的双向传导（From Elmariah SB, Lerner EA. Cell, Volume 155, Issue 2, 267-269）

GPCR

组胺和组胺受体

大多数已知的内源性和外源性致痒原都能激活 GPCR。GPCR 活化不能直接产生动作电位。传统的观点认为 GPCR 的活化是通过细胞内信号通路与 TRPC 结合，以便汇集足够的电流产生动作电位。作为一个例子，组胺激活痒觉感受器上的 H1 和 H4 受体[7]，解释了这一过程如何发生并展示了过程的复杂性。这些受体与 Gq 耦联。Gq 激活磷脂酶 Cβ3（phospholipase Cβ3，PLCβ3），而 PLCβ3 切割磷脂酰肌醇（phosphatidylinositol，PIP2），形成三磷酸肌醇（inositol-triphosphate，IP3），导致胞内 Ca^{2+} 和二酰甘油（diacylglycerol，DAG）增加，导致磷酸激酶 Cδ（phosphokinase Cδ，PKCδ）磷酸化和激活，同时激活磷脂酶 A2，产生脂氧合酶及其代谢产物白三烯 B4（leukotriene B4，LTB4）。TRPC 通常是对阳离子（包括钙离子等）的非选择性通道。TRPV1 可特异性地被 LTB4 激活，对 PKCδ 敏感但不能被其激活。

H1R 的活化为 TRPV1 提供了多种激活通路[8]。这些与 GPCR 信号相关的通路多样而复杂，被称作偏倚激动（biased agonism）作用，这也是致痒原活化 GPCR 的普遍特征[8,9]。

其复杂性之一表现在：由于 H1 受体激活与 TRPV1 的敏化及激活有关，我们可能据此推断 TRPV1 敲除的小鼠不会因组胺刺激进行搔抓。但实际上，这种小鼠经组胺激发的搔抓反应虽然有极为显著的降低，但仍显著高于基线值[8]。只要这些通路的任何"关键"步骤通过基因敲除或药物阻断，就会产生类似的观察结果，但动作电位所必需的钠通道拮抗可能除外。

蛋白酶激活受体、孤儿受体及黧豆毛

不依赖于组胺及其受体的致痒原及与痒相关的 GPRC 近来备受关注，原因是大多数的瘙痒（包括荨麻疹）抗组胺治疗效果不佳[10-12]。在这方面引起注意的是两种 GPCR 家族成员，即蛋白酶激活受体（protease-activated receptor，PAR）和 mas 相关 G 蛋白耦联受体（mas-related G protein coupled receptors，Mrgpr）。PAR 最初是通过凝血酶（一种丝氨酸蛋白酶）裂解后的激活来识别的。PAR 与瘙痒有关，因为丝氨酸蛋白酶在特应性皮炎患者血清中升高，这种类胰蛋白酶可以激活 PAR2，而 PAR2 在特应性皮肤中表达升高[13]。Netherton 综合征具有丝氨酸蛋白酶抑制剂 SPINK5 缺陷而瘙痒剧烈，无可辩驳地证明激肽释放酶血管舒缓素 5（kallikrein 5）通过 PAR2 起作用[14,15]。这些发现支持丝氨酸蛋白酶在临床瘙痒中的直接作用。当识别 Mrgpr 家族时，发现许多 Mrgpr 仅在感觉神经元上表达[16]。所以，认为有些 Mrgpr 在瘙痒中起作用是合乎逻辑的。

非组胺依赖途径中最经典的是黧豆毛引发的瘙痒。黧豆毛是指热带豆类植物刺毛黧豆（Mucuna pruriens）豆荚上 1~3mm 的针状毛，刺入人的皮肤中会引起瘙痒、灼烧、刺痛感，但不会肿胀。其症状与组胺诱导的不同，与特应性皮炎的瘙痒更为类似。

黧豆毛的活性成分是一种叫做黧豆蛋白酶（mucunain）的半胱氨酸蛋白酶（cathepsin），它能裂解和激活 PAR2 和 PAR4[17]。黧豆蛋白酶与人的半胱氨酸组织蛋白酶 S 有同源性。在角质形成细胞中，半胱氨酸组织蛋白酶 S 通过 γ-干扰素诱导而大量表达。半胱氨酸组织蛋白酶 S 对受体的裂解不仅激活 PAR，也能激活鼠和人的 Mrgpr[18]。奇怪的是，在小鼠模型上，半胱氨酸组织蛋白酶 S 引起的瘙痒与 Mrgpr 有关，与 PAR 活化无关[18]。同时发现，由 PAR2 的六肽锚定配体 SLIGRL 激发的搔抓由 Mrgpr 介导产生[19]。这些发现提出了一种可能性，即：虽然 PAR 同时参与瘙痒和疼痛过程，但是有些 Mrgpr 可能仅诱导瘙痒而不引起疼痛。通常，Mrgpr 不包含丝氨酸蛋白酶激活所需的切割位点。PAR 和 Mrgpr 更倾向于和 TRPA1 耦联，而不是与 TRPV1 耦联[20,21]。

黧豆毛是天然针状刺，可用高压湿热将其灭活。有研究将黧豆毛与测试成分重新组合以便输送到表皮内来测试人的感觉反应，测试了包括组织蛋白酶在内的一系列致痒原，并发现该方法能在一定程度上降低痒感、刺痛、灼烧感，而且未见肿胀现象，并具有一致的非组胺依赖现象[17]。这些化合物中有一些能够活化 Mrgpr，其中就包括牛肾上腺髓质 8-22 肽（BAM8-22）和 β-丙氨酸，这两种物质在体外实验中能分别激活人 MRGPRX1 受体和 MGRPRD[22,23]。在小鼠面颊[24]注射 BAM8-22 和 SLGRL 可通过 MrgprC11 介导引起搔抓行为[19,22]。而 β- 丙氨酸可以活化只分布在小鼠表皮纤维上的 MrgprD 受体[23]。氯喹能活化部分人的 MRGRPRX1 受体和小鼠的 MrgprA 受体，引起严重瘙痒[25]。

上述发现支持一种观点，即：Mrgpr 能感受多种致痒原，符合其内在感受器的特性。Mrgpr 活化的重要性以及 Mrgpr 拮抗剂在治疗瘙痒紊乱方面的潜力也有待确定。

与瘙痒感觉相关的其他 GPCR

根据其使用的途径和到达的深度，P 物质可在人皮肤上激发痒感。CGRP 通常与 P 物质共同定位于感觉纤维上，引起毛细血管扩张但不会致痒。P 物质是神经激肽 -1 受体（neurokinin 1 receptor，NK1R）的配体，与组胺相同，两者耦联后可活化 TRPV1。NK1R 拮抗剂表现出治疗瘙痒的作用[26]。这些观察结果也促进了这类拮抗剂进入正式的临床研究。正在进行的这些研究预示着该类拮抗剂很快进入临床阶段。其最有价值的治疗用途仍然有待评估（参见第 54 章）。目前尚不清楚相关的 NK1R 是否表达于瘙痒感受器、肥大细胞或脊髓神经元上。

将 5- 羟色胺和内皮素涂在人或小鼠皮肤上也会引起非组胺依赖性瘙痒。5- 羟色胺有多种受体，并通过两种截然不同的通路介导瘙痒[27]。一种通路是先活化 5-HT7 受体的 TRPA1 依赖性通路。另一种是 TRPV4 依赖性通路，需先活化 5-HT2 受体。内皮素介导的瘙痒需由 TRPA1 依赖性神经通路活化内皮素 -1 受体[28]。

胆汁瘀积性肝病引起的瘙痒是一种棘手的临床问题。近期的研究有助于鉴别其中的关键致痒原及其靶点。有些瘙痒性胆汁瘀积患者的自分泌运动因子（autotaxin，ATX）会升高[29]。自分泌运动因子是负责将溶血磷脂胆碱（lysophosphatidylcholine，LPC）合成溶血磷脂酸（lysophosphatidic acid，LPA）的酶。这些发现表明，针对 LPA 家族成员 GPRC 的拮抗剂可能有治疗效果。LPA 受体表现出 TRPV1 依赖性，需通过刺激 A 纤维（而非 C 纤维）活化[30]。很久以来胆汁酸就被认为会导致胆汁瘀积性瘙痒。胆汁酸能引起小鼠搔抓反应。

现在发现这些酸能通过 TRPA1 依赖性通路激发 TGR5。

在人的皮肤上，前列腺素和白介素通过 GPCR 信号通路引起瘙痒。但它们的功能表现为加强而不是直接引发瘙痒。

上述物质主要集中在 GPCR 活化并引起瘙痒的作用上。然而，GPCR 信号也有保护性的一面，即 GPCR 的部分活化作用可抑制瘙痒。CB1 和 CB2 受体的激动剂大麻二酚（cannabinoid，CBD）、κ- 阿片样物质受体激动剂（包括内源性 κ 激动剂强啡肽），以及对 H3 受体的刺激等都能抑制瘙痒。至于是对外周、中枢还是混合神经中的哪一种产生影响、影响到何种程度，是目前研究比较活跃的领域。

IL-31 和 TSLP 细胞因子受体

Th2 细胞合成的 IL-31 已被证实参与特应性皮炎发病机制[32]。IL-31 受体在多种类型的细胞上有表达，如 TRPV1/TRPA1 感觉神经元[33]。尽管这些研究表明了该受体在瘙痒中的作用，不过注射后瘙痒的迟发现象与 IL-31 作为瘙痒的间接基础介质的特性[34]相吻合。

胸腺基质淋巴细胞生成素（thymic stromal lymphopoietin，TSLP）是一种主要由内皮细胞合成的 IL-7 样细胞因子，与特应性皮炎和过敏性哮喘有关。其作用是通过一个 TSLP 受体链和一个 IL-7 受体链组成的异质二聚体受体进行介导。TSLP 通过激发能同时表达 TRPA1 的感觉神经子单元上的 TSLP 的同源受体来引起痒感[21]。经验证，一种针对 TSLP 的单克隆抗体对人由致敏原引起的哮喘反应有疗效[35]。以 TSLP 或其受体为靶向手段是否对一般的瘙痒或特应性皮炎有作用还未见报道。

Toll 样受体

Toll 样受体是天然免疫系统的感受器。在神经系统中或许有类似的功能，但尚无定论。TLR3、TLR7 及潜在的 TLR4 在小型的初级感觉神经元上表达。目前尚未正式通过任何一种经典的致痒原直接活化 TLR。表达 TLR3 的感觉神经元同样也表达 TRPV1 和 GRP[36]。TLR3 表型小鼠对组胺和非组胺依赖性致痒原引起的搔抓反应减弱。TLR3 的双链 RNA 配体聚 I:C 可引起小鼠搔抓反应，不过尚无有关特定 TLR3 致痒原配体的论述。TLR4 表型小鼠对化合物 48/80 及氯喹引起的瘙痒有反应，但这类小鼠的丙酮/乙醚/水（acetone/ether/water，AEW）干燥皮肤模型产生的搔抓反应明显减轻。TLR7 促进介导咪喹莫特引起的瘙痒，但 TLR7 表型小鼠对非组胺依赖性致痒原的响应减弱[37]。TLR 受体有助于瘙痒的传导，但是在瘙痒感觉中的直接作用尚不明确。

TRPC

TRPC 及其被致痒原活化的受体之间的关系是本章的主要内容。尽管 TLR 在瘙痒感觉中的直接作用还不清楚，但它确实有助于瘙痒的传导。鉴于 TRPC 在瘙痒方面突出的重要性及其作为治疗靶点的潜力，有必要进一步讨论这类钙离子渗透性阳离子通道的更多信息。

TRPC 最初因其在果蝇光传导中的重要作用被发现，是由四组蛋白、每组 6 个跨膜片段组成的选择性阳离子通道。迄今已经发现 25 个 TRPC 家族成员，这些家族成员又进一步分化为相应的亚型。TRPC 广泛分布于各种组织中。与痒相关的TRPC 成员是瞬时受体电位的 V 亚型成员 1 型和4 型（TRPV1 和 TRPV4），瞬时电位受体的锚蛋白亚型 1（TRPA1）和瞬时受体电位 M 亚型 8（TRPM8）。TRPV1 不仅是最知名的辣椒素受体，也是一种热感受器。如前所述，TRPV4 参与 5- 羟色胺致痒的部分机制。TRPA1 是一种化学感受器，可被芥末、肉桂及大蒜等提取物中的刺激性化合物如异硫氰酸烯丙酯（allyl isothiocyanate，AITC）、肉桂醛、大蒜素等激活。TRPM8 是冷觉感受器，可被薄荷醇激发。极端热或冷刺激，可通过激活 TRPV1 和TRPM8，分散并缓解痒感。尽管 TRPV1 和 TRPA1与多数临床意义上的瘙痒不一定直接相关，但它们活化的阈值受致痒原对 GPCR 活化信号的调控。当把辣椒素与藜豆毛一起涂抹到人的皮肤上时，可感觉到瘙痒、烧灼感而不是痛感[38]，而肉桂加工工人的皮肤则表现为刺激感[39]。在皮肤上使用肉

桂醛可以作为人瘙痒症的替代疗法[40]。

其他介质

还有一些对瘙痒生理学比较重要的配体 - 受体对，与外周痒感没有直接的联系，此处仅简单提及而不进深入讨论。利钠肽 B（natriuretic peptide B，BNP）作为配体与利钠肽受体 -A（natriuretic peptide receptor-A，NPR-A）结合，后者是一种跨膜的鸟苷酸环化酶[41]。BNP 似乎是一种表达于痒感 DRG 神经元上的痒感特异性的神经递质。这些神经元与表达促胃液素释放肽受体（gastrin-releasing peptide receptor，GRPR）的脊髓神经元进行交流。经鞘内注射 GRPR 的配体——促胃液素释放肽时就会引起瘙痒[42]。神经生长因子（NGF）与 TrKA 结合能促进神经轴突生长引导，而信号素（semaphorin）和神经纤毛蛋白质类（neuropilin）相互作用会抑制神经生长。最后，致痒性 P2X3ATP 受体表达在某些外周痒感神经元上，但尚不清楚是否对致痒原有响应。

小结、结论及展望

与瘙痒感受器相关的多种受体、通道和介质都与瘙痒密切关系。奇怪的是，没有哪种临床表现中的瘙痒介质是明确的，这表明尽管我们不愿接受一种不必要的感觉，但自然界早已形成了有各种冗余的系统，其冗余度已经超越神经细胞，延伸到角质形成细胞、肥大细胞及其他的炎症细胞等，以确保传导痒感信号。尽管我们将瘙痒感受器限定在神经元范围内，仍然有争议认为应该考虑其他的皮肤细胞，因为这些细胞和神经之间有双向通信，例如角质形成细胞实际上能够产生动作电位[43]。

痒感是通过感觉神经传导的。致痒原与其相关受体及外周神经上的促进性通道预示着一类新型的治疗靶点。从外源性靶点到内源性靶点，有很多实例。与尘螨和其他各种大小病原体相关的蛋白酶能够激活 PAR 及潜在 Mrgpr。这些受体目前被视为针对瘙痒和过敏的治疗靶点。针对 NK1R、IL-31 受体和 TSLP 以及 TRPC 的药物也正在开发

中。将来也可能针对钠离子通道 Na1.7 开发相应的药物,如果一切顺利的话,将可以阻断痒感的传导,同时维持其他的保护性感觉不受影响[44,45]。

（翻译:梅鹤祥　审校:冰寒）

参考文献

1. Andersen HH, Elberling J, Arendt-Nielsen L. Human surrogate models of histaminergic and non-histaminergic itch. Acta Derm Venereol. 2015;95(7):771–7.
2. Shelley WB, Arthur RP. The neurohistology and neurophysiology of the itch sensation in man. AMA Arch Derm. 1957;76(3):296–323.
3. LaMotte RH, Dong X, Ringkamp M. Sensory neurons and circuits mediating itch. Nat Rev Neurosci. 2014;15(1):19–31.
4. Schmelz M, Michael K, Weidner C, Schmidt R, Torebjork HE, Handwerker HO. Which nerve fibers mediate the axon reflex flare in human skin? Neuroreport. 2000;11(3):645–8.
5. Namer B, Carr R, Johanek LM, Schmelz M, Handwerker HO, Ringkamp M. Separate peripheral pathways for pruritus in man. J Neurophysiol. 2008;100(4):2062–9.
6. Han L, Ma C, Liu Q, Weng HJ, Cui Y, Tang Z, et al. A subpopulation of nociceptors specifically linked to itch. Nat Neurosci. 2013;16(2):174–82.
7. Thurmond RL, Kazerouni K, Chaplan SR, Greenspan AJ. Antihistamines and itch. Handb Exp Pharmacol. 2015;226:257–90.
8. Shim WS, Tak MH, Lee MH, Kim M, Kim M, Koo JY, et al. TRPV1 mediates histamine-induced itching via the activation of phospholipase A2 and 12-lipoxygenase. J Neurosci Off J Soc Neurosci. 2007;27(9):2331–7.
9. Valtcheva MV, Davidson S, Zhao C, Leitges M, Gereau RW. Protein kinase Cdelta mediates histamine-evoked itch and responses in pruriceptors. Mol Pain. 2015;11:1.
10. Yadav S, Bajaj AK. Management of difficult urticaria. Indian J Dermatol. 2009;54(3):275–9.
11. Buddenkotte J, Maurer M, Steinhoff M. Histamine and antihistamines in atopic dermatitis. Adv Exp Med Biol. 2010;709:73–80.
12. Matsui C, Ida M, Hamada M, Morohashi M, Hasegawa M. Effects of azelastin on pruritus and plasma histamine levels in hemodialysis patients. Int J Dermatol. 1994;33(12):868–71.
13. Steinhoff M, Neisius U, Ikoma A, Fartasch M, Heyer G, Skov PS, et al. Proteinase-activated receptor-2 mediates itch: a novel pathway for pruritus in human skin. J Neurosci Off J Soc Neurosci. 2003;23(15):6176–80.
14. Chavanas S, Bodemer C, Rochat A, Hamel-Teillac D, Ali M, Irvine AD, et al. Mutations in SPINK5, encoding a serine protease inhibitor, cause Netherton syndrome. Nat Genet. 2000;25(2):141–2.
15. Briot A, Deraison C, Lacroix M, Bonnart C, Robin A, Besson C, et al. Kallikrein 5 induces atopic dermatitis-like lesions through PAR2-mediated thymic stromal lymphopoietin expression in Netherton syndrome. J Exp Med. 2009;206(5):1135–47.
16. Dong X, Han S, Zylka MJ, Simon MI, Anderson DJ. A diverse family of GPCRs expressed in specific subsets of nociceptive sensory neurons. Cell. 2001;106(5):619–32.
17. Reddy VB, Iuga AO, Shimada SG, LaMotte RH, Lerner EA. Cowhage-evoked itch is mediated by a novel cysteine protease: a ligand of protease-activated receptors. J Neurosci Off J Soc Neurosci. 2008;28(17):4331–5.
18. Reddy VB, Sun S, Azimi E, Elmariah SB, Dong X, Lerner EA. Redefining the concept of protease-activated receptors: cathepsin S evokes itch via activation of Mrgprs. Nat Commun. 2015;6:7864.
19. Liu Q, Weng HJ, Patel KN, Tang Z, Bai H, Steinhoff M, et al. The distinct roles of two GPCRs, MrgprC11 and PAR2, in itch and hyperalgesia. Sci Signal. 2011;4(181):ra45.
20. Wilson SR, Gerhold KA, Bifolck-Fisher A, Liu Q, Patel KN, Dong X, et al. TRPA1 is required for histamine-independent, Mas-related G protein-coupled receptor-mediated itch. Nat Neurosci. 2011;14(5):595–602.
21. Wilson SR, The L, Batia LM, Beattie K, Katibah GE, McClain SP, et al. The epithelial cell-derived atopic dermatitis cytokine TSLP activates neurons to induce itch. Cell. 2013;155(2):285–95.
22. Sikand P, Dong X, LaMotte RH. BAM8-22 peptide produces itch and nociceptive sensations in humans independent of histamine release. J Neurosci Off J Soc Neurosci. 2011;31(20):7563–7.
23. Liu Q, Sikand P, Ma C, Tang Z, Han L, Li Z, et al. Mechanisms of itch evoked by beta-alanine. J Neurosci Off J Soc Neurosci. 2012;32(42):14532–7.
24. Shimada SG, LaMotte RH. Behavioral differentiation between itch and pain in mouse. Pain. 2008;139(3):681–7.
25. Liu Q, Tang Z, Surdenikova L, Kim S, Patel KN, Kim A, et al. Sensory neuron-specific GPCR Mrgprs are itch receptors mediating chloroquine-induced pruritus. Cell. 2009;139(7):1353–65.
26. Stander S, Siepmann D, Herrgott I, Sunderkotter C, Luger TA. Targeting the neurokinin receptor 1 with aprepitant: a novel antipruritic strategy. PLoS One. 2010;5(6):e10968.
27. Akiyama T, Ivanov M, Nagamine M, Davoodi A, Iodi Carstens M, Ikoma A, et al. Involvement of TRPV4 in serotonin-evoked scratching. J Invest Dermatol. 2016;136(1):154–60.
28. Kido-Nakahara M, Buddenkotte J, Kempkes C, Ikoma A, Cevikbas F, Akiyama T, et al. Neural peptidase endothelin-converting enzyme 1 regulates endothelin 1-induced pruritus. J Clin Invest. 2014;124(6):2683–95.
29. Kremer AE, van Dijk R, Leckie P, Schaap FG, Kuiper EM, Mettang T, et al. Serum autotaxin is increased in pruritus of cholestasis, but not of other origin, and responds to therapeutic interventions. Hepatology. 2012;56(4):1391–400.
30. Ohsawa M, Miyabe Y, Katsu H, Yamamoto S, Ono H. Identification of the sensory nerve fiber responsible for lysophosphatidic acid-induced allodynia in mice. Neuroscience. 2013;247:65–74.
31. Lieu T, Jayaweera G, Zhao P, Poole DP, Jensen D, Grace M, et al. The bile acid receptor TGR5 activates the TRPA1 channel to induce itch in mice. Gastroenterology. 2014;147(6):1417–28.

32. Sonkoly E, Muller A, Lauerma AI, Pivarcsi A, Soto H, Kemeny L, et al. IL-31: a new link between T cells and pruritus in atopic skin inflammation. J Allergy Clin Immunol. 2006;117(2):411–7.

33. Cevikbas F, Wang X, Akiyama T, Kempkes C, Savinko T, Antal A, et al. A sensory neuron-expressed IL-31 receptor mediates T helper cell-dependent itch: involvement of TRPV1 and TRPA1. J Allergy Clin Immunol. 2014;133(2):448–60.

34. Hawro T, Saluja R, Weller K, Altrichter S, Metz M, Maurer M. Interleukin-31 does not induce immediate itch in atopic dermatitis patients and healthy controls after skin challenge. Allergy. 2014;69(1):113–7.

35. Gauvreau GM, O'Byrne PM, Boulet LP, Wang Y, Cockcroft D, Bigler J, et al. Effects of an anti-TSLP antibody on allergen-induced asthmatic responses. N Engl J Med. 2014;370(22):2102–10.

36. Liu T, Berta T, Xu ZZ, Park CK, Zhang L, Lu N, et al. TLR3 deficiency impairs spinal cord synaptic transmission, central sensitization, and pruritus in mice. J Clin Invest. 2012;122(6):2195–207.

37. Liu T, Xu ZZ, Park CK, Berta T, Ji RR. Toll-like receptor 7 mediates pruritus. Nat Neurosci. 2010;13(12):1460–2.

38. Sikand P, Shimada SG, Green BG, LaMotte RH. Similar itch and nociceptive sensations evoked by punctate cutaneous application of capsaicin, histamine and cowhage. Pain. 2009;144(1–2):66–75.

39. Uragoda CG. Asthma and other symptoms in cinnamon workers. Br J Ind Med. 1984;41(2):224–7.

40. Hojland CR, Andersen HH, Poulsen JN, Arendt-Nielsen L, Gazerani P. A human surrogate model of itch utilizing the TRPA1 agonist trans-cinnamaldehyde. Acta Derm Venereol. 2015;95(7):798–803.

41. Mishra SK, Hoon MA. The cells and circuitry for itch responses in mice. Science. 2013;340(6135):968–71.

42. Sun YG, Chen ZF. A gastrin-releasing peptide receptor mediates the itch sensation in the spinal cord. Nature. 2007;448(7154):700–3.

43. Baumbauer KM, DeBerry JJ, Adelman PC, Miller RH, Hachisuka J, Lee KH, et al. Keratinocytes can modulate and directly initiate nociceptive responses. Elife. 2015;2:4.

44. Devigili G, Eleopra R, Pierro T, Lombardi R, Rinaldo S, Lettieri C, et al. Paroxysmal itch caused by gain-of-function Nav1.7 mutation. Pain. 2014;155(9):1702–7.

45. Lee JH, Park CK, Chen G, Han Q, Xie RG, Liu T, et al. A monoclonal antibody that targets a NaV1.7 channel voltage sensor for pain and itch relief. Cell. 2014;157(6):1393–404.

第3章 瘙痒的中枢表现

Hideki Mochizuki and Gil Yosipovitch

引言

大脑是身体传来的瘙痒神经信号的处理终端。因此,理解大脑感知瘙痒和产生搔抓欲望的机制很重要。1994 年,Hsieh 等[26] 首次使用正电子发射断层成像(positron emission tomography,PET)进行大脑成像,观察到身体受到瘙痒刺激时,大脑相关区域被激活。自此,数位研究者利用 PET、功能磁共振成像(functional MRI,fMRI)、脑电图(electroencephalography,EEG)、脑磁图描记(magnetoencephalography,MEG)进行了多项研究,调查大脑与瘙痒相关的机制以及慢性瘙痒的病理生理学。最近,瘙痒研究中针对大脑的内容已经扩展到不同的方向。一种是药理 MRI(pharmacological MRI,phMRI)。phMRI 用于测量局部脑活动,这种活动既可以由对中枢神经系统内部起作用的药物直接调节,也可以由药物影响神经传入信号而间接调节,phMRI 可以对相应的脑活动进行测量。本章对瘙痒的神经影像学研究进展进行综述,并探讨利用 phMRI 和经颅直流电刺激(transcranial direct current stimulation,tDCS)应用于瘙痒研究。

瘙痒的感知

包括瘙痒感在内的所有身体感觉(体觉)都通过周围神经纤维传导到中枢神经系统。传导瘙痒感觉的主要外周通路是无髓鞘纤维[47,59,60]。来自皮肤的神经信号首先到达丘脑(图 3-1a),随后进一步传递到大脑的数个区域。初级体感皮质(primary somatosensory cortex,SⅠ)通过丘脑直接接收周围神经的体感(或体觉)信号(图 3-1a)。SⅠ 位于大脑中央沟的后部。对应于身体的物理表征,SⅠ 有一个特别的排布(即体感同源)。人类大脑成像研究和动物电生理学研究表明,SⅠ 对体感刺激(包括瘙痒刺激)的神经反应与刺激的强度呈正相关[5,11,12,21,66]。因此,这一区域被认为可以译/编码瘙痒刺激的强度和位置。次级体感皮质(secondary somatosensory cortex,SⅡ)也接收来自丘脑的投射。但与 SⅠ 不同的是,SⅡ 的神经反应与瘙痒刺激的强度没有线性关系[11]。在疼痛研究中,有报道称 SⅡ 活动呈现 S 型函数,只有当刺激强度远远高于疼痛阈值时,SⅡ 活动的强度才会急剧增加[5,11,12,21,66]。对这一现象的一种可能的解释是:SⅡ 能区分疼痛刺激和无害刺激。另一种可能性是 SⅡ 反应增强可能反映了对疼痛的关注增加。SⅡ 在瘙痒中也可能扮演类似的角色。岛叶皮质(insular cortex,IC)在处理瘙痒信息方面起着至关重要的作用(图 3-1a),这是一个与显著性、自我意识/相互感觉和成瘾相关的皮质区域。IC 被认为是处理内脏感受和内部感受信号的主要中枢,还很大程度上参与疼痛信号的处理,特别是评估刺激强度。

挠痒的欲望

当瘙痒刺激皮肤时,运动相关脑区——包括补充运动皮质(supplementary motor cortex,SMA)、前运动皮质(premotor cortex,PM)、初级运动皮质(primary motor cortex,MI)和扣带回皮质(midcingulate cortex,MCC)——被激活[13,24,26,28,34,38-42,51,68]。然而,这些活动与抓挠反应无关,因为在之前的脑成像研究

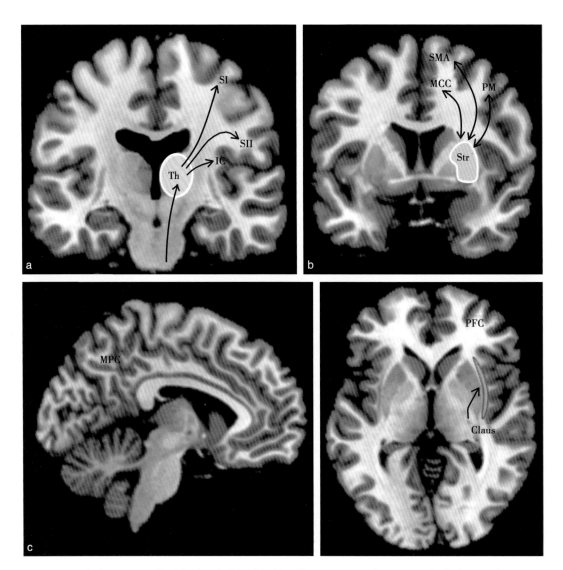

图 3-1 （a）瘙痒通过丘脑传到皮质。瘙痒相关的神经信号通过丘脑传递到初级躯体感觉皮质（primary somatosensory cortex,S Ⅰ）、次级躯体感觉皮质（secondary somatosensory cortex,S Ⅱ）和岛叶皮质（insular cortex,IC）。（b）额纹状体回路。额叶包括补充运动皮质（supplementary motor cortex,SMA）、前运动皮质（premotor cortex,PM）、运动皮质（motor cortex,MI）和扣带回皮质（midcingulate cortex,MCC），在功能和解剖学上与纹状体（striatum,Str）相连。（c）与瘙痒有关的其他代表性脑区：内侧顶叶皮质（medial parietal cortex,MPC），前额叶皮质（prefrontal cortex,PFC）和屏状核（Claustrum,Claus）。MRI图:MRIcron软件（http://www.mccauslandcenter.sc.edu/mricro/）中实现的二维大脑模板图像

中,PET 或 fMRI 测量中不允许受试者有任何动作,包括抓挠在内。有趣的是,仅仅想象一下运动就能激活与运动相关的区域[33,63]。此外,人类脑电图和动物电生理学研究表明,这些区域在运动开始前几秒钟就已经被激活了[10,22,23]。基于这些发现,运动相关区域不仅与运动的执行有关,也与运动的准备有关。额叶（含运动相关区域）,在解剖学和功能上

与纹状体相连,纹状体（striatum）也能被瘙痒刺激激活,在动机和运动控制中起重要作用（图 3-1b）。动物和人类的电生理学研究提示,动机和行动的欲望部分与额纹状体回路的活动有关[20,36,57]。在瘙痒刺激过程中,这一回路的激活可能既反映了为挠痒所作的运动准备,也反映了挠痒的欲望诱起的运动意图。

其他与瘙痒有关的大脑区域

内侧顶叶皮质（medial parietal cortex，MPC），包括楔前叶和后扣带回皮质（图 3-1c），可能是瘙痒有关的区域，因为在以前的疼痛研究中很少观察到与此区域有关。然而，这个区域在瘙痒过程中的作用还不清楚。有几项研究报告称，在将注意力转移到某个方向的过程中，以及在包括将眼睛、手、手臂和腿向特定方向移动等空间信息的运动想象任务中，MPC 均被激活[6,25,32,49,62]。瘙痒感也会引发类似的心理过程，比如把注意力转移到发痒的皮肤上，无意识或有意识地想象把手移到发痒的皮肤上（渴望挠痒痒）。这些心理可能与瘙痒刺激时内侧顶叶皮质的激活有关。在疼痛研究中，有报道称疼痛敏感性与内侧顶叶皮质区域灰质密度呈负相关[14]。此外，也有报道称，催眠和疼痛幻觉对疼痛的调节与内侧顶叶皮质部分有关[4,15,61]。这些脑成像研究推测，内侧顶叶皮质可能在内部（或心理状态）与体觉之间的相互作用中发挥一定作用，可能影响瘙痒和疼痛的主观感觉。

屏状核（claustrum）是一个独立的灰质区域，最近的研究凸显了它对瘙痒处理的作用（图 3-1c）。这个区域几乎与大脑皮质的所有区域相连，尤其是与体觉皮质（somatosensory cortex）、丘脑和边缘结构（扣带回皮质、海马、杏仁核）相连。屏状核的功能特化和多向连接可能使之成为一个与瘙痒感有关的适合区域，因为它有能力分析、比较和集成来自各个方向输入的感觉信息。屏状核的激活与感知到的瘙痒强度有很大的相关性，尽管个别区域与瘙痒刺激强度无关[51]。用组胺和黧豆（译者注：cowhage，一种豆科植物，拉丁名 *Mucuna pruriens*，参考文献 https://doi.org/10.1371/journal.pone.0017786）刺激同时进行时，即使瘙痒强度不同，脑岛和（尤其是）屏状核也能被持续激活。这些特征表明这些区域在瘙痒处理中起主要作用。脑成像研究表明，前额皮质（prefrontal cortex，PFC）通过施加瘙痒刺激而被激活（图 3-1c），这表明该区域可以一种非常类似于疼痛的方式调节人类对瘙痒的感知和行为表达。PFC 与调节动机和情绪的边缘区域相连。在瘙痒刺激过程中这些区域被共同激活，意味着瘙痒的动机和情感方面也受此网络的调节。

组胺能性瘙痒与非组胺能性瘙痒的比较

瘙痒传导有两种主要的神经通路：一种由组胺介导，另一种由蛋白酶激活受体 2（protease-activated receptor 2，PAR2）受体介导，PAR2 可由黧豆（*Mucuna pruriens*）刺毛[1]的外源刺激激活。通过这些途径传递的瘙痒感可激活多个大脑共同区域，包括 SⅠ、SⅡ、IC、丘脑、运动相关区域。值得注意的是，黧豆激活的区域更广，包括对侧 IC、屏状核、苍白核、尾状体、壳核和丘脑核等区域（图 3-2）。这些差异可能不仅与皮质投射的内在特异性有关，还与黧豆引起的质量波动性和相关的伤害性信号（如刺痛、灼烧）有关。许多慢性瘙痒病例中经常报道这类感觉[69]。

慢性瘙痒

目前仅有三项脑成像研究涉及瘙痒刺激时大脑活动的差异，或者慢性瘙痒患者和正常人脑结构的差异[28,53,60]。不同脑区域与瘙痒强度的关系看起来根据不同的疾病、疾病的严重程度而有差异。例如，在特应性皮炎患者，特定区域如前扣带皮质（anterior cingulate cortex，ACC）背侧前额叶皮质（dorsolateral prefrontal cortex，DLPFC）的激活与疾病严重程度直接相关（用标准临床方法如 EASI 评分测量），而组胺引起的瘙痒激活 ACC 和脑岛。总而言之，这些患者的瘙痒激活脑区域的情况和正常人不同[28,60]。组胺和黧豆在正常人身上引起的瘙痒激活的脑区域明显不同，但这种区别在慢性瘙痒性疾病患者［如终末期肾病（end stage renal disease，ESRD）和特应性皮炎（atopic dermatitis，AD）］身上却模糊了。

一项研究[53]利用 MRI 探讨了慢性肾衰竭伴慢性瘙痒并进行透析的患者与健康个体的灌注结构和功能差异。这项研究发现 ESRD 患者的丘脑、IC、ACC 楔前叶和尾状体灰质显著减少。此外，该研究还发现，IC、ACC、屏状核、杏仁核、海马和伏隔核的基线活动水平显著增高。这些区域参与大脑处理瘙痒的过程。此外，在 ESRD 患者，脑中处理

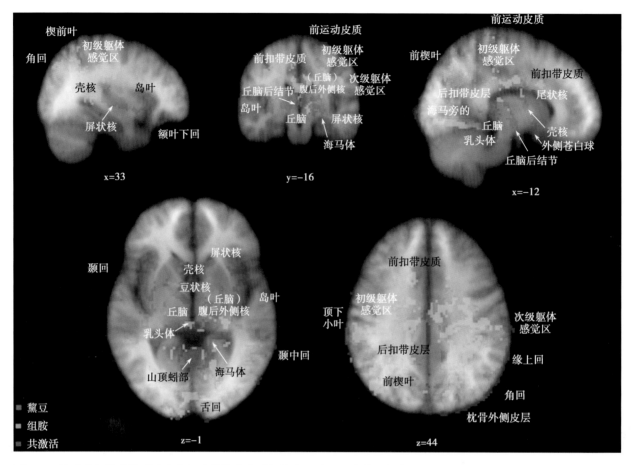

图3-2　健康人组胺能性瘙痒和非组胺能性瘙痒引起的脑活动。组胺能性瘙痒(绿色)和藜豆引发的瘙痒(蓝色)引起的脑活动,显示了两个瘙痒通路共同激活的区域(红色)和各自激活的不同区域(adapted from the article by Papoiu et al. published in Neuroimage[51]. From Elsevier, Papoiu et al.[51], Fig. 2)

藜豆诱发的瘙痒出现了改变,而对组胺性瘙痒的处理却无明显差异。在 ESRD 导致的瘙痒中,多种大脑活动似乎与感知到的瘙痒强度直接相关或负相关,提示瘙痒感知受到双重调节。ESRD 患者影响瘙痒处理关键区域的灰质厚度减少,可能促进这些独有的特征,从而揭示了新皮质的可塑性(和功能重组)形式。在这种情况下,似乎 PAR2 介导的瘙痒通路被过度激活了,这可能是由于 PAR2 在皮肤中过表达,继而,在已经有 ESRD 诱导了瘙痒的情况下,可能对处理藜豆诱导的急性瘙痒大脑皮质过程产生紧张性抑制。另一项涉及慢性瘙痒患者的研究是所谓的“传染性瘙痒”,即通过看别人挠痒或者仅仅是谈论关于痒的话题就能诱发瘙痒[47,50]。关于“传染性瘙痒”的神经机制很大程度上仍不清楚。不过,新近的脑成像研究提示:激活脑中与瘙痒相关的镜像神经系统和脑神经网络可引发传染性瘙痒[27,42]。有趣的是,较之于正常健康人,传染性瘙痒在慢性瘙痒患者表现得更加明显[50],这表明两类人群在瘙痒有关的视觉或听觉输入信号的处理上存在差异。

挠痒和愉悦感

搔抓瘙痒的皮肤不仅可以抑制瘙痒感,还可以引起感觉"奖励"(即愉悦感)。有几项研究证实挠痒的愉悦感与神经奖励系统相关,该系统包括内侧前额皮质、纹状体和中脑[9,16,29,31,37,58]。两项fMRI研究调查了此系统是否也与挠痒引起的愉悦感有关,其中一项研究发现挠痒激发的愉悦感(挠痒 - 愉悦)使奖励系统的活动显著地增加了[43],另一项研究则观察到愉悦感与奖励系统的活动程度呈正相关[52]。这些研究证实奖励系统是挠痒 - 愉悦感这一过程的关键。除了奖励系统之外,挠痒 - 愉悦过程中,运动相关区域(包括 SMA、PM、小脑)的活动也显著增强了[43],根据前述一项研究的结果,这些脑区的活动与运动(即搔抓)无关,因为搔抓者是研究人员,而非患者。如前所讨论的那样,运动相关脑区的活动部分与搔抓的动机和欲望有关。因此,这些脑区的增强性活动有一种可能的解读就是:挠痒无意识地或有意识地引发了搔抓,以获得更多愉悦感。可能因为瘙痒减轻,脑区的一些活动显著减弱,包括 ACC、SMA、PM 和顶叶内侧皮质[43,70]。

慢性瘙痒患者的病理性抓挠

对于慢性瘙痒患者,痒是个问题,挠也是个问题,因为搔抓会严重损伤皮肤,反过来又加重瘙痒症状。病理性搔抓(包括过度搔抓)常见于慢性瘙痒患者。我们通过比较患者和正常人搔抓后的脑活动差异,调查了其背后的脑神经机制[44]。在这项研究中,先用鲎豆诱发皮肤瘙痒,再由受试者自行搔抓,运动相关的区域如 SMA、PM、MI 和 MCC)的活动显著增强了。但是,慢性瘙痒患者的增强更为显著(图 3-3)。另外,在患者组,运动相关区域的活动增强与愉悦感显著正相关,提示搔抓引起的愉悦感增强了运动相关区域的活动,而不管患者的皮肤是否瘙痒。这种增强的活动可能驱使患者过度搔抓。另一个有意思的发现是在患者组,即使皮肤不瘙痒,搔抓皮肤也可以引发强烈的愉悦感;相反,在健康人身上却没有这种现象[43]。

靶向于大脑的瘙痒抑制

布托啡诺(butorphanol)是一种 κ 阿片受体激动剂和 μ 阿片受体拮抗剂,已知它可以作用于脊髓产生止痒作用[8],它可以完全抑制组胺引起的瘙痒[54]。我们的 phMRI 研究发现,相对于安慰剂,布托啡诺对屏状核、IC、壳核产生双向的抑制作用(已知这些区域在瘙痒处理过程中是被激活的)。与这种抑制作用相伴的是对双侧伏隔核和胼胝体下灰质(subcallosal gray matter)区域显著的激活作用。胼胝体下灰质区域位于脑中线上,与隔核(septal nuclei)的位置一致(图 3-4)。我们的结果显示布托啡诺的止痒作用是以两种形式进行的,产生高密度的 κ 阿片样受体[55,56],这些受体看起来是由于布托啡诺作为 κ 阿片样受体激动的作用靶标。这是首次清楚地确认人类大脑中的这种独立结构,能够通过激活阿片样受体而发挥止痒作用。重复经颅磁刺激(repetitive transcranial magnetic stimulation,rTMS)和经颅直流电刺激(transcranial direct current stimulation,tDCS)等非侵入性脑刺激可以通过头皮施加弱磁刺激(rTMS)和电刺激(tDCS)来控制人脑的神经活动,技术安全、副作用少。很多研究调查了这两项技术对健康人身上人工诱导的疼痛和慢性瘙痒有何作用[2,3,7,9,17-19,35,45,48,64,65,67],发现 rTMS和 tDCS 有镇痛作用,但 rTMS 和 tDCS 对瘙痒的效用研究很少见。一项研究调查了 tDCS 对组胺在健康人身上诱导的瘙痒有何作用[46]:将 tDCS 电极置于感觉运动皮质(主要是 SI),施加 1mA 的电流,持续 15min,发现 tDCS 可以显著减少瘙痒感。针对疼痛作了类似研究,发现 tDCS 的镇痛作用比较弱。这些研究仅用 tDCS 作用了一次,而在临床研究中,使用 tDCS 多次重复作用(5 日),以观察其对慢性疼痛的效果[7,17,18,45,67],发现 tDCS 可以使慢性疼痛减少 50%,疼痛缓解天数从几天到几周不等。所以重复应用tDCS 可能在止痒上有临床意义。事实上,有一篇病例报道用 tDCS 持续 5 日作用于SI 和 MI,显著改善了一位慢性瘙痒患者的瘙痒状况[30]。有必要进一步研究以评估这种新技术是否对止痒有效。

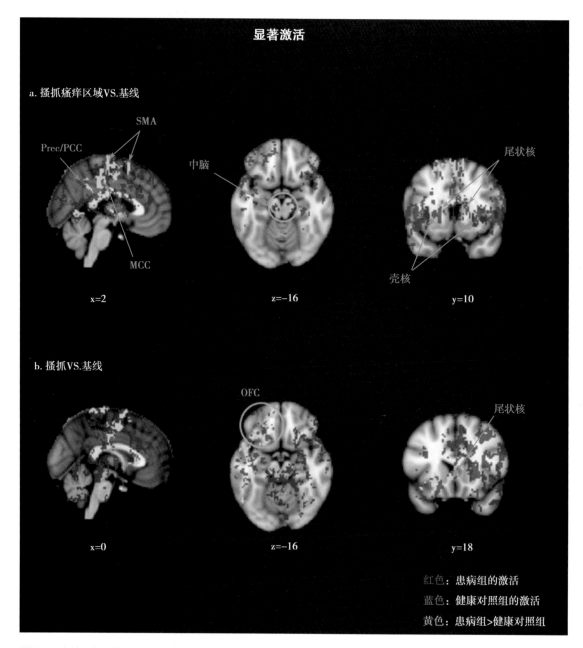

图3-3　搔抓明显激活脑区。瘙痒的皮肤搔抓时脑区显著激活（a）和搔抓没有瘙痒的皮肤（b）。Prec，楔前叶；PCC，后扣带皮质；SMA，补充运动区；MCC，扣带回皮质；OFC，眼窝前额皮质（adapted from the article by Mochizuki et al. published in Journal of Investigative Dermatology[44]. From Nature Publishing Group，Mochizuki[44]，Fig. 3）

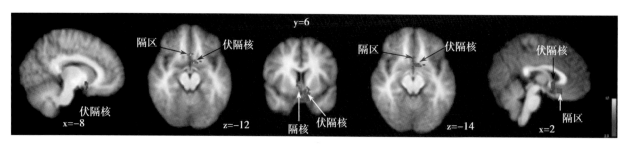

图3-4　布托啡诺对脑处理瘙痒的影响。组胺引起的瘙痒被抑制时伏隔核（nucleus accumbens，NAc）和隔核被显著激活（adapted from the article by Papoiu et al. published in Journal of Investigative Dermatology[54]. From Nature Publishing Group，Papoiu et al.[54]，Fig. 4）

结论

多项动物研究尝试更深入地了解慢性瘙痒在外周和脊髓的机制和病理生理学,而对脑的关注较少。虽然对脑方面的研究较少,但既有研究通过慢性瘙痒患者的脑成像已经揭示,长期的慢性瘙痒可引起与瘙痒有关的脑区域(即前叶 - 纹状体回路)产生结构性和功能性异常。因此,彻底地弄清瘙痒信号从外周传导到脑的机制,是更好地理解慢性瘙痒病理生理学机制的关键。对于研究止痒药物如何调控瘙痒的处理过程,phMRI 是一种有价值、有前景的方法,可以提供有价值的信息,以使我们更好地理解药物如何抑制瘙痒的机制及开发药物。非侵入性大脑刺激未来可能是另一种抑制瘙痒的选择。用 fMRI 评估瘙痒的行为治疗可能使我们更好地了解这些治疗方法如何在大脑层面起作用。需要更多研究以更好地理解如何以大脑为靶向,作为一种自上而下的途径来治疗瘙痒。

致谢

感谢 Alina Shevchenko 夫人和 Alexandre D. Papoiu 博士的协助。

(翻译:冰寒)

参考文献

1. Akiyama T, Carstens E. Neural processing of itch. Neuroscience. 2013;250:697–714.

2. Antal A, Brepohl N, Poreisz C, Boros K, Csifcsak G, Paulus W. Transcranial direct current stimulation over somatosensory cortex decreases experimentally induced acute pain perception. Clin J Pain. 2008;24:56–63.

3. Antal A, Terney D, Kühnl S, Paulus W. Anodal transcranial direct current stimulation of the motor cortex ameliorates chronic pain and reduces short intracortical inhibition. J Pain Symptom Manage. 2010; 39:890–903.

4. Bär KJ, Gaser C, Nenadic I, Sauer H. Transient activation of a somatosensory area in painful hallucinations shown by fMRI. Neuroreport. 2002;13:805–8.

5. Bornhövd K, Quante M, Glauche V, Bromm B, Weiller C, Büchel C. Painful stimuli evoke different stimulus-response functions in the amygdala, prefrontal, insula and somatosensory cortex: a single-trial fMRI study. Brain. 2002;125:1326–36.

6. Cavanna AE, Trimble MR. The precuneus: a review of its functional anatomy and behavioural correlates. Brain. 2006;129:564–83.

7. DaSilva AF, Mendonca ME, Zaghi S, Lopes M, Dossantos MF, Spierings EL, Bajwa Z, Datta A, Bikson M, Fregni F. tDCS-induced analgesia and electrical fields in pain-related neural networks in chronic migraine. Headache. 2012;52:1283–95.

8. Dawn AG, Yosipovitch G. Butorphanol for treatment of intractable pruritus. J Am Acad Dermatol. 2006;54:527–31.

9. de Andrade DC, Mhalla A, Adam F, Texeira MJ, Bouhassira D. Neuropharmacological basis of rTMS-induced analgesia: the role of endogenous opioids. Pain. 2011;152:320–6.

10. Deecke L, Kornhuber HH. An electrical sign of participation of the mesial 'supplementary' motor cortex in human voluntary finger movement. Brain Res. 1978;159:473–6.

11. Dong WK, Salonen LD, Kawakami Y, Shiwaku T, Kaukoranta EM, Martin RF. Nociceptive responses of trigeminal neurons in SII-7b cortex of awake monkeys. Brain Res. 1989;484:314–24.

12. Dong WK, Chudler EH, Sugiyama K, Roberts VJ, Hayashi T. Somatosensory, multisensory, and task-related neurons in cortical area 7b (PF) of unanesthetized monkeys. J Neurophysiol. 1994;72:542–64.

13. Drzezga A, Darsow U, Treede RD, Siebner H, Frisch M, Munz F, Weilke F, Ring J, Schwaiger M, Bartenstein P. Central activation by histamine-induced itch: analogies to pain processing: a correlational analysis of O-15 H2O positron emission tomography studies. Pain. 2001;92:295–305.

14. Emerson NM, Zeidan F, Lobanov OV, Hadsel MS, Martucci KT, Quevedo AS, Starr CJ, Nahman-Averbuch H, Weissman-Fogel I, Granovsky Y, Yarnitsky D, Coghill RC. Pain sensitivity is inversely related to regional grey matter density in the brain. Pain. 2014;155:566–73.

15. Faymonville ME, Boly M, Laureys S. Functional neuroanatomy of the hypnotic state. J Physiol Paris. 2006;99:463–9.

16. Filbey FM, Claus E, Audette AR, Niculescu M, Banich MT, Tanabe J, Du YP, Hutchison KE. Exposure to the taste of alcohol elicits activation of the mesocorticolimbic neurocircuitry. Neuropsychopharmacology. 2008;33:1391–401.

17. Fregni F, Boggio PS, Lima MC, Ferreira MJ, Wagner T, Rigonatti SP, Castro AW, Souza DR, Riberto M, Freedman SD, Nitsche MA, Pascual-Leone A. A sham-controlled, phase II trial of transcranial direct current stimulation for the treatment of central pain in traumatic spinal cord injury. Pain. 2006;122:197–209.

18. Fregni F, Gimenes R, Valle AC, Ferreira MJ, Rocha RR, Natalle L, Bravo R, Rigonatti SP, Freedman SD, Nitsche MA, Pascual-Leone A, Boggio PS. A randomized, sham-controlled, proof of principle study of transcranial direct current stimulation for the treatment of pain in fibromyalgia. Arthritis Rheum. 2006;54:3988–98.

19. Fregni F, Freedman S, Pascual-Leone A. Recent advances in the treatment of chronic pain with non-invasive brain stimulation techniques. Lancet Neurol. 2007;6:188–91.

20. Fried I, Katz A, McCarthy G, Sass KJ, Williamson P,

Spencer SS, Spencer DD. Functional organization of human supplementary motor cortex studied by electrical stimulation. J Neurosci. 1991;11:3656–66.

21. Frot M, Magnin M, Mauguière F, Garcia-Larrea L. Human SII and posterior insula differently encode thermal laser stimuli. Cereb Cortex. 2007;17: 610–20.

22. Gemba H, Hashimoto S, Sasaki K. Cortical field potentials preceding visually initiated hand movements in the monkey. Exp Brain Res. 1981;42:435–41.

23. Gemba H, Sasaki K, Tsujimoto T. Cortical field potentials associated with hand movements triggered by warning and imperative stimuli in the monkey. Neurosci Lett. 1990;113:275–80.

24. Herde L, Forster C, Strupf M, Handwerker HO. Itch induced by a novel method leads to limbic deactivations a functional MRI study. J Neurophysiol. 2007;98:2347–56.

25. Heide W, Binkofski F, Seitz RJ, Posse S, Nitschke MF, Freund HJ, Kömpf D. Activation of frontoparietal cortices during memorized triple-step sequences of saccadic eye movements: an fMRI study. Eur J Neurosci. 2001;13:1177–89.

26. Hsieh JC, Hägermark O, Ståhle-Bäckdahl M, Ericson K, Eriksson L, Stone-Elander S, Ingvar M. Urge to scratch represented in the human cerebral cortex during itch. J Neurophysiol. 1994;72:3004–8.

27. Holle H, Warne K, Seth AK, Critchley HD, Ward J. Neural basis of contagious itch and why some people are more prone to it. Proc Natl Acad Sci U S A. 2012;109:19816–21.

28. Ishiuji Y, Coghill RC, Patel TS, Oshiro Y, Kraft RA, Yosipovitch G. Distinct patterns of brain activity evoked by histamine-induced itch reveal an association with itch intensity and disease severity in atopic dermatitis. Br J Dermatol. 2009;161:1072–80.

29. Izuma K, Saito DN, Sadato N. Processing of social and monetary rewards in the human striatum. Neuron. 2008;58:284–94.

30. Knotkova H, Portenoy RK, Cruciani RA. Transcranial direct current stimulation (tDCS) relieved itching in a patient with chronic neuropathic pain. Clin J Pain. 2013;29:621–4.

31. Kühn S, Gallinat J. The neural correlates of subjective pleasantness. Neuroimage. 2012;64:289–94.

32. LaBar KS, Gitelman DR, Parrish TB, Mesulam M. Neuroanatomic overlap of working memory and spatial attention networks: a functional MRI comparison within subjects. Neuroimage. 1999; 10:695–704.

33. Lacourse MG, Orr EL, Cramer SC, Cohen MJ. Brain activation during execution and motor imagery of novel and skilled sequential hand movements. Neuroimage. 2005;27:505–19.

34. Leknes SG, Bantick S, Willis CM, Wilkinson JD, Wise RG, Tracey I. Itch and motivation to scratch: an investigation of the central and peripheral correlates of allergen- and histamine-induced itch in humans. J Neurophysiol. 2007;97:415–22.

35. Lima MC, Fregni F. Motor cortex stimulation for chronic pain: systematic review and meta-analysis of the literature. Neurology. 2008;70:2329–37.

36. Mantovani A, Rossi S, Bassi BD, Simpson HB, Fallon BA, Lisanby SH. Modulation of motor cortex excitability in obsessive-compulsive disorder: an exploratory study on the relations of neurophysiology measures with clinical outcome. Psychiatry Res. 2013;210:1026–32.

37. McCabe C, Rolls ET. Umami: a delicious flavor formed by convergence of taste and olfactory pathways in the human brain. Eur J Neurosci. 2007;25:1855–64.

38. Mochizuki H, Tashiro M, Kano M, Sakurada Y, Itoh M, Yanai K. Investigation of the central itch modulation system using positron emission tomography. Pain. 2003;105:339–46.

39. Mochizuki H, Sadato N, Saitoh D, Toyoda H, Tashiro M, Okamura N, Yanai K. Neural correlates of perceptual difference between itching and pain using functional magnetic resonance imaging. Neuroimage. 2007;36:706–17. Erratum in Neuroimage. 2008; 39: 911–912.

40. Mochizuki H, Inui K, Yamashiro K, Ootsuru N, Kakigi R. Itching-related somatosensory evoked potentials. Pain. 2008;138:598–603.

41. Mochizuki H, Inui K, Tanabe HC, Akiyama LF, Otsuru N, Yamashiro K, Sasaki A, Nakata H, Sadato N, Kakigi R. Time course of activity in itch-related brain regions: a combined MEG-fMRI study. J Neurophysiol. 2009;102:2657–66.

42. Mochizuki H, Baumgärtner U, Kamping S, Ruttorf M, Schad LR, Flor H, Kakigi R, Treede RD. Cortico-subcortical activation patterns for itch and pain imagery. Pain. 2013;154:1989–98.

43. Mochizuki H, Tanaka S, Morita T, Wasaka T, Sadato N, Kakigi R. The cerebral representation of scratching-induced pleasantness. J Neurophysiol. 2014;111:488–98.

44. Mochizuki H, Papoiu AD, Nattkemper LA, Lin AC, Kraft RA, Coghill RC, Yosipovitch G. Scratching induces overactivity in motor-related regions and reward system in chronic itch patients. J Invest Dermatol. 2015;135(11):2814–23. doi: 10.1038/jid.2015.223.

45. Mori F, Codecà C, Kusayanagi H, Monteleone F, Buttari F, Fiore S, Bernardi G, Koch G, Centonze D. Effects of anodal transcranial direct current stimulation on chronic neuropathic pain in patients with multiple sclerosis. J Pain. 2010;11:436–42.

46. Nakagawa K, Mochizuki H, Koyama S, Tanaka S, Sadato N, Kakigi R. A transcranial direct current stimulation over the sensorimotor cortex modulates the itch sensation induced by histamine. Clin Neurophysiol. 2016;127(1):827–32. doi: 10.1016/j.clinph.2015.07.003.

47. Niemeier V, Kupferb J, Gielerc U. Observations during an itch-inducing lecture. Dermatol Psychosom. 2000;1:15–8.

48. Nitsche MA, Cohen LG, Wassermann EM, Priori A, Lang N, Antal A, Paulus W, Hummel F, Boggio PS, Fregni F, Pascual-Leone A. Transcranial direct current stimulation: state of the art 2008. Brain Stimul. 2008;1:206–23.

49. Ogiso T, Kobayashi K, Sugishita M. The precuneus in motor imagery: a magnetoencephalographic study. Neuroreport. 2000;11:1345–9.

50. Papoiu AD, Wang H, Coghill RC, Chan YH, Yosipovitch G. Contagious itch in humans: a study of visual 'transmission' of itch in atopic dermatitis and healthy subjects. Br J Dermatol. 2011;164:1299–303.

51. Papoiu AD, Coghill RC, Kraft RA, Wang H, Yosipovitch G. A tale of two itches common features and notable differences in brain activation evoked by cowhage and histamine induced itch. Neuroimage. 2012;59:3611–23.

52. Papoiu AD, Nattkemper LA, Sanders KM, Kraft RA, Chan YH, Coghill RC, Yosipovitch G. Brain's reward circuits mediate itch relief. a functional MRI study of

active scratching. PLoS One. 2013;8, e82389.

53. Papoiu AD, Emerson NM, Patel TS, Kraft RA, Valdes-Rodriguez R, Nattkemper LA, Coghill RC, Yosipovitch G. Voxel-based morphometry and arterial spin labeling fMRI reveal neuropathic and neuroplastic features of brain processing of itch in end-stage-renal-disease. Neurophysiology. 2014;112:1729–38.

54. Papoiu AD, Kraft RA, Coghill RC, Yosipovitch G. Butorphanol suppression of histamine itch is mediated by nucleus accumbens and septal nuclei: a pharmacological fMRI study. J Invest Dermatol. 2015;135:560–8.

55. Peckys D, Landwehrmeyer GB. Expression of mu, kappa, and delta opioid receptor messenger RNA in the human CNS: a 33P in situ hybridization study. Neuroscience. 1999;88:1093–135.

56. Peckys D, Hurd YL. Prodynorphin and kappa opioid receptor mRNA expression in the cingulate and prefrontal cortices of subjects diagnosed with schizophrenia or affective disorders. Brain Res Bull. 2001;55:619–24.

57. Roesch MR, Olson CR. Impact of expected reward on neuronal activity in prefrontal cortex, frontal and supplementary eye fields and premotor cortex. J Neurophysiol. 2003;90:1766–89.

58. Salimpoor VN, Benovoy M, Larcher K, Dagher A, Zatorre RJ. Anatomically distinct dopamine release during anticipation and experience of peak emotion to music. Nat Neurosci. 2011;257:257–62.

59. Schmelz M, Schmidt R, Weidner C, Hilliges M, Torebjork HE, Handwerker HO. Chemical response pattern of different classes of C-nociceptors to pruritogens and algogens. J Neurophysiol. 2003;89:2441–8.

60. Schneider G, Ständer S, Burgmer M, Driesch G, Heuft G, Weckesser M. Significant differences in central imaging of histamine-induced itch between atopic dermatitis and healthy subjects. Eur J Pain. 2008;12:834–41.

61. Schulz-Stübner S, Krings T, Meister IG, Rex S, Thron A, Rossaint R. Clinical hypnosis modulates functional magnetic resonance imaging signal intensities and pain perception in a thermal stimulation paradigm. Reg Anesth Pain Med. 2004;29:549–56.

62. Simon SR, Meunier M, Piettre L, Berardi AM, Segebarth CM, Boussaoud D. Spatial attention and memory versus motor preparation: premotor cortex involvement as revealed by fMRI. J Neurophysiol. 2002;88:2047–57.

63. Szameitat AJ, Shen S, Sterr A. Motor imagery of complex everyday movements. An fMRI study. Neuroimage. 2007;34:702–13.

64. Tamura Y, Hoshiyama M, Inui K, Nakata H, Qiu Y, Ugawa Y, Inoue K, Kakigi R. Facilitation of A[delta]-fiber-mediated acute pain by repetitive transcranial magnetic stimulation. Neurology. 2004;62:2176–81.

65. Tamura Y, Okabe S, Ohnishi TN, Saito D, Arai N, Mochio S, Inoue K, Ugawa Y. Effects of 1-Hz repetitive transcranial magnetic stimulation on acute pain induced by capsaicin. Pain. 2004;107:107–15.

66. Timmermann L, Ploner M, Haucke K, Schmitz F, Baltissen R, Schnitzler A. Differential coding of pain intensity in the human primary and secondary somatosensory cortex. J Neurophysiol. 2001;86:1499–503.

67. Valle A, Roizenblatt S, Botte S, Zaghi S, Riberto M, Tufik S, Boggio PS, Fregni F. Efficacy of anodal transcranial direct current stimulation (tDCS) for the treatment of fibromyalgia: results of a randomized, sham-controlled longitudinal clinical trial. J Pain Manag. 2009;2:353–61.

68. Walter B, Sadlo MN, Kupfer J, Niemeier V, Brosig B, Stark R, Vaitl D, Gieler U. Brain activation by histamine prick test-induced itch. J Invest Dermatol. 2005;125:380–2.

69. Yosipovitch G, Goon AT, Wee J, Chan YH, Zucker I, Goh CL. Itch characteristics in Chinese patients with atopic dermatitis using a new questionnaire for the assessment of pruritus. Int J Dermatol. 2002;41:212–6.

70. Yosipovitch G, Ishiuji Y, Patel TS, Hicks MI, Oshiro Y, Kraft RA, Winnicki E, Coghill RC. The brain processing of scratching. J Invest Dermatol. 2008;128:1806–11.

第 4 章　瘙痒和疼痛的互相作用

Martin Schmelz

瘙痒和疼痛可以根据它们的感觉特点和特征性的神经反射模式区分开来。急性疼痛可以让受到刺激的神经支驱动身体逃避伤害性刺激。相对应地，搔抓反射将注意力引导到受刺激的部位，搔抓行为是一种去除已经侵入皮肤并由内对身体有潜在破坏性刺激的方法。实际上，人体所有器官——除了大脑——都分布有伤害感受器，仅有皮肤和毗连的黏膜部位才可以产生瘙痒，也只有在这些部位，搔抓才看起来是一种能够去除表面刺激的合理行为。咳嗽对呼吸道也有类似的保护作用，并被称为"呼吸道瘙痒"[1]。瘙痒和疼痛之间清晰的功能区别可以很容易地用两种特殊的感觉途径予以解释。

初级传入神经元的功能分类通常取决于其反应特性。然而，体外实验中识别神经元种类也需要功能性标记。为了区分初级传入神经，可利用已确认的、参与感觉转导的标记蛋白，如香草素样受体（TRPV1，TRPA1）和嘌呤能受体（purinergic receptors，P2X3）。此外，也利用神经肽来区分，如 P 物质、降钙素基因相关肽、生长因子受体，但也有功能未知的受体，如 mas 相关 G 蛋白耦联受体（mas-related G protein coupled receptors，Mrgpr）家族。用于表征瘙痒处理神经元的标志物[2]包括组胺 H1 受体、神经肽促胃液素释放肽和 B 型钠尿肽，以及 Mrgpr 家族的几个成员（A3、D、C11）[3-5]。遗憾的是，用啮齿类动物的这些标记物标记灵长类动物的功能神经元，几乎没有令人信服的例子。已有研究记载一种特殊类型的传入神经 C 纤维，即所谓的低机械阈值的 C-touch 纤维（CT 传入纤维）[6]，可以用 Mrgpr B4[7] 和谷氨酸转运体 VGLUT3[8] 标记。

但在瘙痒处理方面，灵长类动物的神经纤维种类和啮齿类动物的分子标记之间没有令人信服的联系。有证据显示，䲜豆诱导的瘙痒是通过活化蛋白酶激活受体（protease-activated receptor，PAR）进行的[9]。因此䲜豆激活 QC 型机械敏感性伤害感受器[10]可能与 MrgprC11 相关[2]。β- 丙氨酸作为 MrgprD 激活剂可以引起人类瘙痒[11-13]，并能激活猴子的初级 QC 型机械敏感性伤害感受器[14]，但是人类相应的神经纤维类型却并不清楚。BAM8-22 的情况类似，它是 MrgprC 激活剂，可以引起人类非组胺能瘙痒[15]。BAM8-22 可能通过激活 MrgprX1 起作用，人类 MrgprX1 是鼠 MrgprC11 的同源物。因此，被认为是瘙痒感受器特异性的激动剂却可以激活多模态伤害感受器，这与瘙痒和疼痛特异性的概念相悖。

瘙痒和疼痛之间的相互抑制

日常经验中，疼痛可以抑制瘙痒。实验也显示，热、机械、化学等各种因素造成的疼痛确实也可以抑制瘙痒。使用一种点阵电极，以电刺激直径为 20cm 的面积（皮肤区域刺激），可以抑制组胺诱导的瘙痒达数小时。如此之大面积的瘙痒抑制提示了这种抑制的中枢反应模式[16]。与此结果一致的是，辣椒素诱导的痛觉过敏（hyperalgesia）可以在次级区域抑制瘙痒[17]。这种由辣椒素产生的伤害性感受器的中枢激活效应应当与更高浓度的辣椒素产生的神经毒性作用区分开来，神经毒性可以破坏大部分 C- 纤维末梢（包括传导瘙痒的神经纤维）[18]。因此，神经毒性作用也可以让局部的瘙痒感消失，直到被破坏的神经纤维得以恢复。

不只是提升痛觉信号输入水平能抑制瘙痒,反之,降低痛觉水平可能会削弱对瘙痒的抑制作用,从而增强瘙痒感[19]。经脊髓使用 μ- 阿片样受体激动剂以实现节段性麻醉时,常见节段性瘙痒,就属于这类现象[20],动物试验也确认了这一现象[21]。因此,有人提出脊髓在调节瘙痒中有作用,还提出了一些可能的介导者。5 年前首次确认了脊髓中可特异性抑制瘙痒行为的神经元[22],这些神经元是 GABA 能(GABAergic)中间神经元,在脊髓后角含有 Bhlhb5 转录因子,研究显示它们可抑制瘙痒行为[22,23]。最令人感兴趣的是这些神经元通过释放 κ- 阿片样受体激活剂强啡肽起作用[24]。新近的一篇论文中,确认了甘氨酸能(glycinergic)脊髓抑制神经元亚群,该亚群导致局部的痛觉过敏,通过破伤风毒素特异性地使之沉默或用白喉毒素予以破坏,就会诱导搔抓[25]。通过特定的药物遗传学方法激活这些中间神经元,可以减少神经痛,也可以抑制化学物质诱导的搔抓行为[25]。因此,瘙痒看起来受到脊髓中至少两个系统的抑制:一是瘙痒特异性的 GABA 能系统,二是可同时抑制痛觉和瘙痒的甘氨酸能系统(图 4-1)。

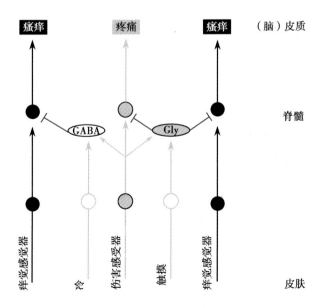

图 4-1 背角抑制性神经元抑制瘙痒或疼痛过程(甘氨酸能中间神经元[25])或主要抑制瘙痒过程(GABA 能中间神经元,依赖于转录因子 Bhlhb5[22])的模式图。消除此神经元要么加强了疼痛和瘙痒[25],要么特异性地加强了搔抓行为[22]

甘氨酸能中间神经元由有髓低阈值机械敏感传入神经纤维(触觉和振动)驱动,这可能可以部分解释为什么蹭擦有一定的镇痛和止痒效果(图 4-2)。另一方面,部分甘氨酸能中间神经元亦可由伤害性感受器驱动(大约 10%),这可能是搔抓可以即时止痒的原因[25]。

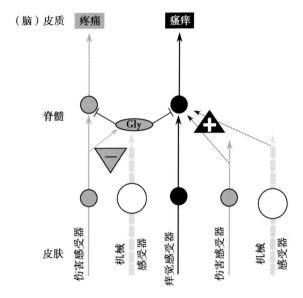

图 4-2 瘙痒抑制(灰色三角形)或瘙痒诱导(黑色三角形)途径模式图。激活伤害感受器(通过搔抓、热痛)或低阈值机构感受器(通过摩擦)可以激活甘氨酸能抑制性中间神经元在脊髓水平抑制瘙痒。在慢性瘙痒患者,脊髓的瘙痒过程可以被正常情况下非痛性的接触激发("瘙痒皮肤"或"痒觉异化,alloknesis"),或者正常的疼痛刺激也可以诱导瘙痒("超痒")

冷刺激也可以实现对痒的中枢抑制[26]。此外,降温还有周边神经抑制效果,抑制组胺对伤害性感受器的激活[27]。也是在人类,降温可以抑制组胺处理的皮肤中初级传入神经末梢的活动,减少"瘙痒皮肤"的区域或处理皮肤区域周边的"超痒(hyperknesis,见后文)[28]"。令人意外的是,在降温初期,组胺处理区域会出现瘙痒增强[29],这可以作为中枢成像实验的一个模型[30]。相反,对皮肤加温可以加重瘙痒。但是,当热处理导致痛感时,对瘙痒的中枢抑制就可以抵消这种加重作用[31]。

邻近皮肤区域的疼痛刺激可以启动脊髓相关机制,激发痛觉过程,产生触痛感(如痛经),并使针刺致痛的痛感增强(点状痛觉过敏)[32]。在瘙痒过程中有类似的现象:在瘙痒部位邻近通过触、刷激发的瘙痒区域也被称为"瘙痒皮肤"[33,34]。健康人身上,通过离子促渗向皮肤内导入组胺后,可以用针刺在周边区域激发更强烈的瘙痒(即"超痒")[19]。因此,非疼痛刺激或机械疼痛刺激通常可以抑制瘙痒,而在脊髓过程已经被激发时(如在慢性瘙痒患者)却可以激发瘙痒。

通过激活伤害性感受器诱发瘙痒

值得注意是,迄今为止我们得到的信息是瘙痒和疼痛是两种东西。这种区分实际上需要前面所描述的遗传学方法。但如前所述,激活伤害性感受器也可以引起瘙痒。伤害性感受器可以通过强度编码(intensity coding)(即"强度理论")或者特定群编码("模式编码")引起瘙痒[35,36]。虽然这看起来是个纯学术问题,但十分需要有效的研究途径以确认药物作用于慢性瘙痒和疼痛的靶标。

鳘豆的刺毛刺入人体皮肤可产生瘙痒,其强度与后续使用组胺诱发的瘙痒相当[37,38],但这种瘙痒不会有轴突反射性红斑,对组胺 H1 受体阻断剂也没有反应[39]。最近研究发现半胱氨酸蛋白酶具有激活 PAR2 的能力,甚至可以激活更强的 PAR-4[9]。有趣的是,人体皮肤最常见的伤害性感受器传入纤维 - 机械感应的"多模态"C- 传入纤维[40],在猫[41]、非人类的灵长类动物[10,39]和人[42]身上都可以被鳘豆激活。

考虑到鳘豆刺毛可以激活大部分多模态伤害性感受器,我们要解释一个重要的问题,即:为什么用热或搔抓激活这些感受器,可以抑制瘙痒,而鳘豆刺毛却诱发瘙痒。另一方面,来自猴子试验的数据提示可以快速对热产生反应的机械 - 热敏感性 C- 伤害性感受器(QC)可能在鳘豆诱发的瘙痒中起到重要作用[10]。因此,我们或许可以假设:机械 - 热敏感性 C- 伤害性感受器中可能有一部分对鳘豆具有选择性作用,引起中枢神经系统区分伤害性和瘙痒性刺激[3]。同理,有些特定的 QC(而不是机械 - 热敏感性)伤害感受器可以被 β- 丙氨酸激活(β- 丙氨酸是 MrgprD 的激活剂,可以诱发人类的瘙痒)。

考虑到伤害感受器也参与了瘙痒产生的过程,研究者提出了亚群编码的理论("模式理论")[2,36,43],该理论推测只有部分伤害感受器可以被激活而产生瘙痒感,而纯粹的伤害感受器只能被致痛剂激活。相应地,当只激活前者时,可以产生瘙痒,两者都被激活时,产生痛感(图 4-1)。

伤害感受器也可能基于空间编码瘙痒[44],这一假说的根据是在鳘豆刺毛刺入表皮附近,辣椒素可诱发局部瘙痒,可能只局限于特定区域,可以使一些表皮内的伤害感受器激活,而紧邻的伤害感受器却不能被激活,由此在皮肤区域产生激活和非激活信号的错配。据此推测,这种错配可能被中枢神经认为是瘙痒[42,44]。从目的论角度看,在高度局限性瘙痒部位,搔抓行为很明显是一种恰当的反应,因为它可以消除可能的原因。进一步说,搔抓激活受刺激部位所有的机械敏感性伤害感受器,因此也终止了激活和非激活的伤害感受器的错配信号。

因此,需要指出,根据特异性理论,瘙痒特异性(或选择性)神经元不足以解释瘙痒[3]。此外,伤害感受器纯空间激活模式可能是瘙痒感觉的机制,并不需要瘙痒特异性初级传入神经元。

展望

考虑到在神经性疾病和慢性炎症性疾病后产生的痒或者痛这一显然的临床问题,当前区分瘙痒和疼痛的概念需要重新考虑。值得一提的是,一些诸如疱疹后神经痛、糖尿病神经病变之类的神经性问题主要引起疼痛,而感觉异常性背痛(nostalgia paresthetica)和肱桡瘙痒症(brachioradial pruritus,BRP)主要是瘙痒感(表 4-1)。

表 4-1　神经性疾病和其主要症状汇总(粗体表示先导症状)

	疼痛	瘙痒
疱疹后神经痛	+++	++
糖尿病神经病变	++(+)	+
感觉异常性股痛	+++	(+)
感觉异常性背痛	(+)	+++
肱桡瘙痒症	(+)	+++

　　值得注意的是25%的神经性疼痛问题患者(如感觉异常性背痛)也报告了瘙痒[45]。根据特异性和选择性理论，我们可以推测糖尿病神经病变和感觉异常性背痛释放的介质决定了瘙痒选择性或特异性初级传入神经纤维在多大程度上被激活兴奋。而且，瘙痒性神经疾病(如感觉异常性背痛和肱桡瘙痒症)应当与以疼痛为主的感觉异常性股痛相鉴别：后者是初级痒觉感受器而非伤害感受器被激活引发的。但是，现在完全不知道如何在十分相似的外周神经疾病间进行这样的鉴别。一种可能是特异性痒觉感受器在这类疾病中起的作用很少，而伤害感受器的空间编码模式激活产生了最重要的传入神经信号——如果只有极少散在的轴突同时被激活，它们的传入信号可能与藜豆刺毛在表皮中激活的散在伤害感受器的信号相似(而激起瘙痒)；如果是大量的外周神经伤害感受器被激活，则导致疼痛。因此，这类瘙痒感可能是由于伤害感受器的空间编码模式被激活而产生的[42,44]。相应地，表皮中的伤害感受器被散在激活，也可能发生于一些慢性炎症性疾病(如特应性皮炎)，这可以解释瘙痒和疼痛症状的不同。如果这一假说是正确的，那么治疗神经性瘙痒和疼痛在本质上就有相同的外周神经作用靶向、机制，而不是瘙痒特异性或疼痛特异性的靶向和机制。有趣的是，脊髓中也存在瘙痒和疼痛的重合现象：脊髓背角的甘氨酸能抑制性神经元既可以抑制瘙痒，也可以抑制疼痛过程，所以它也许是镇痛和止痒作用的共同靶标。总之，需要进一步确定瘙痒和疼痛过程之间的特异性差别，但两者机制很大程度的重合既导致瘙痒又引发疼痛，这给了我们一个值得探究的机会，以便将临床瘙痒和疼痛研究的概念和行动联系起来。

（翻译：冰寒）

参考文献

1. Gibson PG. Cough is an airway itch? Am J Respir Crit Care Med. 2004;169(1):1–2. doi:10.1164/rccm.2310009.
2. Akiyama T, Carstens E. Neural processing of itch. Neuroscience. 2013;250:697–714. doi:10.1016/j.neuroscience.2013.07.035.
3. LaMotte RH, Dong X, Ringkamp M. Sensory neurons and circuits mediating itch. Nat Rev Neurosci. 2014;15(1):19–31. doi:10.1038/nrn3641.
4. Bautista DM, Wilson SR, Hoon MA. Why we scratch an itch: the molecules, cells and circuits of itch. Nat Neurosci. 2014;17(2):175–82. doi:10.1038/nn.3619.
5. Braz J, Solorzano C, Wang X, Basbaum AI. Transmitting pain and itch messages: a contemporary view of the spinal cord circuits that generate gate control. Neuron. 2014;82(3):522–36. doi:10.1016/j.neuron.2014.01.018.
6. Ackerley R, Backlund Wasling H, Liljencrantz J, Olausson H, Johnson RD, Wessberg J. Human C-tactile afferents are tuned to the temperature of a skin-stroking caress. J Neurosci. 2014;34(8):2879–83. doi:10.1523/JNEUROSCI.2847-13.2014.
7. Vrontou S, Wong AM, Rau KK, Koerber HR, Anderson DJ. Genetic identification of C fibres that detect massage-like stroking of hairy skin in vivo. Nature. 2013;493(7434):669–73.
8. Seal RP, Wang X, Guan Y, Raja SN, Woodbury CJ, Basbaum AI, Edwards RH. Injury-induced mechanical hypersensitivity requires C-low threshold mechanoreceptors. Nature. 2009;462(7273):651–5.
9. Reddy VB, Iuga AO, Shimada SG, LaMotte RH, Lerner EA. Cowhage-evoked itch is mediated by a novel cysteine protease: a ligand of protease-activated receptors. J Neurosci. 2008;28(17):4331–5. doi:10.1523/JNEUROSCI.0716-08.2008[doi]. 28/17/4331 [pii].
10. Johanek LM, Meyer RA, Friedman RM, Greenquist KW, Shim B, Borzan J, Hartke T, LaMotte RH, Ringkamp M. A role for polymodal C-fiber afferents in nonhistaminergic itch. J Neurosci. 2008;28(30):7659–69.
11. Qu L, Fan N, Ma C, Wang T, Han L, Fu K, Wang Y, Shimada SG, Dong X, Lamotte RH. Enhanced excitability of MRGPRA3- and MRGPRD-positive nociceptors in a model of inflammatory itch and pain. Brain. 2014. doi:10.1093/brain/awu007.
12. Han L, Ma C, Liu Q, Weng HJ, Cui Y, Tang Z, Kim Y, Nie H, Qu L, Patel KN, Li Z, McNeil B, He S, Guan Y, Xiao B, LaMotte RH, Dong X. A subpopulation of nociceptors specifically linked to itch. Nat Neurosci. 2012;16(2):174–82.
13. Liu Q, Sikand P, Ma C, Tang Z, Han L, Li Z, Sun S, LaMotte RH, Dong X. Mechanisms of itch evoked by beta-alanine. J Neurosci. 2012;32(42):14532–7.
14. Wooten M, Weng HJ, Hartke TV, Borzan J, Klein AH, Turnquist B, Dong X, Meyer RA, Ringkamp M. Three functionally distinct classes of C-fibre nociceptors in primates. Nat Commun. 2014;5:4122. doi:10.1038/ncomms5122.
15. Sikand P, Dong X, LaMotte RH. BAM8-22 peptide produces itch and nociceptive sensations in humans independent of histamine release. J Neurosci. 2011;31(20):7563–7. doi:10.1523/JNEUROSCI.1192-11.2011[doi]. 31/20/7563 [pii].
16. Nilsson HJ, Levinsson A, Schouenborg J. Cutaneous field stimulation (CFS): a new powerful method to combat itch. Pain. 1997;71(1):49–55.
17. Brull SJ, Atanassoff PG, Silverman DG, Zhang J, LaMotte RH. Attenuation of experimental pruritus and mechanically evoked dysesthesiae in an area of cutaneous allodynia. Somatosens Mot Res. 1999;16(4):299–303.
18. Simone DA, Nolano M, Johnson T, Wendelschafer-Crabb G, Kennedy WR. Intradermal injection of capsaicin in humans produces degeneration and subsequent reinnervation of epidermal nerve fibers: correlation with sensory function. J Neurosci. 1998;18(21):8947–54.

19. Atanassoff PG, Brull SJ, Zhang J, Greenquist K, Silverman DG, LaMotte RH. Enhancement of experimental pruritus and mechanically evoked dysesthesiae with local anesthesia. Somatosens Mot Res. 1999;16(4):291–8.

20. Andrew D, Schmelz M, Ballantyne JC. Itch – mechanisms and mediators. In: Dostrovsky JO, Carr DB, Koltzenburg M, editors. Progress in pain research and management, vol. 24. Seattle: IASP Press; 2003. p. 213–26.

21. Nojima H, Cuellar JM, Simons CT, Carstens MI, Carstens E. Spinal c-fos expression associated with spontaneous biting in a mouse model of dry skin pruritus. Neurosci Lett. 2004;361(1–3):79–82.

22. Ross SE, Mardinly AR, McCord AE, Zurawski J, Cohen S, Jung C, Hu L, Mok SI, Shah A, Savner EM, Tolias C, Corfas R, Chen S, Inquimbert P, Xu Y, McInnes RR, Rice FL, Corfas G, Ma Q, Woolf CJ, Greenberg ME. Loss of inhibitory interneurons in the dorsal spinal cord and elevated itch in Bhlhb5 mutant mice. Neuron. 2010;65(6):886–98.

23. Braz JM, Juarez-Salinas D, Ross SE, Basbaum AI. Transplant restoration of spinal cord inhibitory controls ameliorates neuropathic itch. J Clin Invest. 2014;124(8):3612–6. doi:10.1172/JCI75214.

24. Kardon AP, Polgar E, Hachisuka J, Snyder LM, Cameron D, Savage S, Cai X, Karnup S, Fan CR, Hemenway GM, Bernard CS, Schwartz ES, Nagase H, Schwarzer C, Watanabe M, Furuta T, Kaneko T, Koerber HR, Todd AJ, Ross SE. Dynorphin acts as a neuromodulator to inhibit itch in the dorsal horn of the spinal cord. Neuron. 2014;82(3):573–86. doi:10.1016/j.neuron.2014.02.046.

25. Foster E, Wildner H, Tudeau L, Haueter S, Ralvenius WT, Jegen M, Johannssen H, Hosli L, Haenraets K, Ghanem A, Conzelmann KK, Bosl M, Zeilhofer HU. Targeted ablation, silencing, and activation establish glycinergic dorsal horn neurons as key components of a spinal gate for pain and itch. Neuron. 2015;85(6):1289–304. doi:10.1016/j.neuron.2015.02.028.

26. Bromm B, Scharein E, Darsow U, Ring J. Effects of menthol and cold on histamine-induced itch and skin reactions in man. Neurosci Lett. 1995;187(3):157–60.

27. Mizumura K, Koda H. Potentiation and suppression of the histamine response by raising and lowering the temperature in canine visceral polymodal receptors in vitro. Neurosci Lett. 1999;266(1):9–12.

28. Heyer G, Ulmer FJ, Schmitz J, Handwerker HO. Histamine-induced itch and alloknesis (itchy skin) in atopic eczema patients and controls. Acta Derm Venereol (Stockh). 1995;75(5):348–52.

29. Pfab F, Valet M, Sprenger T, Toelle TR, Athanasiadis GI, Behrendt H, Ring J, Darsow U. Short-term alternating temperature enhances histamine-induced itch: a biphasic stimulus model. J Invest Dermatol. 2006;126(12):2673–8.

30. Napadow V, Li A, Loggia ML, Kim J, Schalock PC, Lerner E, Tran TN, Ring J, Rosen BR, Kaptchuk TJ, Pfab F. The brain circuitry mediating antipruritic effects of acupuncture. Cereb Cortex. 2014;24(4):873–82. doi:10.1093/cercor/bhs363.

31. Schmelz M. Itch – mediators and mechanisms. J Dermatol Sci. 2002;28(2):91–6.

32. LaMotte RH, Shain CN, Simone DA, Tsai EFP. Neurogenic hyperalgesia psychophysical studies of underlying mechanisms. J Neurophysiol. 1991;66:190–211.

33. Bickford RGL. Experiments relating to itch sensation, its peripheral mechanism and central pathways. Clin Sci. 1938;3:377–86.

34. Simone DA, Alreja M, LaMotte RH. Psychophysical studies of the itch sensation and itchy skin ("alloknesis") produced by intracutaneous injection of histamine. Somatosens Mot Res. 1991;8(3):271–9.

35. Namer B, Reeh P. Scratching an itch. Nat Neurosci. 2013;16(2):117–8. doi:10.1038/nn.3316.

36. Handwerker HO. Itch hypotheses: from pattern to specificity and to population coding. In: Carstens E, Akiyama T, editors. Itch: mechanisms and treatment. Frontiers in neuroscience. Boca Raton: CRC Press; 2014.

37. LaMotte RH, Shimada SG, Green BG, Zelterman D. Pruritic and nociceptive sensations and dysesthesias from a spicule of cowhage. J Neurophysiol. 2009;101(3):1430–43. doi:10.1152/jn.91268.2008[doi]. 91268.2008 [pii].

38. Sikand P, Shimada SG, Green BG, LaMotte RH. Similar itch and nociceptive sensations evoked by punctate cutaneous application of capsaicin, histamine and cowhage. Pain. 2009;144(1–2):66–75.

39. Johanek LM, Meyer RA, Hartke T, Hobelmann JG, Maine DN, LaMotte RH, Ringkamp M. Psychophysical and physiological evidence for parallel afferent pathways mediating the sensation of itch. J Neurosci. 2007;27(28):7490–7.

40. Schmidt R, Schmelz M, Forster C, Ringkamp M, Torebjörk HE, Handwerker HO. Novel classes of responsive and unresponsive C nociceptors in human skin. J Neurosci. 1995;15(1 Pt 1):333–41.

41. Tuckett RP, Wei JY. Response to an itch-producing substance in cat. II. Cutaneous receptor populations with unmyelinated axons. Brain Res. 1987;413(1):95–103.

42. Namer B, Carr R, Johanek LM, Schmelz M, Handwerker HO, Ringkamp M. Separate peripheral pathways for pruritus in man. J Neurophysiol. 2008;100(4):2062–9.

43. McMahon SB, Koltzenburg M. Itching for an explanation. Trends Neurosci. 1992;15(12):497–501.

44. Schmelz M, Handwerker HO. Itch, vol 6. Wall & Melzack's textbook of pain. Philadelphia: Elsevier; 2013.

45. Oaklander AL, Bowsher D, Galer B, Haanpää M, Jensen MP. Herpes zoster itch: preliminary epidemiologic data. J Pain. 2003;4(6):338–43.

第5章　瘙痒的调节：外周敏化和中枢敏化

Martin Schmelz

皮肤中的瘙痒介质引起初级传入神经纤维的自发活动,是发生慢性局限性瘙痒的基础。因此,瘙痒介质的持续释放是慢性瘙痒的前提。然而,C类神经纤维的化学反应具有快速抗药反应的特征。初级伤害感受器在长时间的化学激活后很难持续地保持活动。因此,外周和脊髓中慢性瘙痒信号的持续传导是因为处理瘙痒信号的神经元敏感性升高。

瘙痒介质

最近,非组胺能瘙痒的特定介质和受体方面有了新的重大发现。例如,发现并确定啮齿动物(MrgA1、MrgC11、MrgD)和人(MrgX1、MrgD)的痒觉初级传入神经元的功能标记物[1]、痒觉相关的外周介质(IL-13、IL-31、自分泌运动因子、LPA、TSLP、组织蛋白酶 S)[2]和瘙痒相关的中枢递质(脑钠肽、促胃液素释放肽)[3]。虽然大多数这些潜在的抗瘙痒靶点是通过特异性引起瘙痒的方法而发现的,但是也有许多常见分子既靶向于痒觉感受器又靶向于伤害感受器,如 NK1R 拮抗剂[4]或钠通道亚型(如 NaV1.7)[5,6]。同样,经典的炎症介质如缓激肽、5-羟色胺、前列腺素、组胺和低 pH 可以激活和敏化伤害感受器,其中组胺是最具特征的致痒原[7]。只有少数介质可以诱导非组胺依赖的瘙痒。前列腺素可增强组胺诱导的皮肤瘙痒[8],也可通过微透析纤维应用于结膜[9]和人皮肤[10]而直接作为致痒原。乙酰胆碱在特应性皮炎(atopic dermatitis,AD)患者中引起瘙痒,而在正常人中诱发疼痛[11]。

黧豆毛刺刺入人皮肤引起的瘙痒强度与应用组胺后引起的瘙痒强度相当[12,13]。然而,黧豆毛刺可以在猫[15]、灵长类动物[16,17]以及人[18]中使机械敏感的“多模态”C类传入神经纤维活化。该纤维是人皮肤中 C 类传入神经纤维最常见的一型[14]。这些纤维不对组胺产生反应,不参与持续的轴突反射性潮红反应[19]。这与黧豆毛刺引起的瘙痒不伴广泛的轴突反射潮红现象一致[16,20,21]。最近已鉴定出黧豆毛刺引的活性化合物是半胱氨酸蛋白酶 muconain,可以活化蛋白酶激活受体 2(protease-activated receptor 2,PAR2)和 PAR4[22]。最有趣的是,辣椒素作为一种致痛原,通过灭活的黧豆毛刺应用在受试者中也可以引起瘙痒[13],表明瘙痒可以通过活化非常局限的伤害感受器而引发。

总之,以志愿者为试验对象,已经鉴定出了多种可以引起人类急性瘙痒的化学介质。将这一发现转化到慢性瘙痒患者中的关键问题是如何解释其临床症状的长期存在。伤害感受器的化学反应通常以明显的快速减敏为特征[23]。因此,即使刺激持续进行,初始疼痛或瘙痒通常会在几分钟内消退[24]。

外周敏化

有学者建议用初级传入神经纤维的敏化解释初级传入神经纤维的瞬时化学反应与持续数月至数年的慢性瘙痒之间的矛盾[25]。研究证明营养因子,如神经生长因子(nerve growth factor,NGF)调节基因表达水平,对神经元敏感性持续性升高起主要作用。NGF 在外周释放,与位于伤害性感受器的 trkA 受体特异性结合。随后,NGF 经逆向轴突运输传递至背根神经节,诱导神经肽和受体分子(如 TRPV1)的基因表达增加。然而,NGF 同时也调节轴突通道(如电压门控型钠离子通道)的表达[26,27]。营养因子也可引起神经纤维芽生,改变感觉神经元的形态。研究报道了发生局部疼痛和超敏反应可伴随表皮神经纤维芽生[28]。在慢性瘙痒患者的真皮内,神经纤维密度增加[29]。此外,特应性皮炎患者中表皮内的神经营养因子 -4(neurotrophin 4,NT4)水平增加[30,31],患者血清中 NGF 和 SP 水平与疾病严重程度相关[32]。重要的是,抑制性信号转导也可调节神经支配密度,特别是通过信号素(semaphorin)3A[33-35]。尽管局部疼痛和瘙痒损害在外周机制上存在相似性,如神经芽生和敏化,但是仅结构方面的证据并不足以解释外周敏化的功能。神经分布的密度降低与感觉功能受损有关,表现为表层神经纤维对冷刺激更敏感,真皮神经纤维对伤害性刺激的信号转导更

关键[36]。另外,慢性疼痛患者的神经分布密度与持续疼痛的水平无关[37,38]。局部神经分布密度降低也可能与瘙痒性皮损有关,特别是在伴有搔抓的瘙痒性皮损中[39]。因此,可以通过神经分布密度来检测和量化外周神经系统中的神经病变。同时也必须考虑到引起局部兴奋的功能变化。

慢性瘙痒与表皮神经生长因子(NGF)水平升高和神经元信号增强有关,正如特应性皮炎(AD)患者的表现[31,40]。AD 在实验中可不依赖组胺引发瘙痒[24]。鳌豆毛刺在刺入人类表皮时也会产生瘙痒感[14,18]。鳌豆毛刺可激活人的机械反应性"多模态"C- 伤害感受器,或者激活猴的 Aδ 类神经纤维[41],最终引起与组胺诱导的强度相当的瘙痒感,不伴轴突反应。

NGF 在人体中可以增强鳌豆毛刺而非组胺诱导的瘙痒[42](图 5-1)。出乎意料的是,在热敏感性

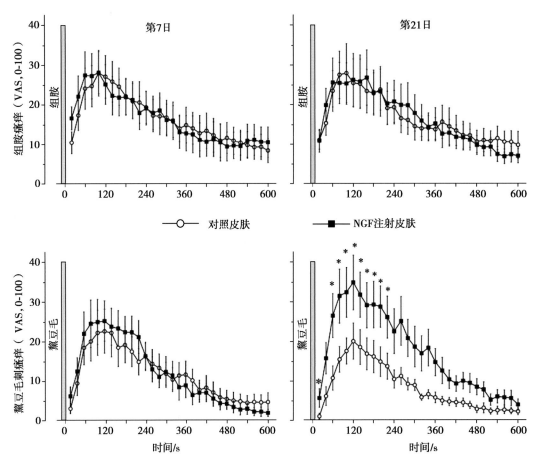

图 5-1　在志愿者皮内注射神经生长因子(NGF,1μg),并在第 7 日(左栏)和第 21 日(右栏)测试其对组胺诱导的(组织病理学)和鳌豆毛刺诱导的瘙痒的敏感性。NGF 处理后组胺瘙痒评级(视觉模拟评分 0~100)未发生变化。相比之下,在第 21 日,注射 NGF 组对鳌豆毛刺诱导的瘙痒增加了约 50%(With permissions from [42],Fig. 1,Nature Publishing Group)

增加最大时,组胺引起的敏化并没有出现。显然,即使 AD 中组胺诱导的瘙痒增加[43]且瞬时受体电位香草酸亚型(TRPV1)敲除鼠给予组胺后瘙痒反应行为减少[44],但是 TRPV1 的敏化并不一定导致组胺反应增加。

有趣的是,在 NGF 治疗部位给予鲎豆毛刺刺激引起的敏化作用与机械性痛觉增敏的水平相关,这表明机械敏感性伤害感受器敏化可能是鲎豆毛刺引起较强瘙痒的基础。实际上,鲎豆毛刺几乎激活了所有机械敏感的"多模态"单位[18]以及在猴子中的一些机械敏感的 Aδ 类神经纤维[41]。因此,在 NGF 致敏部位的机械刺激将增强局部机械敏感性伤害感受器的反应,加剧疼痛。然而,鲎豆毛刺刺入表皮后,只有极少的感觉神经末梢被激活,而周围的神经纤维保持沉默。研究认为这种不匹配的模式可通过中枢神经系统的瘙痒来解释。

在志愿者中开展实验诱导敏化,研究发现其 NGF 水平升高[42,46]。此外,AD 患者皮肤中 NGF 水平也有升高[31,40]。因此,NGF 可能在患者中也使初级传入神经发生敏化,引起慢性瘙痒。研究在特应性皮炎患者中比较了其对致痛原和致痒原的反应,探究了瘙痒反应的敏化作用[43](图 5-2)。

经典的内源性致痛原 5- 羟色胺和缓激肽可以在特应性皮炎患者的皮损中转变为有效的致痒原,其中缓激肽可作为不依赖组胺的强效致痒原。此外,组胺在特应性皮炎患者中引发的瘙痒反应增强[24,43]。这不仅反映了敏化过程的临床重要性,而且为临床实践提供了量化这种敏化作用的简单实验方法。

溶血磷脂酸(lysophosphatidic acid,LPA)和自分泌运动因子已被确定为胆汁瘀积性瘙痒的第一个生物标志物[2,47,48]。然而,LPA 也是急性和慢性疼痛的重要介质:LPA 作用于其受体可直接兴奋伤害感受器[49]和 TRPV1[50,51]。更重要的是,LPA 在周围神经病变[52,53]和癌症引起的疼痛中发挥慢性敏化作用[54]。

电压门控钠通道的突变可引起独特的疼痛表型[55],这一发现对理解慢性疼痛具有重要意义。

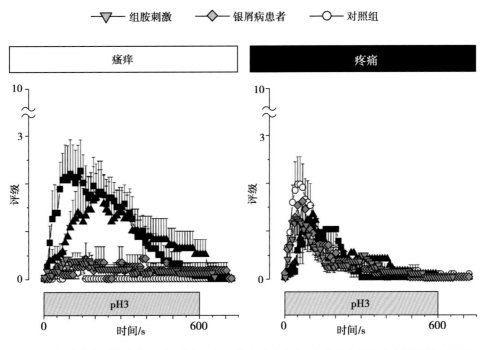

图 5-2　在健康志愿者(对照)、银屑病患者和特应性皮炎(AD)患者中通过皮内微透析纤维灌注酸性枸橼酸盐缓冲液(pH=3)10min。对照组的受试者和银屑病(PSO)患者将酸性刺激感知为短暂性疼痛(右图;疼痛等级为 0~10)。相比之下,在特应性皮炎皮损(实心方块)和皮损外 5cm 的皮肤给予酸性刺激,特应性皮炎患者均感受短暂性瘙痒(左图)(With permission from[24],Fig. 5,Wolters Kluwer Health,Inc.)

钠通道 NaV1.7 的突变可促进其活化,引起红斑性肢痛症[56]。而如果抑制 NaV1.7 失活可引起阵发性极度疼痛[57,58]。近期研究发现 *NaV1.7* 突变可导致阵发性瘙痒[6]。这一发现是遗传性瘙痒的一个强有力的例证。总而言之,周围神经系统慢性瘙痒和慢性疼痛在机制上以及相关参与的介质方面有很大的重叠[59-61]。慢性瘙痒和疼痛的发展是一个多阶段的过程,最初的外界刺激使伤害感受器作好充足准备,使其在随后的反复刺激中产生敏感反应[62]。根据这一观点,初级传入神经纤维也在结构和功能上参与建立"疼痛记忆"[63-65],促进慢性瘙痒或疼痛的发展。

中枢敏化

瘙痒和疼痛在脊髓中同样也具有中枢敏化的现象。化学伤害感受器的活动可引起急性疼痛,同时使脊髓后角的二级神经元敏化,从而导致触觉诱发疼痛(异常性疼痛,allodynia)和点状痛觉过敏[66]。在瘙痒的处理中也具有类似的现象:触摸或用刷子刺激瘙痒部位周围皮肤可诱发瘙痒,这被称为"皮肤发痒(itchy skin)"[67,68]。与触觉诱发的疼痛一样,触觉诱发的瘙痒需要初级传入神经纤维(常为低阈值机械感受器,Aβ 类神经纤维)的持续活动[68,69]。在健康志愿者给予组胺离子电渗疗法后,可用针刺诱导更强烈的瘙痒,被称为"超痒(hyperknesis)"[70]。

中枢敏化的存在可以大大增进我们对临床瘙痒的理解。在中枢敏化引起超痒的情况下,疼痛刺激通常被认为是瘙痒。特应性皮炎患者中存在这种现象:在特应性皮炎皮损内给予通常可引起疼痛的电刺激,患者感到瘙痒[71]。此外,乙酰胆碱在特应性皮炎患者中引起瘙痒而非疼痛[72],表明在这些患者中疼痛诱发的瘙痒抑制可能无效。同样地,最近研究发现,正常引起疼痛的电刺激在银屑病患者中增强了其组胺诱导的瘙痒,而在健康对照组中电刺激降低了组胺诱导的瘙痒。这表明,慢性瘙痒患者的弥漫性有害抑制控制(diffuse noxious inhibitory control,DNIC)机制也发生了改变[73]。

中枢敏化在临床实际中的具体机制和作用还有待进一步探索,然而中枢敏化在慢性瘙痒中的重要作用已被广泛认可。值得注意的是,除了在实验中的二次敏化现象中具有相似性之外,慢性疼痛和慢性瘙痒患者中也存在相应的现象。在神经病理性疼痛患者中,组胺离子电渗可导致灼痛而非单纯的瘙痒感。而组胺离子电渗在健康志愿者中仅会诱发瘙痒[74,75]。这一现象十分有趣,表明脊髓对 C 类神经纤维的传入高度敏感。相反,那些通常被感知为疼痛的电、化学、机械和热刺激在应用到被认为特应性皮炎皮损及其附近皮肤时,常使患者感到瘙痒[76]。

在健康志愿者中通过真皮微透析纤维施用组胺,而后在接近组胺部位的皮肤给予低 pH 刺激,受试者们感到痒而非痛,这表明组胺持续激活痒觉感受器可在健康志愿者引起瘙痒的中枢敏化[76]。痒觉感受器的持续激活可能是对瘙痒的中枢敏化发展的基础,这已经在慢性瘙痒患者中得到了显微神经影像学的证实[77]。因此,瘙痒的中枢敏化在慢性瘙痒中的作用不断被证实。许多介质和机制可能会在炎症性皮肤中引起疼痛,其中大多会在敏感的患者中引起瘙痒。因此,仅针对单一瘙痒介质的治疗方法对于慢性瘙痒患者(如特应性皮炎患者)似乎无效。

观点

慢性瘙痒和疼痛在介质和机制方面有许多共同之处,例如外周介质(如 LPA 或 NGF)、转导分子(如 TRPV1 和 TRPA1)、通过电压门控钠通道增加轴突兴奋性、轴突的结构改变(如芽生)及中枢敏化和对下行抑制的调节。敏化过程会在所有水平对这些信号处理产生影响。因此敏化过程是瘙痒和疼痛慢性化的核心。传统上,瘙痒和疼痛的研究是分开发展的,而对于两者的共同研究在最近才开始。随着对疼痛的研究在过去几十年中受到越来越多的关注,其研究概念和方法得到进一步发展,可促进瘙痒的研究。另外,由于搔抓行为客观、易量化,瘙痒行为的研究在自发性瘙痒中有优势,而疼痛的研究在自发性疼痛中却很难找到一个可量化的指标。因此,对于引起慢性瘙痒和疼痛敏化过程进行共同研究,在科学上是合理的,并且最终将证明对患者有益。

(翻译:李清扬   审校:冰寒)

参考文献

1. LaMotte RH, Dong X, Ringkamp M. Sensory neurons and circuits mediating itch. Nat Rev Neurosci. 2014;15(1):19–31. doi:10.1038/nrn3641.

2. Kremer AE, Feramisco J, Reeh PW, Beuers U, Oude Elferink RP. Receptors, cells and circuits involved in pruritus of systemic disorders. Biochim Biophys Acta. 2014;1842(7):869–92. doi:10.1016/j.bbadis.2014.02.007.

3. Bautista DM, Wilson SR, Hoon MA. Why we scratch an itch: the molecules, cells and circuits of itch. Nat Neurosci. 2014;17(2):175–82. doi:10.1038/nn.3619[doi]. nn.3619 [pii].

4. Stander S, Siepmann D, Herrgott I, Sunderkotter C, Luger TA. Targeting the neurokinin receptor 1 with aprepitant: a novel antipruritic strategy. PLoS One. 2010;5(6):e10968.

5. Lee JH, Park CK, Chen G, Han Q, Xie RG, Liu T, Ji RR, Lee SY. A monoclonal antibody that targets a NaV1.7 channel voltage sensor for pain and itch relief. Cell. 2014;157(6):1393–404. doi:10.1016/j.cell.2014.03.064.

6. Devigili G, Eleopra R, Pierro T, Lombardi R, Rinaldo S, Lettieri C, Faber CG, Merkies IS, Waxman SG, Lauria G. Paroxysmal itch caused by gain-of-function Nav1.7 mutation. Pain. 2014;155(9):1702–7. doi:10.1016/j.pain.2014.05.006.

7. Ikoma A, Steinhoff M, Stander S, Yosipovitch G, Schmelz M. The neurobiology of itch. Nat Rev Neurosci. 2006;7(7):535–47.

8. Hägermark O, Strandberg K. Pruritogenic activity of prostaglandin E2. Acta Derm Venereol. 1977;57(1):37–43.

9. Woodward DF, Nieves AL, Hawley SB, Joseph R, Merlino GF, Spada CS. The pruritogenic and inflammatory effects of prostanoids in the conjunctiva. J Ocul Pharmacol Ther. 1995;11(3):339–47.

10. Neisius U, Olsson R, Rukwied R, Lischetzki G, Schmelz M. Prostaglandin E2 induces vasodilation and pruritus, but no protein extravasation in atopic dermatitis and controls. J Am Acad Dermatol. 2002;47(1):28–32.

11. Heyer G, Vogelgsang M, Hornstein OP. Acetylcholine is an inducer of itching in patients with atopic eczema. J Dermatol. 1997;24(10):621–5.

12. LaMotte RH, Shimada SG, Green BG, Zelterman D. Pruritic and nociceptive sensations and dysesthesias from a spicule of cowhage. J Neurophysiol. 2009;101(3):1430–43. doi:10.1152/jn.91268.2008[doi]. 91268.2008 [pii].

13. Sikand P, Shimada SG, Green BG, LaMotte RH. Similar itch and nociceptive sensations evoked by punctate cutaneous application of capsaicin, histamine and cowhage. Pain. 2009;144(1–2):66–75.

14. Schmidt R, Schmelz M, Forster C, Ringkamp M, Torebjörk HE, Handwerker HO. Novel classes of responsive and unresponsive C nociceptors in human skin. J Neurosci. 1995;15(1 Pt 1):333–41.

15. Tuckett RP, Wei JY. Response to an itch-producing substance in cat. II. Cutaneous receptor population with unmyelinated axons. Brain Res. 1987;413:95–103.

16. Johanek LM, Meyer RA, Hartke T, Hobelmann JG, Maine DN, LaMotte RH, Ringkamp M. Psychophysical and physiological evidence for parallel afferent pathways mediating the sensation of itch. J Neurosci. 2007;27(28):7490–7.

17. Johanek LM, Meyer RA, Friedman RM, Greenquist KW, Shim B, Borzan J, Hartke T, LaMotte RH, Ringkamp M. A role for polymodal C-fiber afferents in nonhistaminergic itch. J Neurosci. 2008;28(30):7659–69.

18. Namer B, Carr R, Johanek LM, Schmelz M, Handwerker HO, Ringkamp M. Separate peripheral pathways for pruritus in man. J Neurophysiol. 2008;100(4):2062–9.

19. Schmelz M, Michael K, Weidner C, Schmidt R, Torebjörk HE, Handwerker HO. Which nerve fibers mediate the axon reflex flare in human skin? Neuroreport. 2000;11(3):645–8.

20. Shelley WB, Arthur RP. Mucunain, the active pruritogenic proteinase of cowhage. Science. 1955;122(3167):469–70.

21. Shelley WB, Arthur RP. The neurohistology and neurophysiology of the itch sensation in man. AMA Arch Dermatol. 1957;76:296–323.

22. Reddy VB, Iuga AO, Shimada SG, LaMotte RH, Lerner EA. Cowhage-evoked itch is mediated by a novel cysteine protease: a ligand of protease-activated receptors. J Neurosci. 2008;28(17):4331–5. doi:10.1523/JNEUROSCI.0716-08.2008. 28/17/4331 [pii].

23. Liang YF, Haake B, Reeh PW. Sustained sensitization and recruitment of rat cutaneous nociceptors by bradykinin and a novel theory of its excitatory action. J Physiol. 2001;532(Pt 1):229–39.

24. Ikoma A, Fartasch M, Heyer G, Miyachi Y, Handwerker HO, Schmelz M. Painful stimuli evoke itch in patients with chronic pruritus: central sensitization for itch. Neurology. 2004;62(2):212–7.

25. Schmelz M. Itch and pain. Neurosci Biobehav Rev. 2010;34(2):171–6.

26. Fang X, Djouhri L, McMullan S, Berry C, Okuse K, Waxman SG, Lawson SN. trkA is expressed in nociceptive neurons and influences electrophysiological properties via Nav1.8 expression in rapidly conducting nociceptors. J Neurosci. 2005;25(19):4868–78.

27. Fjell J, Cummins TR, Davis BM, Albers KM, Fried K, Waxman SG, Black JA. Sodium channel expression in NGF-overexpressing transgenic mice. J Neurosci Res. 1999;57(1):39–47.

28. Bohm-Starke N, Hilliges M, Brodda-Jansen G, Rylander E, Torebjörk HE. Psychophysical evidence of nociceptor sensitization in vulvar vestibulitis syndrome. Pain. 2001;94(2):177–83.

29. Urashima R, Mihara M. Cutaneous nerves in atopic dermatitis – a histological, immunohistochemical and electron microscopic study. Virchows Arch Int J Pathol. 1998;432(4):363–70.

30. Grewe M, Vogelsang K, Ruzicka T, Stege H, Krutmann J. Neurotrophin-4 production by human epidermal keratinocytes: increased expression in atopic dermatitis. J Invest Dermatol. 2000;114(6):1108–12.

31. Yamaguchi J, Aihara M, Kobayashi Y, Kambara T, Ikezawa Z. Quantitative analysis of nerve growth factor (NGF) in the atopic dermatitis and psoriasis horny layer and effect of treatment on NGF in atopic dermatitis. J Dermatol Sci. 2009;53(1):48–54.

32. Toyoda M, Nakamura M, Makino T, Hino T, Kagoura M, Morohashi M. Nerve growth factor and substance P are useful plasma markers of disease activity in atopic dermatitis. Br J Dermatol. 2002;147(1):71–9.

33. Tominaga M, Takamori K. Itch and nerve fibers with special reference to atopic dermatitis: thera-

peutic implications. J Dermatol. 2014;41(3):205–12. doi:10.1111/1346-8138.12317.

34. Tominaga M, Takamori K. Sensitization of itch signaling: itch sensitization-nerve growth factor, semaphorins. In: Carstens E, Akiyama T, editors. Itch: mechanisms and treatment. Frontiers in neuroscience. Boca Raton: CRC Press; 2014.

35. Tominaga M, Tengara S, Kamo A, Ogawa H, Takamori K. Matrix metalloproteinase-8 is involved in dermal nerve growth: implications for possible application to pruritus from in vitro models. J Invest Dermatol. 2011;131(10):2105–12.

36. Schley M, Bayram A, Rukwied R, Dusch M, Konrad C, Benrath J, Geber C, Birklein F, Hagglof B, Sjogren N, Gee L, Albrecht PJ, Rice FL, Schmelz M. Skin innervation at different depths correlates with small fibre function but not with pain in neuropathic pain patients. Eur J Pain. 2012;16(10.1002/j.1532-2149.2012.00157.x [doi]):1414–25.

37. Kalliomaki M, Kieseritzky JV, Schmidt R, Hagglof B, Karlsten R, Sjogren N, Albrecht P, Gee L, Rice F, Wiig M, Schmelz M, Gordh T. Structural and functional differences between neuropathy with and without pain? Exp Neurol. 2011;231(2):199–206.

38. Martinez V, Uceyler N, Ben Ammar S, Alvarez JC, Gaudot F, Sommer C, Bouhassira D, Fletcher D. Clinical, histological and biochemical predictors of post-surgical neuropathic pain. Pain. 2015. doi:10.1097/j.pain.0000000000000286.

39. Schuhknecht B, Marziniak M, Wissel A, Phan NQ, Pappai D, Dangelmaier J, Metze D, Stander S. Reduced intraepidermal nerve fibre density in lesional and nonlesional prurigo nodularis skin as a potential sign of subclinical cutaneous neuropathy. Br J Dermatol. 2011;165(1):85–91. doi:10.1111/j.1365-2133.2011.10306.x.

40. Tominaga M, Tengara S, Kamo A, Ogawa H, Takamori K. Psoralen-ultraviolet A therapy alters epidermal Sema3A and NGF levels and modulates epidermal innervation in atopic dermatitis. J Dermatol Sci. 2009;55(1):40–6.

41. Ringkamp M, Schepers RJ, Shimada SG, Johanek LM, Hartke TV, Borzan J, Shim B, LaMotte RH, Meyer RA. A role for nociceptive, myelinated nerve fibers in itch sensation. J Neurosci. 2011;31(42):14841–9. doi:10.1523/JNEUROSCI.3005-11.2011[doi]. 31/42/14841 [pii].

42. Rukwied RR, Main M, Weinkauf B, Schmelz M. NGF sensitizes nociceptors for cowhage- but not histamine-induced itch in human skin. J Invest Dermatol. 2013;133(1):268–70.

43. Hosogi M, Schmelz M, Miyachi Y, Ikoma A. Bradykinin is a potent pruritogen in atopic dermatitis: a switch from pain to itch. Pain. 2006;126(1–3):16–23.

44. Imamachi N, Park GH, Lee H, Anderson DJ, Simon MI, Basbaum AI, Han SK. TRPV1-expressing primary afferents generate behavioral responses to pruritogens via multiple mechanisms. Proc Natl Acad Sci U S A. 2009;106(27):11330–5.

45. Schmelz M. How pain becomes itch. Pain. 2009;144(1–2):14–5.

46. Rukwied R, Mayer A, Kluschina O, Obreja O, Schley M, Schmelz M. NGF induces non-inflammatory localized and lasting mechanical and thermal hypersensitivity in human skin. Pain. 2010;148(3):407–13.

47. Kremer AE, Martens JJ, Kulik W, Rueff F, Kuiper EM, Van Buuren HR, van Erpecum KJ, Kondrackiene J, Prieto J, Rust C, Geenes VL, Williamson C, Moolenaar WH, Beuers U, Oude Elferink RP. Lysophosphatidic acid is a potential mediator of cholestatic pruritus. Gastroenterology. 2010;139(3):1008–1018, 1018. doi:S0016-5085(10)00737-7 [pii]; 10.1053/j.gastro.2010.05.009[doi]

48. Stander S, Zeidler C, Magnolo N, Raap U, Mettang T, Kremer AE, Weisshaar E, Augustin M. Clinical management of pruritus. J Deutsch Dermatologischen Ges J Ger Soc Dermatol JDDG. 2015;13(2):101–15. doi:10.1111/ddg.12522; quiz 116.

49. Oude Elferink RP, Bolier R, Beuers UH. Lysophosphatidic acid and signaling in sensory neurons. Biochim Biophys Acta. 2015;1851(1):61–5. doi:10.1016/j.bbalip.2014.09.004.

50. Nieto-Posadas A, Picazo-Juarez G, Llorente I, Jara-Oseguera A, Morales-Lazaro S, Escalante-Alcalde D, Islas LD, Rosenbaum T. Lysophosphatidic acid directly activates TRPV1 through a C-terminal binding site. Nat Chem Biol. 2012;8(1):78–85. doi:10.1038/nchembio.712.

51. Morales-Lazaro SL, Rosenbaum T. A painful link between the TRPV1 channel and lysophosphatidic acid. Life Sci. 2015;125:15–24. doi:10.1016/j.lfs.2014.10.004.

52. Ueda H, Matsunaga H, Olaposi OI, Nagai J. Lysophosphatidic acid: chemical signature of neuropathic pain. Biochim Biophys Acta. 2013;1831(1):61–73. doi:10.1016/j.bbalip.2012.08.014.

53. Uchida H, Nagai J, Ueda H. Lysophosphatidic acid and its receptors LPA1 and LPA3 mediate paclitaxel-induced neuropathic pain in mice. Mol Pain. 2014;10:71. doi:10.1186/1744-8069-10-71.

54. Zhao J, Pan HL, Li TT, Zhang YQ, Wei JY, Zhao ZQ. The sensitization of peripheral C-fibers to lysophosphatidic acid in bone cancer pain. Life Sci. 2010;87(3–4):120–5. doi:10.1016/j.lfs.2010.05.015.

55. Dib-Hajj SD, Waxman SG. Translational pain research: lessons from genetics and genomics. Sci Transl Med. 2014;6(249):249sr244. doi:10.1126/scitranslmed.3007017.

56. Waxman SG, Dib-Hajj SD. Erythromelalgia: a hereditary pain syndrome enters the molecular era. Ann Neurol. 2005;57(6):785–8.

57. Dib-Hajj SD, Yang Y, Black JA, Waxman SG. The Na(V)1.7 sodium channel: from molecule to man. Nat Rev Neurosci. 2013;14(1):49–62. doi:10.1038/nrn3404.

58. Theile JW, Jarecki BW, Piekarz AD, Cummins TR. Nav1.7 mutations associated with paroxysmal extreme pain disorder, but not erythromelalgia, enhance Navbeta4 peptide-mediated resurgent sodium currents. J Physiol. 2011;589(Pt 3):597–608.

59. Liu T, Ji RR. New insights into the mechanisms of itch: are pain and itch controlled by distinct mechanisms? Pflugers Arch. 2013;465(12):1671–85. doi:10.1007/s00424-013-1284-2.

60. Ikoma A, Rukwied R, Stander S, Steinhoff M, Miyachi Y, Schmelz M. Neurophysiology of pruritus: interaction of itch and pain. Arch Dermatol. 2003;139(11):1475–8.

61. Schmelz M. Itch and pain differences and commonalities. Handb Exp Pharmacol. 2015;227:285–301. doi:10.1007/978-3-662-46450-2_14.

62. Ferrari LF, Bogen O, Reichling DB, Levine JD. Accounting for the delay in the transition from acute to chronic pain: axonal and nuclear mechanisms. J Neurosci. 2015;35(2):495–507. doi:10.1523/

JNEUROSCI.5147-13.2015.

63. Bogen O, Alessandri-Haber N, Chu C, Gear RW, Levine JD. Generation of a pain memory in the primary afferent nociceptor triggered by PKCepsilon activation of CPEB. J Neurosci. 2012;32(6):2018–26.

64. Reichling DB, Levine JD. Critical role of nociceptor plasticity in chronic pain. Trends Neurosci. 2009;32(12):611–8.

65. Jimenez-Diaz L, Geranton SM, Passmore GM, Leith JL, Fisher AS, Berliocchi L, Sivasubramaniam AK, Sheasby A, Lumb BM, Hunt SP. Local translation in primary afferent fibers regulates nociception. PLoS One. 2008;3(4):e1961. doi:10.1371/journal.pone.0001961[doi].

66. Koltzenburg M. Neural mechanisms of cutaneous nociceptive pain. Clin J Pain. 2000;16(3 Suppl):S131–8.

67. Bickford RGL. Experiments relating to itch sensation, its peripheral mechanism and central pathways. Clin Sci. 1938;3:377–86.

68. Simone DA, Alreja M, LaMotte RH. Psychophysical studies of the itch sensation and itchy skin ("alloknesis") produced by intracutaneous injection of histamine. Somatosens Mot Res. 1991;8(3):271–9.

69. Heyer G, Ulmer FJ, Schmitz J, Handwerker HO. Histamine-induced itch and alloknesis (itchy skin) in atopic eczema patients and controls. Acta Derm Venereol (Stockh). 1995;75(5):348–52.

70. Atanassoff PG, Brull SJ, Zhang J, Greenquist K, Silverman DG, LaMotte RH. Enhancement of experimental pruritus and mechanically evoked dyses-thesiae with local anesthesia. Somatosens Mot Res. 1999;16(4):291–8.

71. Nilsson HJ, Schouenborg J. Differential inhibitory effect on human nociceptive skin senses induced by local stimulation of thin cutaneous fibers. Pain. 1999;80(1–2):103–12.

72. Vogelsang M, Heyer G, Hornstein OP. Acetylcholine induces different cutaneous sensations in atopic and non-atopic subjects. Acta Derm Venereol. 1995;75(6):434–6.

73. van Laarhoven AI, Kraaimaat FW, Wilder-Smith OH, Van De Kerkhof PC, Evers AW. Heterotopic pruritic conditioning and itch – analogous to DNIC in pain? Pain. 2010;149(2):332–7.

74. Birklein F, Claus D, Riedl B, Neundorfer B, Handwerker HO. Effects of cutaneous histamine application in patients with sympathetic reflex dystrophy. Muscle Nerve. 1997;20(11):1389–95.

75. Baron R, Schwarz K, Kleinert A, Schattschneider J, Wasner G. Histamine-induced itch converts into pain in neuropathic hyperalgesia. Neuroreport. 2001;12(16):3475–8.

76. Ikoma A, Rukwied R, Stander S, Steinhoff M, Miyachi Y, Schmelz M. Neuronal sensitization for histamine-induced itch in lesional skin of patients with atopic dermatitis. Arch Dermatol. 2003;139(11):1455–8.

77. Schmelz M, Hilliges M, Schmidt R, Orstavik K, Vahlquist C, Weidner C, Handwerker HO, Torebjörk HE. Active "itch fibers" in chronic pruritus. Neurology. 2003;61(4):564–6.

第 6 章　瘙痒的体外模型

Nicolas Lebonvallet and Laurent Misery

缩略语

AP,激动肽(agonist peptide)

CGRP,降钙素基因相关肽(calcitonin gene-related peptide)

CNS,中枢神经系统(central nervous system)

DRG,背根神经节(dorsal root ganglia)

MMP,基质金属蛋白酶(matrix metalloproteinase)

NGF,神经生长因子(nerve growth factor)

PAR,蛋白酶激活受体(protease-activated receptor)

PSN,初级感觉神经元(primary sensory neuron)

Sema3A,信号素 3A(semaphorin 3A)

SP,P 物质(substance p)

TSLP,胸腺基质淋巴细胞生成素(thymic stromal lymphopoietin)

引言

瘙痒症是一种经由中枢神经系统(central nervous system,CNS)处理的复杂且令人不愉快的皮肤感觉。瘙痒症可能源于皮肤 - 脑通路中的许多因素。因此,需要一种实验方法来更好地理解其机制,并可测试可能的止痒物质[1,2]。人体研究、动物模型,在 virtuo/silico(计算机仿真或模拟)模型中是可能的,但体外模型的开发可以更好地研究此类止痒物质(特别是化妆品,因为欧洲委员会或其他国际机构赞同的 3R 实践),有助于了解细胞间和分子间的机制。

概论、利益和局限

概论

大多数体外模型会特别涉及使用瘙痒的细胞:角质形成细胞、肥大细胞和神经元。

因此,这些模型也用于所有关于皮肤和神经系统之间关系的研究,特别是皮肤神经源性炎症(CNI)的研究,因为 CNI 经常与瘙痒有关[1,3]。

优点和局限性

体外模型的一个优点是可以根据研究目的进行适应性设计。可以添加或删除一种细胞类型,也可以激活或抑制一种通道 / 受体,或者可以上调或下调一种可溶性因子。其他益处是,体外模型在伦理上更容易被接受,并且比动物或人体研究更便宜。体外模型的主要限制是与 CNS 没有联系。瘙痒显然是一种可能在皮肤中起始但由 CNS 处理的感觉。然而,体外模型是一个非常有趣的研究步骤,之后可以进行体内验证。

瘙痒体外模型的呈现

目前已知两种瘙痒途径:组胺依赖性和非组胺依赖性[4-7]。三种主要的细胞类型是感觉神经元、角质形成细胞和肥大细胞,其他可能涉及偶尔会被研究的细胞,如免疫细胞、施万细胞、梅克尔细胞(Merkel cell)、成纤维细胞、内皮细胞等[6,8-15]。可以进行这些细胞的单一或共培养。共培养可以将细胞分别在不同小室培养,也可以不分。

组胺依赖性途径主要涉及肥大细胞和感觉神经元,而不是表达 H1 受体。非组胺依赖途径主要涉及角质形成细胞和感觉神经元。可以把许多潜在致痒原添加到体外模型中,如神经肽类(SP、CGRP、GRP),蛋白酶(类胰蛋白酶、胰蛋白酶、糜蛋白酶、激肽释放酶……),组胺、辣椒素、TSLP、白介素等[16]。

组胺相关模型

组胺曾是几十年来唯一已知的致痒原,所以组胺相关的模型是最先开发出来的[17]。肥大细胞尤其被研究得多,因为它们是皮肤中组胺的主要产生者[18]。可以通过不同方法提取或研究肥大细胞。肥大细胞的获取并不那么容易,因为其数量并不多。有三种主要技术可以获得肥大细胞:

- 使用细胞系如 rbl-2h3、HMC-1、LAD-2
- 来自血液的肥大细胞
- 从皮肤组织中提取的肥大细胞[19-25]

第一种技术很容易,但细胞系的使用显然存在争议。另外两种技术包括从组织中分离细胞,然后通过针对细胞标记物如 CD34+(来自外周血的未成熟细胞)或 FcεRI(来自皮肤的成熟细胞)的抗体进行选择。在最终分化后,通过肥大细胞脱颗粒或组胺释放来研究可溶性分子对活化(如化合物 48/80)或失活(如植物提取物)的影响[26]。组胺释放量可通过不同的生物化学和生物分子技术测量,例如 ELISA、酶测定、HPLC、气相色谱或使用荧光法与邻苯二甲醛络合。对细胞内途径如 NF-κB、激酶和磷脂酶的研究可以用 ELISA、western-blot、PCR 和钙成像等方法进行。

最近,已经开发出神经元和肥大细胞的共培养体系[27]。这些模型显示了这些细胞之间的相互作用和双向关系:脱颗粒、接触和神经肽介导的通讯[28,29]。

其他模型

除荨麻疹外,组胺的作用很少得到证实[30]。非组胺能通路可能最常见于瘙痒的病理生理学。

PAR2 途径更明确:蝨豆毛刺可以作用这种受体,其中含有 mucunain,一种胱氨酸蛋白酶[31]。有趣的是,肥大细胞不仅产生组胺,还产生多种可溶性介质,如蛋白酶、肽和白介素。然而,角质形成细胞和神经元更多地参与该途径,并且可以被培养或共培养用于研究瘙痒[3,32,33]。角质形成细胞在酶消化后从皮肤(健康或特应性的,来自动物或人)得到。不可能从人体获得感觉神经元,通常在机械和酶消化后从背根神经节(dorsal root ganglia,DRG)获得[34]。DRG 抽提取也含有神经胶质细胞,这可能在培养中非常有用。

威尔逊等人使用简单的角质形成细胞培养模型证明 ORAI1/NFAT 钙信号通路是角质形成细胞释放 TSLP 的必需调节因子[6]。这些机制依赖于 PAR2,PAR2 的可溶性激活剂如 SLIGRL 也被使用。SLIGRL 同样是 Mrgprc11 的激活剂[35]。SLIGKV 或 SLIGR 是更好的 PAR2 激活剂,因为它们是 PAR2 特异性的。尽管如此,这项研究是通过体外研究证实 TSLP 作用的一个优秀的例子。Western blot、PCR 和免疫标记显示 TSLPR 在感觉神经元上表达。钙成像显示钙离子内流在神经元是由 TSLP/TSLPR 通过 TRPA1 和 PLC 介导,而在角质形成细胞是由 PAR2 激活后经 ORAI1/STIM1 介导。

分别培养角质形成细胞和神经元。神经元和角质形成细胞共培养也是可能的,理解细胞相互作用显然更有趣。Pereira 等人为研究 CNI 和瘙痒,开发了猪神经元和角质形成细胞的自体共培养模型[1,3],用于筛选试验条件。将角质形成细胞和神经元接种在 96 孔板中,并在 KGM 补充培养基中共培养一周。在培养结束时刺激细胞。以辣椒素(10μM)、组胺(100μM)、胰蛋白酶(1μM)和木瓜碱(1μM)为 CNI 的诱导物。孵育 10min 后用 ELISA 评估 SP(一种促炎介质,所有描述的瘙痒的标记物)的水平。所有这些分子都增加了该共培养物中 SP 的水平。与 PGE2 预孵育,增强了对辣椒素的反应。在该模型上,对已知有效的有止痒活性的他克莫司进行了评估[36-38]。有趣的是,他克莫司预处理 1h、24h 或 72h 后,再用辣椒素处理,SP 的释放被抑制。

神经生长的改变和皮肤中神经纤维的组织与瘙痒有关。为了研究与瘙痒有关的皮肤神经支配的可塑性,开发了很多神经元模型,在细胞外基质或与角质形成细胞共存。Tominaga 报道了一个基于改良 Boyden 室的 3D 模型来分析感觉神经元神经突的生长[39]。具有 0.4μm 孔径的 transwell 涂上薄层胶原蛋白 I(真皮中存在的主要胶原蛋白)并置于多孔板中。将初级感觉细胞接种在胶原基质的上部,并在无血清培养基中培养,其中:①细胞隔室中含有 0.1ng/ml NGF;②孔中含有 10ng/ml NGF。该方案允许系统中的 NGF 梯度为神经突的生长提供定向方式。为了评估穿过 transwell 的纤维数量,进行 tau 抗体染色。因此,可以根据提交的条件评估纤维生长的变化。收集 Boyden 室(0.1ng NGF)中的上清液并进入孔中以完成分析。有了这个模型,Tominaga 等使用适当的抗 MMP 剂证实是 MMP8 和 MMP2、而非 MMP9 参与真皮神经生长[39,40]。通过酶谱法评估了 MMP 的活性。

也有研究者提出其他类型的模型,例如:用 ND7~23、F-11 或 PC12 细胞系代替原代神经元[41-44],用 Hacat 或 A431 细胞系代替角质形成细胞,皮肤等效物(体外重建皮肤模型)或皮肤外植体替代[41,45-47]。神经元和角质形成细胞的共培养可以在不同的小室中进行,允许神经突生长并从神经元部分迁移到角质形成细胞部分[32,33,48],因为角质形成细胞或整个皮肤对神经突有营养作用[43,44]。参与神经突生长的营养因子可以用 AXIS™ 概念之类的微流体室进行筛选。在该模型中,证实了 sema3A 抑制神经突生长而 BDNF 起促进作用[49-51]。神经突生长可以予以评估。神经元也促进角质形成细胞的生长[46,52]。

离体模型

离体模型界于体外和体内之间,特别有趣。一种是部分离体,并且由来自新生大鼠的初级感觉神经元和整个人皮肤外植体构成,包括表皮、真皮和附属器[53]。在无血清培养基中培养 10 日。在此条件下,神经元在神经再分布后与表皮建立联系。然后可以通过宏观技术在神经纤维上评估附着于表皮的神经元的电生理学特征[54]。电生理学显示,神经再分布的皮肤外植体模型具有电功能,

局部应用辣椒素溶液(5μl,4μM)与未激活的样本相比,显示出神经元的独特电活动:出现了许多活动峰。

完全离体模型由来自小鼠或大鼠的隐神经皮肤神经制成[55,56]。将存活的器官置于浴中并固定到皮肤 - 神经记录站,测量神经元的动作电位、兴奋性和其他电特性。这些模型在体内条件下具有非常好的适应性,可以评估神经元对热、冷、触摸、恒定间断压力或化学物质的响应。例如,成功研究了阿片类药物对伤害感受器和机械感受器的机械和热敏感性的影响[57]。因此,这个模型肯定有可能适合于瘙痒症的研究[58]。

致痒原和止痒药物的筛选

对瘙痒机制的新认识为新疗法开辟了道路[59,60]。为了评估大量推测可能有用的新疗法,体外筛查是必要的。因此,体外研究具有广阔的未来。可以根据研究的物质和目的设计模型。将细胞在含有或不含有致痒原或止痒物质的不同条件下孵育并使用适宜的对照。原理如图 6-1 所示。可以通过 ELISA 测试、酶谱、免疫印迹和定量 PCR 分析上清液和细胞提取物。

瘙痒体外模型的未来

如今,瘙痒体外模型的局限性在于并非完全来自人类,尽管这更具理论性而非实际性,因为直到现在还没有观察到异质性方面的不便。来自人类的神经元可能来自干细胞(IPS、胚胎干细胞或皮肤组织成体干细胞)[61-63]。这样可以避免牺牲动物。

向神经元和角质形成细胞的共培养物中添加免疫细胞,尤其是肥大细胞,将可能是另一个有趣的研究方向。

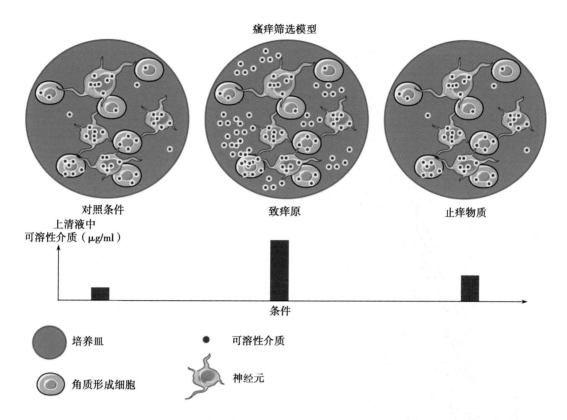

图 6-1　在激活和抑制之前，丢弃所有上清液并使用不同的培养条件。不同的条件是：1. 单独的培养基；2. 含有致痒原载体的培养基；3. 含有止痒物质载体的培养基；4. 含有两种载体的培养基；5. 含有致痒原的培养基；6. 含有止痒物质的培养基；7. 含致痒原和止痒物质的培养基。在适合的浓度，体积和时间应用培养基。培养后，收集上清液并测定可溶性介质

（翻译：尹志强　审校：冰寒）

参考文献

1. Pereira U, Misery L. Experimental models of itch. In: Misery L, Ständer S, editors. Pruritus. 1st ed. London: Springer; 2010. p. 51–9. Disponible sur: http://link.springer.com/chapter/10.1007/978-1-84882-322-8_9.
2. Fostini AC, Girolomoni G. Experimental elicitation of itch: evoking and evaluation techniques. J Dermatol Sci. 2015;80(1):13–7.
3. Pereira U, Boulais N, Lebonvallet N, Lefeuvre L, Gougerot A, Misery L. Development of an in vitro coculture of primary sensitive pig neurons and keratinocytes for the study of cutaneous neurogenic inflammation. Exp Dermatol. 2010;19(10):931–5.
4. Shelley WB, Arthur RP. THe neurohistology and neurophysiology of the itch sensation in man. AMA Arch Dermatol. 1957;76(3):296–323.
5. Schmelz M, Schmidt R, Weidner C, Hilliges M, Torebjork HE, Handwerker HO. Chemical response pattern of different classes of C-nociceptors to pruritogens and algogens. J Neurophysiol. 2003;89(5):2441–8.
6. Wilson SR, Thé L, Batia LM, Beattie K, Katibah GE, McClain SP, et al. The epithelial cell-derived atopic dermatitis cytokine TSLP activates neurons to induce itch. Cell. 2013;155(2):285–95.
7. Bautista DM, Wilson SR, Hoon MA. Why we scratch an itch: the molecules, cells and circuits of itch. Nat Neurosci. 2014;17(2):175–82.
8. Cevikbas F, Kempkes C, Buhl T, Mess C, Buddenkotte J, Steinhoff M. Role of interleukin-31 and oncostatin M in itch and neuroimmune communication. In: Carstens E, Akiyama T, editors. Itch: mechanisms and treatment [internet]. Boca Raton: CRC Press; 2014. [cité 23 juill 2015]. Disponible sur: http://www.ncbi.nlm.nih.gov/books/NBK200913/.
9. Boulais N, Pereira U, Lebonvallet N, Gobin E, Dorange G, Rougier N, et al. Merkel cells as putative regulatory cells in skin disorders: an in vitro study. PLoS One. 2009;4(8):e6528.
10. Brazzini B, Ghersetich I, Hercogova J, Lotti T. The neuro-immuno-cutaneous-endocrine network: relationship between mind and skin. Dermatol Ther. 2003;16:123–31.
11. Gouin O, Lebonvallet N, L'Herondelle K, Le Gall-Ianotto C, Buhé V, Plée-Gautier E, et al. Self-maintenance of neurogenic inflammation contributes to a vicious cycle in skin. Exp Dermatol. 2015;24:723–6.
12. Misery L. Skin, immunity and the nervous system. Br J Dermatol. 1997;137(6):843–50.
13. Roosterman D, Goerge T, Schneider SW, Bunnett NW, Steinhoff M. Neuronal control of skin function:

the skin as a neuroimmunoendocrine organ. Physiol Rev. 2006;86(4):1309–79.

14. Boulais N, Pereira U, Lebonvallet N, Misery L. The whole epidermis as the forefront of the sensory system. Exp Dermatol. 2007;16(8):634–5.

15. Pang Z, Sakamoto T, Tiwari V, Kim Y-S, Yang F, Dong X, et al. Selective keratinocyte stimulation is sufficient to evoke nociception in mice. Pain. 2015;156(4):656–65.

16. Andoh T, Kuraishi Y. Lipid mediators and itch. In: Carstens E, Akiyama T, editors. Itch: mechanisms and treatment [internet]. Boca Raton: CRC Press; 2014. [cité 24 juill 2015]. Disponible sur: http://www.ncbi.nlm.nih.gov/books/NBK200912/.

17. Thurmond RL, Kazerouni K, Chaplan SR, Greenspan AJ. Peripheral neuronal mechanism of itch: histamine and itch. In: Carstens E, Akiyama T, editors. Itch: mechanisms and treatment [internet]. Boca Raton: CRC Press; 2014. [cité 24 juill 2015]. Disponible sur: http://www.ncbi.nlm.nih.gov/books/NBK200934/.

18. Greaves MW, Davies MG. Histamine receptors in human skin: indirect evidence. Br J Dermatol. 1982;107 Suppl 23:101–5.

19. Rådinger M, Jensen BM, Kuehn HS, Kirshenbaum A, Gilfillan AM. Generation, isolation, and maintenance of human mast cells and mast cell lines derived from peripheral blood or cord blood. Curr Protoc Immunol. Ed John E Coligan Al. août 2010; Chapter 7: Unit 7.37.

20. Arock M, Le Nours A, Malbec O, Daëron M. Ex vivo and in vitro primary mast cells. Methods Mol Biol Clifton NJ. 2008;415:241–54.

21. Saito H, Kato A, Matsumoto K, Okayama Y. Culture of human mast cells from peripheral blood progenitors. Nat Protoc. 2006;1(4):2178–83.

22. Jensen BM, Swindle EJ, Iwaki S, Gilfillan AM. Generation, isolation, and maintenance of rodent mast cells and mast cell lines. Curr Protoc Immunol [Internet]. Wiley. 2001 [cité 27 juill 2015]. Disponible sur: http://onlinelibrary.wiley.com/. doi:10.1002/0471142735.im0323s74/abstract.

23. Rogers DF, Donnelly LE, éditeurs. Isolation and purification of human mast cells and basophils. Springer, Humana Press; 2001 [cité 27 juill 2015]. Disponible sur: http://link.springer.com/protocol/10.1385%2F1-59259-151-5%3A161#page-1.

24. Kulka M, Metcalfe DD. Isolation of tissue mast cells. Curr Protoc Immunol. Ed John E Coligan Al. mai 2001; CHAPTER: Unit – 7.25.

25. Willheim M, Agis H, Sperr WR, Köller M, Bankl H-C, Kiener H, et al. Purification of human basophils and mast cells by multistep separation technique and mAb to CDw17 and solCD117c-kit. J Immunol Methods. 1995;182(1):115–29.

26. Dai Y, But PP-H, Chan Y-P, Matsuda H, Kubo M. Antipruritic and antiinflammatory effects of aqueous extract from Si-Wu-Tang. Biol Pharm Bull. 2002;25(9):1175–8.

27. Furuno T, Hagiyama M, Sekimura M, Okamoto K, Suzuki R, Ito A, et al. Cell adhesion molecule 1 (CADM1) on mast cells promotes interaction with dorsal root ganglion neurites by heterophilic binding to nectin-3. J Neuroimmunol. 2012;250(1–2):50–8.

28. Suzuki R, Furuno T, McKay DM, Wolvers D, Teshima R, Nakanishi M, et al. Direct neurite-mast cell communication in vitro occurs via the neuropeptide substance P. J Immunol Baltim Md. 1999;163(5):2410–5.

29. Suzuki R, Furuno T, Teshima R, Nakanishi M. Bi-directional relationship of in vitro mast cell-nerve communication observed by confocal laser scanning microscopy. Biol Pharm Bull. 2001;24(3):291–4.

30. Carstens E, Akiyama T, editors. Itch: mechanisms and treatment [internet]. Boca Raton: CRC Press; 2014. [cité 24 juill 2015]. Disponible sur: http://www.ncbi.nlm.nih.gov/books/NBK200931/.

31. Papoiu ADP, Tey HL, Coghill RC, Wang H, Yosipovitch G. Cowhage-induced itch as an experimental model for pruritus. A comparative study with histamine-induced itch. PLoS One. 2011;6(3):e17786.

32. Campenot RB. Local control of neurite development by nerve growth factor. Proc Natl Acad Sci. 1977;74(10):4516–9.

33. Campenot RB, Lund K, Mok S-A. Production of compartmented cultures of rat sympathetic neurons. Nat Protoc. 2009;4(12):1869–87.

34. Grothe C, Unsicker K. Neuron-enriched cultures of adult rat dorsal root ganglia: establishment, characterization, survival, and neuropeptide expression in response to trophic factors. J Neurosci Res. 1987;18(4):539–50.

35. Liu Q, Weng H-J, Patel KN, Tang Z, Bai H, Steinhoff M, et al. The distinct roles of two GPCRs, MrgprC11 and PAR2, in itch and hyperalgesia. Sci Signal. 2011;4(181):ra45.

36. Pereira U, Boulais N, Lebonvallet N, Pennec JP, Dorange G, Misery L. Mechanisms of the sensory effects of tacrolimus on the skin. Br J Dermatol. 2010;163(1):70–7.

37. Nakano T, Andoh T, Tayama M, Kosaka M, Lee J-B, Kuraishi Y. Effects of topical application of tacrolimus on acute itch-associated responses in mice. Biol Pharm Bull. 2008;31(4):752–4.

38. Kim HO, Lee CH, Ahn HK, Park CW. Effects of tacrolimus ointment on the expression of substance P, nerve growth factor, and neurotrophin-3 in atopic dermatitis. Int J Dermatol. 2009;48:431–8.

39. Tominaga M, Kamo A, Tengara S, Ogawa H, Takamori K. In vitro model for penetration of sensory nerve fibres on a Matrigel basement membrane: implications for possible application to intractable pruritus. Br J Dermatol. 2009;161(5):1028–37.

40. Tominaga M, Tengara S, Kamo A, Ogawa H, Takamori K. Matrix metalloproteinase-8 is involved in dermal nerve growth: implications for possible application to pruritus from in vitro models. J Invest Dermatol. 2011;131(10):2105–12.

41. Ulmann L, Rodeau J-L, Danoux L, Contet-Audonneau J-L, Pauly G, Schlichter R. Trophic effects of keratinocytes on the axonal development of sensory neurons in a coculture model. Eur J Neurosci. 2007;26(1):113–25.

42. Ulmann L, Rodeau J-L, Danoux L, Contet-Audonneau J-L, Pauly G, Schlichter R. Dehydroepiandrosterone and neurotrophins favor axonal growth in a sensory neuron-keratinocyte coculture model. Neuroscience. 2009;159(2):514–25.

43. Lebonvallet N, Pennec J-P, Le Gall C, Pereira U, Boulais N, Cheret J, et al. Effect of human skin explants on the neurite growth of the PC12 cell line. Exp Dermatol. 2013;22(3):224–5.

44. Le Gall-Ianotto C, Andres E, Hurtado SP, Pereira U, Misery L. Characterization of the first coculture between human primary keratinocytes and the dorsal root ganglion-derived neuronal cell line F-11. Neuroscience. 2012;210:47–57.

45. Gingras M, Bergeron J, Déry J, Durham HD, Berthod F. In vitro development of a tissue-engineered model

of peripheral nerve regeneration to study neurite growth. FASEB J Off Publ Fed Am Soc Exp Biol. 2003;17(14):2124–6.

46. Lebonvallet N, Boulais N, Le Gall C, Pereira U, Gauché D, Gobin E, et al. Effects of the re-innervation of organotypic skin explants on the epidermis. Exp Dermatol. 2012;21(2):156–8.

47. Sevrain D, Le Grand Y, Buhé V, Jeanmaire C, Pauly G, Carré J-L, et al. Two-photon microscopy of dermal innervation in a human re-innervated model of skin. Exp Dermatol. 2013;22(4):290–1.

48. Roggenkamp D, Falkner S, Stäb F, Petersen M, Schmelz M, Neufang G. Atopic keratinocytes induce increased neurite outgrowth in a coculture model of porcine dorsal root ganglia neurons and human skin cells. J Invest Dermatol. 2012;132(7):1892–900.

49. Kumamoto J, Nakatani M, Tsutsumi M, Goto M, Denda S, Takei K, et al. Coculture system of keratinocytes and dorsal-root-ganglion-derived cells for screening neurotrophic factors involved in guidance of neuronal axon growth in the skin. Exp Dermatol. 2014;23(1):58–60.

50. Tominaga M, Tengara S, Kamo A, Ogawa H, Takamori K. Psoralen-ultraviolet A therapy alters epidermal Sema3A and NGF levels and modulates epidermal innervation in atopic dermatitis. J Dermatol Sci. 2009;55(1):40–6.

51. Tominaga M, Ogawa H, Takamori K. Decreased production of semaphorin 3A in the lesional skin of atopic dermatitis. Br J Dermatol. 2008;158(4):842–4.

52. Roggenkamp D, Köpnick S, Stäb F, Wenck H, Schmelz M, Neufang G. Epidermal nerve fibers modulate keratinocyte growth via neuropeptide signaling in an innervated skin model. J Invest Dermatol. 2013;133(6):1620–8.

53. Lebonvallet N, Jeanmaire C, Danoux L, Sibille P, Pauly G, Misery L. The evolution and use of skin explants: potential and limitations for dermatological research. Eur J Dermatol EJD. 2010;20(6):671–84.

54. Lebonvallet N, Pennec J-P, Le Gall-Ianotto C, Chéret J, Jeanmaire C, Carré J-L, et al. Activation of primary sensory neurons by the topical application of capsaicin on the epidermis of a re-innervated organotypic human skin model. Exp Dermatol. 2014;23(1):73–5.

55. Maurer K, Bostock H, Koltzenburg M. A rat in vitro model for the measurement of multiple excitability properties of cutaneous axons. Clin Neurophysiol Off J Int Fed Clin Neurophysiol. 2007;118(11):2404–12.

56. Zimmermann K, Hein A, Hager U, Kaczmarek JS, Turnquist BP, Clapham DE, et al. Phenotyping sensory nerve endings in vitro in the mouse. Nat Protoc. 2009;4(2):174–96.

57. Spampinato SM, editor. Skin–nerve preparation to assay the function of opioid receptors in peripheral endings of sensory neurons. New York: Springer; 2015. [cité 30 juill 2015]. Disponible sur: http://link.springer.com/protocol/10.1007%2F978-1-4939-1708-2_17.

58. Akiyama T, Carstens E. Spinal coding of itch and pain. In: Carstens E, Akiyama T, editors. Itch: mechanisms and treatment [internet]. Boca Raton: CRC Press; 2014. [cité 30 juill 2015]. Disponible sur: http://www.ncbi.nlm.nih.gov/books/NBK200915/.

59. Ständer S, Weisshaar E, Raap U. Emerging drugs for the treatment of pruritus. Expert Opin Emerg Drugs. 2015;20(3):515–21.

60. Mollanazar NK, Smith PK, Yosipovitch G. Mediators of chronic pruritus in atopic dermatitis: getting the itch out? Clin Rev Allergy Immunol. 2015;1–30.

61. Takahashi K, Yamanaka S. Induction of pluripotent stem cells from mouse embryonic and adult fibroblast cultures by defined factors. Cell. 2006;126(4):663–76.

62. Guo X, Spradling S, Stancescu M, Lambert S, Hickman JJ. Derivation of sensory neurons and neural crest stem cells from human neural progenitor hNP1. Biomaterials. 2013;34(18):4418–27.

63. Lebonvallet N, Boulais N, Le Gall C, Chéret J, Pereira U, Mignen O, et al. Characterization of neurons from adult human skin-derived precursors in serum-free medium : a PCR array and immunocytological analysis. Exp Dermatol. 2012;21(3):195–200.

第7章 慢性瘙痒的感觉功能测定

Esther Pogatzki-Zahn, Manuel P. Pereira, and Martin Tegenthoff

正文

瘙痒可以由身体感觉系统各个部位的功能障碍引起,从周围神经系统到中枢神经系统。可以分类为皮肤源性瘙痒(源自皮肤受体)、神经病变性瘙痒(由周围神经损伤引起)或神经源性瘙痒(由中枢神经系统中的神经递质介导)。另外,由于不同神经解剖水平的功能紊乱,也可能导致混合性瘙痒。最后,可能就是未发现身体性原因的精神因素性瘙痒[1,2]。

因躯体感觉通路中瘙痒的来源和原因(如由于神经压迫或无髓 C- 纤维变性引起的神经性瘙痒)不同,瘙痒的临床表现因程度而异(如烧灼感、针刺感或刺痛感)、共存症状(如疼痛)、部位(如局部或全身性)和强度上各不相同。因此,在评估慢性瘙痒患者时,了解详细的临床病史非常重要[3]。另外,神经生理学测试通常用于确定体感系统损伤和探测其来源。而且特殊的神经生理学检查可以确定感觉功能障碍的程度。通过测量感觉功能,也可以对瘙痒状态发展进行监测和对治疗响应进行评估。

神经传导研究与体感诱发电位通常用于评估大髓鞘神经纤维(Aβ)的功能[4],而定量感觉测试可用于研究小髓鞘(Aδ- 纤维)和无髓鞘神经纤维(C- 纤维)功能[5]。结合这些方法通常有助于获得全面的体感概况,从而更好地指导治疗[4]。病理改变,尤其是表皮内神经纤维密度(intraepidermal nerve fiber density,IENFD)降低,可能先于神经生理学检测到功能变化,因此对早期诊断很有帮助[6]。

本章主要概述用于评估感觉功能的神经生理学检查方法,并讨论它们在慢性瘙痒诊断中的作用,通过三个临床实例以说明这些检查方法的实践应用。

神经传导研究

标准化神经传导研究(standardized nerve conduction studies)是广泛应用于临床实践的神经生理诊断程序,用于评估大感觉神经和运动神经的功能。在皮肤上施加去极化电脉冲,或将针头放在靠近周围神经的地方,这样就可以用表面电极在同一神经的远处记录动作电位[7]。

感觉传导研究的方法是:刺激某个周围感觉神经,然后在该神经的远点进行记录,评估传导时间(即电脉冲从刺激部位到评估部位的时间)和振幅(即响应大小)。通过刺激部位和记录部位之间的传导时间和距离可以计算神经传导速度。研究运动神经时,对周围神经进行电刺激,在受神经支配的肌肉处进行记录。另外,对运动神经进行超强刺激,可以记录 F 波传导时间(代表刺激的逆向传导和后续沿神经向肌肉传导的正向波)[7]。

神经传导研究能评估大的有鞘 Aα- 和 Aβ- 纤维的功能,但不能评估小的神经纤维。该技术用于研究导致感觉异常或麻木的神经疾病,例如压迫综合征(compression syndrome)。患有神经病变性质的慢性瘙痒患者身上已发现有神经传导异常,如腰骶神经根病变引起的肱桡瘙痒症[8]或肛门生殖器瘙痒[9]。一些患者的慢性单纯性苔藓也可能是由周围神经病变引起的[10,11]。

体感诱发电位

体感诱发电位(somatosensory evoked potential)的评估可以检测不同水平的体感神经通路(即周围神经、神经丛、背根、脊髓或上中枢)上的神经传导异常。简单地说,用一种感官刺激(通常是电刺激),表面作用于目标神经,诱发神经系统产生电信号,即"诱发电位"。然后,将电极放在头皮上检测体感诱发电位,记录由皮质和皮质丘脑通路产生的诱发电位,同时还能测量到体感神经在皮质、脊髓和外周水平的活动。根据目标感觉通路的不同,电刺激和记录参数有所不同。评估结果包括峰值传导时间、振幅和波形形态[12]。

体感诱发电位在临床上用于识别和表征沿着体感通路的感觉功能障碍。在神经外科手术中,采用连续体感诱发电位监测来最大限度地降低术中神经损伤的风险[13]。此法还没有常规用于评估慢性瘙痒,然而,已被用于对慢性瘙痒患者和电刺激诱导瘙痒的志愿者研究中[14],以更好地表征慢性瘙痒背后的病理生理学机制[15,16]。

定量感觉测试

定量感觉测试(quantitative sensory testing,QST)是一种心理物理方法,主要使用各种形式的分级刺激来测量主观体感反应(图 7-1)[5,17,18],通过评估小、大神经纤维功能及其中枢通路的参与,对感觉功能障碍进行表征。通过定量感觉测试,可以观测到感觉获得(痛觉过敏、感觉过敏或感觉异常)和感觉缺失(痛觉减退、感觉减退)。若要重复使用这种诊断手段,需要患者的配合。

阈值评估(threshold assessment)在定量感觉测试中起着关键作用,评估中可以使用极限方法和水平方法。在极限方法中,不断上升或下降刺激强度,直到达到阈值,受试者才(如通过按下按钮)终

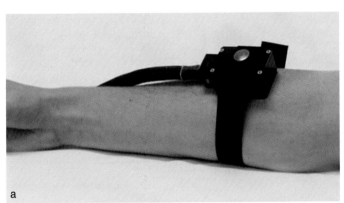
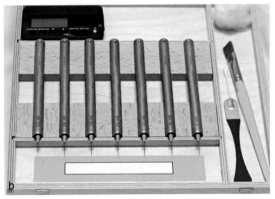
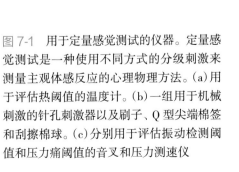
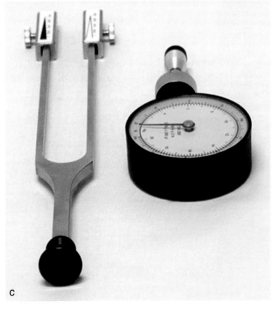

图 7-1　用于定量感觉测试的仪器。定量感觉测试是一种使用不同方式的分级刺激来测量主观体感反应的心理物理方法。(a)用于评估热阈值的温度计。(b)一组用于机械刺激的针孔刺激器以及刷子、Q 型尖端棉签和刮擦棉球。(c)分别用于评估振动检测阈值和压力痛阈值的音叉和压力测速仪

止刺激。在水平方法中,给予一系列预先设定的上升或下降强度的刺激,在每次刺激后,要求受试者评估是否疼痛,后一次刺激的强度基于受试者对前一刺激的反应而定。在这两种方法中,都要进行若干系列的刺激,并使用平均值或中值来计算阈值。与极限法相比,水平法虽不依赖于受试者的反应时间,但更耗时[5,18]。为了表征感觉获得或感觉缺失的区域,可以使用固定强度的刺激[18]。特别是在感觉定位中,通过固定强度的刺激来测量正或负的感觉异常分布,例如用冷辊刺激。测试通常从正常皮肤开始,再向受影响区域的中心移动,其间询问受试者什么地方发生了感觉的变化[18]。

定量感觉测试对于研究涉及疼痛过程的机制很有用,可以测试不同类型的纤维和中枢通路[5,17,18]。大髓鞘 Aβ- 纤维可被振动、摩擦或无损伤的触觉刺激激活,相应的外周受体包括 Meissner 小体、Ruffini 神经末梢、Merkel 小体和 Pacinian 小体,而丘系神经束将信号转导到更高的中心[17,18]。针刺和压力刺激以及有损伤性的冷和热,激活小髓鞘 Aδ- 纤维和无髓鞘 C- 纤维。外周受体由未闭合的受体组成,信号由前外侧脊髓丘脑束集中传导。无损伤性冷刺激激活 Aδ- 纤维,而无损伤性热刺激激活 C- 纤维[17,18]。最近的研究表明,定量感觉测试对反应性治疗具有重要的预测价值[19-21]。

德国神经性疼痛研究网络(German Research Network on Neuropathic Pain,DFNS)开发了一种有效的方案,广泛用作临床和研究工具[5,22]。它由一组测试设备构成,可以进行温度阈值评估(冷和热阈值检测、温度感觉阈值及冷和热痛阈值)、反常热感觉、机械性测试和机械性疼痛阈值测试,以及通过用预设的强度刺激、上扬(wind-up)率评估、振动测试和压痛阈值来评估机械敏感性[23]。个体患者的观察结果可与 DFNS 数据库中的健康对照参考值比较,该数据库考虑了性别和年龄的差异[24,25]。

定量感觉测试可能有助于临床瘙痒的研究,因为 Aδ- 和 C- 纤维功能障碍可能引起瘙痒[26]。神经性瘙痒涉及大神经纤维,例如在肱桡部瘙痒和感觉异常性背痛时,可以通过定量感觉测试进一步表征[27]。

形态学诊断程序

虽然评估结构变化的诊断工具不能直接评估感觉功能,但这些程序对于表征瘙痒的病理生理学很有用,因为形态变化通常发生在功能损害和临床症状之前,也就是说在结构损伤达到一定程度之前,受影响的周围神经可以产生适应。因此,这些程序有助于早期诊断。

表皮内神经纤维密度的测定

表皮内神经纤维是背根神经节神经元的无髓鞘感觉末梢,它们来自乳头层下的真皮,在真皮表皮连接处失去 Schwann 细胞髓鞘[28]。为了确定表皮内神经纤维密度,可以通过皮肤活检获得组织,也可以通过负压抽吸仅取得表皮组织(侵入性小一些)[28,29]。利用针对神经元特异性水解酶蛋白基因产物(protein gene product,PGP)9.5 的抗体,可以在显微镜下鉴别和定量表皮内神经纤维[30]。用表皮内神经纤维的数量除以真皮 - 表皮连接区的长度可求得表皮内神经纤维密度[31]。这种方法经过验证,具有良好的可重复性[32],已广泛应用于外周小纤维神经疾病的表征[6],与真皮神经定量结合使用,可能更有诊断价值[33]。特别是对于具有疑似神经病变成分的慢性瘙痒性疾病,表皮内神经纤维密度的测定近年来引起了关注,一些研究显示:在累及部位,表皮内神经纤维很少[34-36]。

角膜神经纤维的评估

共聚焦角膜显微镜(confocal corneal microscopy)是研究周围神经病变形态学变化的一种新的无创检测方法[28,37]。通过将显微镜连接到角膜中央的视网膜断层扫描仪上,可以观察到眼睛的几个显微结构,包括基底下神经丛,它来自三叉神经的眼科分支,位于基底上皮和 Bowman 膜之间[38]。这个神经丛由小的 Aδ- 和 C- 纤维组成,伤害性、温度和化学性刺激可将其激活[39]。一般来说,根据每张图像中的神经总数可计算基底下神经密度(神经数 $/mm^2$)[40,41]。然而,也可用其他的方法来计算神经密度[42,43]。其他有诊断价值的特性包括角膜神经纤维长度、神经纤维分支和弯曲性,可更准确和详细地描述神经病变状态下的形态学变化[44]。

共聚焦角膜显微镜目前仅在特定的医学中心有,目前主要用于和神经病变相关的糖尿病或结节病以及眼科疾病的研究[45,46]。已证明这项技术对糖尿病神经病变的早期诊断有价值[47]。此外，由于治疗后神经纤维密度的快速变化，共聚焦角膜显微镜可能适用于作为治疗后随访的生物标志物检测[48]。未来，技术进步可能允许对较大的角膜区域进行检查，并能提高神经纤维密度测定的准确性[37]。随着这一新型手段的建立，慢性瘙痒患者将来可能会从这一技术中获益，即它既可以作为早期发现小神经病变的工具，也可以作为治疗随访指标。在研究中，利用共聚焦角膜显微镜可以更好地了解神经性瘙痒的病理生理学基础。

其他方法

其他神经生理学诊断工具包括微神经造影、激光诱发电位和疼痛诱发电位，它们在临床实践中应用有限，主要用于研究。

微神经影像

微神经影像（microneurography）中，把钨微电极置于神经束，可以直接记录单个外周交感神经或伤害性神经的冲动传导[49]。值得注意的是，这项技术可以评估无髓鞘 C- 纤维轴突的动作电位。此外，根据对电刺激的反应，可以区分敏感和不敏感的 C- 伤害性感受器[49]。在瘙痒研究中，微神经造影技术有助于鉴别被各种致瘙痒物质激活的神经元种群，并描述了机械敏感性和不敏感的神经元在瘙痒过程中的作用[50,51]。由于存在侵入性和技术上的困难，这项技术在临床上的应用有限[49]。

激光诱发电位

激光诱发电位（laser evoked potential）是近年来引起人们兴趣的另一个伤害性系统疾病评估的工具。激光刺激可有选择地激活外周 Aδ、机械和热敏感 C- 纤维。

激光诱发电位已被用于研究各种疾病的小纤维参与情况，包括多发性神经病[53]、神经根病变[54]和带状疱疹后遗神经痛[55]等神经性疾病以及糖尿病等代谢性疾病[56,57]。此外，激光诱发电位已被用于研究中枢神经系统损伤引起的感觉症状[58]，包括偏头痛[59]、纤维瘤[60]或多发性硬化病[61]等症状。

尽管这项技术对患者无害，并提供了有价值的功能性诊断信息，但成本高昂，所以临床实践中不常用。

疼痛诱发电位

与体感诱发电位评估大型传入纤维测量相比，用不同方式记录疼痛诱发电位（nociceptive evoked potential），可用于研究小髓鞘和无髓鞘神经纤维的传导特性[28]。激光或接触热感应激活 Aδ- 和 C- 纤维，而疼痛相关的诱发电位反映了 Aδ- 纤维的激活[28,62]。有一种新的表皮内电刺激方法能选择性激活 Aδ- 和 C- 纤维，并有可能成为未来评估小神经病变的临床工具[63]。迄今为止，这些神经生理学技术很少用于慢性瘙痒的病理生理研究。

结论

慢性瘙痒可能源于皮肤，由周围神经损伤或中枢神经系统引起。神经生理学检查与客观确定躯体感觉系统中的损伤具有临床相关性，并探测其来源。此外，感觉功能评估允许对感觉功能障碍进行精确表征，并且在瘙痒状态的随访中很重要。每个功能测试都有其好的地方和局限性。虽然神经传导研究和体感诱发电位评估了与周围神经或整个体感神经束相关的功能，但它们不能区分小纤维和大纤维功能 / 不良功能。然而，通过定量感官检测和量化表皮内神经纤维密度所揭示的信息仅限于一个外周区域，但可以检测到小纤维功能的丧失，并将其与大纤维功能区分开来。其他专业方法，如微神经造影、共聚焦角膜显微镜和疼痛诱发电位评估在临床上的应用有限，主要用于研究目的。结合神经生理检查往往是必要的，以获得个体患者的全面感官体验，从而更好地指导治疗。为了说明这些检查在临床中的实践应用，表 7-1 给出了三个临床实例。

表 7-1　临床病例(来自德国 Münster 大学医院慢性瘙痒中心 Sonja Ständer 教授和跨学科诊断)

临床病例 1	临床病史	41 岁,女性,肱桡瘙痒症和桥本甲状腺炎
	瘙痒特征	局部强烈瘙痒(10 分制视觉模拟 VAS 评分高达 10),持续 11 年,以上臂为主;伴有烧灼感和刺痛感
	神经传导研究	运动神经和感觉性桡神经的 NCV 正常
	定量感觉测试	上臂:VDT↓
		前臂:正常
	皮肤活检	上臂:IENFD(6.33/mm²)↓
		前臂:IENFD(9.17/mm²)正常
	观察结果	感觉器官显示上臂大纤维功能丧失(振动检测降低),与肱桡瘙痒症一致
临床病例 2	临床病史	59 岁,女性,多发性硬化症、腕管综合征和慢性头痛
	瘙痒特征	上肢和下肢以及背部和颈部剧烈瘙痒(8/10VAS),持续 14 个月;伴有针刺和刺痛感;多处抓挠皮损
	神经传导研究	运动胫神经、感觉腓肠神经、运动和感觉桡神经的 NCV 正常
	定量感觉测试	小腿:WDT↓,TSL↓,HPT↓,MPS↓,PPT↓
	皮肤活检	小腿:IENFD(0.83/mm²)↓
	观察结果	感觉器官显示小纤维功能丧失(热检测),提示小纤维神经病变。相应地,出现了形态上的变化(IENFD↓)。此外,还观察到了热和机械敏感减轻
临床病例 3	临床病史	44 岁,女性,2 型糖尿病
	瘙痒特征	全身剧烈瘙痒(9/10VAS)持续 10 年;伴随刺痛感;多处抓挠皮损
	神经传导研究	运动胫骨和感觉腓肠神经的 NCV↓
		运动神经和感觉中枢神经的 NCV 正常?
	定量感觉测试	左小腿:MDT↓,VDT↓,MPT↑
		右小腿:WDT↓,TSL↓,MDT↓
	皮肤活检	小腿:IENFD(5.07/mm²)↓
	观察结果	感觉功能显示小纤维(热检测阈值)和大纤维(机械检测阈值,神经传导研究)功能的缺失伴随着形态上的变化(IENFD↓)和与混合性神经病变相容的 NCV 降低

　　以上回顾了三例慢性瘙痒的临床病例,分别列出了临床病史、瘙痒特征和诊断检查结果发现。对每例患者的热痛阈值(heat pain threshold,HPT)、表皮内神经纤维密度(intraepidermal nerve fiber density,IENFD)、机械检测阈值(mechanical detection threshold,MDT)、机械痛感阈值(mechanical pain threshold,MPT)、神经传导速度(nerve conduction velocity,NCV)、压力痛阈值(pressure pain threshold,PPT)、热感觉阈值(thermal sensory limen,TSL)、视觉模拟量表(visual analogue scale,VAS)、振动检测阈值(vibration detection threshold,VDT)、温热检测阈值(warmth detection threshold,WDT)进行了总结。动作阈值,↓代表降低,↑代表升高。

（翻译：谈益妹）

参考文献

1. Twycross R, Greaves MW, Handwerker H, Jones EA, Libretto SE, Szepietowski JC, Zylicz Z. Itch: scratching more than the surface. QJM. 2003;96(1):7–26.
2. Stander S, Schmelz M. Chronic itch and pain – similarities and differences. Eur J Pain. 2006;10(5):473–8.
3. Stander S. Chronic pruritus: principals of diagnostics and therapy. Hautarzt. 2007;58(7):627–36.
4. Garcia-Larrea L. Objective pain diagnostics: clinical neurophysiology. Neurophysiol Clin. 2012;42(4):187–97.
5. Backonja MM, Attal N, Baron R, Bouhassira D, Drangholt M, Dyck PJ, Edwards RR, Freeman R, Gracely R, Haanpaa MH, Hansson P, Hatem SM, Krumova EK, Jensen TS, Maier C, Mick G, Rice AS,

Rolke R, Treede RD, Serra J, Toelle T, Tugnoli V, Walk D, Walalce MS, Ware M, Yarnitsky D, Ziegler D. Value of quantitative sensory testing in neurological and pain disorders: NeuPSIG consensus. Pain. 2013;154(9):1807–19.

6. Lauria G, Hsieh ST, Johansson O, Kennedy WR, Leger JM, Mellgren SI, Nolano M, Merkies IS, Polydefkis M, Smith AG, Sommer C, Valls-Sole J. European Federation of Neurological Societies/Peripheral Nerve Society Guideline on the use of skin biopsy in the diagnosis of small fiber neuropathy. Report of a joint task force of the European Federation of Neurological Societies and the Peripheral Nerve Society. Eur J Neurol. 2010;17(7):903–12, e44–9.

7. Mallik A, Weir AI. Nerve conduction studies: essentials and pitfalls in practice. J Neurol Neurosurg Psychiatry. 2005;76 Suppl 2:ii23–31.

8. Cohen AD, Masalha R, Medvedovsky E, Vardy DA. Brachioradial pruritus: a symptom of neuropathy. J Am Acad Dermatol. 2003;48(6):825–8.

9. Cohen AD, Vander T, Medvendovsky E, Biton A, Naimer S, Shalev R, Vardy DA. Neuropathic scrotal pruritus: anogenital pruritus is a symptom of lumbosacral radiculopathy. J Am Acad Dermatol. 2005;52(1):61–6.

10. Solak O, Kulac M, Yaman M, Karaca S, Toktas H, Kirpiko O, Kavuncu V. Lichen simplex chronicus as a symptom of neuropathy. Clin Exp Dermatol. 2009;34(4):476–80.

11. Cohen AD, Andrews ID, Medvedovsky E, Peleg R, Vardy DA. Similarities between neuropathic pruritus sites and lichen simplex chronicus sites. Isr Med Assoc J. 2014;16(2):88–90.

12. Eisen A. The use of somatosensory evoked potentials for the evaluation of the peripheral nervous system. Neurol Clin. 1988;6(4):825–38.

13. Kim SM, Kim SH, Seo DW, Lee KW. Intraoperative neurophysiologic monitoring: basic principles and recent update. J Korean Med Sci. 2013;28(9):1261–9.

14. Yudina MM, Toropina GG, Lvov A, Gieler U. Innovative neurophysiological methods in itch research: long-latency evoked potentials after electrical and thermal stimulation in patients with atopic dermatitis. Acta Derm Venereol. 2011;91(6):656–9.

15. Mochizuki H, Inui K, Yamashiro K, Ootsuru N, Kakigi R. Itching-related somatosensory evoked potentials. Pain. 2008;138(3):598–603.

16. Filevich E, Haggard P. Grin and bear it! Neural consequences of a voluntary decision to act or inhibit action. Exp Brain Res. 2012;223(3):341–51.

17. Hansson P, Backonja M, Bouhassira D. Usefulness and limitations of quantitative sensory testing: clinical and research application in neuropathic pain states. Pain. 2007;129(3):256–9.

18. Walk D, Sehgal N, Moeller-Bertram T, Edwards RR, Wasan A, Wallace M, Irving G, Argoff C, Backonja MM. Quantitative sensory testing and mapping: a review of nonautomated quantitative methods for examination of the patient with neuropathic pain. Clin J Pain. 2009;25(7):632–40.

19. Demant DT, Lund K, Vollert J, Maier C, Segerdahl M, Finnerup NB, Jensen TS, Sindrup SH. The effect of oxcarbazepine in peripheral neuropathic pain depends on pain phenotype: a randomised, double-blind, placebo-controlled phenotype-stratified study. Pain. 2014;155(11):2263–73.

20. Mainka T, Malewicz NM, Baron R, Enax-Krumova EK, Treede RD, Maier C. Presence of hyperalgesia predicts analgesic efficacy of topically applied capsaicin 8% in patients with peripheral neuropathic pain. Eur J Pain. 2015;20(1):116–29.

21. Grosen K, Fischer IW, Olesen AE, Drewes AM. Can quantitative sensory testing predict responses to analgesic treatment? Eur J Pain. 2013;17(9):1267–80.

22. Rolke R, Baron R, Maier C, Tolle TR, Treede RD, Beyer A, Binder A, Birbaumer N, Birklein F, Botefur IC, Braune S, Flor H, Huge V, Klug R, Landwehrmeyer GB, Magerl W, Maihofner C, Rolko C, Schaub C, Scherens A, Sprenger T, Valet M, Wasserka B. Quantitative sensory testing in the German research network on neuropathic pain (DFNS): standardized protocol and reference values. Pain. 2006;123(3):231–43.

23. Maier C, Baron R, Tolle TR, Binder A, Birbaumer N, Birklein F, Gierthmuhlen J, Flor H, Geber C, Huge V, Krumova EK, Landwehrmeyer GB, Magerl W, Maihofner C, Richter H, Rolke R, Scherens A, Schwarz A, Sommer C, Tronnier V, Uceyler N, Valet M, Wasner G, Treede RD. Quantitative sensory testing in the German research network on neuropathic pain (DFNS): somatosensory abnormalities in 1236 patients with different neuropathic pain syndromes. Pain. 2010;150(3):439–50.

24. Magerl W, Krumova EK, Baron R, Tolle T, Treede RD, Maier C. Reference data for quantitative sensory testing (QST): refined stratification for age and a novel method for statistical comparison of group data. Pain. 2010;151(3):598–605.

25. Pfau DB, Krumova EK, Treede RD, Baron R, Toelle T, Birklein F, Eich W, Geber C, Gerhardt A, Weiss T, Magerl W, Maier C. Quantitative sensory testing in the German research network on neuropathic pain (DFNS): reference data for the trunk and application in patients with chronic postherpetic neuralgia. Pain. 2014;155(5):1002–15.

26. Brenaut E, Marcorelles P, Genestet S, Menard D, Misery L. Pruritus: an underrecognized symptom of small-fiber neuropathies. J Am Acad Dermatol. 2015;72(2):328–32.

27. Stumpf A, Stander S. Neuropathic itch: diagnosis and management. Dermatol Ther. 2013;26(2):104–9.

28. Merkies IS, Faber CG, Lauria G. Advances in diagnostics and outcome measures in peripheral neuropathies. Neurosci Lett. 2015;596:3–13.

29. Panoutsopoulou IG, Wendelschafer-Crabb G, Hodges JS, Kennedy WR. Skin blister and skin biopsy to quantify epidermal nerves: a comparative study. Neurology. 2009;72(14):1205–10.

30. Wang L, Hilliges M, Jernberg T, Wiegleb-Edstrom D, Johansson O. Protein gene product 9.5-immunoreactive nerve fibres and cells in human skin. Cell Tissue Res. 1990;261(1):25–33.

31. Lauria G, Bakkers M, Schmitz C, Lombardi R, Penza P, Devigili G, Smith AG, Hsieh ST, Mellgren SI, Umapathi T, Ziegler D, Faber CG, Merkies IS. Intraepidermal nerve fiber density at the distal leg: a worldwide normative reference study. J Peripher Nerv Syst. 2010;15(3):202–7.

32. Lauria G, Dacci P, Lombardi R, Cazzato D, Porretta-Serapiglia C, Taiana M, Sassone J, Dalla Bella E, Rinaldo S, Lettieri C, Eleopra R, Devigili G. Side and time variability of intraepidermal nerve fiber density. Neurology. 2015;84(23):2368–71.

33. Vlckova-Moravcova E, Bednarik J, Dusek L, Toyka KV, Sommer C. Diagnostic validity of epidermal nerve fiber densities in painful sensory neuropathies. Muscle Nerve. 2008;37(1):50–60.

34. Schuhknecht B, Marziniak M, Wissel A, Phan NQ, Pappai D, Dangelmaier J, Metze D, Stander S. Reduced intraepidermal nerve fibre density in lesional and nonlesional prurigo nodularis skin as a potential sign of subclinical cutaneous neuropathy. Br J Dermatol. 2011;165(1):85–91.

35. Maddison B, Parsons A, Sangueza O, Sheehan DJ, Yosipovitch G. Retrospective study of intraepidermal nerve fiber distribution in biopsies of patients with nummular eczema. Am J Dermatopathol. 2011;33(6):621–3.

36. Huesmann T, Cunha PR, Osada N, Huesmann M, Zanelato TP, Phan NQ, Gontijo GM, Marziniak M, Stander S. Notalgia paraesthetica: a descriptive two-cohort study of 65 patients from Brazil and Germany. Acta Derm Venereol. 2012;92(5):535–40.

37. Papanas N, Ziegler D. Corneal confocal microscopy: a new technique for early detection of diabetic neuropathy. Curr Diab Rep. 2013;13(4):488–99.

38. Jalbert I, Stapleton F, Papas E, Sweeney DF, Coroneo M. In vivo confocal microscopy of the human cornea. Br J Ophthalmol. 2003;87(2):225–36.

39. Tavakoli M, Petropoulos IN, Malik RA. Corneal confocal microscopy to assess diabetic neuropathy: an eye on the foot. J Diabetes Sci Technol. 2013;7(5):1179–89.

40. Malik RA, Kallinikos P, Abbott CA, van Schie CH, Morgan P, Efron N, Boulton AJ. Corneal confocal microscopy: a non-invasive surrogate of nerve fibre damage and repair in diabetic patients. Diabetologia. 2003;46(5):683–8.

41. Tavakoli M, Quattrini C, Abbott C, Kallinikos P, Marshall A, Finnigan J, Morgan P, Efron N, Boulton AJ, Malik RA. Corneal confocal microscopy: a novel noninvasive test to diagnose and stratify the severity of human diabetic neuropathy. Diabetes Care. 2010;33(8):1792–7.

42. Midena E, Brugin E, Ghirlando A, Sommavilla M, Avogaro A. Corneal diabetic neuropathy: a confocal microscopy study. J Refract Surg. 2006;22(9 Suppl):S1047–52.

43. Erie JC, McLaren JW, Hodge DO, Bourne WM. The effect of age on the corneal subbasal nerve plexus. Cornea. 2005;24(6):705–9.

44. Messmer EM, Schmid-Tannwald C, Zapp D, Kampik A. In vivo confocal microscopy of corneal small fiber damage in diabetes mellitus. Graefes Arch Clin Exp Ophthalmol. 2010;248(9):1307–12.

45. Dahan A, Dunne A, Swartjes M, Proto PL, Heij L, Vogels O, van Velzen M, Sarton E, Niesters M, Tannemaat MR, Cerami A, Brines M. ARA 290 improves symptoms in patients with sarcoidosis-associated small nerve fiber loss and increases corneal nerve fiber density. Mol Med. 2013;19:334–45.

46. De Clerck EE, Schouten JS, Berendschot TT, Kessels AG, Nuijts RM, Beckers HJ, Schram MT, Stehouwer CD, Webers CA. New ophthalmologic imaging techniques for detection and monitoring of neurodegenerative changes in diabetes: a systematic review. Lancet Diabetes Endocrinol. 2015;3(8):653–63.

47. Asghar O, Petropoulos IN, Alam U, Jones W, Jeziorska M, Marshall A, Ponirakis G, Fadavi H, Boulton AJ, Tavakoli M, Malik RA. Corneal confocal microscopy detects neuropathy in subjects with impaired glucose tolerance. Diabetes Care. 2014;37(9):2643–6.

48. Tavakoli M, Kallinikos P, Iqbal A, Herbert A, Fadavi H, Efron N, Boulton AJ, Malik RA. Corneal confocal microscopy detects improvement in corneal nerve morphology with an improvement in risk factors for diabetic neuropathy. Diabet Med. 2011;28(10):1261–7.

49. Donadio V, Liguori R. Microneurographic recording from unmyelinated nerve fibers in neurological disorders: an update. Clin Neurophysiol. 2015;126(3):437–45.

50. Handwerker HO. Microneurography of pruritus. Neurosci Lett. 2010;470(3):193–6.

51. Namer B, Carr R, Johanek LM, Schmelz M, Handwerker HO, Ringkamp M. Separate peripheral pathways for pruritus in man. J Neurophysiol. 2008;100(4):2062–9.

52. Valeriani M, Pazzaglia C, Cruccu G, Truini A. Clinical usefulness of laser evoked potentials. Neurophysiol Clin. 2012;42(5):345–53.

53. Pazzaglia C, Vollono C, Ferraro D, Virdis D, Lupi V, Le Pera D, Tonali P, Padua L, Valeriani M. Mechanisms of neuropathic pain in patients with Charcot-Marie-Tooth 1 A: a laser-evoked potential study. Pain. 2010;149(2):379–85.

54. Quante M, Lorenz J, Hauck M. Laser-evoked potentials: prognostic relevance of pain pathway defects in patients with acute radiculopathy. Eur Spine J. 2010;19(2):270–8.

55. Truini A, Galeotti F, Haanpaa M, Zucchi R, Albanesi A, Biasiotta A, Gatti A, Cruccu G. Pathophysiology of pain in postherpetic neuralgia: a clinical and neurophysiological study. Pain. 2008;140(3):405–10.

56. Agostino R, Cruccu G, Romaniello A, Innocenti P, Inghilleri M, Manfredi M. Dysfunction of small myelinated afferents in diabetic polyneuropathy, as assessed by laser evoked potentials. Clin Neurophysiol. 2000;111(2):270–6.

57. Pozzessere G, Rossi P, Gabriele A, Cipriani R, Morocutti A, Di Mario U, Morano S. Early detection of small-fiber neuropathy in diabetes: a laser-induced pain somatosensory-evoked potentials and pupillometric study. Diabetes Care. 2002;25(12):2355–8.

58. Garcia-Larrea L, Perchet C, Creac'h C, Convers P, Peyron R, Laurent B, Mauguiere F, Magnin M. Operculo-insular pain (parasylvian pain): a distinct central pain syndrome. Brain. 2010;133(9):2528–39.

59. de Tommaso M, Valeriani M, Guido M, Libro G, Specchio LM, Tonali P, Puca F. Abnormal brain processing of cutaneous pain in patients with chronic migraine. Pain. 2003;101(1–2):25–32.

60. de Tommaso M, Federici A, Santostasi R, Calabrese R, Vecchio E, Lapadula G, Iannone F, Lamberti P, Livrea P. Laser-evoked potentials habituation in fibromyalgia. J Pain. 2011;12(1):116–24.

61. Spiegel J, Hansen C, Baumgartner U, Hopf HC, Treede RD. Sensitivity of laser-evoked potentials versus somatosensory evoked potentials in patients with multiple sclerosis. Clin Neurophysiol. 2003;114(6):992–1002.

62. Katsarava Z, Ayzenberg I, Sack F, Limmroth V, Diener HC, Kaube H. A novel method of eliciting pain-related potentials by transcutaneous electrical stimulation. Headache. 2006;46(10):1511–7.

63. Kodaira M, Inui K, Kakigi R. Evaluation of nociceptive Adelta- and C-fiber dysfunction with lidocaine using intraepidermal electrical stimulation. Clin Neurophysiol. 2014;125(9):1870–7.

第二篇
临 床 病 情

第8章　瘙痒、疼痛和其他皮肤异常感觉

Laurent Misery

过去，瘙痒经常被认为是一种轻微的疼痛，但这显然是个错误的看法。尽管如此，疼痛和瘙痒还是有一些相似之处的，可以联系起来，并且它们之间是有一些相互作用的[1]。

定义

瘙痒可以被定义为一种需要搔抓的、不愉快的皮肤感觉。国际疼痛研究协会(International Association for the Study of Pain, IASP)将疼痛定义为"与实际或潜在组织损伤相关的、不愉快的感觉和情感体验，或用来描述这种损伤"。

类似于疼痛或瘙痒的令人不快的经历，例如刺痛或发痒，不应被称为疼痛或瘙痒。发痒感有两个组成部分：轻微的无害痒感(knismesis)和引起发笑的痒感(gargalesis)[2]。在生理条件下，引起发痒常常需要外部因素的干预(通常是另一个人)。因此，引起发笑的发痒最好被认为是一种社交行为，而不是一种反应。感觉障碍是不正常的感觉(无论是自发的还是诱发的)，如灼热感、潮湿感、针扎感等等，但不是真正的疼痛。感觉异常是皮肤的麻刺感、刺痛感或麻木感，但是这种感觉异常并无明显的长期生理作用。

许多人在没有组织损伤或任何病理生理原因的情况下主诉疼痛，这通常是由于心理原因引起的。如果我们采纳他们的主诉，通常无法将心因性疼痛与那些确实由组织损伤引起的疼痛区分开来。如果他们把自己的经历视为疼痛，并且以和组织损伤引起的疼痛以相同的方式进行主诉，则应将其视为疼痛。这种定义可以避免将疼痛与刺激相混淆。尽管我们很可能很清楚疼痛

通常是由邻近的物理因素引起的，但是，有害刺激在伤害感受器和疼痛通路中诱发的反应不是疼痛，它始终是一种心理状态。伤害感受(同义词：伤害性知觉、生理疼痛)是指在外周和中枢神经系统中，通过刺激产生的、可能损害组织的传入活动。伤害感受是生理现象，而疼痛是最终的感觉。

瘙痒、疼痛、恶心、咳嗽、呼吸困难或其他不愉快的感觉都是痛苦的原因[3]，这可以通过个人对与伤害或威胁相关的、不愉快和厌恶的基本情感体验来进行定义。从患者的角度来看，通常很难区分瘙痒和疼痛或其他异常感觉。这取决于个人的感受和社会文化背景。在某些语言中，瘙痒和疼痛共用一个单词。

区别

瘙痒和疼痛有不同的作用[4]。神经系统可能把瘙痒发展成一种"除害"机制，用于清除刺激皮肤的物体和媒介(寄生虫、昆虫、过敏原)，从而维持身体的完整性。虽然避开有助于避免疼痛，但搔抓似乎更适合于移除有害的外部因素。

临床方面

瘙痒和疼痛的临床差异通常是明显的。尽管如此，了解在某些情况下可能非常有用的临床差异，还是有用的：

- 瘙痒会引起抓挠，而疼痛则会引起避开反应
- 瘙痒可由寒冷缓解，并由温暖加剧，而疼痛

则由寒冷加剧,并由温暖缓解

- 瘙痒可以通过抗瘙痒治疗来缓解,如抗组胺药,但不能通过镇痛药缓解;而疼痛则不能通过抗瘙痒治疗来缓解,但可以通过镇痛药来缓解
- 阿片类药物诱发或加重瘙痒,而这些药物减轻疼痛
- 瘙痒仅限于皮肤和某些黏膜,而疼痛无处不在
- 瘙痒通常是由比引起疼痛更弱的刺激引起的

发病机制

疼痛和瘙痒通常被认为是相互对抗的,如抓挠是一种引起疼痛的刺激,但它可以抑制瘙痒。此外,阿片类药物在止痛过程中可能诱发瘙痒,进一步支持了它们的相反作用。已经发现了分别用于处理瘙痒和疼痛的特定通路,且已经在小鼠中确认了几种分子标记物,这些标记物有助于鉴定在初级传入和脊髓水平上参与组胺能和非组胺能瘙痒处理的神经元。这些结果与瘙痒特异性理论一致,并表明疼痛和瘙痒应该在神经元、介质和机制的水平上分别进行研究[5]。

皮肤中有特定的瘙痒受体:它们对机械刺激和疼痛刺激不敏感,可被组胺激活[6]。因为这些神经纤维可以被辣椒素和某些其他物质微弱地激活,所以被称为"瘙痒选择性",而不是"瘙痒特异性"[7]。有人还描述了由豆科攀缘植物激活的组胺非依赖性瘙痒受体[8]。一类特殊的投射到丘脑的背角神经元已经得到证实[9]。另有一组脊髓中的神经细胞专门用来传递豆科攀缘植物诱发的瘙痒反应。[10]。

因此,特定中枢神经元和外周神经元的组合,以及对瘙痒介质的独特反应模式和对丘脑的解剖学上不同的投射,这些都构成了瘙痒特异性神经通路的基础[1]。这些神经元对组胺、胰蛋白酶和前列腺素 E2 具有很高的亲和力,而疼痛感受器对缓激肽、三磷腺苷、腺苷或乙酰胆碱具有很高的亲和力。在大脑中,瘙痒和疼痛有共同的中心,但瘙痒处理的特点是初级和次级躯体感觉皮质的激活较弱,而同侧运动区的激活相对较强[11]。在分子水平上,像阿片类药物这样的肽能够通过 μ 受体诱

导瘙痒,并通过 κ 受体抑制瘙痒,这和在疼痛中发挥的影响相反。

相似点

虽然急性瘙痒和急性疼痛之间的差异是惊人的,但慢性瘙痒和慢性疼痛有许多相似之处[12]。除了广泛重叠的瘙痒和疼痛介质外,还有证据表明初级传入神经的重叠功能:疼痛初级传入神经在表皮非常局限的激活时可引起瘙痒,并且将神经生长因子局部应用于受试者后,疼痛感受器和瘙痒感受器均被激活。因此,引起慢性瘙痒和疼痛的机制,包括外周传入神经的自发活动和敏化以及中枢敏化,在很大程度上可能是重叠的。

瘙痒和疼痛感在从皮肤到大脑的传递中有相似路径:C- 纤维、感觉神经、背角、丘脑然后是大脑皮质。在每个层面上,都可以引发瘙痒或疼痛,并且瘙痒或疼痛可以是神经病理性的、神经性或心因性的。从宏观解剖角度看,二者在脊髓(后角)、丘脑、扣带回和岛状前皮质、体感皮质甚至运动区都有共同的区域。许多介质都能引起瘙痒和疼痛,如内皮素、P 物质、血管活性肠肽(vasoactive intestinal peptide,VIP)、神经肽 Y、神经降压素、前列腺素和阿片肽。质子或辣椒素可激活 TRPV1,并可能引起灼伤、疼痛和 / 或瘙痒感,然后又可以抑制这些不适感觉[1,13]。

感觉神经病是一种特殊的情况,瘙痒和疼痛是密切相关的,并且有共同的机制[14]。在这些疾病中,神经性疼痛和瘙痒的病因是相同的,疼痛、瘙痒和其他不愉快的感觉(感觉异常、感觉不良、感觉过度、感觉减退、电击感)常常是错综复杂的。为什么神经性疼痛主要表现为一些患者的疼痛,而在另一些患者中表现为瘙痒的原因尚不清楚;神经性病变的类型或病因并不能预测症状[14]。

敏化是瘙痒和疼痛的常见现象[12,13]。众所周知,炎症介质能使疼痛感受器敏化,而在瘙痒感受器中则有类似的机制。因此,炎症会引起疼痛和瘙痒。慢性敏化更与神经营养因子有关。营养因子也会引发神经发芽并改变神经元形态,促进瘙痒或疼痛。例如,慢性搔抓诱导神经生长因子释放,

神经生长因子有助于促进神经生长,并促进瘙痒和痛觉感受器的敏化[15,16]。临床上,外周和中枢敏化导致人体对正常刺激的异常感知,可被视为疼痛(异常疼痛)或瘙痒(痒觉异常)。与健康对照组相比,慢性瘙痒患者一直主诉更多瘙痒感,而在相同刺激下,慢性疼痛患者报告的疼痛感更强[17]。外周敏化与初级感觉神经元对瘙痒和疼痛介质的反应增强有关,而中枢敏化是由于脊髓投射神经元和兴奋性神经元间的超兴奋性所致[12]。

门控理论(gate control theory,GCT)的最早提出,脊髓信号转导到大脑产生的疼痛感知取决于大(非疼痛性)和小(疼痛性)直径初级传入纤维产生活动的平衡。该理论提出,大直径传入纤维的激活通过接合浅表背角中间神经元,抑制投射神经元,来"关闭"门。通过投射神经元的激发和中间神经元的抑制,可以"打开"门,从而激活疼痛感受器。在门控理论发表60年后,我们知晓了一个不断增长的形态学和神经化学上不同的脊髓中间神经元列表,这些中间神经元参与疼痛和瘙痒的"门控"[18]。

作为慢性感觉,瘙痒和疼痛倾向于在整个皮肤上泛化和敏化,并对生活质量产生强烈影响,最终诱发抑郁症。一些治疗方法可能对疼痛和瘙痒起作用:辣椒素、大麻素、加巴喷丁、普瑞巴林和其他新型抗惊厥药物[19]或抗抑郁药。

瘙痒和疼痛之间的其他共同点是安慰剂和反安慰剂效应,这些效应在感觉障碍中普遍存在,提示了这是常见的心理神经生物学机制[20]。

相关性

在挪威人群的流行病学研究表明,别是在女性中,瘙痒和疼痛经常相关[21]。

众所周知,瘙痒会被痛感所抑制。有害的热刺激和抓挠比有害的冷刺激更能减少瘙痒[22],反之亦然。阿片类镇痛药可诱发瘙痒。

因此,瘙痒和疼痛之间存在着复杂的相互作用,它们是不同的感觉,具有不同的和共同的发生机制,不同的和共同的作用途径,以及频密的相互作用。

(翻译:周炳荣)

参考文献

1. Ständer S, Schmelz M. Chronic itch and pain – similarities and differences. Eur J Pain. 2006;10:473–8.
2. Selden ST. Tickle. J Am Acad Dermatol. 2004;50:93–7.
3. Misery L. Are pruritus and scratching the cough of the skin? Dermatology. 2008;216:3–5.
4. Paus R, Schmelz M, Biro T, Steinhoff M. Frontiers in pruritus research: scartching the brain for more effective therapy. J Clin Invest. 2006;116:1174–85.
5. Schmelz M. Itch and pain differences and commonalities. Handb Exp Pharmacol. 2015;227:285–301.
6. Schmelz M, Schmidt R, Bickel A, Handwerker HO, Torebjörk HE. Specific C-receptors for itch in human skin. J Neurosci. 1997;17:2003–8.
7. Schmelz M, Schmidt R, Weidner C, Hilliges M, Torebjork HE, Handwerker HO. Chemical response pattern of different classes of C-nociceptors to pruritogens and algogens. J Neurophysiol. 2003;89:2441–8.
8. Johanek LM, Meyer RA, Hartke T, Hobelmann JG, Maine DN, LaMotte RH, Ringkamp M. Psychopysical and physiological evidence for parallel afferent pathways mediating the sensation of itch. J Neurosci. 2007;27:7490–7.
9. Andrew D, Craig AD. Spiothalamaic lamina 1 neurons selectively sensitive to histamine: a central neural pathway for itch. Nat Neurosci. 2001;4:72–7.
10. Davidson S, Zhang X, Yoon CH, Khasabov SG, Simone DA, Giesler GJ. The itch-producing agents histamine activate separate populations of primate spinothalaamic tract neurons. J Neurosci. 2007;27:100007–10014.
11. Drzezga A, Darsow U, Treede RD, Siebner H, Frisch M, Munz F, Weike F, Ring J, Schwaiger M, Bartenstein P. Central activation by histamine-induced itch: analogies to pain processing: a correlational analysis of O^{15} H_2O poistron emission tomography studies. Pain. 2001;92:295–305.
12. Liu T, Ji RR. New insights into the mechanisms of itch: are pain and itch controlled by distinct mechanisms? Pflugers Arch. 2013;465:1671–85.
13. Ikoma A, Steinhoff M, Stander S, Yosipovitch G, Schmelz M. The neurobiology of itch. Nat Rev. 2006;7:535–47.
14. Misery L, Brenaut E, Le Garrec R, Abasq C, Genestet S, Marcorelles P, Zagnoli F. Neuropathic pruritus. Nat Rev Neurol. 2014;10:408–16.
15. Bohm-Starke N, Hilliges M, Brodda-Jansen G, Rylander E, Toerbjörk E. Psychophysical evidence of nociceptor sensitization in vulvar vestibulitis syndrome. Pain. 2001;94:177–83.
16. Zhang X, Huang J, mac Naughton PA. NGF rapidly increases membrane expression of TRPV1 heat-gated ion channels. EMBO J. 2005;24:4211–23.
17. Van Laarhoven AIM, Kraaimaat FW, Wilder-Smith OH, Van de Kerkhof PCM, Cats H, Van Riel PLCM, Evers AWM. Generalzed and symptom-specific sensitization of chronic itch and pain. J Eur Acad Dermatol Venereol. 2007;21:1187–92.
18. Braz J, Solorzano C, Wang X, Basbaum AI. Transmitting pain and itch messages: a contemporary view of the spinal cord circuits that generate gate control. Neuron. 2014;82:522–36.

19. Stefan H, Feuerstein TJ. Novel anticonvulsivant drugs. Pharmacol Ther. 2007;113:165–83.
20. Evers AW, Bartels DJ, van Laarhoven AI. Placebo and nocebo effects in itch and pain. Handb Exp Pharmacol. 2014;225:205–14.
21. Dalgard F, Dawn AG, Yosipovitch G. Are itch and chronic pain associated in adults? Results of a large population survey in Norway. Dermatology. 2007;214:305–9.
22. Yosipovitch G, Fast K, Berhard JD. Noxious heat and scratching decrease histamine-induced itch and skin blood flow. J Invest Dermatol. 2005;125:1268–72.

第9章 流行病学

Elke Weisshaar and Florence Dalgard

一般人群中的瘙痒

评估社区和特定人群中的疾病是健康规划的重要措施,也是了解疾病与环境因素之间的关联、满足人群预防疾病的需求以及调查人群中与疾病预防相关的重要因素的重要措施。在社区层面上研究类似于瘙痒等的症状,可以提供多种宝贵信息,如人口统计因素、社会心理因素和其他疾病之间的联系。

对于复发性症状,考虑到不同的预估患病率很重要(时点患病率、年患病率以及终身患病率)。在自愿参加皮肤癌检测项目的员工中(n=11 730),慢性瘙痒的时点患病率为 16.7%[42]。在海德堡瘙痒患病率研究中使用已被验证过的调查问卷[24],结果显示一般人群中时点患病率为 13.5%,年患病率为 16.4%,终身患病率为 22%[25]。在一项德国研究中显示年累计发病率为 7%,终身患病率为25.5%[26]。

2004 年在奥斯陆进行的一项皮肤病患病率的人口调查,纳入了 40 888 名成年人(包括男性和女性),结果显示,急性瘙痒的患病率为 8.4%[9]。这项研究表明,瘙痒是最多的皮肤症状。

瘙痒与社会人口因素

性别

虽然在皮肤病学领域仅对性别差异有很少量的探讨,但一些其他针对女性瘙痒的研究报告证实了性别差异的存在[18,27,34]。慢性瘙痒似乎有性别特异性的差异[43]。一项挪威的研究报告显示瘙

痒患者更年轻且家庭收入更低[9]。海德堡瘙痒患病率研究中,女性患有瘙痒症较男性更多,但仅在终身患病率方面有显著的性别差异[25]。女性性别与过去 1 年内慢性瘙痒发生风险增加有关,但无统计学显著性[26]。

瘙痒与社会经济地位

瘙痒在社会经济地位较低的人中更常见。许多健康状况都有着很强的社会决定因素。贫穷与资源不足导致了许多疾病的负担加重[23,29,41]。死亡率、心血管疾病、心理健康和类风湿关节炎这些方面已显示与健康与社会经济不平等有关[6,7,30]。社会环境是如何影响健康状态的? 目前已有几种解释。第一种解释是社会选择:体弱的个体在最低社会经济阶层中人数过多[46]。另一种解释涉及文化因素,这种解释指出了生活方式的影响,例如不健康的饮食、抽烟、饮酒或者体力劳动。第三种解释涉及物质原因:不良的住房环境等恶劣的物质环境可能会影响健康。最后,有人提出用与社会经济地位相关的心理社会因素来解释健康的不平等表现,压力是其中一个中间因素[21,22]。

瘙痒和种族

由于缺乏定义种族的标准,"健康与种族"领域的研究就很难进行[19,33,37],但曾有研究表明移民的死亡率和心血管疾病发病率都有所增加。移民的社会经济地位低是一个重要的解释因素[19,21,30]。人口迁移是一种日益增长的现象:人们迁移到西方的城市中来,不仅来自农村地区,也来自全球的其他地区,为多民族社会作出了贡献[19,47]。在西方社会中有关瘙痒的报告似乎与民族背景有关。关于瘙痒的报告在不同族裔群体中的分布略有不

同:来自中东、北非以及印度次大陆的人群报告显示瘙痒的发生率更高。关于瘙痒的种族差异难以解释。还有一些其他研究显示疾病发病率存在种族差异,包括瘙痒也存在这种现象[3,19]。最近的一些报告指出种族间的患病率、临床特征以及瘙痒途径存在差异,但是目前的研究并不足以解释这些差异存在的原因,文化和生活方式的不同被认为和这些差异有关[12,44]。

乌干达是非洲十个最贫穷的国家之一,其医疗保健系统反映了这一事实。乌干达的皮肤科医生数量非常少。总体上看,乌干达的一项研究纳入的人群约有 1/5 是艾滋病毒阳性患者(本研究中没有德国人口)[50]。根据这项研究,28% 的乌干达患者患有痒疹,这其中 71.4% 患者是艾滋病毒阳性[39]。这一结果与先前的观察一致,显示了痒疹与 HIV 高度相关。2002 年,88% 的痒疹患者艾滋病毒检测为阳性。湿疹和痒疹是德国人群和乌干达人群中最常见的皮肤病。乌干达没有关于瘙痒的流行病学数据,但根据艾滋病患者皮肤病的高频发生率,可推测出瘙痒的患病率相应会较高。乌干达的瘙痒症患者中没有患者被诊断患有潜在的全身性疾病,这可能是因为乌干达人群的预期寿命缩短[50]。

特定人群中瘙痒的流行病学

瘙痒与年龄

慢性瘙痒的发病频率和发病原因取决于年龄、种族、性格和是否能够获得区域医疗系统服务[51]。目前没有流行病学研究调查儿童瘙痒症的患病率。儿童瘙痒症,特别是在西方国家的儿童群体,主要由特应性皮炎(AD)引起。AD 的患病率在各个国家地区不等,例如在日本、美国、丹麦和新加坡等患病率高的国家为 17%~22%,在坦桑尼亚则为 7%。这一现象可能解释了全世界的儿童瘙痒症患病率不同的原因[51]。由于 AD 是儿童时期最常见的皮肤病,其患病率可作为瘙痒症患病率的参考。在青少年痤疮患者的小样本研究中,13.8%~70% 的患者患有急性瘙痒症(取决于种族来源),这证实了青少年痤疮的严重程度和瘙痒有直接关联[22,38]。

只有少数的研究调查了老年人的瘙痒症。这些研究各有不同的病例数和研究目标(如研究目标为瘙痒性皮肤病而不是瘙痒症)。一项土耳其研究调查了 4 099 名老年患者,瘙痒症是发病率排第一的皮肤病。女性患有瘙痒症的比例(12%)高于男性(11.2%)[54]。从年龄分布来看,85 岁以上的患者瘙痒症的患病率最高(19.5%)。瘙痒症是所有季节中最常见的问题之一,研究季节和瘙痒患病率的关系,瘙痒在冬季(12.8%)和秋季(12.7%)最常见[48,54]。在泰国的一项研究中,149 名老年患者中瘙痒症是最常见的(41%),其中皮肤干燥症(作者认为与老年性瘙痒相同)是最常见的一种疾病(38.9%)[45]。最近的一项研究调查了西班牙裔老年人群(n=301)的慢性瘙痒(chronic pruritus,CP)情况,结果显示 25% 的人群患有慢性瘙痒症[48]。在这些 CP 患者中,69% 表现为皮肤干燥症,28% 为瘙痒相关皮肤病,96% 存在并发症。在该人群中 CP 的患病率与皮肤干燥症、糖尿病和静脉功能不全有显著相关性[48]。然而仍需要更多的流行病学研究以确认老年人是否更易发生瘙痒症[52]。

瘙痒和妊娠

专门调查与皮肤疾病无关的妊娠期瘙痒症患病率的流行病学研究较少。有趣的是,瘙痒被描述为妊娠期间的主要皮肤病相关症状,且有报告称妊娠期间约 18% 的人群会发生瘙痒[51]。一项在法国针对 3 192 名孕妇的前瞻性研究显示,1.6% 的孕妇患有瘙痒症。其中 17 例(0.5%)为妊娠瘙痒症,其余病例均为妊娠特异性皮肤病[36]。在印度一项纳入 500 名孕妇的研究中,妊娠期的瘙痒发病率为 4.6%,其中除了 4 例患者之外,其余患者均患有妊娠特异性皮肤病[40]。妊娠瘙痒症的患病率为 0.8%[40]。由于种族偏好和饮食因素,智利人群的肝内胆汁瘀积患病率更高。其妊娠瘙痒症的患病率为 13.2%,妊娠期胆汁瘀积性黄疸的患病率为 2.4%[35]。

特定疾病中瘙痒的流行病学

皮肤病患者的瘙痒

根据对美国银屑病基金会 17 000 名成员的调

查问卷显示,79% 被调查的银屑病患者中,瘙痒是第二大常见症状[17]。在新加坡的一项针对 101 名银屑病患者的研究中,84% 的患者患有全身性瘙痒,其中 77% 的患者每日都会发生瘙痒[56]。

最近,在 13 个欧洲国家对皮肤科门诊进行了大型调查,评估了皮肤病患者皮肤症状的分布情况。4 994 名成年受访者中,皮肤病患者的瘙痒患病率为 54.4%,对照组瘙痒患病率为 8%。痒疹患者的瘙痒强度最高(7.4 ± 2.3),非黑素瘤皮肤癌患者的瘙痒强度最低(4.0 ± 2.4)[11]。

在德国进行的皮肤病调查中,瘙痒症的 1 周内时点患病率为 36.2%(其中 87.6% 患有慢性瘙痒症)[16]。

特定系统性疾病的瘙痒

世界各地全身性疾病中瘙痒的流行病学数据各有差异,主要原因是预期寿命的不同以及老龄化人口数目不同[51]。一些针对皮肤科门诊患者的研究显示,与皮肤病相比,全身性疾病更少引起瘙痒,因此与例如内科门诊相比,研究结果可能会有所不同[50]。然而,这种现象反映了真实的情况,因为瘙痒不仅仅是皮肤病中最常见的症状,更是因为瘙痒主要是由皮肤病引起的。关于慢性瘙痒的系统性原因有相当多的研究,但是到目前为止还没有一个清晰明确的解释。

在 10%~15% 的瘙痒患者可发现类似于潜在瘙痒病因的全身性疾病[1,14,50,57]。在大约 8%~35% 的患者中,即使进行了全面的诊断检查,瘙痒的病因仍不清楚[51]。根据法国的一项针对泛发性瘙痒症患者的研究,40% 的患者存在潜在的系统性病因[1]。有趣的是,弓形虫病是最常检测出来的系统性病因。美国的研究表明,22%~30% 的泛发性瘙痒患者有潜在的系统性疾病[14,57]。在针对德国人群的一项研究中,36% 的患者都有潜在的系统性疾病,但是乌干达的瘙痒患者没有一个具有潜在的系统性疾病[50]。在艾滋病患者中,瘙痒也同样由皮肤病引起。众所周知,HIV/AIDS 患者易患有多种瘙痒性皮肤病。这一现象在乌干达这样的国家中也很常见。其他患有严重疾病的患者,例如患有肾衰竭,患者通常不会存活至出现瘙痒症状,这类患者也可因特异的几种治疗方式出现瘙痒,例如血液透析[50]。因此,乌干达缺乏系统性瘙痒症

的情况,可以用乌干达的医疗保健状况降低了居民的预期寿命来解释。对美国东南部的一家大型诊所中的艾滋病患者进行调查发现,艾滋病患者的瘙痒患病率很高,并对患者的生活质量(quality of life,QoL)有着显著影响。瘙痒是该人群中最常见的皮肤相关症状[15]。

最近的两项研究大大加深了对系统性瘙痒症的理解[10,13]。最近一项基于人群的队列研究纳入了 8 744 例慢性瘙痒患者,研究显示无皮肤改变的慢性瘙痒是未能被诊断出来的血液系统和胆管恶性肿瘤的危险因素[10]。作者指出,这类患者进行恶性肿瘤的筛查应关注胆管和血液系统恶性肿瘤的诊断[10]。一项基于注册数据的丹麦全国范围内的队列研究,评估了住院患者和门诊患者中瘙痒和癌症发病率之间的联系[13]。1 年内患癌的绝对风险为 1.63%。在瘙痒患者中,检查出血液系统癌症和各种实体肿瘤的例数比预期高 13%。其中血液系统癌症更为显著,尤其是霍奇金淋巴瘤[13]。然而,该研究没有对急性瘙痒和慢性瘙痒进行区分。

瘙痒和肾脏疾病

终末期肾病和血液透析患者的慢性瘙痒是一个相当大的问题,在 20 世纪 70 年代和 80 年代,曾报告在多达 85% 的终末期肾病和血液透析患者有慢性瘙痒。据报告这种现象在近几年有所减少,这主要是因为血液透析技术进步了[51]。根据最新的研究,评估瘙痒的患病率需要考虑区域的差异,例如以色列的患病率为 66%,土耳其的患病率为 51.9%[58,28]。然而由于瘙痒症状的波动性、对调查患病率时期缺乏定义、没有对瘙痒的不同时期进行明确的定义以及血液透析治疗质量的区域差异,都限制了这些研究之间的可比性,这也解释了为何在不同的研究中血液透析患者瘙痒患病率不同[51]。为了将这些差距弥补上,德国开展了针对 860 例血液透析(hemodialysis,HD)瘙痒患者的代表性横断面前瞻性流行病学研究(德血液透析瘙痒国流行病学研究,GEHIS)[49]。第一次研究分析显示 25.2% 的 HD 患者患有慢性瘙痒(CP)(时点患病率),27.2% 的患者在 1 年内发生过瘙痒,35.2% 的患者在一生总至少有一次具有慢性瘙痒(终身患病率)。预期患病率的显著差异与种族、学校教育或者患者的婚姻状况无关。CP 患病率(时

点患病率)与年龄存在显著相关性,年龄 <70 岁的患者 CP 患病率明显高于年龄 ≥70 岁的患者。在自我描述患有湿疹和干燥性皮肤的 HD 患者中,CP 的年患病率、终身患病率和时点患病率显著增高。在患有继发性肾小球肾炎的患者中 CP 患病率显著降低。HD 治疗的开始时间和 CP 的发生时间存在显著的关联。患者的一般健康状态和健康相关生活质量(health-related quality of life,HRQoL)都在 CP 患者中显著受损[49]。Kt/V 与 CP 的发生没有相关性[53]。根据不同类型的透析器膜材料进行分析,与其他透析器膜材料相比,使用聚砜膜透析的患者显示出更低的 CP 发病率,而使用聚芳醚砜膜透析的患者显示出更高的 CP 发病率[53]。在越来越多的关于 CP 的流行病学研究中,GEHIS 获得了详细的、新的 HD 患者 CP 预期患病率估算值。这项研究的主要优势在于:首次在患有 CP 的 HD 患者中,调查了 CP 的多种患病率(译者注:即终身、时点、年患病率)。

瘙痒和糖尿病

在美国,2.7% 的糖尿病患者患有糖尿病瘙痒症[31]。泛发性瘙痒作为糖尿病可能出现的症状,发病率与非糖尿病患者相比并没有显著增加。局部瘙痒,特别是生殖器和肛周区域瘙痒,在女性糖尿病患者更为常见,也与糖尿病控制不良显著相关[31]。外阴瘙痒症发病率在糖尿病女性(18.4%)中显著高于对照组(5.6%)。在以色列,2% 的糖尿病患者患有瘙痒[55]。科威特的一项研究表明:瘙痒是 49% 的糖尿病患者第二常见的症状[2]。非常有趣的是,糖尿病是唯一一个与慢性瘙痒的血液透析患者的共患病,然而共患病组慢性瘙痒的发病率更低[53]。这一结果需要进一步的研究调查,但可能表明了该人群(血液透析患者)的慢性瘙痒具有多种因素,并且与没有肾脏疾病的人群相比,这些因素起着不同的作用。

瘙痒和药物

皮肤病变(如荨麻疹),且可与慢性瘙痒症相区别。在美国一项针住院患者的前瞻性研究中,5% 皮肤发生了药物性副作用的患者有无皮损的瘙痒[4]。慢性瘙痒的发生也需要考虑是否由羟乙基淀粉(hydroxyethyl-starch,HES)诱导,使用 HES 治疗的患者,慢性瘙痒的发生率可能高达 50%[5]。在热带地区,怀孕期间使用氯喹治疗疟疾是引起瘙痒的常见原因,瘙痒的患病率达到 64.5%。据报道超过 60% 的患者是严重程度的瘙痒,并且 75% 的患者通常发生在服药后 24h 内[32]。新的化疗法也必须考虑可能引起瘙痒,例如多种酪氨酸抑制剂。考虑到人口形势和越来越多的患者摄入多种药物,药物引起的瘙痒症可能在人群中(特别是老年人群中)成为越来越重要的因素[20]。

(翻译:葛格 审校:冰寒)

参考文献

1. Afifi Y, Azubin F, Puzenat E, et al. Pruritus sine materia: a prospective study of 95 patients. Rev Med Interne. 2004;25:490–3.
2. Al-Mutari N, Zaki A, Sharma AK, et al. Cutaneous manifestations of diabetes mellitus. Med Princ Pract. 2006;15:427–30.
3. Bhopal R, Hayes L, White M, et al. Ethnic and socio-economic inequalities in coronary heart disease, diabetes and risk factors in Europeans and South Asians. J Public Health Med. 2002;24:95–105.
4. Bigby M, Jack S, Jick H, et al. Drug-induced cutaneous reactions. A report from the Boston Collaborative Drug Surveillance Program on 15,438 consecutive inpatients, 1975–1982. JAMA. 1986;256:3358–63.
5. Bork K. Pruritus precipitated by hydroxyethyl starch: a review. Br J Dermatol. 2005;152:3–12.
6. Brekke M, Hjortdahl P, Thelle DS, et al. Disease activity and severity in patients with rheumatoid arthritis: relations to socio-economic inequality. Soc Sci Med. 1999;48(12):1743–50.
7. Brekke M, Hjortdahl P, Kvien TK. Severity of musculoskeletal pain: relations to socio-economic inequality. Soc Sci Med. 2002;54(2):221–8.
8. Dalgard F, Svensson A, Holm JO, et al. Self-reported skin complaints: validation of a questionnaire for population surveys. Br J Dermatol. 2003;149:794–800.
9. Dalgard F, Svensson Å, Holm JØ, et al. Self-reported skin morbidity in Oslo: associations with socio-demographic factors among adults in a cross sectional study. Br J Dermatol. 2004;151:452–7.
10. Fett N, Haynes K, Propert KJ, Margolis DJ. Five-year malignancy incidence in patients with chronic pruritus: a population-based cohort study aimed at limiting unnecessary screening practices. J Am Acad Dermatol. 2014;70:651–8.
11. Halvorsen JA, Kupfer J, Dalgard F. The prevalence and intensity of itch among dermatological patients in 13 European countries. Abstract. Acta Derm Venereol. 2013;91:620.
12. Hajdarbegovic E, Thio HB. Itch pathophysiology may differ among ethnic groups. Int J Dermatol. 2012;51:771–6.

13. Johannesdottir SA, Farkas DK, Vinding GR, Pedersen L, Lamberg A, Sorensen HT, et al. Cancer incidence among patients with a hospital diagnosis of pruritus: a nationwide Danish cohort study. Br J Dermatol. 2014;171:839–46.

14. Kantor GR, Lookingbill DP. Generalised pruritus and systemic disease. J Am Acad Dermatol. 1983;9:375–82.

15. Kaushik SB, Cerci FB, Miracle J, Pokharel A, Chen SC, Chan YH, Wilkin A, Yosipovitch G. Chronic pruritus in HIV-positive patients in the southeastern United States: its prevalence and effect on quality of life. J Am Acad Dermatol. 2014;70(4):659–64.

16. Kopyciok ME, Ständer HF, Osada N, Steinke S, Ständer S. Prevalence and characteristics of pruritus: a one-week cross-sectional study in a German dermatology practice. Acta Derm Venereol. 2015. doi:10.2340/00015555-2166.

17. Krueger G, Koo J, Lebwohl M, et al. The impact of psoriasis on quality of life. Results of a 1998 national psoriasis foundation patient membership survey. Arch Dermatol. 2001;137:280–4.

18. Lomholt G. Prevalence of skin diseases in a population; a census study from the Faroe islands. Dan Med Bull. 1964;11:1–7.

19. Macbeth HP, S. Health and ethnicity, vol. Chapter 4. London: Taylor and Francis; 2001.

20. Maleki K, Weisshaar E. Drug-induced pruritus. Hautarzt. 2014;65:436–42.

21. Marmot MG, Adelstein AM, Bulusu L. Lessons from the study of immigrant mortality. Lancet. 1984;1(8392):1455–7.

22. Marmot. Social Determinants of Health: Oxford University Press. 2001.

23. Marmot MG, Smith GD, Stansfeld S, et al. Health inequalities among British civil servants: the Whitehall II study. Lancet. 1991;337:1387–93.

24. Matterne U, Strassner T, Apfelbacher CJ, et al. Measuring the prevalence of chronic itch in the general population: development and validation of a questionnaire for use in large-scale studies. Acta Derm Venereol. 2009;89(3):250–6.

25. Matterne U, Apfelbacher CJ, Loerbroks A, et al. Prevalence, correlates and characteristics of chronic pruritus: a population-based cross-sectional study. Acta Derm Venereol. 2011;91(6):674–9.

26. Matterne U, Apfelbacher CJ, Vogelgsang L, Loerbroks, et al. Incidence and determinants of chronic pruritus: a population-based cohort study. Acta Derm Venereol. 2013;93(5):532–7.

27. Meding B, Liden C, Berglind N. Self-diagnosed dermatitis in adults. Results from a population survey in Stockholm. Contact Dermatitis. 2001;45(6):341–5.

28. Mistik S, Utas S, Ferahbas A, et al. An epidemiology study of patients with uremic pruritus. JEADV. 2006;20:672–8.

29. Murray CJ, Lopez AD. Global mortality, disability, and the contribution of risk factors: global burden of disease study. Lancet. 1997;349:1436–42.

30. Nazroo JY. South Asian people and heart disease: an assessment of the importance of socio-economic position. Ethn Dis. 2001;11(3):401–11.

31. Neilly JB, Martin A, Simpson N, et al. Pruritus in diabetes mellitus: investigation of prevalence and correlation with diabetes control. Diabetes Care. 1986;9:273–5.

32. Olayemi O, Fehintola FA, Osungbade A, et al. Pattern of chloroquin-induced pruritus in antenatal patients of the University College Hospital Ibadan. J Obstet Gynaecol. 2003;23:490–5.

33. Oppenheimer GM. Paradigm lost: race, ethnicity, and the search for a new population taxonomy. Am J Public Health. 2001;91:1049–55.

34. Rea JN, Newhouse ML, Halil T. Skin disease in Lambeth. A community study of prevalence and use of medical care. Br J Prev Soc Med. 1976;30:107–14.

35. Reyes H, Gonzales MC, Ribalta J, et al. Prevalence or intrahepatic cholestais of pregnancy in Chile. Ann Int Med. 1978;88:487–93.

36. Roger D, Vaillant L, Fignon A, et al. Specific pruritic dermatoses of pregnancy. A prospective study of 3,192 pregnant women. Arch Dermatol. 1994;130:734–9.

37. Rook A. Textbook of dermatology, vol. 1, chapter 6. Malden: Blackwell Science; 1998.

38. Rose G. The Strategy of Preventive Medicine: Oxford University Press. 1992.

39. Schmidt E, Rose C, Mulyowa GK, et al. Dermatology at the University Hospital of Mbarara, Uganda. J Dtsch Dermatol Ges. 2004;2:920–7.

40. Shanmugam S, Thappa DM, Habeebullah S. Pruritus gravidarum: a clinical and laboratory study. J Dermatol. 1998;25:582–6.

41. Siegrist J, Marmot M. Health inequalities and the psychosocial environment – two scientific challenges. Soc Sci Med. 2004;58(8):1463–73.

42. Ständer S, Schäfer I, Phan NQ, et al. Prevalence of chronic pruritus in Germany: results of a cross-sectional study in a sample working population of 11,730. Dermatology. 2010;221(3):229–35.

43. Ständer S, Stumpf A, Osada N, et al. Gender differences in chronic pruritus: women present different morbidity, more scratch lesions and higher burden. Br J Dermatol. 2013;168(6):1273–80.

44. Tey HL, Yosipovitch G. Itch in ethnic populations. Acta Derm Venereol. 2010;90:227–34.

45. Thaipisuttikul Y. Pruritic skin diseases in the elderly. J Dermatol. 1998;25:153–7.

46. Townsend P, Davidson N. The black report. London: Penguin; 1992.

47. Vlahov D, Galea S. Urban health: a new discipline. Lancet. 2003;362:1091–2.

48. Valdes-Rodriguez R, Mollanazar NK, González-Muro J, Nattkemper L, Torres-Alvarez B, López-Esqueda FJ, Chan YH. Yosipovitch G. Itch prevalence and characteristics in a Hispanic geriatric population: a comprehensive study using a standardized itch questionnaire. Acta Derm Venereol. 2015;95:417–21.

49. Weiss M, Mettang T, Tschulena U, Passlick-Deetjen J, Weisshaar E. Prevalence of chronic itch and associated factors in hemodialysis patients: a representative cross-sectional study. Acta Derm Venereol. 2015;98:816–21.

50. Weisshaar E, Apfelbacher CJ, Jäger G, et al. Pruritus as a leading symptom – clinical characteristics and quality of life in German and Ugandan patients. Br J Dermatol. 2006;155:957–64.

51. Weisshaar E, Dalgard F. The epidemiology of itch: adding to the burden of skin morbidity. Act Derm Venereol. 2009;89:339–50.

52. Weisshaar E, Matterne U. Epidemiology of itch. In: Carstens E, Akiyama T, editors. Itch: mechanisms and treatment. Boca Raton: CRC Press; 2014. Chapter 2.

53. Weisshaar E, Weiss M, Passlick-Deetjen J, Tschulena U, Maleki K, Mettang T. Laboratory and dialysis characteristics in hemodialysis patients suffering from chronic itch–results from a representative cross-sectional study. BMC Nephrol. 2015;4;16:184

54. Yalçin B, Tamer E, Toy GG, et al. The prevalence of skin diseases in the elderly: analysis of 4,099 geriatric patients. Int J Dermatol. 2006;45:672–6.
55. Yosipovitch G, Hodak E, Vardi P, et al. The prevalence of cutaneous manifestations in IDDM patients and their association with diabetes risk factors and microvasculature complications. Diabetes Care. 1998;21:506–9.
56. Yosipovitch G, Goon A, Wee J, et al. The prevalence and clinical characteristics of pruritus among patients with extensive psoriasis. Br J Dermatol. 2000;143:969–73.
57. Zirwas MJ, Seraly MP. Pruritus of unknown origin: a retrospective study. J Am Acad Dermatol. 2001;45:892–6.
58. Zucker I, Yosipovitch G, David M et al. Prevalence and characterization of uremic pruritus in patients undergoing hemodialysis: Uremic pruritus is still a major problem for patients with end-stage renal disease. J Am Acad Dermatol 2003;49:842–46.

第 10 章 分 类

Claudia Zeidler and Sonja Ständer

基本概念[1,2]

- 目前,瘙痒分为急性瘙痒(小于 6 周)和慢性瘙痒(持续 6 周或更长时间)
- 普遍认为"pruritus"和"itch"都可以用来表示瘙痒

瘙痒起源相关的术语

- 用"来源不明瘙痒(pruritus of unknown origin)"或"来源不明瘙痒(pruritus of undetermined origin, PUO)"来描述患者不明原因的瘙痒。另外,"来源不明瘙痒(itch of undetermined origin, IUO)"与前述概念都可以用来描述:①既往无瘙痒病史的未诊断患者;②诊断不明的瘙痒患者。目前,"瘙痒症"概念混淆,被用于描述多种不同的表现(如与全身性疾病相关的瘙痒,无皮肤表现的瘙痒)。因此,应避免使用该术语
- "躯体形式瘙痒"用来描述心理或精神引起的瘙痒(参见第 41 章)
- "老年瘙痒症(senile pruritus)"又称"高龄瘙痒症(pruritus of advanced aging)"或"老年性瘙痒症(pruritus in the elderly)"
- 目前认为"尿毒症瘙痒""与慢性肾病(chronic kidney disease, CKD)相关的瘙痒"和"肾源性瘙痒"可用来描述发生在 CKD 患者的瘙痒(参见第 33 章)
- **肝脏或胆囊瘙痒** 肝胆疾病相关的瘙痒(参见第 34 章)
- **神经性瘙痒** 由神经纤维损伤引起的瘙痒,例如,感觉异常性背痛(参见第 29 章)或肱桡部瘙痒(参见第 30 章)
- **副肿瘤性瘙痒** 一种由的恶性疾病引起的瘙痒(参见第 36 和 37 章)
- **先兆瘙痒** 疾病被诊断数月或数年前就出现的瘙痒

瘙痒的神经生理学分类

神经生理学分类是在 2003 年提出的[3]。Twycross 等人根据瘙痒的来源对其进行了分类:

- **感觉性瘙痒** 瘙痒神经的感觉末梢被致痒原所激活
- **神经性瘙痒** 瘙痒神经元病变或受损产生瘙痒
- **神经源性瘙痒** 在没有神经损伤的情况下,由中间介质引起的瘙痒
- **精神性瘙痒**

这种分类有利于瘙痒的神经生物学研究,并描述了瘙痒的神经解剖学机制。但这种分类不能应用于临床,这是由于部分疾病(如特应性皮炎、胆汁淤积性瘙痒等)可归为多种类别。

瘙痒的临床分类

- 国际瘙痒研究论坛(IFSI)于 2007 年制订了一个国际公认的临床分类系统[1,4]。该系统主要通过有无原发性或继发性皮损的临床表现来分类。首先,根据皮肤和基础疾病将瘙痒患者分为三种类型(图 10-1):

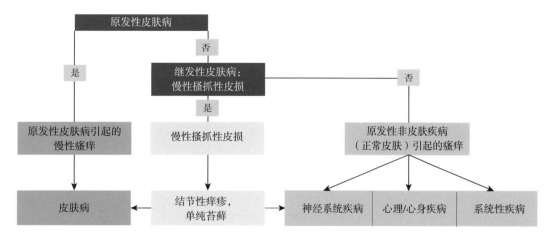

图 10-1　临床分类流程[1,5]。该流程可避免某些不必要的诊断方法,如对患者进行大范围的实验室和放射检查。即对有瘙痒性皮肤病病史的患者进行实验室检查是不必要的

- **第一类(IFSI Ⅰ类):皮肤病引起的瘙痒**　即瘙痒性皮肤病(包括炎症性、感染性和自身免疫性皮肤病,遗传性皮肤病,药物不良反应,妊娠期皮肤病和皮肤淋巴瘤),均可导致特异性的皮肤改变

- **第二类(IFSIⅡ类):非皮肤病(正常皮肤)引起的瘙痒**　即全身性疾病(包括内分泌和代谢紊乱,感染性疾病,血液和淋巴增生性疾病,实体肿瘤,神经系统疾病,精神疾病和药物引起的瘙痒)

- **第三类(IFSIⅢ类):慢性搔抓性皮损**　如结节性痒疹和慢性单纯性苔藓

然后将患者按相应的基础疾病进一步分类。部分分类定义见下表(表 10-1)。

表 10-1　**基础疾病分类**[1]

分类	疾病
Ⅰ. 皮肤性	由"皮肤病"引起,如银屑病、特应性皮炎、干性皮肤、疥疮和荨麻疹。
Ⅱ. 系统性	由除皮肤病外的"系统性疾病"引起,如肝脏(如原发性胆汁性肝硬化)、肾脏(如慢性肾衰竭透析治疗)、血液(如霍奇金病)和某些多因素(如代谢)状态或药物
Ⅲ. 神经性	由"中枢或周围神经系统疾病"引起,如神经损伤、神经压迫、神经刺激
Ⅳ. 心理 / 心身性	"精神和心身疾病"同时合并躯体形式的瘙痒

续表

分类	疾病
Ⅴ. 混合性	合并多种疾病
Ⅵ. 其他	来源不明性瘙痒

(翻译:袁超　审校:冰寒)

参考文献

1. Ständer S, Weisshaar E, Mettang T, Szepietowski JC, Carstens E, Ikoma A, et al. Clinical classification of itch: a position paper of the international forum for the study of itch. Acta Derm Venereol. 2007;87:291–4.
2. Weisshaar E, Szepietowski JC, Darsow U, Misery L, Wallengren J, Mettang T, et al. European guideline on chronic pruritus. Acta Derm Venereol. 2012;92:563–81.
3. Twycross R, Greaves MW, Handwerker H, Jones EA, Libretto SE, Szepietowski JC, et al. Itch: scratching more than the surface. QJM. 2003;96:7–26.
4. Ständer S, Weisshaar E, Mettang T, Streit M, Darsow U, Schneider G, et al. Klinische Klassifikation von chronischem pruritus. Interdisziplinärer Konsensusvorschlag für einen diagnostischen algorithmus. Hautarzt. 2006;57:390–4.
5. Streit M, von Felbert V, Braathen LR. Pruritus sine materia. Pathophysiologie, Abklärung und therapie. Hautarzt. 2002;53:830–49.

第11章 患者检查

Elke Weisshaar and Markus Streit

瘙痒症患者的临床评估

精确的病史、临床检查、实验室检查以及放射性诊断方法在瘙痒的诊断中具有重要意义。瘙痒患者的临床评估包括病史（既往史）和临床检查，这是找到瘙痒的潜在原因以及正确诊断瘙痒症、并开始充分治疗的关键。只有精确而全面的病史和仔细的临床检查才能对潜在病因进行可靠的鉴别诊断，从而能够提供相关的实验室、生物和成像研究。这些研究的结果可以诊断瘙痒症的具体形式。

记录病史

瘙痒症有许多不同的病因，因此其临床表现可能有很大差异。遗憾的是，直到今天我们仍缺乏明确的病史标准来区分不同形式的瘙痒症。病史上的许多典型特征可能对找出瘙痒的原因是有帮助的，有时甚至可以帮助诊断瘙痒症。因此，重要的是要知道诸如瘙痒发作、位置、时间进程、触发因素等许多其他的病史特征。来自个人和家族病史的其他信息也可能有助于诊断。应该询问患者自己的想法，因为这可能涉及重要的鉴别诊断。还应特别注意前驱症状的时间关系（如前驱瘙痒，特别是哮喘发作前几分钟的颈部瘙痒、洗澡后的瘙痒）。

调查问卷有助于更好地获取瘙痒症的病史[21,22]。在本章中，我们提出了一种既往病史算法，它通过应该提出的相关问题进行分析（图11-1）。必须强调的是，记录患者的病史始终是一个动态过程，不

应仅通过列表来执行。调查技巧和"良好的直觉"可能非常有用，并且应始终允许涉及任何方向的问题。以下几点对于描述患者瘙痒模式至关重要：

1. 瘙痒的发作（"瘙痒何时开始？"）对于首次区分急性和慢性瘙痒是非常重要的，以持续时间少于或超过6周进行界定。从过往病史看急性瘙痒的原因通常是明显的：在许多情况下，当首次皮肤病发作或已有皮肤病出现加重时，瘙痒症就会出现。相比之下，慢性瘙痒症的起因往往从一开始就不明确。慢性瘙痒症可能对患者产生巨大影响，通常伴随着生活质量下降、行为/调节功能障碍以及从逃避社交和工作生活[20]。必须在后来的步骤中确定生活质量是否下降，以更好地判断治疗的迫切程度（参见第7章）。

2. 瘙痒的发生位置（"哪里瘙痒？"）与区分局限性瘙痒和泛发性瘙痒有关。当瘙痒发生在最初就有炎症的皮肤区域时，局限性瘙痒可以由瘙痒性皮肤病引起。当局限性瘙痒主要发生在非炎症皮肤上时，特别是当瘙痒以不对称的方式出现时，神经系统疾病可能是致病原因[3,4,10]。背部局限性单侧瘙痒提示感觉异常性背痛，而手臂外侧（尤其是前臂）的瘙痒是肱桡瘙痒症的特征。这两种疾病都是神经病变起源[5,13]。

瘙痒也出现于内科疾病患者的特定部位，例如：在尿毒症瘙痒患者的背部或在糖尿病患者的肛门生殖器区域[8]。手掌和脚掌瘙痒是胆汁瘀积性瘙痒的典型表现。局限性瘙痒症也可能是缺铁症的症状[17]。

泛发性瘙痒可由瘙痒性皮肤病引起，即使患者并未表现出泛发性皮肤炎症。这种现象可能发生在银屑病患者身上[24]。然而，泛发性瘙痒在内科疾病[11]或服用药物引起的瘙痒中具有很强的提示性

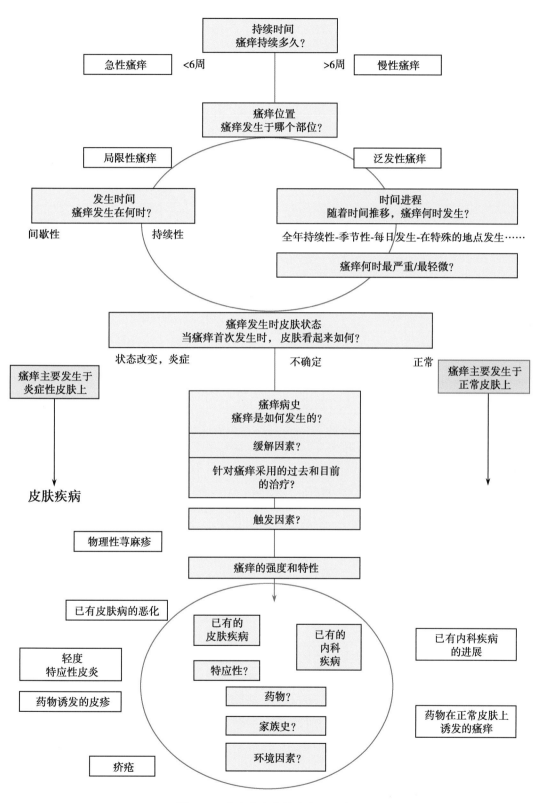

图 11-1 瘙痒症患者的病史调查流程

和典型性。有趣的是,在另一项研究中泛发性瘙痒在皮肤病引起的瘙痒中比系统性疾病引起的瘙痒更常见[20]。

3. 根据瘙痒发生时间的问题("什么时候发痒?")可以区分间歇性和持续性瘙痒。间歇性发作的瘙痒可能是由于皮肤病或内科疾病。它可能是自发性荨麻疹的症状。在患有荨麻疹的患者中观察到典型的模式:开始间歇性发生局限性瘙痒,随后由于抓挠转而变为泛发性瘙痒。持续存在的瘙痒是典型的内科疾病,例如肾性瘙痒或胆汁瘀积性瘙痒或恶性淋巴瘤患者发生的瘙痒。

通过询问瘙痒的时间进程可以获取重要信息("瘙痒何时发生?何时最严重/最轻微?")。这些内容可能是提示某些潜在疾病:与畏寒、疲劳、疲倦和 B 症状(体重减轻,发烧和夜间出汗)相关的夜间全身性瘙痒可能是霍奇金病等恶性疾病的征兆。季节性瘙痒经常发生在所谓的"冬季瘙痒症"中,主要表现为老年人干燥性湿疹引起的瘙痒症。

4. 最终的关键问题是当瘙痒首次发生时皮肤状况如何("瘙痒首次发生时皮肤看起来如何?")。答案将直接取决于问题,如果瘙痒主要出现在患病(炎症)皮肤上,则是由瘙痒性皮肤病引起,或者它是否出现在看起来正常皮肤上,且必须明确判断瘙痒发生于非疾病(非炎症)皮肤上[16]。在后者情况下,没有明显皮肤变化的瘙痒可能是由内科疾病、药物的副作用、怀孕或皮肤病引起的。如果患者首次出现瘙痒的时间太久,以至于他们不记得皮肤何时出现瘙痒,只知道一直在搔抓,就必须怀疑慢性搔抓皮损的诊断。临床检查将判断这些诊断是否正确。

5. 瘙痒史("瘙痒或皮肤随着时间如何进展?")显示疾病进程的动态,并揭示有关伴随因素和可能的触发因素的重要内容(见下文),还提供有关缓解或加重瘙痒的因素(如感冒或发热)的信息。对评估治疗是否改善了瘙痒亦有帮助,有时甚至有助于诊断。("针对瘙痒,过去和目前的治疗方法是什么?治疗有帮助吗?")例如抗组胺药使瘙痒减轻,表明荨麻疹中是由组胺诱导瘙痒的发生。

6. 应识别和明确触发因素。瘙痒和特殊活动之间的关系可能很重要:体育活动期间的瘙痒可能是胆碱能性瘙痒的征兆。温水淋浴/沐浴后皮肤冷却引起的瘙痒症可能是水源性瘙痒症或红细胞增多症的征兆。

7. 瘙痒的强度和特性(烧灼感、疼痛、轻微刺痛、严重刺痛)最好用专门的瘙痒评估工具进行量化(参见第 12 章)。通常,分类或连续量表比如视觉模拟量表(visual analogue scale,VAS)被用于评估瘙痒强度。量化瘙痒的强度或特性并不主要为了诊断,而是旨在准确记录瘙痒症状,这对于评估一段时间内的瘙痒尤其对评估治疗是否成功非常重要。因此,应记录不同时间点的瘙痒强度(如 1 个月以前,今天)。瘙痒强度评估对于更好地了解瘙痒对生活质量的影响也很重要。强烈的瘙痒可导致相当大的心理障碍。医生不应低估瘙痒的心理影响,还应解决患者的心理障碍。

8. 在病史中,确定以往的皮肤病史是至关重要的,特别是预计会在炎症皮肤上发生瘙痒时。如果既往病例显示有皮肤病史,例如特应性湿疹、银屑病或扁平苔藓,则这种疾病会有进展的可能。在这种情况下,临床检查将证明这种推论是否正确。

9. 应始终对可能的特应性背景进行验证或排除。当未发现内科疾病或皮肤疾病,且未发现药物诱因时,特应性倾向可能是瘙痒发作的唯一原因。

10. 病史也与确定可能引起瘙痒的既往内科疾病相关,特别是与疑似非炎症皮肤的瘙痒。已知慢性肾衰竭或胆汁瘀积性肝病易出现瘙痒。然而,在实践中,有诱发瘙痒可能的内科疾病对瘙痒的影响更难以估计。内科疾病还没有明确的实验室检查值可以确认某种疾病的致病作用,例如:我们不知道哪种肌酐水平时出现的瘙痒可归因于肾脏疾病。

11. 药物可能是伴随瘙痒的可见皮疹的诱因,但药物也可能在非炎症皮肤上引起瘙痒。在住院患者的前瞻性随访中显示,药物引起的无皮疹瘙痒约占不良皮肤反应的 5%。有 3% 的患者出现了这种不良皮肤反应[2]。在询问用药时,必须询问目前服用的药物,以及最近(至少 1 年)服用的药物。药物诱发的皮疹在致敏后通过 IV 型反应引起,通常在给药后 7~14 日出现。药物诱导的非炎症性瘙痒可能有更长的潜伏期。在这种情况下,瘙痒可能出现于摄入新药后 1~3 个月。阿片类药物、维 A 酸和抗生素是常见的可能诱发瘙痒的药物。如果在瘙痒发作前几周进行过手术,则应该询问是否有羟乙基淀粉(HES)的输液治疗,这可以解释为一种特殊形式的药物诱发瘙痒。

12. 当获取可影响皮肤或内脏器官的遗传性疾病的详细信息时，家族史就很有启发意义。

13. 最后，应评估个人环境：当多个家庭成员发生新出现的瘙痒症状时，应考虑疥疮或其他寄生虫类疾病。

临床检查

对患者的检查应始终包括对整体皮肤的彻底检查，包括头皮、指甲、口腔和肛门生殖器区域。根据患者的病史和提出临床诊断，然后重点关注特定的方向。

最重要的是在检查皮损时区分原发性和继发性皮疹。这可以根据国际瘙痒分类研究论坛提出的三个主要临床表现来区分[16]。

瘙痒症患者的原发性皮损包括斑疹/红斑、丘疹、结节、大疱、水疱、脓疱和风团。在这种情况下，如果这些皮损从瘙痒开始就已经存在，它可能被归类为主要发生于患病（炎症）皮肤的瘙痒症。在这种情况下瘙痒是由瘙痒性皮肤疾病引起的。进一步的研究将包括皮肤活检、微生物学检查和某些情况下进行实验室检测（如IgE、间接免疫荧光）。

继发性皮损包括表皮剥脱、糜烂、溃疡、坏死、脱屑、萎缩、瘢痕、色素沉淀和色素减退。在瘙痒症患者中，继发性皮损几乎完全是由搔抓引起的。如果在患有瘙痒症的患者中仅可见继发皮疹（搔抓），且患者反应在瘙痒发作时没有可见的皮损，就可以诊断主要是非疾病（非炎症）皮肤的瘙痒症。

内科疾病、以前或目前服用的药物、妊娠或特殊皮肤病均被认为是致病因素。实验室检测、放射性检查、患者病史和已有疾病，是最终诊断的必要条件。

如果患者存在数月和数年的广泛搔抓皮损，且具有特殊表征如瘢痕结节（"结节性痒疹"），则可以诊断为慢性继发性搔抓皮疹的瘙痒症。潜在的病因可能是系统性疾病或皮肤病。通过皮肤活检、实验室和放射学检查、结合患者病史和已有疾病可最终确诊。

如果患者的表征有助于预测瘙痒患者可能的系统性病因，则对临床医生非常有帮助。继发性搔抓皮疹的分布和类型无助于找到潜在的病因[15]。如前所示，也没有临床特征可以让临床医生对高风险患者进行分类[20]。根据这项研究，患有系统性疾病的患者年龄较大，有夜间间歇性瘙痒症，并且与患有由皮肤病引起的瘙痒症的患者相比，失眠、虚弱和头晕等相关症状更多。

除了检查整体皮肤外，还应进行一般的体检，至少在所有瘙痒病因不明的患者中都要进行。必须触诊肝脏、肾脏、脾脏、淋巴结、盆腔和直肠区域。不明确的泛发性瘙痒可能与恶性肿瘤有关，可能在恶性肿瘤症状出现前几年发生[7]。妊娠期瘙痒可能由于特定的妊娠皮肤病引起（如妊娠期多形性疹或妊娠性类天疱疮）[23]。这类疾病是一组异常的瘙痒性皮肤病，包括妊娠期类天疱疮、妊娠期多形性疹、妊娠期胆汁瘀积症与妊娠期特应性皮疹[1]。

没有任何可见的皮肤损伤时，瘙痒常常由妊娠期肝内胆汁瘀积引起。特别是在这种疾病中，搔抓可能导致严重的搔抓皮损（如剥脱和结痂）。妊娠期特应性皮疹的瘙痒可能较严重，以常出现在躯干和手臂上的特应性湿疹病变为特征。

诊断检测

实验室检测

是否需要实验室检查取决于临床上根据患者的病史和临床检查结果的判断。实验室检测并非在所有情况下都是必要的。对于无皮肤疾病的瘙痒患者或任何慢性、不明确的瘙痒症患者，应通过实验室检测仔细排除系统性病因（表11-1）。应根据患者的病史、体检情况和鉴别诊断进行血液检查、细菌学和真菌学染色以及皮肤活检。根据最近的研究，伴随皮肤改变的慢性瘙痒是患有未确诊的血液及胆管恶性肿瘤的危险因素[6]。恶性肿瘤的筛查应限于评估这两种情况。如果对瘙痒症的评估没有显示任何病因，则进行例如一年一次的定期重新评估是很重要的。

表 11-1   病因不明的慢性瘙痒患者的实验室诊断和其他诊断方法

初步实验室检查	红细胞沉降率
	全血细胞计数和白细胞计数
	钙、磷酸盐
	肌酐(仅在老年患者中检测尿素)
	肝转氨酶、碱性磷酸酶、胆红素、肝炎相关血清学检查
	蛋白质、葡萄糖(或者 HbA1c,如果患者没有禁食)
	促甲状腺素
	前列腺特异抗原
	铁、转铁蛋白、铁蛋白、维生素 B_{12}、叶酸、锌
	尿液
	大便潜血试验
	仅在肛门瘙痒的情况下:检测粪便中的寄生虫、蠕虫和虫卵
	皮肤活检(组织学、免疫荧光、电子显微镜)
初步仪器检测	胸部 X 线、腹部和淋巴结超声检查
根据病史、症状和先前的结果进行进一步检测	蛋白质电泳(必要时检测副蛋白)
	IgM、抗核抗体、抗线粒体抗体、间接免疫荧光、抗麦胶蛋白、抗转谷氨酰胺酶抗体
	钠、钾、甲状旁腺激素、卟啉
	HIV
	类胰蛋白酶、尿液排泄的 5- 羟基吲哚醋酸、肥大细胞代谢产物
	肌酐清除率
	细菌和真菌染色
	疥螨检测
	变态反应检测:总 IgE、特应性针刺实验、斑贴试验、特异性变应原检测(如药物,添加剂)
进一步仪器检测	如有可疑结果:CT、MR、骨髓活检、内镜检查
	如有神经病理学结果:神经病学和 MR、胸部 X 线(颈肋)
	如有水源性瘙痒:乳糖不耐受检测
患者的联合治疗(症状与结果相关)	内科、神经病科、泌尿科、妇科、儿科、心理科、精神科

皮肤活检

如果有可疑、不明确的皮肤病或由于搔抓皮损使得皮肤疾病很难评估的情况,应进行皮肤活检。如果推测是自发性免疫性皮肤病,则必须考虑直接进行免疫荧光检测。

影像学检查

当实验室检查发现患者可能出现内科疾病时,可能需要进一步的诊断检测(表 11-1)。胸部 X 线检查、胸部和腹部器官的计算机断层扫描(CT)或磁共振断层扫描等放射学检查、超声检查(如腹部 / 淋巴结超声检查)、内镜检查、骨髓活检可用于进一步检查评估特定的症状(如脑部 CT 在面部瘙痒的情况下用来排除脑肿瘤)。

精神病学评估

慢性瘙痒可伴有行为和调节功能障碍,因而可能需要心理咨询。精神疾病也可能是慢性瘙痒的原因,并导致搔抓皮损,有时甚至导致自残。这些患者需要进行精神病学检查,必要时还需要适当的治疗。如果没有精神病学评估,就不应该诊断为单纯的心因性瘙痒。

(翻译:葛格   审校:冰寒)

参考文献

1. Ambros-Rudolph CM. Dermatosis of pregnancy – clues to diagnosis, fetal risk and therapy. Ann Dermatol. 2011;23:265–75.
2. Bigby M, Jick S, Jick H, Arndt K. Drug-induced cutaneous reactions. A report from the Boston collaborative drug surveillance program on 15,438 consecutive in-patients 1975–1982. JAMA. 1986;256:3358–63.
3. Brenaut E, Marcorelles P, Genestet S, Ménard D, Misery L. Pruritus: an underrecognized symptom of small-fiber neuropathies. J Am Acad Dermatol. 2015;72(2):328–32.
4. Cohen AD, Andrews ID, Medvedovsky E, Peleg R, Vardy DA. Similarities between neuropathic pruritus sites and lichen simplex chronicus sites. Isr Med Assoc J. 2014;16(2):88–90.
5. Cohen AD, Masalha R, Medvedovsky E, Vardy DA. Brachioradial pruritus: a symptom of neuropathy. J Am Acad Dermatol. 2003;48(6):825–8.
6. Fett N, Haynes K, Propert KJ, Margolis DJ. Five-year

malignancy incidence in patients with chronic pruritus: a population-based cohort study aimed at limiting unnecessary screening practises. J Am Acad Dermatol. 2014;70:651–8.

7. Lober CW. Should the patient with generalized pruritus be evaluated for malignancy? J Am Acad Dermatol. 1988;19:350–2.

8. Neilly JB, Martin A, Simpson N, MacCuish AC. Pruritus in diabetes mellitus: investigation of prevalence and correlation with diabetes control. Diabetes Care. 1986;9(3):273–5.

9. Oaklander AL. Common neuropathic itch syndromes. Acta Derm Venereol. 2012;92(2):118–25.

10. Oaklander AL. Neuropathic itch. Semin Cutan Med Surg. 2011;30(2):87–92.

11. Polat M, Oztas P, Ilhan MN, Yalçin B, Alli N. Generalized pruritus: a prospective study concerning etiology. Am J Clin Dermatol. 2008;9(1):39–44.

12. Ponticelli C, Bencini PL. Pruritus in dialysis patients: a neglected problem. Nephrol Dial Transplant. 1995;10(12):2174–6.

13. Savk E, Savk O, Bolukbasi O, Culhaci N, Dikicioğlu E, Karaman G, Sendur N. Notalgia paresthetica: a study on pathogenesis. Int J Dermatol. 2000;39(10):754–9.

14. Savk O, Savk E. Investigation of spinal pathology in notalgia paresthetica. J Am Acad Dermatol. 2005;52(6):1085–7.

15. Sommer F, Hensen P, Böckenholt B, et al. Underlying diseases and co-factors in patients with severe chronic pruritus: a 3-year retrospective study. Acta Derm Venereol. 2007;87:510.

16. Ständer S, Weisshaar E, Mettang T, Szepietowski JC, Carstens E, Ikoma A, Bergasa NV, Gieler U, Misery L, Wallengren J, Darsow U, Streit M, Metze D, Luger TA, Greaves MW, Schmelz M, Yosipovitch G, Bernhard JD. Clinical classification of itch: a position paper of the International Forum for the Study of Itch. Acta Derm Venereol. 2007;87(4):291–4.

17. Stäubli M. Pruritus-a little known iron-deficiency symptom. Schweiz Med Wochenschr. 1981;111(38):1394–8.

18. Stumpf A, Ständer S. Neuropathic itch: diagnosis and management. Dermatol Ther. 2013;26(2):104–9.

19. Wahid Z, Kanjee A. Cutaneous manifestations of diabetes mellitus. J Pak Med Assoc. 1998;48(10):304–5.

20. Weisshaar E, Apfelbacher CJ, Jäger G, et al. Pruritus as a leading symptom – clinical characteristics and quality of life in German and Ugandan patients. Br J Dermatol. 2006;55:957–64.

21. Weisshaar E, Gieler U, Kupfer J, Furue M, Saeki H, Yosipovitch G, International Forum on the Study of Itch. Questionnaires to assess chronic itch: a consensus paper of the special interest group of the International Forum on the Study of Itch. Acta Derm Venereol. 2012;92(5):493–6.

22. Weisshaar E, Ständer S, Gieler U, Matterne U, Darsow U. Development of a German language questionnaire for assessing chronic pruritus (AGP-questionnaire): background and first results. Hautarzt. 2011;62(12):914–2.

23. Weisshaar E, Diepgen TL, Luger TA, et al. Pruritus in pregnancy and childhood – do we really consider all relevant differential diagnoses? Eur J Dermatol. 2005;15(5):320–31.

24. Yosipovitch G, Goon A, Wee J, Chan YH, Goh CL. The prevalence and clinical characteristics of pruritus among patients with extensive psoriasis. Br J Dermatol. 2000;143:969–73.

第 12 章　瘙痒的测量：患者报告的结果

Sonja Ständer

引言

专家们一致认为,随着新疗法的出现,目前对慢性瘙痒患者的治疗可以使病情得到显著改善。评估瘙痒的一个挑战仍然是如何去评估症状的进展,因为目前还没有一种客观测量症状的方法。因此,要求患者在常规治疗和临床试验期间用评分来衡量其症状。为了更好地根据症状进展得出结论,为患者提供有效的患者报告结局(patient-reported outcome,PRO)工具,包括标准化的回忆期和针对慢性瘙痒症状的问卷。2009 年,成立了一个由瘙痒专家组成的特别协作小组(国际瘙痒研究论坛(International Forum for the Study of Itch,IFSI;www.itchforum.net),旨在搭建一个理性和标准化的专业评估平台[1]。目前,欧洲皮肤病与性病学会(European Academy of Dermatology and Venereology,EADV)资助的欧洲网络Prunet[2]正在验证各种工具在日常生活中的应用。由欧洲瘙痒专家组成的共识会议最近评估了慢性瘙痒患者使用不同工具的情况。根据他们的结果,测量症状强度和患者生活质量(quality of life,QoL)的工具是最有价值的(表 12-1)。睡眠障碍、焦虑和抑郁也是其他需要考虑的因素。

表 12-1　慢性瘙痒的评估[1]

领域	工具
瘙痒强度	视觉模拟评分(VAS)
	数字等级表(NRS)
	言语评分量表(VRS)
健康相关生活质量 a	皮肤病生活质量指数:皮肤病
	瘙痒生活质量指数:所有类型的慢性瘙痒

a 在使用经过验证的、已发布的测量工具之前,必须清除所有版权问题。

瘙痒强度

收集症状强度的信息是临床试验中最常用的 PRO 方法[3-5]。已经有了不同类型的瘙痒强度测量量表,包括多维和一维量表。瘙痒严重程度量表和瘙痒分级系统是多维量表的代表,在方法上存在一定的不足,在临床研究中尚未得到验证。视觉模拟量表(visual analogue scale,VAS)等一维量表为评价瘙痒强度提供了一种快速评估方法,在随机对照研究中特别有用。VAS 是目前最流行的工具,以前用于疼痛评估,但现在也用于测量瘙痒强度[3-5]。它由一条 10cm 长的水平线组成,每边各有个端点。左侧终点代表无症状(0= 无瘙痒),右侧终点代表无法忍受的严重程度(10= 可想象的最严重瘙痒)[5]。要求患者在终点之间或终点上做一个垂直标记,以表明他们的主观强度[5]。虽然传统的 VAS 是水平的,但也存在与原始版本稍有不同的垂直版本[4]。

另一个量表,数值评分量表(numerical rating scale,NRS)也用于测量瘙痒症状强度。同样的,患者通过指定 0(无症状)到 10(可想象的最严重瘙痒)之间的数字来评价他们的主观强度。虽然 NRS 和 VAS 有相似的方法和目的,但在验证研究中,发现纸质的 NRS 包含较少的缺失数据。与 NRS 的数据相比,有一半的 VAS 数据丢失了[3]。当更仔细地检查时,发现 60 岁以上的患者对 VAS 应答并不积极。NRS 评分也显示出略高于 VAS 评分[3]。例如,在评估瘙痒治疗效果时,这些不同的值是否具有临床相关性,仍有待确定。然而,建议研究参与者在临床研究中正式使用 VAS 量表前,完成 VAS 评估,使他们了解 VAS,同时减少丢失数据的数量。言语评定量表（verbal rating scale，VRS）是一种评定强度的方法，它为患者提供了选择分级形容词来描述其主观症状感觉的选项（0= 没有瘙痒，5= 非常严重的瘙痒）。

到目前为止，专家们仍然认为上述量表的作用未经确认。最近才有研究提及对瘙痒评估手段的验证和适应性[3,4]。在一项由 781 名欧洲和日本的瘙痒性皮肤病患者和具有不同病因的慢性瘙痒患者组成的研究中，VAS、NRS 和 VRS 数据被证明是高度可靠的，并具有正相关性[3-5]。当使用测试 - 再测试可靠性测试方法时，高组内相关系数证实了这些工具的可重复性。这些研究有助于评估 VAS 涉及的领域。最近的另一项研究确定了 VAS 和 NRS 之间临床相关的最小差异，并验证了回忆期和所用方法之间的相关性（Reich 等人未发表的文献）。VAS、NRS 和 VRS 的最佳回忆期仍存在争议，但在临床试验中这些工具每日都会用到。一般来说，在常规治疗中，需要考虑过去 24h 内出现的症状，尽管过去 4 周内关于瘙痒强度的问题也被认为是重要的，因为患者可以提供这些信息。尽管如此，4 周前的瘙痒强度被视为不敏感的，不应与临床试验中的治疗反应率一起计算。

生活质量

相当多的精神共患病[6]和睡眠障碍是慢性瘙痒的特征，从而对患者的生活质量产生负面影响[7]。SF-36 和 SF-12 是用于测量 QoL 的典型工具[8,9]，尤其有助于比较各种疾病对生活质量的影响。它们的结果可以很方便地进行各种疾病之间的比较。皮肤病生活质量指数（dermatology life quality index，DLQI）是专门为评估皮肤病而制订的问卷，并在世界范围内广泛应用[10]，对于皮肤病或慢性搔抓性疾病中受慢性瘙痒影响的患者尤其有用[11]。上述疾病的例子包括银屑病、瘙痒等。由于其缺点，DLQI 对伴有瘙痒的非皮肤病没有益处。它过度集中于评估对患者正常工作的影响，而较少评估对精神的损害。在性别和年龄方面也存在明显的偏倚，但 DLQI 也提供了许多优势。不仅有专门为儿童设计的版本，而且 DLQI 还提供多种语言版本，并且明确定义了生活质量受损的截止值[10]。最近发布的"瘙痒生活质量 ItchyQol"是

第一个专门收集此类生活质量数据的瘙痒工具[12]，涵盖三个不同的维度（症状、功能、情绪），并允许对慢性瘙痒患者的生活质量进行结构性比较，而不考虑潜在疾病。目前已有英文和德文版本的"瘙痒生活质量 ItchyQol"[12,13]，但研究旨在验证它在其他欧盟语言中的应用。将"瘙痒生活质量 ItchyQol"应用于慢性瘙痒的价值仍然是一个备受关注的主题。

（翻译：周炳荣）

参考文献

1. Ständer S, Augustin M, Reich A, Blome C, Ebata T, Phan NQ, Szepietowski JC. Pruritus assessment in clinical trials: a consensus paper of the special interest group scoring itch in clinical trials of the International Forum for the Study of Itch (IFSI). Acta Derm Venereol. 2013;93:509–14.
2. Ständer S, Zeidler C, Riepe C, Steinke S, Fritz F, Bruland P, Soto-Rey I, Storck M, Agner T, Augustin M, Blome C, Dalgard F, Evers AWM, Garcovich S, Gonçalo M, Lambert J, Legat FJ, Leslie T, Misery L, Raap U, Reich A, Şavk E, Streit M, Serra-Baldrich E, Szepietowski J, Wallengren J, Weisshaar E, Dugas M. European EADV network on assessment of severity and burden of pruritus (PruNet): first meeting on outcome tools. JEADV. 2015; in press doi: 10.1111/jdv.13296.
3. Phan NQ, Blome C, Fritz F, Gerss J, Reich A, Ebata T, et al. Assessment of pruritus intensity: prospective study on validity and reliability of the visual analogue scale, numerical rating scale and verbal rating scale in 471 patients with chronic pruritus. Acta Derm Venereol. 2012;92:502–7.
4. Reich A, Heisig M, Phan NQ, Taneda K, Takamori K, Takeuchi S, et al. Visual analogue scale: evaluation of the instrument for the assessment of pruritus. Acta Derm Venereol. 2012;92:497–501.
5. Furue M, Ebata T, Ikoma A, Takeuchi S, Kataoka Y, Takamori K, et al. Verbalizing Extremes of the Visual Analogue Scale for Pruritus: A Consensus Statement. Acta Derm Venereol. 2013;93:214–5.
6. Schneider G, Driesch G, Heuft G, Evers S, Luger TA, Ständer S. Psychosomatic cofactors and psychiatric comorbidity in patients with chronic itch. Clin Exp Dermatol. 2006;31:762–7.
7. Tessari G, Dalle Vedove C, Loschiavo C, Tessitore N, Rugiu C, Lupo A, et al. The impact of pruritus on the quality of life of patients undergoing dialysis: a single centre cohort study. J Nephrol. 2009;22:241–8.
8. Ware Jr JE, Sherbourne CD. The MOS 36-item short-form health survey (SF-36). I. Conceptual framework and item selection. Med Care. 1992;30:473–83.
9. Gandek B, Ware JE, Aaronson NK, Apolone G, Bjorner JB, Brazier JE, et al. Cross-validation of item selection and scoring for the SF-12 Health Survey in nine countries: results from the IQOLA Project.

International Quality of Life Assessment. J Clin Epidemiol. 1998;51:1171–8.

10. Finlay A, Khan G. Dermatology Life Quality Index (DLQI) – a simple practical measure for routine clinical use. Clin Exp Dermatol. 1994;19:210–6.

11. Reich A, Hrehorów E, Szepietowski JC. Pruritus is an important factor negatively influencing the well-being of psoriatic patients. Acta Derm Venereol. 2010;90:257–63.

12. Desai NS, Poindexter GB, Miller Monthrop Y, Bendeck SE, Swerlick RA, Chen SC. A pilot quality-of-life instrument for pruritus. J Am Acad Dermatol. 2008;259:234–44.

13. Krause K, Kessler B, Weller K, Veidt J, Chen SC, Martus P, et al. German version of Itchy Qol: validation and initial clinical findings. Acta Dermato Venereol. 2013;93:562–8.

第13章 瘙痒的测量：活动记录仪

Toshiya Ebata

背景介绍

瘙痒是大多数皮肤病及一些系统性和神经性疾病的主要症状。慢性瘙痒，即持续6周以上的瘙痒，可以干扰日常活动、造成睡眠障碍、不快感，带来抑郁情绪，从而对患者的生活质量产生强烈的负面影响。尽管已经开发了一些有效的止痒疗法，但仍有许多患者被严重瘙痒所困扰，急需新型的抗瘙痒疗法。由于瘙痒是一种主观症状，无法客观测量，因此对抗瘙痒效果的评估是基于患者自我报告的评分量表和抓挠的测量完成的[1,2]。本章对各种抓挠测量方法进行回顾，并特别关注活动记录法在瘙痒评估中的作用。

抓挠——一种衡量瘙痒的客观指标

瘙痒的定量评估对于止痒疗效的评价至关重要，也有助于监测诸如特应性皮炎（atopic dermatitis，AD）等慢性瘙痒疾病的活动。然而，由于瘙痒是一种主观感觉，所以并不容易正确评估。瘙痒是一种会引起抓挠欲望的不愉快感觉，因此，抓挠评估可以间接、但客观地衡量瘙痒程度。抓挠会导致抓痕、苔藓样变和痒疹，仔细观察这些皮损以及检查床单上鳞屑和血迹是评估抓挠的方法之一。抓挠也可以通过测量肢体运动来评估，夜间抓挠被认为是瘙痒的间接相关因素，与白天的抓挠不同，夜间的抓挠受社会心理因素的影响较小，受其他身体运动的干扰也较小。

用于测量抓挠的装置

抓挠的测量可追溯到20世纪70年代初，当时Savin等人[3,4]首先通过测量两个前臂由于抓挠而产生的肌肉电位来评估睡眠中的抓挠。通过与多导睡眠监测仪（polysomnography，PSG）的同步测量，他们证明了在睡眠的所有阶段都会出现抓挠，但在睡眠第1和第2阶段的出现频率比第3和第4阶段更为频繁。

Felix和Shuster[5]改进了自动手表，用来测量各种瘙痒性皮肤病患者在夜间抓挠行为中的肢体运动，证明夜间抓挠与患者对瘙痒严重程度的主观评估之间有很好的相关性。他们还通过安装在床腿上的近距离振动传感器测量床上的抓挠运动，该传感器提供了关于抓挠的定量信息，并作为肢体测量仪测量的参考。Summerfield和Welch[6]开发了一种电磁运动探测器，作为肢体测量仪的更新版本，它提高了灵敏度，并可以记录在抓挠上所花的累计时间。他们测量了瘙痒和非瘙痒性肝病患者的夜间抓挠情况。

Aoki等[7]用附在手背上的纸张应变计来测量抓挠。通过与PSG的同步测量，他们发现严重AD患者的深度正相睡眠严重不足。他们还观察到，抓挠后睡眠往往会变浅，并认为是抓挠本身导致睡眠变浅。Endo等[8]开发了一种压力传感器穿戴在手背上，这是一种便携式设备，可供门诊患者使用。

Ebata等[9]使用红外摄像机直接记录和测量AD人群在夜间的抓挠，这种摄像功能够在病房完全黑暗的情况下进行记录,无须患者连接设备。除了根据抓挠时间量化抓挠量外,还成功地观察到了抓挠的模式和部位。有一个缺点就是通过回放视频来测量抓挠时间非常耗时。

Talbot 等[11]设计了一个传感器,是一小块可以戴在患者指甲上的压电薄膜。当指甲在抓挠皮肤震动时,薄膜会产生一个信号。该信号被无线传输到信号处理器,在该处理器中,高于预设阈值水平且在预设频率内的信号被选为“抓挠活动指数”。这项技术成功地将抓挠动作与其他动作区分开来,也可以用于白天的监控。Bergasa 等[12]应用该系统对胆汁淤积性瘙痒住院患者进行 24h 抓挠测量,证明患者白天抓挠较多,阿片类药物拮抗剂可以减少抓挠。Molenaar 等人开发了该设备的便携式版本[13]。此外,Bijak 等人[14]还开发了一种便携式抓挠记录系统,该系统由指甲振动传感器和腕表大小的微控制器组成。

活动记录仪用于测量抓挠

上面提到的大多数抓挠测量设备都只有少数对该领域有专门兴趣的研究人员使用。要考虑更广泛的用途的话,当属腕式活动记录仪。腕式活动记录仪(也可称为加速度计、腕部活动监视器和活动记录图)是一种便携式腕表状的设备,内置压电陶瓷传感器,用于检测腕部运动产生的加速度信号(图 13-1),它可以用来量化监测睡眠[15]。市场上有几款产品在售[16-23]。

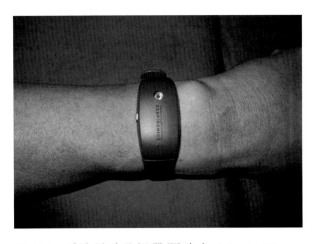

图 13-1　手腕活动监视器(图片由 Philips Healthcare, Home Healthcare Solutions 提供)

这些测试产品有一个共同的测量原理,就是肢体运动产生的加速度信号通过数字集成,用于量化信号曲线下的所有活动。活动数据被累积并存储在活动记录仪的内存中,根据数据采集的预设时间,活动记录仪可以连续记录长达 60 日。将数据下载到个人电脑后,显示在屏幕上,再用不同设备的附带软件自动计算活动数据。

受到活动记录仪在睡眠研究中能够准确检测肢体运动报道的启发,有作者用抓挠测量装置研究了成人[16]和儿童[19]AD 患者。在这两项研究中,作者使用红外视频记录作为活动记录仪抓挠测量的金标准参考,发现手腕活动计数和视频分析之间高度相关($r>0.9$)。手腕活动计数与 AD 的严重程度密切相关[16],AD 患者的手腕活动计数明显高于非瘙痒的对照组[16,19]。另一项使用 Digitrac 系统的研究表明,手腕活动与 AD 严重程度评分指数(scoring atopic dermatitis, SCORAD)及与 AD 相关的趋化因子标记物[如重组人皮肤 T 细胞房获趋化因子(cutaneous T-cell attracting cytokine,CTACK)、巨噬细胞源性趋化因子(macrophage-derived chemokine,MDC)、胸腺和激活调节趋化因子(thymus and activation regulated chemokine,TARC)等]显著相关[21]。最近使用 ViM 系统(MicroStone,Saku,Japan)的研究调查了常规干预治疗 4 周后手腕活动与 AD 主客观参数之间的关系。结果显示,象征抓挠减少的手腕活动改善率与 SCORAD 改善、白天瘙痒视觉模拟量表(VAS)主观评价、血清 TARC 和血清乳酸脱氢酶(serum lactate dehydrogenase,LDH)有显著的相关性[23]。在 AD 患儿接受局部他克莫司治疗后,手腕活动减少与 SCORAD 改善之间存在相关性[24]。所有这些结果都说明了活动记录仪检测夜间抓挠的有效性和敏感性。

夜间抓挠与睡眠的关系

手腕活动记录仪是一种广泛应用于睡眠研究的产品。制造商为软件提供了一种内置算法来估计睡眠/唤醒状态,以根据活动测量自动计算各种睡眠参数,如睡眠效率、入睡潜伏期、睡眠开始后觉醒(wake after sleep onset,WASO)。睡眠障碍在 AD 患者中很常见,是影响生活质量的主要因素。

因此，评估睡眠是很重要的，手腕活动记录仪也被用作 AD 患者睡眠的客观测量方法[17,18,22,25,26]。

通过活动记录仪的使用，人们发现睡眠有不同程度的恶化。AD 患者的睡眠较少，醒来更频繁，在这些不断醒来的过程中，醒着的时间更多，导致成人总体睡眠效率较低[17]。最近对 72 名年龄在 1~18 岁的 AD 儿童 / 青少年进行的研究表明，与 32 名对照组相比，他们的睡眠效率降低，入睡潜伏期长，片段化睡眠增多[26]。

有人可能会想，睡眠时的抓挠是否会影响睡眠效率测量值。Aoki 等[7]报道：通过 PSG 仔细研究夜间抓挠与睡眠阶段的关系，发现抓挠可使睡眠更浅，有时还会引起觉醒。然而，大多数抓挠行为与觉醒无关[7]。这一发现与许多患者的评论一致，即他们在抓挠行为中睡着了[27]。有两项研究通过同时用 PSG 监测来验证手腕活动记录仪测量 AD 患者睡眠的有效性[18,26]，均认为活动记录仪测量的睡眠参数与 PSG 测量的睡眠参数有一定的相关性，但相关性并不是很好。在成人 AD 的研究中，两个测量值之间的睡眠效率相关系数为 0.44（$P=0.05$）[18]。应用活动记录仪测得的 AD 儿童睡眠效率为（74.5 ± 9.2）%，PSG 测得的为（84.5 ± 9.3）%，相关系数为 0.70（$P<0.001$）[26]。这些结果表明，手腕活动记录仪对于整体评估 AD 患者的睡眠状态是可靠的，而睡眠效率较低可能是因为睡觉时的抓挠和其他身体活动引起的。

活动记录仪测量瘙痒的局限性

大多数在 AD 中使用活动记录仪的研究表明，手腕活动记录仪数据与疾病严重程度和 / 或活动之间存在显著的相关性，无论是评估抓挠还是睡眠[16-26]。同时，这些研究大多指出手腕活动记录仪结果与患者及其父母对睡眠和抓挠的主观判断之间的区别[17-21,25]，同时认为，基于受试者回忆和父母通宵观察的主观评估是不可靠的，凸显了客观测量抓挠和睡眠的必要性。Murray 和 Rees[28]发现活动记录仪评分与 VAS 瘙痒评分之间的相关性很小，使用 VAS 评估瘙痒的严重程度是否可靠是个问题。另一方面，Wootton 等人[29]在一项多中心、随机对照的离子交换软水剂治疗儿童湿疹的试验中，未能证明夜间活动记录仪评分与湿疹临床评

分之间存在显著的关系。该装置无法区分抓挠与其他动作，且在抓挠方面存在广泛的个体间变异，这可能导致手腕活动记录仪不能成功用于评估瘙痒和瘙痒疾病严重程度。事实上，有些患者或某些瘙痒性疾病的患者在夜间根本不抓挠，尽管他们在白天抱怨有剧烈的瘙痒。夜间抓挠在 AD[10]和胆汁瘀积性瘙痒[12,28]中的表现是典型的，但其他瘙痒性疾病的夜间抓挠还需要更多的研究。

未来展望

最近出现了一项新技术，用活动记录仪能从夜间各种混杂的活动中识别和检测抓挠[30]。此外，还开发了一种腕戴式声音探测器，以客观地量化抓挠行为[31]。为了监测睡眠，还有一种新研制的非穿戴式检测仪，将一种新型传感器放置在床垫下，有望获得更可靠的瘙痒患者睡眠相关数据[32]。用于家庭监测的睡眠脑电图也正在开发中，这些技术的进步将在未来提高抓挠和睡眠测量的准确性。然而，在目前的临床情况下，在充分了解其局限性的情况下，手腕活动记录仪仍不失为一个有用的测量夜间抓挠和睡眠的工具。

（翻译：谈益妹　审校：冰寒）

参考文献

1. Stander S, Augustin M, Reich A, Blome C, Ebata T, Phan NQ, Szepietowski JC. Pruritus assessment in clinical trials: consensus recommendations from the International Forum for the Study of Itch (IFSI) Special Interest Group Scoring Itch in Clinical Trials. Acta Derm Venereol. 2013;93(5):509–14.
2. Price AP, Cohen DE. Assessment of pruritus in patients with psoriasis and atopic dermatitis: subjective and objective tools. Dermatitis. 2014;25(6):334–44.
3. Savin JA, Paterson WD, Oswald I. Scratching during sleep. Lancet. 1973;2:296–7.
4. Savin JA, Paterson WD, Oswald I, Adam K. Further studies of scratching during sleep. Br J Dermatol. 1976;94(2):179–89.
5. Felix R, Shuster S. A new method for the measurement of itch and the response to treatment. Br J Dermatol. 1975;93(3):303–12.
6. Summerfield JA, Welch ME. The measurement of itch with sensitive limb meters. Br J Dermatol. 1980;103(3):275–81.

7. Aoki T, Kushimoto H, Hishikawa Y, Savin JA. Nocturnal scratching and its relationship to the disturbed sleep of itchy subjects. Clin Exp Dermatol. 1991;16(4):268–772.

8. Endo K, Sumitsuji H, Fukuzumi T, Adachi J, Aoki T. Evaluation of scratch movements by a new scratch-monitor to analyze nocturnal itching in atopic dermatitis. Acta Derm Venereol. 1997;77(6):432–5.

9. Ebata T, Aizawa H, Kamide R. An infrared video camera system to observe nocturnal scratching in atopic dermatitis patients. J Dermatol. 1996;23(3):153–5.

10. Ebata T, Aizawa H, Kamide R, Niimura M. The characteristics of nocturnal scratching in adults with atopic dermatitis. Br J Dermatol. 1999;141(1):82–6.

11. Talbot TL, Schmitt JM, Bergasa NV, Jones EA, Walker EC. Application of piezo film technology for the quantitative assessment of pruritus. Biomed Instrum Technol. 1991;25(5):400–3.

12. Bergasa NV, Alling DW, Talbot TL, Swain MG, Yurdaydin C, Turner ML, Schmitt JM, Walker EC, Jones EA. Effects of naloxone infusions in patients with the pruritus of cholestasis. A double-blind, randomized, controlled trial. Ann Intern Med. 1995;123(3):161–7.

13. Molenaar HA, Oosting J, Jones EA. Improved device for measuring scratching activity in patients with pruritus. Med Biol Eng Comput. 1998;36(2):220–4.

14. Bijak M, Mayr W, Rafolt D, Tanew A, Unger E. Pruritometer 2: portable recording system for the quantification of scratching as objective criterion for the pruritus. Biomed Tech. 2001;46(5):137–41.

15. Cole RJ, Kripke DF, Gruen W, Mullaney DJ, Gillin JC. Automatic sleep/wake identification from wrist activity. Sleep. 1992;15(5):461–9.

16. Ebata T, Iwasaki S, Kamide R, Niimura M. Use of a wrist activity monitor for the measurement of nocturnal scratching in patients with atopic dermatitis. Br J Dermatol. 2001;144(2):305–9.

17. Bender BG, Leung SB, Leung DY. Actigraphy assessment of sleep disturbance in patients with atopic dermatitis: an objective life quality measure. J Allergy Clin Immunol. 2003;111(3):598–602.

18. Bender BG, Ballard R, Canono B, Murphy JR, Leung DY. Disease severity, scratching, and sleep quality in patients with atopic dermatitis. J Am Acad Dermatol. 2008;58(3):415–20.

19. Benjamin K, Waterson K, Russel M, Schofield O, Diffey B, Rees JL. The development of an objective method for measuring scratch in children with atopic dermatitis suitable for clinical use. J Am Acad Dermatol. 2004;50(1):33–40.

20. Bringhurst C, Waterson K, Schofield O, Benjamin K, Rees JL. Measurement of itch using actigraphy in pediatric and adult populations. J Am Acad Dermatol. 2004;51(6):893–8.

21. Hon KL, Lam MC, Leung TF, Kam WY, Lee KC, Li MC, Fok TF, Ng PC. Nocturnal wrist movements are correlated with objective clinical scores and plasma chemokine levels in children with atopic dermatitis. Br J Dermatol. 2006;154(4):629–35.

22. Sandoval LF, Huang K, O'Neill JL, Gustafson CJ, Hix E, Harrison J, Clark A, Buxton OM, Feldman SR. Measure of atopic dermatitis disease severity using actigraphy. J Cutan Med Surg. 2014;18(1):49–55.

23. Fujita H, Nagashima M, Takeshita Y, Aihara M. Correlation between nocturnal scratch behavior assessed by actigraphy and subjective/objective parameters in patients with atopic dermatitis. Eur J Dermatol. 2014;24(1):120–2.

24. Hon KL, Lam MC, Leung TF, Chou CM, Wong E, Leung AK. Assessing itch in children with atopic dermatitis treated with tacrolimus: objective versus subjective assessment. Adv Ther. 2007;24(1):23–8.

25. Kobayashi S, Hayashi K, Koyama S, Tsubaki H, Itano T, Momomura M, Koyama T, Yanagawa Y. Actigraphy for the assessment of sleep quality in pediatric atopic dermatitis patients. Arerugi. 2010;59(6):706–15.

26. Chang YS, Chou YT, Lee JH, Lee PL, Dai YS, Sun C, Lin YT, Wang LC, Yu HH, Yang YH, Chen CA, Wan KS, Chiang BL. Atopic dermatitis, melatonin, and sleep disturbance. Pediatrics. 2014;134(2):e397–405.

27. Sack R, Hanifin J. Scratching below the surface of sleep and itch. Sleep Med Rev. 2010;14(6):349–50.

28. Murray CS, Rees JL. Are subjective accounts of itch to be relied on? The lack of relation between visual analogue itch scores and actigraphic measures of scratch. Acta Derm Venereol. 2011;91(1):18–23.

29. Wootton CI, Koller K, Lawton S, O'Leary C, Thomas KS, SWET study team. Are accelerometers a useful tool for measuring disease activity in children with eczema? Validity, responsiveness to change, and acceptability of use in a clinical trial setting. Br J Dermatol. 2012;167(5):1131–7.

30. Feuerstein J, Austin D, Sack R, Hayes TL. Wrist actigraphy for scratch detection in the presence of confounding activities. Conf Proc IEEE Eng Med Biol Soc. 2011;2011:3652–5.

31. Noro Y, Omoto Y, Umeda K, Tanaka F, Shiratsuka Y, Yamada T, Isoda K, Matsubara K, Yamanaka K, Gabazza EC, Nishikawa M, Mizutani H. Novel acoustic evaluation system for scratching behavior in itching dermatitis: rapid and accurate analysis for nocturnal scratching of atopic dermatitis patients. J Dermatol. 2014;41(3):233–8.

32. Kogure T, Shirakawa S, Shimokawa M, Hosokawa Y. Automatic sleep/wake scoring from body motion in bed: validation of a newly developed sensor placed under a mattress. J Physiol Anthropol. 2011;30(3):103–9.

第14章　安慰剂和反安慰剂对瘙痒的影响:方法学和临床意义

Andrea W. M. Evers, Kaya J. Peerdeman, Danielle J. P. Bartels, and Antoinette I. M. van Laarhoven

什么是安慰剂和反安慰剂效应?

在给予惰性治疗或积极治疗后,安慰剂和反安慰剂效应分别为积极或消极的治疗效果,这些效果不是治疗本身带来的[1]。安慰剂和反安慰剂效应最常见于自我报告中的结果,在这一领域被研究得最多的是疼痛[2-4]。大量的神经生物学研究也表明安慰剂和反安慰剂效应的特征是脑活动、免疫或神经内分泌反应以及自主神经系统的变化[5,6]。

安慰剂和反安慰剂效应的核心机制是预期[1,7-9]。治疗有效的预期可以预测甚至产生积极的治疗结果,反之亦然。这些预期可以被意识到,也会发生条件反射[10],并且这些预期是在学习过程产生的。在安慰剂和反安慰剂效应中,学习过程是诱发预期的基础,主要的学习过程包括言语暗示、条件作用和社会学习。言语暗示是给出的关于预期或预期治疗结果的说明(如咨询期间临床医生告知:"您刚刚收到的药剂已知能够有效减少一些患者的瘙痒")[2,3,11-15]。条件作用(conditioning)是指先前治疗经历对随后治疗结果的影响。关于条件作用在安慰剂和反安慰剂效应中作用的研究涉及把中性刺激(如惰性药)与非条件刺激(如减少疼痛刺激)配对,这将使疼痛感减轻。成功配对后,单独使用惰性药即可以减轻疼痛[11,16-23]。安慰剂和反安慰剂效应的社会学习或观察性学习需要患者观察治疗对另一个人(无论是现实生活中的人还是视频中的人)有正面或负面的治疗效果,这会使患者在进行惰性治疗后产生类似的治疗结果[24-26]。除了学习,情境因素在很大程度上也影响安慰剂和反安慰剂效应。最重要的是,医患关系的质量起着重要作用。研究表明,温暖和共情的态度以及对患者的担忧予以确认和保证,都可以改善治疗结果,并可以与如言语暗示的期望诱导相互作用[27-31]。此外,治疗特征(如药片或注射剂)、患者和临床医生的特征(如个性特征、专业状态)和保健机构也可以影响安慰剂和反安慰剂效应[7,32,33]。

安慰剂和反安慰剂效应对瘙痒有何影响?

过去十年中就安慰剂和反安慰剂对瘙痒的影响进行了较多研究,既有临床研究,也有实验研究。最近一项临床试验荟萃分析强调了安慰剂治疗瘙痒的效果[34]。在这项荟萃分析中,研究了特应性皮炎、银屑病以及特发性荨麻疹患者进行全身用药的临床试验中的安慰剂组。临床试验中安慰剂组患者在系统性安慰剂治疗后瘙痒症状减少了24%。根据0~10的瘙痒评分,瘙痒症状平均减少了1.3(95%的置信区间为1.0~1.6),效果属于中等至较大。例如在给药(安慰剂)后过敏反应中,反安慰剂在临床中对瘙痒的影响得到了研究。变态反应科的门诊患者不知情(盲法)地口服安慰剂药物,作为常规治疗方案之一[35,36]。选择之前发生过药物不良反应的患者,即曾有泛发性瘙痒、荨麻疹或呼吸道症状等药物不良反应史的患者,预计这些患者在药物不良反应后易受反安慰剂效应的影响。结果表明,安慰剂给药后,多达 27% 的患者表现出反安慰剂反应,如瘙痒和皮肤损伤。

在实验研究中,患者或健康受试者对瘙痒加重或减轻的期望主要是由学习过程引起,学习过程包括:言语暗示、条件作用和社会学习。在针对言语暗示和条件作用的研究中,预期是由躯体感觉刺激例如组胺引起的瘙痒[37-42]。总而言之,结果表明瘙痒可以通过诱导反安慰剂预期而加重,并通过诱导安慰剂预期来减轻[37-42]。言语暗示似乎就足以诱导瘙痒的反安慰剂效应,而言语暗示和条件作用组合起来诱导瘙痒的安慰剂效应似乎效果最好。这些发现可与其他领域的研究相媲美,如疼痛研究[1]。有初步证据表明,不仅瘙痒会受到安慰剂效应的影响,皮肤的生理性反应也可能受到安慰剂效应的影响,特别是在组胺作用后开始的条件作用反应[43;44]。例如,在 Goebel 及其同事的一项条件作用研究中(2008)反复使用一种新型口感的饮料配合抗组胺药,再将有着相似外表的安慰剂药物来替代抗组胺药后继续配合饮料服用,对皮肤就产生了安慰剂效应[44]。在社会学习中有着与安慰剂和反安慰剂效应密切相关的现象,即传染性瘙痒。瘙痒的传染性最初是由 Niemeier 及其同事的一项研究所证实的[45],这项研究显示,相比普通的讲座,在一场包含瘙痒相关照片的关于瘙痒的讲座中,人们搔抓得更加频繁。从那时起,一些研究已经开始调查传染性瘙痒,例如通过放映正在抓痒的人的视频,或者展示昆虫或过敏反应的图片(如[46-50])。由传染性瘙痒诱发的瘙痒在神经生物学上与物理诱导的瘙痒相似,例如都通过组胺引发瘙痒[46]。这些关于预期诱导和传染性瘙痒的实验研究支持了安慰剂和反安慰剂效应在瘙痒中的作用。

安慰剂和反安慰剂效应在瘙痒和传染性瘙痒研究中表明,安慰剂和反安慰剂效应似乎在瘙痒中比在其他感觉(如疼痛)中发挥更大的作用[41;50]。通过谈论瘙痒或通过展示视觉刺激相对容易诱发瘙痒,这可能与潜在的进化功能有关,这类功能可以防止例如蚊子之类可侵入皮肤的生物。显然,当观察到来自环境中与瘙痒相关的信号时,瘙痒的处理获得了高优先级。在信息处理的早期阶段负责筛选应注意哪些刺激(主要是自动进行的),从而进行进一步处理。由于瘙痒易于受到言语暗示的影响,且在自动处理程序中具有很高的优先级[41;46-48],就可能使得瘙痒对安慰剂和反安慰剂效应特别敏感。

怎样去控制安慰剂和反安慰剂效果?

在临床研究和应用中,医生是想了解患者的"真实"治疗效果,剔除可能的安慰剂和反安慰剂效应的影响。此外,临床试验通常包括干预组和无治疗、无附加条件的安慰剂组,这样不能解释"真实"的安慰剂对瘙痒的影响。如果医生或研究人员想在患者或研究中控制安慰剂或反安慰剂效应,则需要额外的步骤[1]。

由于心理预期在诱导安慰剂和反安慰剂效应中起主要作用,因此消除预期是控制安慰剂和反安慰剂效应最有效的方法。在公开 - 隐藏研究模式中,将公开治疗的治疗效果与在患者不知情时治疗的治疗效果进行比较(隐藏模式是指例如通过机器调节输送药物)。公开治疗是指临床医生公开治疗及效果从而使患者能够全面地了解。使用这种设计的研究表明,当患者不知道给药时,吗啡等积极治疗的效果会显著降低[51-55]。另一种可能的研究方法是不透露给药时间或者药物预期效果(在患者同意此程序后)。在临床试验中,有必要加入其他控制条件来考虑安慰剂和反安慰剂效应[1;56]。至少应该将没有任何治疗处理作为对照组。当将安慰剂组、治疗组和空白对照组(不进行处理)进行比较时,就可以对所研究的干预因素进行相对精确的估计。此外,常规治疗和临床试验中给出的信息强烈影响着患者,诸如患者有 50% 或 100% 接受积极治疗机会的信息。理想情况下,试验包括盲性和非盲性条件(开放标签设计),患者对他们所受治疗的了解程度各不相同。然而,研究中很难控制瘙痒区域的安慰剂和反安慰剂效应。

如何改变反安慰剂效果或使其最小化?

反安慰剂效应对临床治疗产生了巨大的影响,因为该效应可以引发或加重不良的效果并且削弱治疗效果。在基于言语暗示、条件作用和社会学习等学习过程的临床治疗中,医患沟通中谈及治疗副作用内容似乎是反安慰剂效应的重要触发因素。

尽管关于副作用的信息和影响患者作决策的其他相关信息都不能瞒着患者,但是传达这种信息的方式很重要,因为它有可能引起无益的期望并因此产生反安慰剂影响。例如一项关于流感疫苗接种的研究表明,接受流感疫苗接种的患者发生疫苗接种不良事件较少,因为这些患者接受的是可以耐受接种过程的人的信息,而不是哪些有过不良事件经验的人的信息[57]。关于瘙痒的研究仍然有待于去支持这种积极信息对患者的影响,而不是去提供具体的不良反应清单。关于减少反安慰剂效应的其他建议包括:提供副作用发生的百分比,而不是副作用发生的频率,并且增强患者应对轻微副作用的能力[58,59]。此外,实验研究表明,积极的口头信息可以最大限度地减少反安慰剂效应。例如提供正面信息以及解释反安慰剂效应如何对患者起作用,可能会逆转或者淡化先前提供的负面信息的影响,就如关于风力涡轮机声音的反安慰剂效应的研究所示[60,61]。关于这一课题的唯一一项有关于瘙痒的研究是我们研究小组最近做的,该研究表明通过条件作用和言语暗示诱导积极预期可以消除先前诱发出来的反安慰剂效应对瘙痒的影响[62],进一步证明了诱导反安慰剂效应后积极信息的作用。最后在符合道德要求的情况下,可以考虑针对高度焦虑的患者(在患者的同意下)不告知那些轻微的或暂时的副作用。对于这类患者,如果事先得到患者的允许,这种隐瞒治疗相关短期不良结果的方法是可能实行的。[63]。

对于对治疗充满负面和较低期望的患者(如由于先前出现过强副作用或者治疗失败的经历),由专业人员提供的额外的治疗性心理干预也是一种选择,包括降低痛苦和焦虑水平的方法(如心理疏导技术)。此外,对期望结果(如积极的治疗结果)的具象化可以诱导积极预期和增强治疗效果[64,65]。例如,当把手放入冷水时,通过显示减轻疼痛的图像(如使用手套的图像),特别是将有效的图像显示与言语暗示相结合时,可以在后续冷压期间降低疼痛预期和减少实际疼痛感[66]。用于瘙痒的类似技术仍有待开发。

除了在医患沟通领域的这些心理干预之外,还有研究显示药理学或神经生物学途径有望达到心理干预作用。例如 Benedetti 及其同事发现,非特异性胆囊收缩素(cholecystokinin,CCK)拮抗剂或者苯二氮䓬地西泮可阻断反安慰效应的痛觉过敏[67,68]。类似的干预可能有助于预防瘙痒中的反安慰剂效应。安慰剂研究的最新进展是右背侧前额叶皮质(right dorsolateral prefrontal cortex,rDLPFC)的经颅磁刺激(transcranial magnetic stimulation,TMS),旨在减少反安慰剂效应[69,70]。然而在临床应用之前,还需要对瘙痒的机制、作用以及神经生物学和药理学途径进行更多的研究。

我们可以使用安慰剂效应进行治疗吗?

安慰剂效应在很大程度上受到主治医生的影响。可以使用不同的方法来优化预期,从而以符合伦理的方式在治疗瘙痒中最佳的利用安慰剂效应。

医患沟通时,重要的是以实际和易于理解的方式告知患者预期的减轻瘙痒的积极结果(以及其他方面),而不忽略可能的副作用(如危害)。除了面对面的交流,还可以提供书面信息(如有关治疗的教育类传单或线上信息),或者其他成功接受治疗的患者的手写或书面记录(如患者群体的传单)。例如 Tang 和 Colagiuri[71]发现证据表明,通过关于止痛药有效性的教育传单可以增强言语暗示的安慰剂效应。

从长期条件作用过程的角度来看,重要的是评估以前的治疗经验,因为过去的治疗经验可以转移到后续的治疗上,特别是治疗相似的时候[72,73]。继续以前有效的给药途径可能会增强当前的治疗效果。此外,以开放的方式进行治疗并强调治疗的感官方面(如视觉、触觉或者嗅觉)以增加患者感知,可在治疗与症状缓解之间建立强烈关联,并且可能由此增强治疗效果。其他一些背景因素也可以增强这些条件作用过程,例如在同一房间内一天的固定时间进行治疗[74]。

找到最佳利用安慰剂效应的药理学治疗方案是一个很有前途的新研究领域。例如通过使用基于条件作用的安慰剂对照药物减少方案(placebo-controlled drug reduction,PCDR)。PCDR 的方法是先重复使用全剂量治疗去建立疗效关联,之后用安慰剂替换药物。例如在 25%~50% 的时间中接受完全皮质类固醇剂量的银屑病患者显示病变严重程度降低,这与持续接受全部剂量药物效果相当,并且效果大于持续接受减少 25%~50% 剂量的患者[75]。最后,最近的实验研究表明,药物治疗可直接影响安慰剂效应,例如缩宫素和加压素[76,77],然而这项研究仍处于起步阶段。

对瘙痒的研究和治疗有何意义?

越来越多临床和实验研究支持安慰剂和反安慰剂效应在瘙痒治疗中的作用,这种作用似乎与疼痛等其他领域相当。鉴于迄今为止安慰剂和反安慰剂效应对于瘙痒的研究有限,目前主要的挑战在于实验室中安慰剂和反安慰剂对在健康受试者短期内诱发的瘙痒有作用,这种效应可否推广到临床的患者上使用。来自自然环境的证据,例如传染性瘙痒的研究,表明有临床意义。研究健康受试者和患者的心理和神经生物学机制,可以进一步阐明安慰剂和反安慰剂效应影响瘙痒的特定机制。这些研究可能增强慢性瘙痒患者的良好心理预期,降低不利预期,可能有助于提升治疗效果。

致谢

本书章节得到了欧洲研究理事会(European Research Council,ERC)的 ERC 联合资助计划和荷兰科学研究组织(NWO)的创新计划(Vidi)资助(AWM Evers 获得这些资助)。作者声明没有利益冲突。

(翻译:葛格 审校:冰寒)

参考文献

1. Benedetti F. Placebo effects. Understanding the mechanisms in health and disease. Oxford: Oxford University Press; 2008.
2. Petersen GL, Finnerup NB, Colloca L, Amanzio M, Price DD, Jensen TS, Vase L. The magnitude of nocebo effects in pain: a meta-analysis. Pain. 2014;155(8):1426–34.
3. Vase L, Riley JL, Price DD. A comparison of placebo effects in clinical analgesic trials versus studies of placebo analgesia. Pain. 2002;99(3):443–52.
4. Vase L, Petersen GL, Riley 3rd JL, Price DD. Factors contributing to large analgesic effects in placebo mechanism studies conducted between 2002 and 2007. Pain. 2009;145(1–2):36–44.
5. Atlas LY, Wager TD. A meta-analysis of brain mechanisms of placebo analgesia: consistent findings and unanswered questions. In: Handbook of experimental pharmacology, Springer-Verlag, Berlin Heidelberg; vol 225. 2014. p. 37–69.
6. Schedlowski M, Enck P, Rief W, Bingel U. Neurobio-behavioral mechanisms of placebo and nocebo responses: implications for clinical trials and clinical practice. Pharmacol Rev. 2015;67(3):697–730.
7. Horing B, Weimer K, Muth ER, Enck P. Prediction of placebo responses: a systematic review of the literature. Front Psychol. 2014;5:1079.
8. Kirsch I. Response expectancy as a determinant of experience and behavior. Am Psychol. 1985;40(11):1189–202.
9. Kirsch I. Response expectancy theory and application: a decennial review. Appl Prev Psychol. 1997;6(2):69–79.
10. Stewart-Williams S, Podd J. The placebo effect: dissolving the expectancy versus conditioning debate. Psychol Bull. 2004;130(2):324–40.
11. Klinger R, Soost S, Flor H, Worm M. Classical conditioning and expectancy in placebo hypoalgesia: a randomized controlled study in patients with atopic dermatitis and persons with healthy skin. Pain. 2007;128(1–2):31–9.
12. Schmid J, Theysohn N, Gass F, Benson S, Gramsch C, Forsting M, Gizewski ER, Elsenbruch S. Neural mechanisms mediating positive and negative treatment expectations in visceral pain: a functional magnetic resonance imaging study on placebo and nocebo effects in healthy volunteers. Pain. 2013;154(11):2372–80.
13. Vase L, Robinson ME, Verne GN, Price DD. Increased placebo analgesia over time in irritable bowel syndrome (ibs) patients is associated with desire and expectation but not endogenous opioid mechanisms. Pain. 2005;115(3):338–47.
14. Carlino E, Benedetti F, Pollo A. The effects of manipulating verbal suggestions on physical performance. Z Psychol. 2014;222(3):154–64.
15. Lidstone SC, Schulzer M, Dinelle K, Mak E, Sossi V, Ruth TJ, de la Fuente-Fernandez R, Phillips AG, Stoessl AJ. Effects of expectation on placebo-induced dopamine release in parkinson disease. Arch Gen Psychiatry. 2010;67(8):857–65.
16. Amanzio M, Benedetti F. Neuropharmacological dissection of placebo analgesia: expectation-activated opioid systems versus conditioning-activated specific subsystems. J Neurosci. 1999;19(1):484–94.

17. Benedetti F, Pollo A, Lopiano L, Lanotte M, Vighetti S, Rainero I. Conscious expectation and unconscious conditioning in analgesic, motor, and hormonal placebo/nocebo responses. J Neurosci. 2003;23(10):4315–23.

18. Lui F, Colloca L, Duzzi D, Anchisi D, Benedetti F, Porro CA. Neural bases of conditioned placebo analgesia. Pain. 2010;151(3):816–24.

19. Freeman S, Yu R, Egorova N, Chen X, Kirsch I, Claggett B, Kaptchuk TJ, Gollub RL, Kong J. Distinct neural representations of placebo and nocebo effects. Neuroimage. 2015;112:197–207.

20. Jensen K, Kirsch I, Odmalm S, Kaptchuk TJ, Ingvar M. Classical conditioning of analgesic and hyperalgesic pain responses without conscious awareness. Proc Natl Acad Sci U S A. 2015;112(25):7863–7.

21. Kirsch I, Kong J, Sadler P, Spaeth R, Cook A, Kaptchuk T, Gollub R. Expectancy and conditioning in placebo analgesia: separate or connected processes? Psychol Conscious. 2014;1(1):51–9.

22. Klosterhalfen S, Kellermann S, Braun S, Kowalski A, Schrauth M, Zipfel S, Enck P. Gender and the nocebo response following conditioning and expectancy. J Psychosom Res. 2009;66(4):323–8.

23. Montgomery GH, Kirsch I. Classical conditioning and the placebo effect. Pain. 1997;72(1–2):107–13.

24. Colloca L, Benedetti F. Placebo analgesia induced by social observational learning. Pain. 2009;144(1–2):28–34.

25. Hunter T, Siess F, Colloca L. Socially induced placebo analgesia: a comparison of a pre-recorded versus live face-to-face observation. Eur J Pain. 2014;18(7):914–22.

26. Vogtle E, Barke A, Kroner-Herwig B. Nocebo hyperalgesia induced by social observational learning. Pain. 2013;154(8):1427–33.

27. Greville-Harris M, Dieppe P. Bad is more powerful than good: the nocebo response in medical consultations. Am J Med. 2015;128(2):126–9.

28. Jubb J, Bensing JM. The sweetest pill to swallow: how patient neurobiology can be harnessed to maximise placebo effects. Neurosci Biobehav Rev. 2013;37(10):2709–20.

29. Kaptchuk TJ, Kelley JM, Conboy LA, Davis RB, Kerr CE, Jacobson EE, Kirsch I, Schyner RN, Nam BH, Nguyen LT. Components of placebo effect: randomised controlled trial in patients with irritable bowel syndrome. BMJ. 2008;336(7651):999–1003.

30. Kelley JM, Kraft-Todd G, Schapira L, Kossowsky J, Riess H. The influence of the patient-clinician relationship on healthcare outcomes: a systematic review and metaanalysis of randomized controlled trials. Plos One. 2014;9(4):e94207.

31. Verheul W, Sanders A, Bensing J. The effects of physicians' affect-oriented communication style and raising expectations on analogue patients' anxiety, affect and expectancies. Patient Educ Couns. 2010;80(3):300–6.

32. Di Blasi Z, Harkness E, Ernst E, Georgiou A, Kleijnen J. Influence of context effects on health outcomes: a systematic review. Lancet. 2001;357(9258):757–62.

33. de Craen AJM, Tijssen JGP, de Gans J, Kleijnen J. Placebo effect in the acute treatment of migraine: subcutaneous placebos are better than oral placebos. J Neurol. 2000;247(3):183–8.

34. van Laarhoven AIM, van der Sman-Mauriks IM, Donders ART, Pronk MC, van de Kerkhof PCM, Evers AWM. Placebo effects on itch: a meta-analysis of clinical trials of patients with dermatological conditions. J Invest Dermatol. 2015;135(5):1234–43.

35. Liccardi G, Senna G, Russo M, Bonadonna P, Crivellaro M, Dama A, D'Amato M, D'Amato G, Canonica GW, Passalacqua G. Evaluation of the nocebo effect during oral challenge in patients with adverse drug reactions. J Investig Allergol Clin Immunol. 2004;14(2):104–7.

36. Lombardi C, Gargioni S, Canonica GW, Passalacqua G. The nocebo effect during oral challenge in subjects with adverse drug reactions. Eur Ann Allergy Clin Immunol. 2008;40(4):138–41.

37. Bartels DJP, van Laarhoven AIM, Haverkamp EA, Wilder-Smith OH, Donders ART, van Middendorp H, van de Kerkhof PCM, Evers AWM. Role of conditioning and verbal suggestion in placebo and nocebo effects on itch. Plos One. 2014;9(3):e91727.

38. Darragh M, Chang JW, Booth RJ, Consedine NS. The placebo effect in inflammatory skin reactions: the influence of verbal suggestion on itch and weal size. J Psychosom Res. 2015;78(5):489–94.

39. Napadow V, Li A, Loggia ML, Kim J, Mawla I, Desbordes G, Schalock PC, Lerner EA, Tran TN, Ring J, Rosen BR, Kaptchuk TJ, & Pfab F. The imagined itch: brain circuitry supporting nocebo-induced itch in atopic dermatitis patients. Allergy, 2015;70(11):1485–1492.

40. Scholz OB, Hermanns N. Illness behavior and cognitions influence the perception of itching of patients suffering from atopic dermatitis. Z Klin Psychol. 1994;23(2):127–35.

41. van Laarhoven AIM, Vogelaar ML, Wilder-Smith OH, van Riel PLCM, van de Kerkhof PCM, Kraaimaat FW, Evers AWM. Induction of nocebo and placebo effects on itch and pain by verbal suggestions. Pain. 2011;152:1486–94.

42. Sölle AB, Bartholomäus T, Worm M, Klinger R. How to psychologically minimize scratching impulses: benefits of placebo effects on itch using classical conditioning and expectancy. Z Psychol. 2014;222(3):140–7.

43. Vits S, Cesko E, Benson S, Rueckert A, Hillen U, Schadendorf D, Schedlowski M. Cognitive factors mediate placebo responses in patients with house dust mite allergy. Plos One. 2013;8(11):e79576.

44. Goebel MU, Meykadeh N, Kou W, Schedlowski M, Hengge UR. Behavioral conditioning of antihistamine effects in patients with allergic rhinitis. Psychother Psychosom. 2008;77(4):227–34.

45. Niemeier V, Kupfer J, Gieler U. Observations during an itch-inducing lecture. Dermatol Psychosom. 2000;1:15–8.

46. Holle H, Warne K, Seth AK, Critchley HD, Ward J. Neural basis of contagious itch and why some people are more prone to it. Proc Natl Acad Sci U S A. 2012;109(48):19816–21.

47. Lloyd DM, Hall E, Hall S, McGlone FP. Can itch-related visual stimuli alone provoke a scratch response in healthy individuals? Br J Dermatol. 2013;168(1):106–11.

48. Papoiu AD, Wang H, Coghill RC, Chan YH, Yosipovitch G. Contagious itch in humans. A study of visual "transmission" of itch in atopic dermatitis and healthy subjects. Br J Dermatol. 2011;164(6):1299–303.

49. Schut C, Muhl S, Reinisch K, Classen A, Jager R, Gieler U, Kupfer J. Agreeableness and self-

consciousness as predictors of induced scratching and itch in patients with psoriasis. Int J Behav Med. 2015;22(6):726–34.

50. Ward J, Burckhardt V, Holle H. Contagious scratching: shared feelings but not shared body locations. Front Hum Neurosci. 2013;7:122.

51. Amanzio M, Pollo A, Maggi G, Benedetti F. Response variability to analgesics: a role for non-specific activation of endogenous opioids. Pain. 2001;90(3):205–15.

52. Atlas LY, Whittington RA, Lindquist MA, Wielgosz J, Sonty N, Wager TD. Dissociable influences of opiates and expectations on pain. J Neurosci. 2012;32(23):8053–64.

53. Benedetti F, Maggi G, Lopiano L, Lanotte M, Rainero I, Vighetti S, Pollo A. Open versus hidden medical treatments: the patient's knowledge about a therapy affects the therapy outcome. Prev Treat. 2003;6:1a.

54. Petersen GL, Finnerup NB, Grosen K, Pilegaard HK, Tracey I, Benedetti F, Price DD, Jensen TS, Vase L. Expectations and positive emotional feelings accompany reductions in ongoing and evoked neuropathic pain following placebo interventions. Pain. 2014;155(12):2687–98.

55. Schenk LA, Sprenger C, Geuter S, Buchel C. Expectation requires treatment to boost pain relief: an fmri study. Pain. 2014;155(1):150–7.

56. Vase L, Amanzio M, Price DD. Nocebo vs. placebo: the challenges of trial design in analgesia research. Clin Pharmacol Ther. 2015;97(2):143–50.

57. OConnor AM, Pennie RA, Dales RE. Framing effects on expectations, decisions, and side effects experienced: the case of influenza immunization. J Clin Epidemiol. 1996;49(11):1271–6.

58. Rief W, Bingel U, Schedlowski M, Enck P. Mechanisms involved in placebo and nocebo responses and implications for drug trials. Clin Pharmacol Ther. 2011;90(5):722–6.

59. Colloca L, Finniss D. Nocebo effects, patient-clinician communication, and therapeutic outcomes. JAMA. 2012;307(6):567–8.

60. Crichton F, Petrie KJ. Accentuate the positive: counteracting psychogenic responses to media health messages in the age of the internet. J Psychosom Res. 2015;79(3):185–9.

61. Crichton F, Petrie KJ. Health complaints and wind turbines: the efficacy of explaining the nocebo response to reduce symptom reporting. Environ Res. 2015;140:449–55.

62. Bartels DJP, van Laarhoven AIM, Stroo M, Hijne K, Peerdeman KJ, Donders ART, van de Kerkhof PCM, Evers AWM. Reversing nocebo effects by conditioning with verbal suggestion. Submitted.

63. Hauser W, Hansen E, Enck P. Nocebo phenomena in medicine: their relevance in everyday clinical practice. Dtsch Arztebl Int. 2012;109(26):459–65.

64. Kwekkeboom KL, Wanta B, Bumpus M. Individual difference variables and the effects of progressive muscle relaxation and analgesic imagery interventions on cancer pain. J Pain Symptom Manage. 2008;36(6):604–15.

65. Hanssen MM, Peters ML, Vlaeyen JWS, Meevissen YMC, Vancleef LMG. Optimism lowers pain: evidence of the causal status and underlying mechanisms. Pain. 2013;154(1):53–8.

66. Peerdeman KJ, van Laarhoven AIM, Bartels DJP, Peters ML, Evers AWM. Placebo analgesia via imagery. Submitted.

67. Benedetti F, Amanzio M, Casadio C, Oliaro A, Maggi G. Blockade of nocebo hyperalgesia by the cholecystokinin antagonist proglumide. Pain. 1997;71(2):135–40.

68. Benedetti F, Amanzio M, Vighetti S, Asteggiano G. The biochemical and neuroendocrine bases of the hyperalgesic nocebo effect. J Neurosci. 2006;26(46):12014–22.

69. Krummenacher P, Candia V, Folkers G, Schedlowski M, Schonbachler G. Prefrontal cortex modulates placebo analgesia. Pain. 2010;148(3):368–74.

70. Egorova N, Yu R, Kaur N, Vangel M, Gollub RL, Dougherty DD, Kong J, Camprodon JA. Neuromodulation of conditioned placebo/nocebo in heat pain: anodal vs cathodal transcranial direct current stimulation to the right dorsolateral prefrontal cortex. Pain. 2015;156(7):1342–7.

71. Tang CW, Colagiuri B. Can an educational handout enhance placebo analgesia for experimentally-induced pain? Plos One. 2013;8(10):e77544.

72. Hofmann M, Wrobel N, Kessner S, Bingel U. Minimizing carry-over effects after treatment failure and maximizing therapeutic outcome can changing the route of administration mitigate the influence of treatment history? Z Psychol. 2014;222(3):171–8.

73. Kessner S, Wiech K, Forkmann K, Ploner M, Bingel U. The effect of treatment history on therapeutic outcome: an experimental approach. JAMA Intern Med. 2013;173(15):1468–9.

74. Enck P, Bingel U, Schedlowski M, Rief W. The placebo response in medicine: minimize, maximize or personalize? Nat Rev Drug Discov. 2013;12(3):191–204.

75. Ader R, Mercurio MG, Walton J, James D, Davis M, Ojha V, Kimball AB, Fiorentino D. Conditioned pharmacotherapeutic effects: a preliminary study. Psychosom Med. 2010;72(2):192–7.

76. Kessner S, Sprenger C, Wrobel N, Wiech K, Bingel U. Effect of oxytocin on placebo analgesia: a randomized study. JAMA. 2013;310(16):1733–5.

77. Colloca L, Pine DS, Ernst M, Miller FG, Grillon C. Vasopressin boosts placebo analgesic effects in women: a randomized trial. Biol Psychiatry. 2015;79(10):794–802.

第15章 慢性瘙痒临床治疗中患者的需求与治疗目标

Sabine Steinke,Christine Blome,and Matthias Augustin

慢性瘙痒患者需求评估的临床重要性

慢性瘙痒是一种有挑战性的、且常为多因素的疾病,需要多学科尤其是瘙痒中心的共同协作[1,2]。由于瘙痒病因的多样性,常会面临长时间诊疗而症状不能缓解的问题。各种情绪、心理压力、对工作和日常活动的影响降低了患者的生活质量[3,4]。近期的研究表明,慢性瘙痒的发病率在美国门诊患者中为 1%[5],占德国总人数的 17%[6,7];在全球疾病负担(global burden of disease,GBD)研究中,慢性瘙痒在未来 50 种最受关注及挑战性的疾病中位居第一[8]。

因此,了解患者的需求和治疗目标对于医疗决策者愈发重要,这有助于他们更好地选择适合的诊疗措施,以最大限度地提升患者生活质量,让患者受益。患者报告结局(patient-reported outcome,PRO)研究已得到普遍认可,越来越多的临床研究均纳入该方法,以建立特定的方法和标准。

患者报告结局(PRO)研究:在瘙痒中的研究现状

PRO 研究建议不仅关注患者的生活质量(因为这已经很久以来就是关注的焦点),还要关注患者的获益、偏好、需求及治疗目标[9,10]。这些不同的方面是彼此关联的,比如疾病对近期生活的影响触发了患者需求与治疗目标。患者生活质量与治疗目标的评价并非多余,如:对于经治疗后缓解的疾病状况,患者仍有一个重要目标,即长期的疗效维持。

在皮肤科,银屑病的相关研究率先应用了 PRO,主流昂贵的生物治疗过程促进了 PRO 应用于疗效和治疗目标的评价。近期在银屑病中的应用表明,在临床中采用明确的治疗目标可改善疾病的治疗[11]。此外,银屑病患者的 PRO 研究也应用了患者偏好分析[12,13]。

在2012年国际瘙痒症研究工作组发表的共识中,已将 PRO 作为瘙痒研究的重要内容[4,14]。多年来,研究者致力于对于瘙痒程度的评价工具研究[15-17]。近期发表的关于最小临床重要性差异(minimum clinically important difference,MCID)对于瘙痒缓解的研究,向着临床医生在不久的将来运用明确治疗目标迈出了一步[17]。一种用于评价患者治疗需求和受益的方法——患者受益指数(patient benefit index,PBI)在 2009 年已在慢性瘙痒中得到临床验证[18]。此外,生活质量、抑郁和焦虑症状评分是临床中最常用的参数[14]。

就我们所知,PBI 的患者需求调查问卷是迄今为止用于慢性瘙痒患者治疗需求评价的唯一工具。

利用患者受益指数中的患者需求问卷从患者视角评价治疗目标

患者受益指数(patient benefit index,PBI)是一种已经确证并常用于皮肤科[19]和其他各种疾病的方法,包括一个经验证的慢性瘙痒版本(PBI-P)[18],用于评价患者视角的治疗需求及受益。国际瘙痒症研究工作组推荐在临床路径中采用PBI和瘙痒

与生活质量评价。PBI-P已在德国应用并已被翻译为8种欧洲语言。

在开始治疗前,患者将对预设的23种治疗目标进行重要度评价,采用皮肤科标准版本"PBI-S"表,以5分制进行评分[19]。对于慢性瘙痒患者,增加4个瘙痒特异性指标,即PBI-P表(表15-1)。患者需求问卷可从不同的维度,包括患者身体和心理的健康、工作和日常活动情况、社会接触及休闲活动等方面对患者的需求进行评价[20]。

表15-1　PBI-P调查问卷的患者需求指标[18,20]

指标	PBI 维度					PBI-P 瘙痒特异性指标
	减少社会性影响	减少心理影响	减少治疗损伤	减少身体创伤	有治愈的信心	
无痛				×		
不再瘙痒				×		
皮肤不再灼痛				×		
治愈所有皮肤改变				×		
注意力更集中						×
减少不安						×
可以穿着不受限						×
可以正常沐浴或淋浴						×
睡眠更好				×		
减少沮丧		×				
快乐生活		×				
不担心疾病会进展					×	
能过正常的日常生活		×				
日常工作更富成效		×				
对亲友负担更小	×					
可以正常休闲活动		×				
有正常的工作年限	×					
可更多与他人接触	×					
能更勇于展示自我	×					
对伴侣的负担更小	×					
可正常性生活	×					
更少依赖医生和就诊			×			
日常治疗时间更短			×			
实际现金支出医疗费用更少			×			
副作用更小			×			
有明确的诊断和治疗					×	
对治疗有信心					×	

治疗后,患者将对各自治疗后的目标实现程度进行评价,采用 0(表示"完全不重要"或"不适用于我")到 4(非常重要)的 5 分制。通过计算所有项目的偏好加权平均值得到系数,数值范围为 0~4。PBI 值越高,表示患者治疗受益越大。当患者的 PBI≥1(临界值)时,认为其从治疗中获益。

PBI 调查问卷既可用于计算事前 - 事后治疗受益分析,也可单独计算任何时点的患者需求。

皮肤科患者需求和瘙痒缓解需求

近期一项关于患者需求的报道,分析了 500 名在德国某大学接受临床治疗的皮肤科患者的数据,包括 10 种常见皮肤科疾病,即寻常痤疮、特应性皮炎、皮肤自身免疫性疾病、手足湿疹、毛发疾病、带状疱疹、多汗症、寻常型银屑病、皮肤溃疡和荨麻疹各 50 例。23 个皮肤科疾病的标准 PBI 指标应用于该研究[19,21]。

在 0~4 分制评分中,平均需求水平为 2.65 分,在所有治疗需求中居于重要位置。

最为重要的治疗需求为"有治愈的信心""减少身体创伤""减少治疗的损伤"[20]。明确诊断和治疗并具备治疗的信心,对于皮肤科患者而言至关重要,与高效的、以患者为中心的诊疗密切相关。而患者与医生之间信任的建立对于治疗的成功起决定性作用。治愈皮肤损伤在所有的治疗目标中最为重要,其自身也是皮肤疾病的严重负担。相反,皮肤科患者中"减少社会性损伤",如对于工作年限、伴侣关系和亲友关系的影响相对而言重要性最低[21]。

在 PBI 标准量表中,询问了"不再瘙痒"的重要性。在所有收集的皮肤科患者中,其排序为 23 个问题中的第 15 位。其平均需求水平为 2.46 分,仅略低于总平均需求水平,表明了瘙痒缓解需求在皮肤科患者中的重要性[21]。

在涉及的 10 种皮肤科疾病中,对于瘙痒缓解需求最大的是特应性皮炎、手足湿疹、荨麻疹和寻常型银屑病患者,因此应针对不同的疾病诊断分别分析瘙痒缓解的需求。鉴于此,一些不同疾病的 PBI 验证性试验已经在开展中,包括过敏性鼻炎[22]、银屑病[23]、慢性创伤[24]和前述提及的慢性瘙痒。

德国一所大学采用瘙痒特异性 PBI-P 量表,对于慢性瘙痒患者的治疗需求的开展了第一个分析研究,并在由 2015 年世界皮肤科大会进行了展示[25]。他们的研究表明慢性瘙痒患者的平均需求水平(3.4 分)高于普通皮肤科患者。

对临床工作和未来研究视角的提示

慢性瘙痒患者呈现出较高的平均需求水平,甚至可能高于普通皮肤科患者。PBI-P 可应用于临床及研究工作,以更深入地认知慢性瘙痒患者的需求。由于 PBI-P 的 PNQ 量表迄今是唯一可以用以了解慢性瘙痒患者需求的工具,但是相对于在银屑病的应用,它并不能明确和客观地了解治疗的目标,也不能获取患者的偏好,因此,应当推动 PRO 进一步应用于瘙痒的研究。

(翻译:邹颖　审校:冰寒)

参考文献

1. Ständer S, Pogatzki-Zahn E, Stumpf A, Fritz F, Pfleiderer B, Ritzkat A, Bruland P, Lotts T, Müller-Tidow C, Heuft G, Pavenstädt HJ, Schneider G, Van Aken H, Heindel W, Wiendl H, Dugas M, Luger TA. Facing the challenges of chronic pruritus: a report from a multi-disciplinary medical itch centre in Germany. Acta Derm Venereol. 2015;95(3):266–71.
2. Ständer S, Zeidler C, Magnolo N, Raap U, Mettang T, Kremer AE, Weisshaar E, Augustin M. Clinical management of pruritus. J Dtsch Dermatol Ges. 2015;13(2):101–15.
3. Schneider G, Driesch G, Heuft G, Evers S, Luger TA, Ständer S. Psychosomatic cofactors and psychiatric comorbidity in patients with chronic itch. Clin Exp Dermatol. 2006;31(6):762–7.
4. Ständer S, Augustin M, Reich A, Blome C, Ebata T, Phan NQ, Szepietowski JC. Pruritus assessment in clinical trials: consensus recommendations from the International Forum for the Study of Itch (IFSI) Special Interest Group Scoring Itch in Clinical Trials. Acta Derm Venereol. 2013;93(5):509–14.
5. Shive M, Linos E, Berger T, Wehner M, Chren MM. Itch as a patient-reported symptom in ambulatory care visits in the United States. J Am Acad Dermatol. 2013;69(4):550–6.
6. Matterne U, Apfelbacher CJ, Loerbroks A, Schwarzer T, Büttner M, Ofenloch R, Diepgen TL, Weisshaar E. Prevalence, correlates and characteristics of

chronic pruritus: a population-based cross-sectional study. Acta Derm Venereol. 2011;91(6):674–9.

7. Ständer S, Schäfer I, Phan NQ, Blome C, Herberger K, Heigel H, Augustin M. Prevalence of chronic pruritus in Germany: results of a cross-sectional study in a sample working population of 11,730. Dermatology. 2010;221(3):229–35.

8. Hay RJ, Johns NE, Williams HC, Bolliger IW, Dellavalle RP, Margolis DJ, Marks R, Naldi L, Weinstock MA, Wulf SK, Michaud C, Murray JLC, Naghavi M. The global burden of skin disease in 2010: an analysis of the prevalence and impact of skin conditions. J Invest Dermatol. 2014;134(6):1527–34.

9. Fung CH, Hays RD. Prospects and challenges in using patient-reported outcomes in clinical practice. Qual Life Res. 2008;17(10):1297–302.

10. Koller M, Neugebauer EAM, Augustin M, Büssing A, Farin E, Klinkhammer-Schalke M, Lorenz W, Münch K, Petersen-Ewert C, von Steinbüchel N, Wieseler B. Die Erfassung von Lebensqualität in der Versorgungsforschung – konzeptuelle, methodische und strukturelle Voraussetzungen. Gesundheitssystem. 2009;71:864–72.

11. Radtke MA, Reich K, Spehr C, Augustin M. Treatment goals in psoriasis routine care. Arch Dermatol Res. 2015;307(5):445–9.

12. Schaarschmidt ML, Umar N, Schmieder A, Terris DD, Goebeler M, Goerdt S, Peitsch WK. Patient preferences for psoriasis treatments: impact of treatment experience. J Eur Acad Dermatol Venereol. 2013;27(2):187–98.

13. Schaarschmidt ML, Schmieder A, Umar N, Terris D, Goebeler M, Goerdt S, Peitsch WK. Patient preferences for psoriasis treatments: process characteristics can outweigh outcome attributes. Arch Dermatol. 2011;147(11):1285–94.

14. Ständer S, Blome C, Breil B, Bruland P, Darsow U, Dugas M, Evers A, Fritz F, Metz M, Phan NQ, Raap U, Reich A, Schneider G, Steinke S, Szepietowski J, Weisshaar E, Augustin M. Assessment of pruritus – current standards and implications for clinical practice: consensus paper of the Action Group Pruritus Parameter of the International Working Group on Pruritus Research (AGP)]. Hautarzt. 2012;63(7):521–2. 524–31.

15. Phan NQ, Blome C, Fritz F, Gerss J, Reich A, Ebata T, Augustin M, Szepietowski JC, Ständer S. Assessment of pruritus intensity: prospective study on validity and reliability of the visual analogue scale (VAS), numerical rating scale (NRS) and verbal rating scale (VRS) in 471 chronic pruritus patients. Acta Derm Venereol.

2012;92(5):502–7.

16. Fritz F, Blome C, Augustin M, Koch R, Ständer S. Differences in patient and physician assessment of a dynamic patient reported outcome tool for chronic pruritus. J Eur Acad Dermatol Venereol. 2015. doi:10.1111/jdv.13214 [Epub ahead of print].

17. Reich A, Riepe C, Anastasiadou Z, Medrek K, Augustin M, Szepietowski J, Ständer S. Itch assessment with visual analogue scale (VAS) and numerical rating scale (NRS): determination of minimal clinically important difference (MCID) in chronic itch. Acta Derm Venereol. 2016. doi:10.2340/00015555-2433 [Epub ahead of print].

18. Blome C, Augustin M, Siepmann D, Phan NQ, Rustenbach SJ, Ständer S. Measuring patient-relevant benefits in pruritus treatment: development and validation of a specific outcomes tool. Br J Dermatol. 2009;161(5):1143–8.

19. Augustin M, Radtke MA, Zschocke I, Blome C, Behechtnejad J, Schäfer I, Reusch M, Mielke V, Rustenbach SJ. The patient benefit index: a novel approach in patient-defined outcomes measurement for skin diseases. Arch Dermatol Res. 2009;301(8): 561–71.

20. Blome C, Augustin M, Behechtnejad J, Rustenbach SJ. Dimensions of patient needs in dermatology: subscales of the patient benefit index. Arch Dermatol Res. 2011;303(1):11–7.

21. Steinke S, Blome C, Augustin M. Therapeutic needs and benefits of dermatological patients. Aktuelle Dermatol. 2015;41:340–5.

22. Franzke N, Schäfer I, Jost K, Blome C, Rustenbach SJ, Reich K, Reusch M, Maurer M, Augustin M. A new instrument for the assessment of patient-defined benefit in the treatment of allergic rhinitis. Allergy. 2011;66(5):665–70.

23. Feuerhahn J, Blome C, Radtke M, Augustin M. Validation of the Patient Benefit Index for the assessment of patient-relevant benefit in the treatment of psoriasis. Arch Dermatol Res. 2012;304(6):433–41.

24. Augustin M, Blome C, Zschocke I, Schäfer I, Koenig S, Rustenbach SJ, Herberger K. Benefit evaluation in the therapy of chronic wounds from the patients' perspective – development and validation of a new methods. Wound Repair Regen. 2012;20(1):8–14.

25. Steinke S, Bruland P, Osada N, Blome C, Augustin M, Ständer S. Chronic pruritus: evaluation of patient-relevant needs. In: 23rd World congress of dermatology abstracts and proceedings – Vancouver 2015 (ISBN: 978-0-9685848-3-5).

第16章 慢性瘙痒症的性与性别差异

Astrid Stumpf and Bettina Pfleiderer

过去数年中,生物医学、临床前以及临床科学已经开始在相关研究中愈发关注性与性别对研究结果产生的影响[1-10]。性(sex)与性别(gender)之间的概念并不互通。"性"一词与男性或女性的生物学特征有关(激素水平、遗传学表达、性器官)。与之相反,"性别"用以描述男性与女性之间不同的社会文化角色期望、心理学特征的差异以及工作生活条件的不同。性与性别之间相互影响(图16-1)。例如,大脑活动受到行为[12,13]以及影响情绪和感知的激素水平的影响[14,15]。

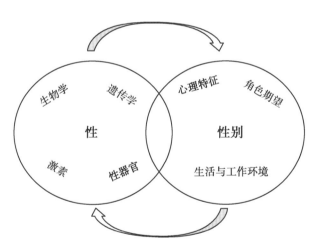

图16-1　性与性别相关的因素。各因素之间可以相互作用,并非相互独立

在多种疾病中,男性与女性的发病率、疾病强度以及疾病特征存在不同[2,5-8,16,17]。在疼痛研究中,女性被认为有着更低的疼痛阈值,患有偏头痛、纤维肌痛、肠易激综合征、间质性膀胱炎以及压力性头痛等疼痛性疾病的人数更多[18-21]。

尽管在不同疾病中对性与性别的差异的认识不断加深,但在瘙痒症中,激素水平、遗传学甚至诸如教育水平、经济独立、经济水平或社会支持等社会文化因素对瘙痒症的影响仍未可知。本章将总结目前已知的相关信息。

生理差异

近年来对于神经递质[22-24]和神经纤维[25-27]的认识正在不断加深,但性别差异对神经纤维分布和组成影响的评估仍十分匮乏,只有少数报道指出性别的影响。1990年,Magerl等人[28]发现注射组胺后女性会产生更大的风团,可能是由于男性与女性之间表皮厚度与结构的不同所造成的。Hartmann等人[29]分别对15名男、女性受试者注射瘙痒诱发物质,评估瘙痒的强度、严重程度及其所诱发的皮肤潮红,但并未发现性别差异。作者认为传入神经纤维的分布不存在性别差异,但并未能进行皮肤组织活检。

与Hartmann等人的结论[29]相反,一组1 000例左右的慢性瘙痒患者的临床样本证实了瘙痒有性与性别差异[30]。与男性相比,女性更多地患有与痉挛、疼痛以及环境温度相关的瘙痒症。此外,女性可以通过降低环境温度、男性可以通过提高环境温度来缓解瘙痒症状。这些发现提示:对于女性而言,瘙痒症更多意味着神经性病变。此外,男女性之间神经受体的分布可能同样存在差异。这一假说的支持之一是不同的生理刺激均可使瘙痒症状减轻(女性通过降低而男性通过提高环境温度)。

与此同时,Stumpf等人[31]发现发生于前臂与小腿的瘙痒程度因性别而异。但迄今为止,仍然没有足够的研究可以证实不同躯体定位之间的神经元受体分布差异。只有 Truini 等人[32]报道过神经元受体的分布数量自头部至下肢逐渐增加,但研究并未将神经元受体数量与性别结合进行相关性分析。

数篇研究中,女性对瘙痒程度的评分要高于男性[30,31,33]。

瘙痒症通常被认为是疼痛的"孪生姐妹",因为两者有相似的特征。将疼痛与瘙痒症进行比较,有助于发现性与性别对瘙痒症的特异性影响。值得注意的是,针对瘙痒症描述的研究与疼痛研究的结果非常一致。临床研究中,女性对疼痛的抱怨通常更加频繁,而且其程度更加持久和剧烈[34]。女性在实验研究中有着更低的疼痛阈值[35]。而在临床实践中,女性患慢性疼痛性疾病,例如偏头痛或纤维肌痛的比率更高[18-21]。

中枢性差异

近年来,大脑中性与性别相关的区别得到了更多的重视。"大脑性别的二态性"——同一物种雌性与雄性之间的表型差异——已经在大脑结构、功能以及神经化学方面得到了报道。Sacher 等人[36]发现,女性的大脑结构中,负责处理言语的布罗卡区(Broca)以及韦尼克区(Wernicke)、海马皮质(hippocampal cortex,负责长时记忆)、在恐慌以及压力情绪中起重要作用的蓝斑核(coeruleus)均较之男性更为发达。不仅如此,女性体内 5- 羟色胺受体的敏感性和活性更高[37]。相比之下,男性体内的 5- 羟色胺重新合成率比女性高出 52%[38]。与此相符的是,女性抑郁症的患病率更高,对选择性 5-

羟色胺再吸收抑制剂(selective serotonin reuptake inhibitor,SSRI)的反应性更高。

在疼痛研究中,大脑活动的性别特异性已经在体感皮质区、顶叶、额叶、扣带回、小脑以及海马体中得到体现[39,40]。这些在情绪、感觉和运动区域的差异可能导致慢性疼痛在女性中的发病率更高。中枢性瘙痒感知——与中枢性疼痛感知相似——可以被视作是一个具有感觉辨别、情感激励和认知评价成分相互作用的多维进程[41]。除了对刺激的感觉整合以及情绪评估之外,运动皮质区的激活对于抓挠的计划同样重要[42-45]。虽然对瘙痒的中枢性表现的认识已经显著加深,迄今为止仅有一项关于性别特异性差异的相关研究。这项研究表示,相较于男性,女性(尤其是在小腿)的瘙痒强度更高[31]。女性更容易被位于小腿的瘙痒分心,而男性可能会被前臂的瘙痒所影响。而在女性中,负责感觉整合、情绪评估和移动行为的规划的大脑区域活动更加频繁(图 16-2)。

这些在瘙痒症中得出的结论与疼痛研究中的结论相似[39,40,46]。在疼痛的预期阶段,女性背侧前额叶皮质(dorsolateral prefrontal cortex,DLPFC)的活动水平更高[47]。这个结论与 Stumpf 等人的研究结果[31]——即在瘙痒症中 DLPFC 的活动水平同样会升高完美契合。由于 DLPFC 负责工作记忆和注意力,女性很有可能不仅仅在经历疼痛时(而且在经历瘙痒时),更加专注于对症状的认知。同样在中枢神经系统内,女性小脑皮质区和辅助运动区的活动更加频繁[31]。这些区域对肢体行为(如抓挠行为)的规划均十分重要[48,49]。因此,女性对瘙痒症状的认知更加专注,负责抓挠行

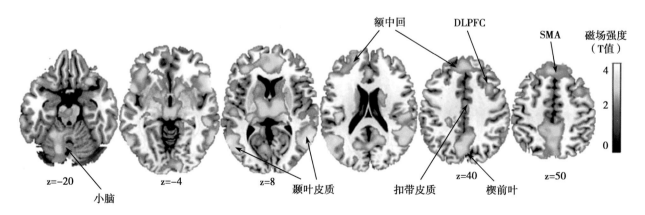

图 16-2　应用"女性">"男性"的刺激强度,通过刺激小腿所产生的瘙痒感在 BOLD fMRI 中所反应出的性特异性差异(与男性相比,女性表现出更频繁的脑内活动)。结果针对多重比较校正(FDR 校正,$P<0.05$,最少 20 个三维像素)。BOLD fMRI,基于血氧依赖性水平的功能性磁共振成像;DLPFC,背侧前额叶皮质;FDR,错误发现率;SMA,运动辅助区;z,水平面坐标

为的大脑皮质区活动增加,可能反映出患有瘙痒症的女性发生多发性划痕病变的概率更高,与之相对的是患有瘙痒症的男性即使症状更重,划痕病变的发生率更低甚至鲜有出现[30]。当然,女性瘙痒症的程度更剧烈,仍待进一步阐明这与更高密度的受体分布有关还是与大脑内不同区域的活动强度更高有关。不能排除这两个因素均可能导致上述观察到的差异。

心理差异

女性不仅在生理和中枢活动水平上有异于男性,在心理方面同样有一定差异,这与疼痛研究的结论[50]一致。在女性中,瘙痒似乎与某些心理症状例如抑郁、焦虑等之间存在一定的关联[33]。此外,相较于男性,女性更多地受到瘙痒症的困扰[30]。不仅是困扰的程度不同,受瘙痒症影响的皮肤范围程度似乎同样存在男女差异。在女性中,全身性瘙痒症的症状出现与较高的焦虑与抑郁评分相关,而在男性中并无这种相关性[33]。但有趣的是,抑郁评分与确诊"慢性瘙痒症伴多发划痕病变"实验组之间的相关性仅在男性中存在。瘙痒症状可能会导致男性的无助感和无力感,但无法通过广泛的抓挠来缓解,而这可能进一步导致抑郁症状[33]。但由于相关研究采取的是横断面调查,故无法确定因果关系。

在疼痛研究中,纤维肌痛或类风湿关节炎等慢性全身性疼痛同样与更高的抑郁评分相关[51,52]。已知抑郁症是慢性疼痛的危险因子[53-55],但在瘙痒症是否同样如此,仍有待进一步探索。

患瘙痒症的女性生活质量低于男性[30]。这一结果与针对其他皮肤病的研究,例如白癜风[56-58]、痤疮[16]、脂溢性皮炎[59]或甲癣[60]的结果一致。这可能是因为女性因为其社会角色的定位会更容易受到可见性皮肤病变的影响[56,59]。特别是接受高等教育并且社会活跃程度较高的年轻女性,面临着需要引人注目的压力。相较于男性,外表对于女性似乎更为重要。

总而言之,瘙痒在男性和女性之间不仅因为潜在的生理过程和大脑激活模式的不同,还在于心理层面的影响有所不同(表 16-1)。

表 16-1　性与性别特异性影响的研究摘要

研究	样本	方法	结果
Stumpf 等[33]	619 例慢性瘙痒症患者(341 例女性)	临床横断面研究 问卷调查 临床试验	瘙痒 / 皮肤状态与焦虑以及抑郁之间的关系:女性患者更加焦虑 全身性瘙痒症(女性)或瘙痒导致的抓挠(男性)与焦虑 / 抑郁相关
Stumpf 等[31]	33 例健康志愿者(17 例女性)	实验研究 组胺诱发瘙痒症 功能性磁共振成像 心理学数据	不同性别中瘙痒强度以及脑内活动存在差异 女性脑内情绪、情感和运动区域的激活程度更高
Ständer 等[30]	1 037 例 CP 患者(568 例女性)	临床横断面研究 问卷调查 临床试验	不同性别之间瘙痒症强度、发病部位、触发条件以及潜在疾病有所不同 女性抓挠更加频繁
Hartmann 等[29]	30 例健康志愿者(15 例女性)	实验研究 组胺、辣椒素以及攀缘植物诱发瘙痒症及灼烧感 问卷调查 视觉模拟量表评估瘙痒及痛感 轴突反射的测量	瘙痒和皮肤潮红方面没有性别差异,女性灼烧感有升高的趋势
Magerl 等[28]	48 例健康志愿者(21 例女性)	实验研究 组胺离子电渗疗法诱发瘙痒症 视觉模拟量表评估瘙痒强度 风团和皮肤潮红的测量	女性皮肤风团大于男性,可能是由不同的皮肤厚度所致

当然,目前尚不明确激素或基因是否会影响两性对瘙痒的感知和感觉的差异性,或者,如何影响到这种差异。据我们所知,因缺乏相关研究,慢性瘙痒症患者的药物处方或药物副作用是否存在性别特异性差异也尚不明确。目前迫切需要进一步的相关研究,以制订和改善针对瘙痒症患者的特异性个体治疗。

(翻译:何蒙文 审校:冰寒)

参考文献

1. Mercuro G, Deidda M, Bina A, Manconi E, Rosano GM. Gender-specific aspects in primary and secondary prevention of cardiovascular disease. Curr Pharm Des. 2011;17(11):1082–9.
2. Mercuro G, Deidda M, Piras A, Dessalvi CC, Maffei S, Rosano GM. Gender determinants of cardiovascular risk factors and diseases. J Cardiovasc Med (Hagerstown). 2010;11(3):207–20.
3. Picci RL, Vigna-Taglianti F, Oliva F, Mathis F, Salmaso S, Ostacoli L, et al. Personality disorders among patients accessing alcohol detoxification treatment: prevalence and gender differences. Compr Psychiatry. 2012;53(4):355–63.
4. Piccinelli M, Wilkinson G. Gender differences in depression. Critical review. Br J Psychiatry. 2000;177: 486–92.
5. Regan CO, Kearney PM, Savva GM, Cronin H, Kenny RA. Age and sex differences in prevalence and clinical correlates of depression: first results from the Irish longitudinal study on ageing. Int J Geriatr Psychiatry. 2013;28(12):1280–7.
6. Donner NC, Lowry CA. Sex differences in anxiety and emotional behavior. Pflugers Arch. 2013;465(5): 601–26.
7. Lima PO, Calil CM, Marcondes FK. Influence of gender and stress on the volatile sulfur compounds and stress biomarkers production. Oral Dis. 2013;19(4):366–73.
8. Oertelt-Prigione S. The influence of sex and gender on the immune response. Autoimmun Rev. 2012;11(6–7): A479–85.
9. Hajdarevic S, Schmitt-Egenolf M, Brulin C, Sundbom E, Hornsten A. Malignant melanoma: gender patterns in care seeking for suspect marks. J Clin Nurs. 2011;20(17–18):2676–84.
10. Klosterhalfen S, Kellermann S, Braun S, Kowalski A, Schrauth M, Zipfel S, et al. Gender and the nocebo response following conditioning and expectancy. J Psychosom Res. 2009;66(4):323–8.
11. Spitzer DL. Gender and sex-based analysis in health research: a guide for CIHR researchers and reviewers. Ottawa: CIHR Institute of Gender and Health; 2006.
12. Shen H, Li Z, Qin J, Liu Q, Lubin W, Zeng LL, et al. Changes in functional connectivity dynamics associated with vigilance network in taxi drivers. Neuroimage. 2016;124:367–78.
13. Blanco L, Nydegger LA, Camarillo G, Trinidad DR, Schramm E, Ames SL. Neurological changes in brain structure and functions among individuals with a history of childhood sexual abuse: a review. Neurosci Biobehav Rev. 2015;57:63–9.
14. Hassan S, Muere A, Einstein G. Ovarian hormones and chronic pain: a comprehensive review. Pain. 2014;155(12):2448–60.
15. Jung SJ, Shin A, Kang D. Hormone-related factors and post-menopausal onset depression: results from KNHANES (2010–2012). J Affect Disord. 2015;175:176–83.
16. Berg M, Lindberg M. Possible gender differences in the quality of life and choice of therapy in acne. J Eur Acad Dermatol Venereol. 2011;25(8):969–72.
17. Vigil JM, Coulombe P. Biological sex and social setting affects pain intensity and observational coding of other people's pain behaviors. Pain. 2011;152(9): 2125–30.
18. Fillingim RB, King CD, Ribeiro-Dasilva MC, Rahim-Williams B, Riley III JL. Sex, gender, and pain: a review of recent clinical and experimental findings. J Pain. 2009;10(5):447–85.
19. Bernardes SF, Keogh E, Lima ML. Bridging the gap between pain and gender research: a selective literature review. Eur J Pain. 2008;12(4):427–40.
20. Hurley RW, Adams MC. Sex, gender, and pain: an overview of a complex field. Anesth Analg. 2008;107(1):309–17.
21. Mogil JS. Sex differences in pain and pain inhibition: multiple explanations of a controversial phenomenon. Nat Rev Neurosci. 2012;13(12):859–66.
22. Gibson RA, Robertson J, Mistry H, McCallum S, Fernando D, Wyres M, et al. A randomised trial evaluating the effects of the TRPV1 antagonist SB705498 on pruritus induced by histamine, and cowhage challenge in healthy volunteers. PLoS One. 2014;9(7):e100610.
23. Obreja O, Rukwied R, Steinhoff M, Schmelz M. Neurogenic components of trypsin- and thrombin-induced inflammation in rat skin, in vivo. Exp Dermatol. 2006;15(1):58–65.
24. Ständer S, Steinhoff M, Schmelz M, Weisshaar E, Metze D, Luger T. Neurophysiology of pruritus: cutaneous elicitation of itch. Arch Dermatol. 2003;139(11):1463–70.
25. Schmelz M, Schmidt R, Bickel A, Handwerker HO, Torebjork HE. Specific C-receptors for itch in human skin. J Neurosci. 1997;17(20):8003–8.
26. Tekatas A, Arican O, Guler S, Aynaci O, Dincer N. Pruritus: do Adelta fibers play a role? J Dermatol. 2014;41(1):98–101.
27. Tominaga M, Takamori K. An update on peripheral mechanisms and treatments of itch. Biol Pharm Bull. 2013;36(8):1241–7.
28. Magerl W, Westerman RA, Mohner B, Handwerker HO. Properties of transdermal histamine iontophoresis: differential effects of season, gender, and body region. J Invest Dermatol. 1990;94(3):347–52.
29. Hartmann EM, Handwerker HO, Forster C. Gender differences in itch and pain-related sensations provoked by Histamine, Cowhage and Capsaicin. Acta Derm Venereol. 2015;95(1):25–30.
30. Ständer S, Stumpf A, Osada N, Wilp S, Chatzigeorgakidis E, Pfleiderer B. Gender differences in chronic pruritus: women present different morbidity, more scratch lesions and higher burden. Br J Dermatol. 2013;168(6):1273–80.
31. Stumpf A, Burgmer M, Schneider G, Heuft G, Schmelz M, Phan NQ, et al. Sex differences in itch perception and modulation by distraction – an FMRI

pilot study in healthy volunteers. PLoS One. 2013;8(11):e79123.

32. Truini A, Leone C, Di SG, Biasiotta A, La CS, Teofoli P, et al. Topographical distribution of warmth, burning and itch sensations in healthy humans. Neurosci Lett. 2011;494(2):165–8.

33. Stumpf A, Ständer S, Warlich B, Fritz F, Bruland P, Pfleiderer B, et al. Relations between the characteristics and psychological comorbidities of chronic pruritus differ between men and women: women are more anxious than men. Br J Dermatol. 2015;172(5):1323.

34. Unruh AM. Gender variations in clinical pain experience. Pain. 1996;65(2–3):123–67.

35. Riley III JL, Robinson ME, Wise EA, Myers CD, Fillingim RB. Sex differences in the perception of noxious experimental stimuli: a meta-analysis. Pain. 1998;74(2–3):181–7.

36. Sacher J, Neumann J, Okon-Singer H, Gotowiec S, Villringer A. Sexual dimorphism in the human brain: evidence from neuroimaging. Magn Reson Imaging. 2013;31(3):366–75.

37. Jovanovic H, Lundberg J, Karlsson P, Cerin A, Saijo T, Varrone A, et al. Sex differences in the serotonin 1A receptor and serotonin transporter binding in the human brain measured by PET. Neuroimage. 2008;39(3):1408–19.

38. Nishizawa S, Benkelfat C, Young SN, Leyton M, Mzengeza S, de Montigny C, et al. Differences between males and females in rates of serotonin synthesis in human brain. Proc Natl Acad Sci U S A. 1997;94(10):5308–13.

39. Henderson LA, Gandevia SC, Macefield VG. Gender differences in brain activity evoked by muscle and cutaneous pain: a retrospective study of single-trial fMRI data. Neuroimage. 2008;39(4):1867–76.

40. Derbyshire SW, Nichols TE, Firestone L, Townsend DW, Jones AK. Gender differences in patterns of cerebral activation during equal experience of painful laser stimulation. J Pain. 2002;3(5):401–11.

41. Forster C, Handwerker HO. Central nervous processing of itch and pain. In: Carstens E, Kiyama T, editors. Itch: mechanisms and treatment. Boca Raton: CRC Press; 2014.

42. Valet M, Pfab F, Sprenger T, Woller A, Zimmer C, Behrendt H, et al. Cerebral processing of histamine-induced itch using short-term alternating temperature modulation – an FMRI study. J Invest Dermatol. 2008;128(2):426–33.

43. Mochizuki H, Inui K, Tanabe HC, Akiyama LF, Otsuru N, Yamashiro K, et al. Time course of activity in itch-related brain regions: a combined MEG-fMRI study. J Neurophysiol. 2009;102(5):2657–66.

44. Mochizuki H, Sadato N, Saito DN, Toyoda H, Tashiro M, Okamura N, et al. Neural correlates of perceptual difference between itching and pain: a human fMRI study. Neuroimage. 2007;36(3):706–17.

45. Herde L, Forster C, Strupf M, Handwerker HO. Itch induced by a novel method leads to limbic deactivations a functional MRI study. J Neurophysiol.

2007;98(4):2347–56.

46. Ständer S, Schmelz M. Chronic itch and pain – similarities and differences. Eur J Pain. 2006;10(5): 473–8.

47. Benson S, Kotsis V, Rosenberger C, Bingel U, Forsting M, Schedlowski M, et al. Behavioural and neural correlates of visceral pain sensitivity in healthy men and women: does sex matter? Eur J Pain. 2012;16(3):349–58.

48. Kleyn CE, McKie S, Ross A, Elliott R, Griffiths CE. A temporal analysis of the central neural processing of itch. Br J Dermatol. 2012;166(5):994–1001.

49. Papoiu AD, Nattkemper LA, Sanders KM, Kraft RA, Chan YH, Coghill RC, et al. Brain's reward circuits mediate itch relief. A functional MRI study of active scratching. PLoS One. 2013;8(12):e82389.

50. McDonough E, Ayearst R, Eder L, Chandran V, Rosen CF, Thavaneswaran A, et al. Depression and anxiety in psoriatic disease: prevalence and associated factors. J Rheumatol. 2014;41(5):887–96.

51. Matcham F, Rayner L, Steer S, Hotopf M. The prevalence of depression in rheumatoid arthritis: a systematic review and meta-analysis. Rheumatology (Oxford). 2013;52(12):2136–48.

52. Mostoufi SM, Afari N, Ahumada SM, Reis V, Wetherell JL. Health and distress predictors of heart rate variability in fibromyalgia and other forms of chronic pain. J Psychosom Res. 2012;72(1):39–44.

53. Dunn KM, Jordan KP, Mancl L, Drangsholt MT, Le RL. Trajectories of pain in adolescents: a prospective cohort study. Pain. 2011;152(1):66–73.

54. Larsson B, Sund AM. One-year incidence, course, and outcome predictors of frequent headaches among early adolescents. Headache. 2005;45(6):684–91.

55. Stanford EA, Chambers CT, Biesanz JC, Chen E. The frequency, trajectories and predictors of adolescent recurrent pain: a population-based approach. Pain. 2008;138(1):11–21.

56. Borimnejad L, Parsa YZ, Nikbakht-Nasrabadi A, Firooz A. Quality of life with vitiligo: comparison of male and female muslim patients in Iran. Gend Med. 2006;3(2):124–30.

57. Ongenae K, Van GN, De SS, Naeyaert JM. Effect of vitiligo on self-reported health-related quality of life. Br J Dermatol. 2005;152(6):1165–72.

58. Ongenae K, Dierckxsens L, Brochez L, Van GN, Naeyaert JM. Quality of life and stigmatization profile in a cohort of vitiligo patients and effect of the use of camouflage. Dermatology. 2005;210(4):279–85.

59. Szepietowski JC, Reich A, Wesolowska-Szepietowska E, Baran E. Quality of life in patients suffering from seborrheic dermatitis: influence of age, gender and education level. Mycoses. 2009;52(4):357–63.

60. Szepietowski JC, Reich A, Pacan P, Garlowska E, Baran E. Evaluation of quality of life in patients with toenail onychomycosis by polish version of an international onychomycosis-specific questionnaire. J Eur Acad Dermatol Venereol. 2007;21(4):491–6.

第17章 瘙痒的临床表现

Asit Mittal and Sonja Ständer

瘙痒(瘙痒症)的临床表现千变万化,起初可以为急性表现,随后演变成慢性症状,或者作为皮肤病或系统性疾病的症状表现。它也可能与皮肤的病变有关。从临床医生的角度来看,瘙痒的临床表现在国际瘙痒研究论坛(International Forum for the Study of Itch,IFSI)[1]提出的临床分类系统的基础上得到最佳的诠释。在本章中,将围绕这些要点对瘙痒的临床表现进行讨论:

(1) 皮肤疾病或炎症引起的瘙痒(IFSI I 组)

(2) 干燥(干燥症)引起的皮肤瘙痒

(3) 正常,非炎性皮肤发生的瘙痒(IFSI II 组)

(4) 瘙痒伴有划痕病变(IFSI 组 III)

(5) 局部瘙痒作为感觉迟钝的一部分

表 17-1　引起瘙痒的炎症或皮肤疾病名称[1]

炎症性皮肤病	特应性皮炎、银屑病、接触性皮炎、皮肤干燥、药物引起的反应、扁平苔藓、瘢痕
感染性皮肤病	皮肤真菌病、念珠菌病、细菌和病毒感染、疥疮、虱病、昆虫叮咬反应
自身免疫性皮肤病	大疱性皮肤病、(尤其)疱疹样皮炎、大疱性类天疱疮、皮肌炎
遗传性皮肤病	Darier 病(毛囊角化病)、Hailey-Hailey 病(家族性良性天疱疮)、鱼鳞病、鱼鳞病样红皮病综合征、EB 痒疹
妊娠期皮肤病	妊娠期多形疹、妊娠性类天疱疮、妊娠期特应性皮疹
肿瘤	皮肤 T 细胞淋巴瘤(尤其是红皮病型和滤泡型)、皮肤 B 细胞淋巴瘤、皮肤型白血病

原发性皮肤病或炎症引起的瘙痒

瘙痒症是皮肤科医生观察到的皮肤病表现的主要症状。几乎每种皮肤疾病都有瘙痒(例如表 17-1)。根据受累程度,大多数此类皮肤病可伴有局部或全身性瘙痒。然而,通常伴有全身性瘙痒(如疥疮)的一些病症有时也会出现局部瘙痒病变(如阴囊上的持续性疥疮结节)(图 17-1)。

皮肤疾病的瘙痒症是 IFSI 的第一个分组[1]。术语"发炎"不仅反映了神经免疫机制的参与,还反映了皮肤红斑或神经源性炎症的存在,而不是单纯 T 细胞介导的炎症。可能导致湿疹的皮肤干燥症也被分在这个 IFSI 组中。

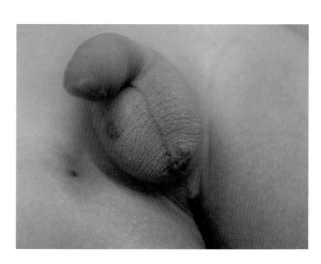

图 17-1　阴茎、阴囊疥疮结节

干燥（干燥症）引起的皮肤瘙痒

在皮肤科，最常见的以慢性瘙痒为临床表现的皮肤病是轻度至重度干燥症。即使是轻度干燥的皮肤引起的剧烈瘙痒也应该进行治疗。如果干燥症病情严重，可继发干性湿疹的临床表现。这种类型的瘙痒症通常见于老年人，并且给老年人生活带来巨大的压力。小面积皮肤的瘙痒也可能考虑甲状腺功能减退、干燥综合征、HIV、特应性状态和慢性肾病的表现。

正常、非炎性皮肤发生的瘙痒

在 IFSI 第二分组中描述了在没有原发性皮损的皮肤上发生的瘙痒。充其量，人们可以观察到一些搔抓继发的病变。瘙痒可能泛发，但发病时为局限性，例如肝胆疾病引起的瘙痒起始于手掌与足底。一些系统性疾病，诸如慢性肾病、肝胆疾病、血液疾病、甲状腺功能亢进、淋巴组织增生性

恶性肿瘤和实体器官肿瘤是引起这种瘙痒的常见原因。在皮肤类天疱疮[2]、老年人瘙痒症（威兰瘙痒症）、肥大细胞增多症和特应性瘙痒等皮肤病中的瘙痒也可伴有皮肤病变（"隐形皮肤病"）。荨麻疹皮损由于短暂持续，临床医生也可发现不了明显的皮肤损伤。心理因素也可能是引起瘙痒的原因之一。

伴有划痕病变的瘙痒

在第三个 IFSI 分组中，由于强烈和持续的瘙痒，被迫的搔抓导致继发性划痕成为主要的临床表现。因此，皮肤有急性和慢性划痕的复合表现，例如严重的擦伤、血液或结痂、瘢痕和伤口、苔藓化及脱落或过度角化的丘疹和结节。可引起这些病变的临床疾病包括单纯性扁平苔藓、结节性痒疹、苔藓样 / 斑疹形淀粉样变和获得性穿通性皮肤病。引起瘙痒的皮损的病因我们并不清楚，因为大量的皮肤病和系统性疾病都可能是引起划痕损伤的原因。病变总结在表 17-2 中：

表 17-2　IFSI 第Ⅲ组：慢性划痕损伤

病变类型	临床特征	相关疾病 / 因素
慢性单纯性苔藓（图 17-2）	顽固性瘙痒持续数周至数月，瘙痒 - 搔抓恶性循环是影响皮损的关键	异位性 / 特应性皮肤炎，心理因素
	孤立的，多发的，苔藓样，增厚的斑块，通常色素沉着过度，并有突出的皮肤斑纹	
	常见的部位有颈背、肛门和生殖器、上肢和下肢	
结节性痒疹（图 17-3）	可表现为由不同原因的瘙痒引起的反复摩擦或刮擦引起的皮肤反应模式	异位性 / 特应性皮炎、持续性昆虫叮咬反应、丙型肝炎感染、HIV、淋巴增生性疾病、实体瘤[3]、高频率的心理应激病理反应[4]
	临床上表现为大量的脓性丘疹和结节，在肢体和躯干的伸侧表面留下色素沉着的斑点	
苔藓样淀粉样变（图 17-4）	色素沉着的丘疹，对称发生，主要发生在四肢和四肢的伸肌表面，偶尔也可泛发全身	病因未知，可由严重局部搔抓导致，可能是 LSC 的亚型[5]
获得性穿通性皮肤病（图 17-5）	由于瘙痒引起的慢性搔抓，导致角化过度和穿通，可能与其他因素相关，例如可溶性差的物质积聚。瘙痒性病变的类型可从过度角化性丘疹到脐状丘疹和结节	慢性肾脏疾病、糖尿病[6]

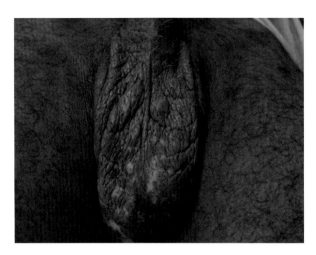

图 17-2 累及阴囊的单纯性苔藓

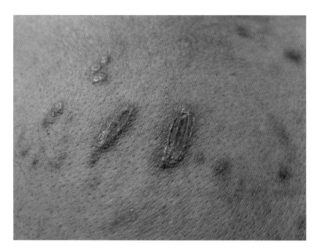

图 17-5 背部获得性穿通性皮病

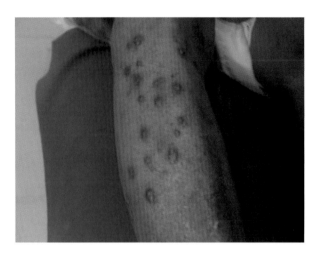

图 17-3 腿部结节性痒疹皮损

局部瘙痒作为感觉迟钝的一部分

局部瘙痒和感觉迟钝与许多病症有关,诸如疱疹后神经痛、感觉异常性背痛、肱桡部瘙痒、甲状旁腺痛和糖尿病神经病变等。瘙痒可伴有局部色素沉着过度,例如在无痛性感觉障碍的情况下,或在疱疹后神经痛的情况下引起的带状疱疹瘢痕。局部区域性感觉迟钝和瘙痒(如在下巴和鼻子上)可以由神经系统病变导致,例如 CNS(中枢神经系统)肿瘤、卒中和多发性硬化。

(翻译:杨京润　审校:冰寒)

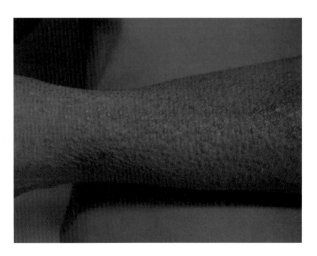

图 17-4 腿部淀粉样苔藓样变性

参考文献

1. Stander S, Weissharr E, Meltang T, et al. Clinical classi-fication of itch. A position paper of international forum for study of itch. Acta Derm Venereol. 2007;87:291–4.
2. Bakker CV, Terra JB, Pas HH, Jonkman MF. Bullous pemphigoid as pruritus in the elderly: a common presentation. JAMA Dermatol. 2013;149:950–3.
3. Lee MR, Shumack S. Prurigonodularis: a review. Australas J Dermatol. 2005;46:211–8.
4. Schneider G, Hockmann J, Stander S, Luger TA, Heuft G. Psychological factors in prurigo nodularis in comparison with Psoriasis vulgaris: result of a case control study. Br J Dermatol. 2006;154:61–6.
5. Weyers W, Weyers I, Bonezkowtiz M, Diaz-Cascajo C, Schill WB. Lichen amylodosis: a consequence of scratching. J Am Acad Dermatol. 1997;37:923–8.
6. Rapini RP, Herbert AA, Drucker CR. Acquired perfo-rating dermatosis. Arch Dermatol. 1989;125:1074–8.

第18章 敏感性皮肤

Laurent Misery

什么是敏感性皮肤？

国际瘙痒研究委员会将敏感皮肤[1-6]定义为，"由某些通常不引起异常感觉的刺激引起的不愉快感觉（刺痛、灼热、疼痛、瘙痒和刺痛感觉）。这些感觉可伴或不伴皮肤红斑。敏感性皮肤不局限于面部"。触发因素可以是物理因素（紫外线、热、冷和风），化学因素（化妆品、肥皂、水和污染物），也有可能是心理因素（压力）或激素因素（月经周期）。最初对于敏感性皮肤病的描述定位于面部，但其也可能发生于其他部位，主要包括头皮和手部[7,8]。

敏感性皮肤的病理生理学特点不明，但神经系统受累可能是其主要表现[9,10]。在敏感皮肤中，"皮肤耐受阈值"降低，但这与任何免疫或过敏机制没有直接关系。有少数报道提出，皮肤屏障功能受损以及经皮失水增加，可能使皮肤更易暴露于刺激物[11]。感觉异常和血管舒张提示皮肤神经系统可能参与敏感性皮肤的发生[9,12]。神经源性炎症可能与P物质、CGRP（降钙素基因相关肽）和VIP（血管活性肠肽）等神经递质分泌引起的血管舒张和肥大细胞脱颗粒有关。神经营养因子可调节神经递质的分泌。非特异性炎症也可能与IL-1、IL-8、PgE2、PgF2、TNFα的分泌有关[13]。TRPC家族是唯一能被化学和物理因素激活的蛋白，如TRPV1、TRPV2、TRPV3、TRPV4、TRPM8或TRPA1。这些感觉受体不仅表达于神经末梢，还表达于角质形成细胞上[14]。内皮素及其受体可能也与敏感性皮肤相关。内皮细胞和肥大细胞产生的内皮素（ET）-1、-2和-3可引起神经源性炎症，同时伴有烧灼性瘙痒[15]。

最后，敏感皮肤由表皮神经末梢改变引起[16]。

其机制与小纤维神经病引起的神经性瘙痒或神经性疼痛机制相似[17]。敏感性皮肤与小纤维神经病患者相似[18]，表现为IENFD降低和瘙痒反复发作。除此之外，两者主要不同之处在于：敏感性皮肤的红斑反复发生；没有明确的感觉缺陷；没有皮肤以外的症状，也没有确定的内在诱因，但与接触环境因素有关[18]。

敏感性皮肤非常常见。英国[19]、美国[20]、法国[21,22]和另外八个欧洲国家[23]以及日本[24]、巴西和俄罗斯[25]的流行病学研究表明，约有一半人口受累（约60%的女性和40%的男性）。虽然敏感皮肤不会导致抑郁症，但还是会影响他们的精神层面[21]，进而导致其生活质量下降[26]。敏感皮肤和异常敏感性皮肤在夏季比在冬季更为常见。

敏感性皮肤的瘙痒

许多人很难将瘙痒与灼烧、刺痛或其他感觉区分开来。据报道，61.5%敏感性皮肤受试者的瘙痒可发生在任何部位[6]。37.6%的人会有头皮瘙痒，而15.7%的人表示没有头皮瘙痒或轻微头皮瘙痒[7]。应用敏感性皮肤量表[27]或3S问卷[28]可以评估瘙痒的感觉。

治疗

敏感性皮肤的发生机制不明，治疗困难，也没有标准化治疗方案。建议以面部适度清洁和保湿为主，而不是杜绝使用化妆品！首选使用含低浓度清洁剂、低张力-活性物质和低刺激性物质的化妆品。使用含有适量上述成分的化妆品可能是一种治疗的选择。含有低刺激性物质的化妆品可作用于皮肤感受器[14]的感觉末梢，这可能是控制皮肤敏感反应过程中皮肤瘙痒的机制[29]。

（翻译：袁超　审校：冰寒）

参考文献

1. Muizzuddin N, Marenus KD, Maes DH. Factors defining sensitive skin and its treatment. Am J Contact Dermat. 1998;9:170–5.
2. Frosch PJ, Kligman AM. A method of apraising the stinging capacity of topically applied substances. J Soc Cosmet Chem. 1977;28:197–209.
3. Thiers H. Peau sensible. In: Thiers H, editor. Les Cosmétiques. 2nd ed. Paris: Masson; 1986. p. 266–8.
4. de Lacharrière O. Peaux sensibles, peaux réactives. EncyclMédChir (Cosmétologie et Dermatologie Esthétique). Paris: Elsevier; 2002.
5. Berardesca E, Fluhr JW, Maibach HI. What is sensitive skin ? In: Berardesca E, Fluhr JW, Maibach HI, editors. Sensitive skin syndrome. New York: Taylor & Francis; 2006. p. 1–6.
6. Misery L. Sensitive skin. Expert Rev Dermatol. 2013; 8:631–7.
7. Misery L, Sibaud V, Ambronati M, Macy G, Boussetta S, Taieb C. Sensitive scalp: does this condition exist? An epidemiological study. Contact Dermatitis. 2008;58(4): 234–8.
8. Saint-Martory C, Roguedas-Contios AM, Sibaud V, Degouy A, Schmitt AM, Misery L. Sensitive skin is not limited to the face. Br J Dermatol. 2008;158(1): 130–3.
9. Stander S, Schneider SW, Weishaupt C, Luger TA, Misery L. Putative neuronal mechanisms of sensitive skin. Exp Dermatol. 2009;18(5):417–23.
10. Farage MA, Katsarou A, Maibach HI. Sensory, clinical and physiological factors in sensitive skin: a review. Contact Dermatitis. 2006;55(1):1–14.
11. Seidenari S, Francomano M, Mantavoni L. Baseline biophysical parameters in subjects with sensitive skin. Contact Dermatitis. 1998;38:311–5.
12. Misery L. Les nerfs à fleur de peau. Int J Cosmet Sci. 2002;24:111–6.
13. Reilly DM, Parslew R, Sharpe GR, Powell S, Green MR. Inflammatory mediators in normal, sensitive and diseased skin types. Acta Derm Venereol. 2000;80:171–4.
14. Boulais N, Misery L. The epidermis: a sensory tissue. Eur J Dermatol. 2008;18:119–27.
15. Katugampola R, Church M, Clough G. The neurogenic vasodilator response to endothelin-1: a study in human skin in vivo. Exp Physiol. 2000;85:839–46.
16. Buhé V, Vié K, Guéré C, Natalizio A, Lhéritier C, Le Gall-Ianotto C, et al. Pathophysiological study of sensitive skin. Acta Derm Venereol. 2015;in press.
17. Misery L, Brenaut E, Le Garrec R, Abasq C, Genestet S, Marcorelles P, et al. Neuropathic pruritus. Nat Rev Neurol. 2014;10(7):408–16.
18. Misery L, Bodéré C, Genestet S, Zagnoli F, Marcorelles P. Small-fiber neuropathies and skin: news and perspectives for dermatologists. Eur J Dermatol. 2013;24:147–53.
19. Willis CM, Shaw S, de Lacharrière O, Baverel M, Reiche L, Jourdain R, et al. Sensitive skin: an epidemiological study. Br J Dermatol. 2001;145:258–63.
20. Jourdain R, de Lacharrière O, Bastien P, Maibach H. Ethnic variations in self-perceived sensitive skin: epidemiological survey. Contact Dermatitis. 2002;46: 162–9.
21. Misery L, Myon E, Martin N, Verriere F, Nocera T, Taieb C. Sensitive skin in France: an epidemiological approach. Ann Dermatol Venereol. 2005;132(5): 425–9.
22. Guinot C, Malvy D, Mauger E, Ezzedine K, Latreille J, Ambroisine L, et al. Self-reported skin sensitivity in a general adult population in France: data of the SU. VI.MAX cohort. J Eur Acad Dermatol Venereol. 2006;20(4):380–90.
23. Misery L, Boussetta S, Nocera T, Perez-Cullell N, Taieb C. Sensitive skin in Europe. J Eur Acad Dermatol Venereol. 2009;23(4):376–81.
24. Kamide R, Misery L, Perez-Cullell N, Sibaud V, Taieb C. Sensitive skin evaluation in the Japanese population. J Dermatol. 2013;40(3):177–81.
25. Taieb C, Auges M, Georgescu V, Perez-Cullell N, Misery L. Sensitive skin in Brazil and Russia: an epidemiological and comparative approach. Eur J Dermatol. 2014;24:372–6.
26. Misery L, Myon E, Martin N, Consoli SG, Boussetta S, Nocera T, et al. Sensitive skin: psychological effects and seasonal changes. J Eur Acad Dermatol Venereol. 2007;21:620–8.
27. Misery L, Jean-Decoster C, Méry S, Georgescu V, Sibaud V. A new ten-item questionnaire for assessing sensitive skin: the sensitive scale-10. Acta Derm Venereol. 2014;94:635–9.
28. Misery L, Rahhali N, Ambonati M, Black D, Saint-Martory C, Schmitt AM, et al. Evaluation of sensitive scalp severity and symptomatology by using a new score. J Eur Acad Dermatol Venereol. 2011;25(11): 1295–8.
29. Ständer S, Weisshaar E, Luger T. Neurophysiological and neurochemical basis of modern pruritus treatment. Exp Dermatol. 2008;17:161–9.

第 19 章　特应性皮炎

Mitsutoshi Tominaga and Kenji Takamori

引言

特应性皮炎(atopic dermatitis, AD)是一种复发性慢性炎症性皮肤病,以湿疹性皮损和慢性瘙痒为特征,定义为持续 6 周的瘙痒,导致频繁搔抓。在临床上,AD 患者的瘙痒往往对传统的治疗方法产生耐药性,如抗组胺药物,即组胺 H1 受体(histamine H1 receptor, H1R)拮抗剂。这种顽固性和慢性瘙痒被发现会降低 AD 患者的生活质量[9,81]。事实上,顽固性瘙痒与失眠率的增加[65]、自杀率的上升[64]以及工作和学习效率降低有关。阐明瘙痒的基本机制及其随时间的发展可能有助于止痒药物的开发。

瘙痒和疼痛由背根神经节(dorsal root ganglia, DRG)和三叉神经节[14]中有胞体的初级感觉神经元启动和介导。这些神经元在体细胞大小、离子通道和受体的表达、神经支配区域和电生理特性等方面具有高度多样性[3,29]。具有无髓轴突(C 纤维)的小直径 DRG 神经元是介导瘙痒和疼痛的主要神经元类型[3,10]。瘙痒和疼痛的感觉是由不同的行为反应来区分的,比如用抓痒来消除刺激物,用退缩来避免组织损伤。

世界范围内的基础研究旨在阐明瘙痒与组胺无关的那些机制。许多促痒介质和调节剂,包括蛋白酶、神经肽、细胞因子、脂质和阿片类药物,在人和动物中引起的瘙痒与组胺无关。它们的同源受体,如瞬时受体电位通道(TRPC)和 mas 相关 G 蛋白耦联受体(Mrgpr),在具有 C 纤维的小直径 DRG 神经元中表达。外周释放的瘙痒介质和调节剂可通过与神经末梢[3]上的特定受体结合,直接刺激介导瘙痒的神经纤维。

组织学检查也显示,AD 患者和 AD 动物模型的皮肤神经密度高于各自的对照组,这表明过度神经支配可能是瘙痒敏感的部分原因。外源性的机械、化学和生物因素也可能刺激神经引起瘙痒感[99]。神经纤维密度可由几种常规治疗方法控制[98],目前正在研究开发新的止痒药物[80,81]。本章将讨论瘙痒致敏机制的最新进展,以及关于 AD 患者瘙痒症治疗的最新知识。

瘙痒相关的外周神经活动

致痒原(瘙痒相关介质和调节剂)

迄今为止,已在人类和动物中发现许多致痒原[3]。其中,白介素(interleukin, IL)-31、胸腺基质淋巴细胞生成素(thymic stromal lymphopoietin, TSLP)和溶血磷脂酸(lysophosphatidic acid, LPA)可能与 AD 患者瘙痒有关。研究发现,AD 患者的皮损和血清中 IL-31 水平高于健康对照组[63,77]。此外,IL-31 可能参与诱导人和动物持续瘙痒[24]。角蛋白细胞产生的 TSLP 被发现参与诱导 AD 等 Th2 型炎症反应[74],并通过刺激表达 C 纤维的 TSLP 受体 TRPA1 及其同源受体可能是 AD 的潜在治疗靶点。此外,LPA 是一种强效的神经元激活剂,而 ATX 是一种催化 LPA 形成的酶,可能是胆淤滞性瘙痒患者瘙痒信号级联的关键因素[13,42]。AD 患者血清 ATX 水平高于对照组,与瘙痒评分 VAS 评分呈正相关[57]。最近的一项研究表明,LPA 可能系统参与了 AD 的止痒机制[75]。此外,最近的一项研究使用小鼠变应性接触性皮炎模型,发现 CXCL10 通

过表达 DRG 神经元的趋化因子受体 CXCR3 诱发
瘙痒相关行为[66]。因此,靶向 CXCL10/CXCR3 信
号可能对包括 AD 在内的过敏性瘙痒治疗有益。
因此,研究除组胺外的致痒原,可以增进对组胺无
关和抗组胺瘙痒机制的了解。

皮肤的感觉神经纤维

在健康皮肤中,从小直径 DRG 神经元突出的
C 纤维主要分布在表皮 - 真皮边界或真皮中(图
19-1)。组织学证据表明 AD 患者皮肤表皮神经纤

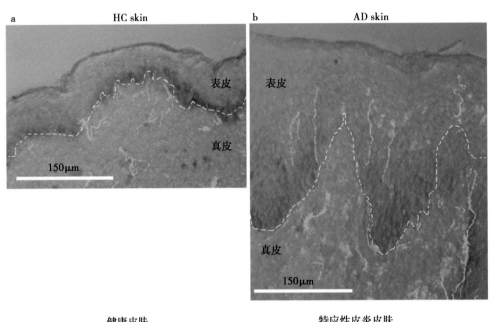

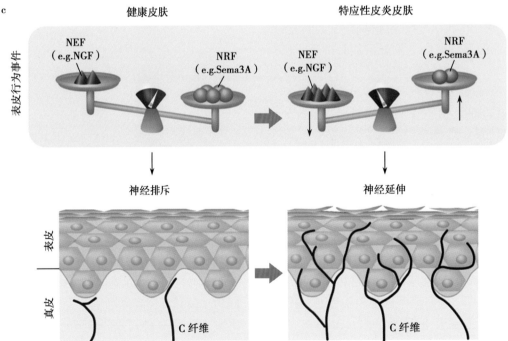

图 19-1   AD 患者表皮神经生长调控机制。(a)健康对照组(HC)中 PGP9.5⁺ 纤维(绿色)主要分布在表皮 -
真皮交界处(白色虚线)。(b) PGP9.5⁺ 纤维(绿色)在特应性皮炎(AD)患者的表皮密度较高。神经纤维
免疫组化图像与相差干涉显微镜图像重叠。比例尺 =150μm。(c)健康皮肤的表皮 NGF 水平低于 AD
皮肤,表皮 Sema3A 水平高于 AD 皮肤,说明神经纤维对正常表皮的穿透和 / 或伸长有抑制作用。相比
之下,AD 皮肤的表皮 NGF 水平较高,表皮 Sema3A 水平较健康皮肤低,提示神经纤维进入正常表皮的
诱导或加速穿透和 / 或伸长。NEF,神经延伸因子;NRF,神经排斥因子

维密度高于健康对照组(图 19-1b)[100]。在 AD 动物模型 NC/Nga 小鼠中也观察到类似的结果[94,95]。AD 患者真皮及有 AD 样症状的 NC/Nga 小鼠真皮神经纤维密度更大[103]。这些观察结果表明,皮肤神经纤维的数量随着外源性触发因子和皮肤细胞内各种内源性致痒原(如免疫细胞和角质形成细胞)的作用而增加。因此,神经兴奋可能是 AD 患者外周瘙痒敏化的部分原因。

相比之下,一项使用半抗原诱发皮炎模型的研究报告称,搔抓行为不一定与表皮内神经密度或炎症细胞浸润有关[37]。与 ICR 等非 AD 小鼠模型相比,NC/Nga 小鼠的表皮内神经纤维较多,不表现瘙痒相关行为[95]。类似的发现也见于急性皮肤干燥的小鼠模型的报道[34,96]。此外,NC/Nga 小鼠易发生皮肤干燥,皮肤屏障功能降低,神经酰胺代谢受损[2,86],皮肤表面 pH 异常[36]。最近的一项研究表明,在小鼠脸颊皮肤上反复使用丙酮和乙醚,然后用水(AEW),会使小鼠产生持续的搔抓行为,但与疼痛相关的擦拭行为次数不增加[105]。AEW 处理的小鼠总表皮神经分布比水处理的小鼠高 64.5%。然而,这种增加与搔抓无关,因为被伊丽莎白项圈所阻止的老鼠表现出类似的神经增多[105]。AD 患者经常搔抓皮炎部位[17]。去除 NC/Nga 小鼠的爪子可以防止搔抓,抑制皮炎的诱导和进展[22],提示减少和 / 或预防搔抓可以改善皮肤屏障功能。表皮内神经密度的增加可能是由于皮肤屏障功能的减弱或破坏,导致外源性物质进入皮肤。由于搔抓是一种生物学现象,针对 AD 患者的皮肤神经纤维及其触发物和屏障功能进行止痒治疗是非常重要的。

介导瘙痒的外周神经纤维

最近有报道称,与组胺无关的瘙痒通路涉及一个家族的成员,该家族中有 50 多个 mas 相关 G 蛋白耦联受体(Mrgpr),尤其是 MrgprA3、MrgprC11 和 MrgprD,这些受体仅限于小鼠中直径较小的 DRG 神经元[47]。在小鼠中,氯喹和牛肾上腺髓质 8-22 肽(bovine adrenal medulla 8-22 peptide,BAM8-22)分别通过 MrgprA3 和 MrgprC11 引起搔抓。氯喹和 BAM8-22 也会引起人体瘙痒[1,76]。此外,β- 丙氨酸显示可通过 MrgprD 诱发人类和小鼠瘙痒[48]。Mrgpr 激动剂引起的瘙痒在皮肤中没有表现出明显的丘疹或红斑,这表明瘙痒不是由组胺介导的[47]。

最近一项使用条件转基因小鼠的研究表明,MrgprA3 代表介导瘙痒 DRG 神经元的一个特定亚群。在皮肤中,表达 MrgprA3 的纤维只支配表皮,并对多种致痒原产生反应[23]。因此,尽管尚未在人类得到阐明,但人类的外周可能有瘙痒特异性纤维。

反复使用 AEW 在小鼠颊部皮肤上可以产生瘙痒而无疼痛感。AEW 处理增加表达 Ret 的纤维,但不增加表达降钙素基因相关肽(CGRP)或 GFRα3 的纤维[105]。非肽能 Ret 表达纤维对氯喹有反应,这表明非肽能纤维的一个特定亚群也可能导致干燥性皮肤病皮肤瘙痒。

影响 AD 患者皮肤神经密度的因素

皮肤神经支配主要是由角质形成细胞和 / 或成纤维细胞产生的神经延伸因子和神经排斥因子之间的平衡引起的(图 19-1c)[99]。

神经延伸因子

神经生长因子(NGF)

神经生长因子(nerve growth factor,NGF)是一种影响神经元存活、维持和神经元突起生长的神经营养因子。在皮肤中,角蛋白细胞来源的 NGF 是皮肤神经支配的主要调节因子,AD 患者局部皮肤的 NGF 浓度高于正常皮肤[29]。在猪 DRG 神经元与人皮肤细胞的共培养模型中,人的特应性角质形成细胞产生了高水平的 NGF 并诱导含有 CGRP 的纤维生长,而人的特应性成纤维细胞并没有介导这种生长[69]。因此,表皮角质形成细胞可能在 AD 患者的神经过度兴奋中发挥关键作用。

在外周,NGF 与位于痛觉神经末梢的原肌球蛋白受体激酶 A(tropomyosin receptor kinase A,TrkA)受体结合。除了影响神经生长外,这种结合还通过逆行轴突转运传递到 DRG,其中编码受体分子的基因表达增加,如瞬时受体电位阳离子通道亚家族 V 成员 1(TRPV1)[73]。在大鼠初级感觉神经元中,NGF上调神经肽水平,尤其是P物质和CGRP物质[106],这两种物质都参与了瘙痒和神经源性炎症的增强[51,82]。

此外,皮肤内注射NGF已被证明能使痛觉感受器对鬣豆毛刺有反应,但对组胺引起的皮肤瘙痒却不敏感[71]。因此,皮肤中NGF的增加可能会引起原发性传入神经敏感,从而在一定程度上促进AD的外周瘙痒敏化。

双调蛋白(AR)

双调蛋白(amphiregulin,AR)是表皮生长因子(epidermal growth factor,EGF)的家族成员,已被证明可以作为感觉神经元的生存因素和通过EGF受体刺激神经纤维的延伸[38,60]。有AD样症状的NC/Nga小鼠表皮AR表达水平升高[95],提示AR可能是调节AD表皮神经密度的神经延伸因子。AR还通过下调上皮连接分子的表达,通过桥粒核心糖蛋白(desmoglein)-3的异常定位影响特应性皮肤细胞间连接的完整性,这可能会增加基底和棘层的细胞间的空间[52,95,109]。表皮细胞间隙的扩大可能是神经纤维穿透和/或延伸到表皮的原因。

artemin

artemin是胶质细胞系衍生的神经营养因子(GDNF)家族的配体,与GDNF家族受体α3(GFRα3)和酪氨酸激酶Ret形成一个信号复合体。artemin有多种神经功能[12]。

artemin的过表达与TRPC家族通道在初级传入神经的表达及随之而来的痛觉过敏有关,也与神经元的活动增加有关[18,50]。此外,外周来源的artemin在病理条件下,如炎症性和神经性疼痛患者的DRG神经元中,对TRPV1和瞬时受体电位阳离子通道亚家族A成员1(TRPA1)具有重要的调节作用[27]。此外,artemin可诱导依赖于TRPM8的冷痛[46]。

最近的一项研究表明,表达artemin的成纤维细胞在AD患者的皮肤病变中累积,这些成纤维细胞对P物质产生响应,分泌artemin[55]。皮内注射artemin可引起小鼠外周神经萌发和热痛觉过敏[55],提示artemin可能部分参与了对热觉的敏化,类似于AD中由热引起的瘙痒。

神经排斥因子

信号素3A

信号素3(semaphorin 3A,Sema3A)已被证明导致神经元生长锥塌陷。即,通过与神经鞘蛋白-1/丛蛋白-A受体复合体的相互作用,发挥神经排斥因子的作用[19]。Sema3A还可以抑制NGF诱导的成年大鼠脊髓感觉传入神经纤维的萌发[88],而NGF水平的升高可以减少Sema3A诱导的感觉生长锥塌陷[15]。

Sema3A转录产物在培养的正常人表皮角质形成细胞和成纤维细胞中表达[20,93]。免疫组织化学显示,Sema3A蛋白主要分布在正常人皮肤的基底上层[93],这与Sema3A蛋白在分化角质形成细胞培养液中表达的结果一致[20]。此外,与健康志愿者相比,AD患者的Sema3A水平较低,而表皮内神经纤维的数量较高[93]。IL-4和肿瘤坏死因子α共刺激因子可能参与减少Sema3A表皮表达[72]。急性干燥皮肤模型小鼠表皮内神经纤维密度的增加也与表皮中Sema3A水平的降低有关[97],提示减少Sema3A的表达可能会加速AD等干燥皮肤患者的表皮神经生长。

anosmin-1

anosmin-1是一种由负责X染色体相关隐性形式的卡尔曼综合征(Kallmann syndrome)1基因(KAL1)编码的细胞外基质糖蛋白[79]。KAL1转录产物在培养的正常人类表皮角质形成细胞和正常人类皮肤中均有表达。免疫组化发现,anosmin-1在正常人皮肤基底细胞层表达较强,而AD患者表达水平较低,伴随表皮神经密度增加。体外研究表明,anosmin-1抑制培养的大鼠DRG神经元突的生长[89],提示角质形成细胞来源的anosmin-1至少可能部分调节AD患者的表皮神经支配。

基质金属蛋白酶

研究使用一个细胞外基质(extracellular matrix,ECM)的体外模型,如人工基底膜和I型胶原凝胶,表明基质金属蛋白酶(matrix metalloproteinase,

MMP)-2 位于 DRG 神经元的生长锥,参与神经穿透到基底膜[92],由神经纤维分泌的 MMP-8 促进富含 I 型和Ⅲ胶原蛋白在真皮中的神经生长[101]。NGF 提升 MMP-2、MMP-8 表达水平,Sema3A 的作用恰好相反。这两种分子都是由它们的酶底物进一步诱导,而不是由非底物分子诱导。因此,选择与生长神经纤维周围 ECM 组分相对应的 MMP 并上调其浓度,可能是神经纤维有效穿透的必要条件。

角质形成细胞与感觉神经纤维的相互作用

最近有研究使用了有神经支配的皮肤模型,探索角质形成细胞和感觉神经纤维之间的相互作用[68]。在由人真皮成纤维细胞、角质形成细胞和猪 DRG 神经元组成的器官型皮肤模型中,感觉神经元诱导角质形成细胞增殖,增加表皮厚度。此外,CGRP 增强了皮肤模型中角质形成细胞的增殖和表皮厚度,表明 CGRP 在调节表皮形态发生中起着关键作用,而 P 物质仅起微弱的作用。由特应性皮肤细胞组成的神经支配型皮肤模型促进神经突的生长,并伴有 CGRP 释放的增加。因此,两者的相互作用可能影响健康和特应性皮肤的表皮形态形成和内稳态。

特应性皮炎 DRG 瘙痒相关受体的表达增加

近来研究已经确定了一系列瘙痒相关的配体和受体,以及传递痒觉和区分疼痛的外周神经元和脊髓传入神经[3,23,53]。最近的研究发现在 Dfb 药膏诱导的 AD 样模型小鼠(Dfb-nc/Nga)中,皮肤瘙痒相关的受体(如 MrgprA3、IL-31RA、PAR2、TRPA1、TGR5 和 NK1R)表达水平高于对照组[40]。实验发现,PAR2 通过直接作用于初级感觉神经末梢,对非组胺性瘙痒起敏化作用[4,5]。这些发现可能部分解释了 AD 患者外周神经瘙痒敏感的机制[28]。

脊柱痒信号递质

促胃液素释放肽

促胃液素释放肽(gastrin-releasing peptide,GRP)受体表达细胞已被证明在小鼠脊髓中可调节痒觉[83]。虽然 GRP 不太可能是激活表达于背角神经元的 GRPR 的主要兴奋性神经递质[53],但 GRP 表达的 DRG 神经元,尤其是在病理条件下,可能介导啮齿动物皮肤到脊髓的瘙痒特异性信号[6,43,78]。在患有特发性慢性瘙痒的成年食蟹猴中,皮肤神经纤维中 GRP 和脊髓中 GRPR 的过表达与瘙痒程度有关[58]。此外,发现 AD 患者血清 GRP 水平与瘙痒有关[30,91]。因此,血清 GRP 水平也可以作为 AD 患者瘙痒和疾病严重程度的生物标志物。

利钠肽 B

利钠肽 B(natriuretic peptide B,BNP)或神经利钠多肽 b(neuropeptide natriuretic polypeptide b,Nppb)主要由心肌细胞产生。在临床上被用于筛选心力衰竭患者的诊断和预后[16]。BNP 也被认为是一种客观实用的指标,可以更好地为慢性心力衰竭患者量身订制药物[62]。据报道,BNP 在传递瘙痒方面比疼痛更重要,这表明 BNP 激活了表达脊髓利钠肽受体 a(NPRA)的神经元,后者释放 GRP 来激活表达 GRPR 的神经元,然后神经元将瘙痒信号从外周传递到大脑中枢[53]。这些研究结果表明 BNP 是一种瘙痒选择性肽,它作为瘙痒专用神经通路的第一步,构成 GRP-GRPR 级联结构的一部分。此外,BNP-NPRA 信号被发现参与瘙痒和疼痛,但不作用于 GRP-GRPR 神经元通路的上游[49]。因此,BNP 在瘙痒和疼痛中的作用部位及其与 GRP 的关系仍有待阐明。此外,还需要进一步的研究来确定 BNP-NPRA 级联在人类瘙痒和 AD 等病理条件中的作用。

谷氨酸和 P 物质

最近有研究用体内电生理学方法评估了谷

氨酸、P 物质和 GRP 在脊髓神经传递的组胺依赖性和非依赖性瘙痒中的作用[7]。在麻醉小鼠中，脊髓应用 AMPA/kainite 拮抗剂 6- 氰基 -7- 硝基喹 诺 酮 -2,3- 二 酮(6-cyano-7-nitroquinoxaline-2, 3-dione,CNQX)，部分降低了浅表背角单个神经元对皮内注射氯喹(chloroquine,CQ) 的反应。联合应用 CNQX+NK1R 拮抗剂产生了较强的抑制作用，而联合应用 CNQX、NK1R、GRPR 拮抗剂则完全抑制神经元放电。单纯 CNQX 可消除组胺诱导的神经元反应。在行为研究中，单用鞘内给予 GRPR、NK-1R 或 AMPA(α-amino-3-hydroxy-5-methyl-4-isoxazole-propionicacid,α- 氨基 -3- 羟基 -5- 甲基 -4-异噁唑丙酸)拮抗剂均显著减弱 CQ 诱发的搔抓行为。NK-1R 与 AMPA 拮抗药联合用药效果较好，三种拮抗药联合用药均能完全消除搔抓。因此，这些发现表明谷氨酸、P 物质和 GRP 都对组胺非依赖性瘙痒有部分贡献。然而，组胺引起的瘙痒主要是由谷氨酸介导的。虽然口服 NK-1 受体拮抗剂阿瑞匹坦治疗的 20 例慢性瘙痒患者中有 16 例瘙痒明显减轻[80]，但联合应用 NK-1、GRP 和 AMPA 受体拮抗剂可能对治疗慢性和顽固性瘙痒(如 AD)有益。

常规治疗控制特应性皮炎表皮神经支配

抗组胺药

实验中，口服 H1R 拮抗剂盐酸奥洛他定，可显著抑制搔抓行为，在 Dfb-NC/Nga 老鼠皮损处可改善皮炎和抑制神经生长[54]。值得注意的是，奥洛他定治疗增加了表皮中 Sema3A 的表达[54]。这可能部分改善表皮 NGF 和 Sema3A 水平的失衡，减少瘙痒相关行为。最近，发现在培养的正常人类表皮角质形成细胞中，倍他司汀、氯苯那敏和奥洛他定可增加神经排斥因子的产生，如 KAL-1 的编码蛋白 Anosimin-1，但减少了神经生长因子的产生，如 NGF 和 artemin[32]。因此，尽管尚不清楚这些效应是否由 H1R 信号的特异性阻断引起，但某些抗组胺药物可能影响 AD 表皮角质形成细胞轴突引导分子的表达。

环孢素

环孢素(cyclosporine A,CsA)是一种免疫抑制剂，可抑制瘙痒，目前用于治疗重度特应性皮炎。在 Dfb-NC/Nga 小鼠腹腔注射 5mg/kg CsA，可抑制瘙痒相关的搔抓，减少表皮神经纤维、CD4+T 细胞、IL-31⁺ 细胞、肥大细胞和嗜酸性粒细胞的数量，改善表皮厚度[40]。此外，CsA 治疗逆转了 Dfb-NC/Nga 小鼠 DRG 中 IL-31RA 和 NK1R 转录的表达增加[40]。CsA 还通过钙调磷酸酶阻滞减少了 IL-31 和 TSLP 等瘙痒相关配体的产生[26,63,108]。综上所述，这些发现可能部分解释了 CsA 在 AD 中的止痒机制。

紫外线(UV)疗法

紫外线疗法可以抑制瘙痒，比如补骨脂素长波紫外线疗法(psoralen-ultraviolet A,PUVA)和窄谱 UVB，可减少皮肤神经纤维的数量，尤其 AD 患者表皮神经纤维数量[100,107]。在干性皮肤小鼠中[35]，我们观察到基于 UV 治疗对表皮神经纤维的类似作用。表皮中 NGF 和 Sema3A 水平的不平衡通过 PUVA 或窄谱 UVB 处理得以正常化[35,100]。实验中，虽然轴突导向分子的表皮表达没有发生改变，但基于 UV 的治疗是表皮内神经纤维最有效的治疗形式。准分子灯照射培养的大鼠 DRG 神经元神经纤维后，神经纤维的成球增加，烟酰胺单核苷酸腺苷转移酶 2 表达降低，提示这些纤维发生退行性改变。这些发现可能部分解释了准分子灯照射对 AD 患者的止痒作用[8,11,61]。因此，基于 UV 的治疗可能对 AD 患者的表皮神经过度兴奋有效。

润肤剂

润肤剂应用于急性干燥皮肤的小鼠，可进一步改善表皮神经密度和表皮神经生长因子水平，但未影响表皮 Sema3A 水平[34]。此外，对干性皮肤即刻使用润肤剂比延迟使用更能降低表皮神经纤维数量的增加，提示及时使用润肤剂对表皮神经过度兴奋和轴突导向分子的表皮表达正常化更有效。在 Dfb-NC/Nga 小鼠中应用润肤剂并没有改善皮炎或减少搔抓行为。最近的一项临床研究报告报道，在大约 30% 的新生儿中使用润肤剂可以预防 AD 的发生。此外,润肤剂还可改变皮肤表面 pH 和皮肤菌群[21,41]。因此,润肤剂可能有助于预防 AD 的发展,包括涉及皮肤过度神经支配的瘙痒。

特应性皮炎潜在治疗方法和靶向止痒治疗

Anti-NGF 方法

在 NC/Nga 小鼠特应性皮炎模型中,腹腔内注射 Anti-NGF 中和抗体可明显减弱表皮神经纤维数量的增加和搔抓发作,但未改善已有的搔抓[84]。同样地,将 AG879、K252a 等 TrkA 抑制剂应用于 NC/Nga 小鼠特应性颈背部,可显著改善已形成的皮炎和抓痒发作,减少表皮神经纤维的数量,提示 NGF 在 AD 样皮损的发病机制中发挥重要作用[85]。p75 神经营养因子受体也在炎症皮肤中起到诱导感觉神经纤维萌发的作用[87]。此外,一项随机、双盲、以基质载体为对照的 2b 期临床试验表明,TrkA 抑制剂 CT327 对银屑病瘙痒症有效[67]。因此,NGF 及其受体可能是 AD 的止痒靶点。

Sema3A 替代和诱导方法

通过皮内注射或使用软膏代替重组 Sema3A,被报道能显著抑制搔抓受损皮肤的表皮神经纤维数量和炎症细胞浸润、细胞因子的产生、真皮血管密度和棘皮增生[59,110]。此外,外源性 Sema3A 不仅可能影响感觉神经纤维,还可能影响其他细胞,包括表达神经毡蛋白 -1 的免疫系统细胞、内皮细胞、角质形成细胞等[70]。因此,Sema3A 及其受体可能是 AD 的治疗靶点。维 A 酸相关的孤儿受体 -α

(RORα)最近被证明部分参与培养的正常人表皮角质形成细胞 Sema3A 基因的表达[31]。此外,抗菌肽 LL-37 被发现可诱导人角质形成细胞中 Sema3A 的表达[104]。这些内源性的 Sema3A 基因表达诱导剂可能对 AD 患者瘙痒治疗有效。

脊髓小胶质细胞

研究发现,化合物 48/80 和 5′- 鸟苷醛酸三醇引起的搔抓可激活脊髓小胶质细胞(spinal microglia)小鼠模型的急性瘙痒[111]。此外,鞘内注射米诺环素可抑制重复使用 2,4- 二硝基氟苯(DNFB)引起的小鼠接触性皮炎模型的搔抓行为,但治疗后抗搔抓效果未持续[112]。Dfb-NC/Nga 小鼠背角 iba1- 免疫反应性小胶质细胞数量增加,鞘内给予米诺环素可剂量和时间依赖性地抑制搔抓行为,改善皮炎[102]。米诺环素抑制小胶质细胞中 p38 丝裂原活化蛋白激酶,从而抑制其增殖[90]。米诺环素最近被发现可以逆转患有神经性疼痛的动物的小胶质细胞反应活性。这些结果表明,米诺环素的止痒作用可能与抑制小胶质细胞反应活性有关,米诺环素治疗 AD 可能有效。

结论

慢性和顽固性瘙痒对 AD 患者的生活质量有显著影响。本章介绍了有关瘙痒机制和 AD 治疗的知识。抑制瘙痒对 AD 的治疗很重要(图 19-2)。止痒剂抑制搔抓后,局部应用润肤剂可改善皮肤屏障功能、保持皮肤健康。因此,新的止痒药物可能改善顽固性瘙痒 AD 患者的生活质量。新治疗方法的出现,可能治疗和控制多种皮肤病和系统性疾病的顽固性瘙痒。

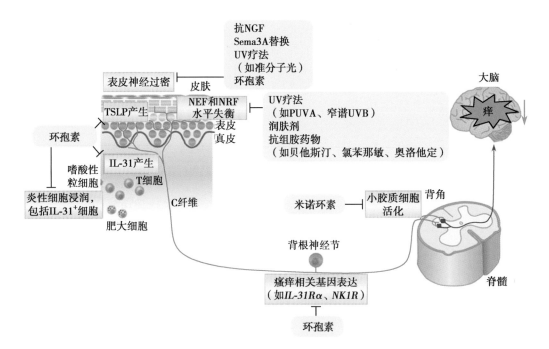

图 19-2　AD 的止痒作用靶点。在皮肤中,抗 NGF、Sema3A 置换、准分子灯和环孢素可直接抑制表皮神经兴奋。PUVA、窄谱 UVB、润肤剂、倍他司汀、氯苯那敏(氯苯那敏)、奥洛他定等抗组胺药物可改善神经延伸因子(NRF)和神经排斥因子(NRF)水平的不平衡。环孢素可分别抑制角质形成细胞 TSLP 和 IL-31 的产生,抑制背根神经节(DRG)*IL-31RA* 和 *NK1R* 基因的表达。在脊髓中,米诺环素可能抑制小胶质细胞的活化

(翻译:潘毅　审校:冰寒)

参考文献

1. Abila B, Ezeamuzie IC, Igbigbi PS, Ambakederemo AW, Asomugha L. Effects of two antihistamines on chloroquine and histamine induced weal and flare in healthy African volunteers. Afr J Med Med Sci. 1994;23:139–42.

2. Aioi A, Tonogaito H, Suto H, Hamada K, Ra CR, Ogawa H, et al. Impairment of skin barrier function in NC/Nga Tnd mice as a possible model for atopic dermatitis. Br J Dermatol. 2001;144:12–8.

3. Akiyama T, Carstens E. Neural processing of itch. Neuroscience. 2013;250:697–714.

4. Akiyama T, Merrill AW, Zanotto K, Carstens MI, Carstens E. Scratching behavior and Fos expression in superficial dorsal horn elicited by protease-activated receptor agonists and other itch mediators in mice. J Pharmacol Exp Ther. 2009;329:945–51.

5. Akiyama T, Tominaga M, Davoodi A, Nagamine M, Blansit K, Horwitz A, et al. Cross-sensitization of histamine-independent itch in mouse primary sensory neurons. Neuroscience. 2012;226:305–12.

6. Akiyama T, Tominaga M, Davoodi A, Nagamine M, Blansit K, Horwitz A, et al. Roles for substance P and gastrin-releasing peptide as neurotransmitters released by primary afferent pruriceptors. J Neurophysiol. 2013;109:742–8.

7. Akiyama T, Tominaga M, Takamori K, Carstens MI,

Carstens E. Roles of glutamate, substance P, and gastrin-releasing peptide as spinal neurotransmitters of histaminergic and nonhistaminergic itch. Pain. 2014;155:80–92.

8. Aubin F, Vigan M, Puzenat E, Blanc D, Drobacheff C, Deprez P, et al. Evaluation of a novel 308-nm monochromatic excimer light delivery system in dermatology: a pilot study in different chronic localized dermatoses. Br J Dermatol. 2005;152:99–103.

9. Bautista DM, Wilson SR, Hoon MA. Why we scratch an itch: the molecules, cells and circuits of itch. Nat Neurosci. 2014;17:175–82.

10. Basbaum AI, Bautista DM, Scherrer G, Julius D. Cellular and molecular mechanisms of pain. Cell. 2009;139:267–84.

11. Baltás E, Csoma Z, Bodai L, Ignácz F, Dobozy A, Kemény L. Treatment of atopic dermatitis with the xenon chloride excimer laser. J Eur Acad Dermatol Venereol. 2006;20:657–60.

12. Bespalov MM, Saarma M. GDNF family receptor complexes are emerging drug targets. Trends Pharmacol Sci. 2007;28:68–74.

13. Beuers U, Kremer AE, Bolier R, Elferink RP. Pruritus in cholestasis: facts and fiction. Hepatology. 2014;60:399–407.

14. Braz J, Solorzano C, Wang X, Basbaum AI. Transmitting pain and itch messages: a contemporary view of the spinal cord circuits that generate gate control. Neuron. 2014;82:522–36.

15. Dontchev VD, Letourneau PC. Nerve growth factor and semaphorin 3A signaling pathways interact in

regulating sensory neuronal growth cone motility. J Neurosci. 2002;22:6659–69.

16. Doust JA, Pietrzak E, Dobson A, Glasziou P. How well does B-type natriuretic peptide predict death and cardiac events in patients with heart failure: systematic review. BMJ. 2005;330:625.

17. Ebata T, Aizawa H, Kamide R, Niimura M. The characteristics of nocturnal scratching in adults with atopic dermatitis. Br J Dermatol. 1999;141:82–6.

18. Elitt CM, Malin SA, Koerber HR, Davis BM, Albers KM. Overexpression of artemin in the tongue increases expression of TRPV1 and TRPA1 in trigeminal afferents and causes oral sensitivity to capsaicin and mustard oil. Brain Res. 2008;1230: 80–90.

19. Fujisawa H. Discovery of semaphorin receptors, neuropilin and plexin, and their functions in neural development. J Neurobiol. 2004;59:24–33.

20. Fukamachi S, Bito T, Shiraishi N, Kobayashi M, Kabashima K, Nakamura M, et al. Modulation of semaphorin 3A expression by calcium concentration and histamine in human keratinocytes and fibroblasts. J Dermatol Sci. 2011;61:118–23.

21. Grice EA, Kong HH, Conlan S, Deming CB, Davis J, Young AC, et al. Topographical and temporal diversity of the human skin microbiome. Science. 2009;324:1190–2.

22. Hashimoto Y, Arai I, Nakanishi Y, Sakurai T, Nakamura A, Nakaike S. Scratching of their skin by NC/Nga mice leads to development of dermatitis. Life Sci. 2004;76:783–94.

23. Han L, Ma C, Liu Q, Weng HJ, Cui Y, Tang Z, et al. A subpopulation of nociceptors specifically linked to itch. Nat Neurosci. 2013;16:174–82.

24. Hawro T, Saluja R, Weller K, Altrichter S, Metz M, Maurer M. Interleukin-31 does not induce immediate itch in atopic dermatitis patients and healthy controls after skin challenge. Allergy. 2014;69:113–7.

25. Horimukai K, Morita K, Narita M, Kondo M, Kitazawa H, Nozaki M, et al. Application of moisturizer to neonates prevents development of atopic dermatitis. J Allergy Clin Immunol. 2014;134: 824–30.

26. Hwang JS, Kim GC, Park E, Kim JE, Chae CS, Hwang W, et al. NFAT1 and JunB cooperatively regulate IL-31 gene expression in CD4+ T cells in health and disease. J Immunol. 2015;194:1963–74.

27. Ikeda-Miyagawa Y, Kobayashi K, Yamanaka H, Okubo M, Wang S, Dai Y, et al. Peripherally increased artemin is a key regulator of TRPA1/V1 expression in primary afferent neurons. Mol Pain. 2015;11:4. doi:10.1186/s12990-015-0004-7.

28. Ikoma A, Rukwied R, Ständer S, Steinhoff M, Miyachi Y, Schmelz M. Neuronal sensitization for histamine-induced itch in lesional skin of patients with atopic dermatitis. Arch Dermatol. 2003;139:1455–8.

29. Ikoma A, Steinhoff M, Ständer S, Yosipovitch G, Schmelz M. The neurobiology of itch. Nat Rev Neurosci. 2006;7:535–47.

30. Kagami S, Sugaya M, Suga H, Morimura S, Kai H, Ohmatsu H, et al. Serum gastrin-releasing peptide levels correlate with pruritus in patients with atopic dermatitis. J Invest Dermatol. 2013;133:1673–5.

31. Kamata Y, Tominaga M, Sakaguchi A, Umehara Y, Negi O, Ogawa H, et al. Retinoid-related orphan receptor α is involved in induction of semaphorin 3A expression in normal human epidermal keratinocytes. J Dermatol Sci. 2015;79:84–6.

32. Kamata Y, Sakaguchi A, Umehara Y, Tominaga M, Ogawa H, Takamori K. Effects of H1-antihistamines on expression of axon guidance molecules in normal human epidermal keratinocytes. Society for investigative dermatology (sid) annual meeting. Atlanta, Georgia, USA, May 6–9, 2015.

33. Kamo A, Tominaga M, Kamata Y, Kaneda K, Ko KC, Matsuda H, et al. The excimer lamp induces cutaneous nerve degeneration and reduces scratching in a dry-skin mouse model. J Invest Dermatol. 2014;134:2977–84.

34. Kamo A, Tominaga M, Negi O, Tengara S, Ogawa H, Takamori K. Topical application of emollients prevents dry skin-inducible intraepidermal nerve growth in acetone-treated mice. J Dermatol Sci. 2011; 62:64–6.

35. Kamo A, Tominaga M, Tengara S, Ogawa H, Takamori K. Inhibitory effects of UV-based therapy on dry skin-inducible nerve growth in acetone-treated mice. J Dermatol Sci. 2011;62:91–7.

36. Kawasaki H, Tominaga M, Shigenaga A, Kamo A, Kamata Y, Iizumi K, et al. Importance of tryptophan nitration of carbonic anhydrase III for the morbidity of atopic dermatitis. Free Radic Biol Med. 2014;73:75–83.

37. Kido M, Takeuchi S, Esaki H, Hayashida S, Furue M. Scratching behavior does not necessarily correlate with epidermal nerve fiber sprouting or inflammatory cell infiltration. J Dermatol Sci. 2010;58: 130–5.

38. Kimura H, Schubert D. Schwannoma-derived growth factor promotes the neuronal differentiation and survival of PC12 cells. J Cell Biol. 1992;116:777–83.

39. Kini SP, DeLong LK, Veledar E, McKenzie-Brown AM, Schaufele M, Chen SC. The impact of pruritus on quality of life: the skin equivalent of pain. Arch Dermatol. 2011;147:1153–6.

40. Ko KC, Tominaga M, Kamata Y, Umehara Y, Matsuda H, Kina K, et al. Possible antipruritic mechanism of cyclosporine A in atopic dermatitis. Acta Derm Venereol. 2015. doi: 10.2340/00015555-2318.

41. Kong HH, Oh J, Deming C, Conlan S, Grice EA, Beatson MA, et al. Temporal shifts in the skin microbiome associated with disease flares and treatment in children with atopic dermatitis. Genome Res. 2012;22:850–9.

42. Kremer AE, Martens JJ, Kulik W, Ruëff F, Kuiper EM, van Buuren HR, et al. Lysophosphatidic acid is a potential mediator of cholestatic pruritus. Gastroenterology. 2010;139:1008–18.

43. Lagerström MC, Rogoz K, Abrahamsen B, Persson E, Reinius B, Nordenankar K, et al. VGLUT2-dependent sensory neurons in the TRPV1 population regulate pain and itch. Neuron. 2010;68:529–42.

44. LeBlanc BW, Zerah ML, Kadasi LM, Chai N, Saab CY. Minocycline injection in the ventral posterolateral thalamus reverses microglial reactivity and thermal hyperalgesia secondary to sciatic neuropathy. Neurosci Lett. 2011;498:138–42.

45. Lewin GR, Mendell LM. Nerve growth factor and nociception. Trends Neurosci. 1993;16:353–9.

46. Lippoldt EK, Elmes RR, McCoy DD, Knowlton WM, McKemy DD. Artemin, a glial cell line-derived neurotrophic factor family member, induces TRPM8-dependent cold pain. J Neurosci. 2013;33: 12543–52.

47. Liu Q, Dong X. The role of the mrgpr receptor family in itch. Handb Exp Pharmacol. 2015;226:71–88.

48. Liu Q, Sikand P, Ma C, Tang Z, Han L, Li Z, et al.

Mechanisms of itch evoked by β-alanine. J Neurosci. 2012;32:14532–7.

49. Liu XY, Wan L, Huo FQ, Barry DM, Li H, Zhao ZQ, et al. B-type natriuretic peptide is neither itch-specific nor functions upstream of the GRP-GRPR signaling pathway. Mol Pain. 2014;10:4.

50. Malin SA, Molliver DC, Koerber HR, Cornuet P, Frye R, Albers KM, et al. Glial cell line-derived neurotrophic factor family members sensitize nociceptors in vitro and produce thermal hyperalgesia in vivo. J Neurosci. 2006;26:8588–99.

51. McCoy ES, Taylor-Blake B, Street SE, Pribisko AL, Zheng J, Zylka MJ. Peptidergic CGRPα primary sensory neurons encode heat and itch and tonically suppress sensitivity to cold. Neuron. 2013;78: 138–51.

52. Merritt AJ, Berika MY, Zhai W, Kirk SE, Ji B, Hardman MJ, et al. Suprabasal desmoglein 3 expression in the epidermis of transgenic mice results in hyperproliferation and abnormal differentiation. Mol Cell Biol. 2002;22:5846–58.

53. Mishra SK, Hoon MA. The cells and circuitry for itch responses in mice. Science. 2013;340:968–71.

54. Murota H, El-latif MA, Tamura T, Amano T, Katayama I. Olopatadine hydrochloride improves dermatitis score and inhibits scratch behavior in NC/Nga mice. Int Arch Allergy Immunol. 2010;153:121–32.

55. Murota H, Izumi M, Abd El-Latif MI, Nishioka M, Terao M, Tani M, et al. Artemin causes hypersensitivity to warm sensation, mimicking warmth-provoked pruritus in atopic dermatitis. J Allergy Clin Immunol. 2012;130:671–682.e4.

56. Murota H, Kitaba S, Tani M, Wataya-Kaneda M, Azukizawa H, Tanemura A, et al. Impact of sedative and nonsedative antihistamines on the impaired productivity and quality of life in patients with pruritic skin diseases. Allergol Int. 2010;59:345–54.

57. Nakao M, Sugaya M, Suga H, Kawaguchi M, Morimura S, Kai H, et al. Serum autotaxin levels correlate with pruritus in patients with atopic dermatitis. J Invest Dermatol. 2014;134:1745–7.

58. Nattkemper LA, Zhao ZQ, Nichols AJ, Papoiu AD, Shively CA, Chen ZF, et al. Overexpression of the gastrin-releasing peptide in cutaneous nerve fibers and its receptor in the spinal cord in primates with chronic itch. J Invest Dermatol. 2013;133: 2489–92.

59. Negi O, Tominaga M, Tengara S, Kamo A, Taneda K, Suga Y, et al. Topically applied semaphorin 3A ointment inhibits scratching behavior and improves skin inflammation in NC/Nga mice with atopic dermatitis. J Dermatol Sci. 2012;66:37–43.

60. Nilsson A, Kanje M. Amphiregulin acts as an autocrine survival factor for adult sensory neurons. Neuroreport. 2005;16:213–8.

61. Nisticò SP, Saraceno R, Capriotti E, Felice CD, Chimenti S. Efficacy of monochromatic excimer light (308 nm) in the treatment of atopic dermatitis in adults and children. Photomed Laser Surg. 2008;26: 14–8.

62. Oremus M, Don-Wauchope A, McKelvie R, Santaguida PL, Hill S, Balion C, et al. BNP and NT-proBNP as prognostic markers in persons with chronic stable heart failure. Heart Fail Rev. 2014;19:471–505.

63. Otsuka A, Tanioka M, Nakagawa Y, Honda T, Ikoma A, Miyachi Y, et al. Effects of cyclosporine on pruritus and serum IL-31 levels in patients with atopic

dermatitis. Eur J Dermatol. 2011;21:816–7.

64. Picardi A, Lega I, Tarolla E. Suicide risk in skin disorders. Clin Dermatol. 2013;31:47–56.

65. Pisoni RL, Wikström B, Elder SJ, Akizawa T, Asano Y, Keen ML, et al. Pruritus in haemodialysis patients: international results from the Dialysis Outcomes and Practice Patterns Study (DOPPS). Nephrol Dial Transplant. 2006;21:3495–505.

66. Qu L, Fu K, Yang J, Shimada SG, LaMotte RH. CXCR3 chemokine receptor signaling mediates itch in experimental allergic contact dermatitis. Pain. 2015;156:1737–46.

67. Roblin D, Yosipovitch G, Boyce B, Robinson J, Sandy J, Mainero V, et al. Topical TrkA kinase inhibitor CT327 is an effective, novel therapy for the treatment of pruritus due to psoriasis: results from experimental studies, and efficacy and safety of CT327 in a phase 2b clinical trial in patients with psoriasis. Acta Derm Venereol. 2015;95: 542–8.

68. Roggenkamp D, Köpnick S, Stäb F, Wenck H, Schmelz M, Neufang G. Epidermal nerve fibers modulate keratinocyte growth via neuropeptide signaling in an innervated skin model. J Invest Dermatol. 2013;133:1620–8.

69. Roggenkamp D, Falkner S, Stäb F, Petersen M, Schmelz M, Neufang G. Atopic keratinocytes induce increased neurite outgrowth in a coculture model of porcine dorsal root ganglia neurons and human skin cells. J Invest Dermatol. 2012;132:1892–900.

70. Romeo PH, Lemarchandel V, Tordjman R. Neuropilin-1 in the immune system. Adv Exp Med Biol. 2002;515:49–54.

71. Rukwied RR, Main M, Weinkauf B, Schmelz M. NGF sensitizes nociceptors for cowhage- but not histamine-induced itch in human skin. J Invest Dermatol. 2013;133:268–70.

72. Sakai T, Takahashi D, Nikaido K, Okauchi K, Mori N, Irie R, et al. Co-stimulation with interleukin-4 and tumor necrosis factor-α increases epidermal innervation accompanied by suppression of semaphorin 3A. J Dermatol Sci. 2014;76:69–71.

73. Schmelz M. Sensitization for itch. In: Carstens E, Akiyama T, editors. Itch: mechanisms and treatment. Boca Raton: CRC Press; 2014. Chapter 26. Frontiers in Neuroscience.

74. Seshasayee D, Lee WP, Zhou M, Shu J, Suto E, Zhang J, et al. In vivo blockade of OX40 ligand inhibits thymic stromal lymphopoietin driven atopic inflammation. J Clin Invest. 2007;117:3868–78.

75. Shimizu Y, Morikawa Y, Okudaira S, Kimoto S, Tanaka T, Aoki J, et al. Potentials of the circulating pruritogenic mediator lysophosphatidic acid in development of allergic skin inflammation in mice: role of blood cell-associated lysophospholipase D activity of autotaxin. Am J Pathol. 2014;184:1593–603.

76. Sikand P, Dong X, LaMotte RH. BAM8-22 peptide produces itch and nociceptive sensations in humans independent of histamine release. J Neurosci. 2011;31:7563–7.

77. Sonkoly E, Muller A, Lauerma AI, Pivarcsi A, Soto H, Kemeny L, et al. IL-31: a new link between T cells and pruritus in atopic skin inflammation. J Allergy Clin Immunol. 2006;117:411–7.

78. Solorzano C, Villafuerte D, Meda K, Cevikbas F, Bráz J, Sharif-Naeini R, et al. Primary afferent and spinal cord expression of gastrin-releasing peptide: message, protein, and antibody concerns. J Neurosci.

2015;35:648–57.

79. Soussi-Yanicostas N, Hardelin JP, Arroyo-Jimenez MM, Ardouin O, Legouis R, Levilliers J, et al. Initial characterization of anosmin-1, a putative extracellular matrix protein synthesized by definite neuronal cell populations in the central nervous system. J Cell Sci. 1996;109:1749–57.

80. Ständer S, Siepmann D, Herrgott I, Sunderkötter C, Luger TA. Targeting the neurokinin receptor 1 with aprepitant: a novel antipruritic strategy. PLoS One. 2010;5:e10968.

81. Ständer S, Weisshaar E, Raap U. Emerging drugs for the treatment of pruritus. Expert Opin Emerg Drugs. 2015;1:1–7 [Epub ahead of print].

82. Steinhoff M, Ständer S, Seeliger S, Ansel JC, Schmelz M, Luger T. Modern aspects of cutaneous neurogenic inflammation. Arch Dermatol. 2003;139:1479–88.

83. Sun YG, Chen ZF. A gastrin-releasing peptide receptor mediates the itch sensation in the spinal cord. Nature. 2007;448:700–3.

84. Takano N, Sakurai T, Kurachi M. Effects of anti-nerve growth factor antibody on symptoms in the NC/Nga mouse, an atopic dermatitis model. J Pharmacol Sci. 2005;99:277–86.

85. Takano N, Sakurai T, Ohashi Y, Kurachi M. Effects of high-affinity nerve growth factor receptor inhibitors on symptoms in the NC/Nga mouse atopic dermatitis model. Br J Dermatol. 2007;156:241–6.

86. Tanaka A, Amagai Y, Oida K, Matsuda H. Recent findings in mouse models for human atopic dermatitis. Exp Anim. 2012;61:77–84.

87. Taniguchi M, Matsuzaki S, Tohyama M. P75 plays a key role in the induction of the sprouting of sensory nerve fibers in inflamed skin. J Invest Dermatol. 2007;127:2062–5.

88. Tang XQ, Tanelian DL, Smith GM. Semaphorin3A inhibits nerve growth factor-induced sprouting of nociceptive afferents in adult rat spinal cord. J Neurosci. 2004;24:819–27.

89. Tengara S, Tominaga M, Kamo A, Taneda K, Negi O, Ogawa H, et al. Keratinocyte-derived anosmin-1, an extracellular glycoprotein encoded by the X-linked Kallmann syndrome gene, is involved in modulation of epidermal nerve density in atopic dermatitis. J Dermatol Sci. 2010;58:64–71.

90. Tikka TM, Koistinaho JE. Minocycline provides neuroprotection against N-Methyl-d-aspartate neurotoxicity by inhibiting microglia. J Immunol. 2001;166:7527–33.

91. Tirado-Sánchez A, Bonifaz A, Ponce-Olivera RM. Serum gastrin-releasing peptide levels correlate with disease severity and pruritus in patients with atopic dermatitis. Br J Dermatol. 2014. doi:10.1111/bjd.13622.

92. Tominaga M, Kamo A, Tengara S, Ogawa H, Takamori K. In vitro model for penetration of sensory nerve fibres on a Matrigel basement membrane: implications for possible application to intractable pruritus. Br J Dermatol. 2009;161:1028–37.

93. Tominaga M, Ogawa H, Takamori K. Decreased production of semaphoring 3A in the lesional skin of atopic dermatitis. Br J Dermatol. 2008;158:842–4.

94. Tominaga M, Ogawa H, Takamori K. Histological characterization of cutaneous nerve fibers containing gastrin-releasing peptide in NC/Nga mice: an atopic dermatitis model. J Invest Dermatol. 2009;129:2901–5.

95. Tominaga M, Ozawa S, Ogawa H, Takamori K. A hypothetical mechanism of intraepidermal neurite formation in NC/Nga mice with atopic dermatitis. J Dermatol Sci. 2007;46:199–210.

96. Tominaga M, Ozawa S, Tengara S, Ogawa H, Takamori K. Intraepidermal nerve fibers increase in dry skin of acetone-treated mice. J Dermatol Sci. 2007;48:103–11.

97. Tominaga M, Takamori K. The penetration mechanisms of nerve fibers into the epidermis of atopic dermatitis. J Environ Dermatol Cutan Allergol. 2009;3:70–7.

98. Tominaga M, Takamori K. An update on peripheral mechanisms and treatments of itch. Biol Pharm Bull. 2013;36:1241–7.

99. Tominaga M, Takamori K. Itch and nerve fibers with special reference to atopic dermatitis: therapeutic implications. J Dermatol. 2014;41:205–12.

100. Tominaga M, Tengara S, Kamo A, Ogawa H, Takamori K. Psoralen-ultraviolet A therapy alters epidermal Sema3A and NGF levels and modulates epidermal innervation in atopic dermatitis. J Dermatol Sci. 2009;55:40–6.

101. Tominaga M, Tengara S, Kamo A, Ogawa H, Takamori K. Matrix metalloproteinase-8 is involved in dermal nerve growth: implications for possible application to pruritus from in vitro models. J Invest Dermatol. 2011;131:2105–12.

102. Torigoe K, Tominaga M, Ko KC, Takahashi N, Matsuda H, Hayashi R, et al. Intrathecal minocycline suppresses itch-related behavior and improves dermatitis in a mouse model of atopic dermatitis. J Invest Dermatol. 2016;136:879–81.

103. Urashima R, Mihara M. Cutaneous nerves in atopic dermatitis. A histological, immunohistochemical and electron microscopic study. Virchows Arch. 1998;432:363–70.

104. Umehara Y, Kamata Y, Tominaga M, Niyonsaba F, Ogawa H, Takamori K. Cathelicidin LL-37 induces semaphorin 3A production in human epidermal keratinocytes: implications for possible application to pruritus. J Invest Dermatol. 2015;135:2887–90.

105. Valtcheva MV, Samineni VK, Golden JP, Gereau 4th RW, Davidson S. Enhanced non-peptidergic intraepidermal fiber density and an expanded subset of chloroquine-responsive trigeminal neurons in a mouse model of dry skin itch. J Pain. 2015;16:346–56.

106. Verge VM, Richardson PM, Wiesenfeld-Hallin Z, Hokfelt T. Differential influence of nerve growth factor on neuropeptide expression in vivo: a novel role in peptide suppression in adult sensory neurons. J Neurosci. 1995;15:2081–96.

107. Wallengren J, Sundler F. Phototherapy reduces the number of epidermal and CGRP-positive dermal nerve fibres. Acta Derm Venereol. 2004;84:111–5.

108. Wilson SR, Thé L, Batia LM, Beattie K, Katibah GE, McClain SP, et al. The epithelial cell-derived atopic dermatitis cytokine TSLP activates neurons to induce itch. Cell. 2013;155:285–95.

109. Wittmann M, Werfel T. Interaction of keratinocytes with infiltrating lymphocytes in allergic eczematous skin diseases. Curr Opin Allergy Clin Immunol. 2006;6:329–34.

110. Yamaguchi J, Nakamura F, Aihara M, Yamashita N, Usui H, Hida T, et al. Semaphorin3A alleviates skin lesions and scratching behavior in NC/Nga mice, an

atopic dermatitis model. J Invest Dermatol. 2008;
128:2842–9.

111. Zhang Y, Dun SL, Chen YH, Luo JJ, Cowan A, Dun
NJ. Scratching activates microglia in the mouse spi-
nal cord. J Neurosci Res. 2015;93:466–74.

112. Zhang Y, Yan J, Hu R, Sun Y, Ma Y, Chen Z, et al.
Microglia are involved in pruritus induced by DNFB
via the CX3CR1/p38 MAPK pathway. Cell Physiol
Biochem. 2015;35:1023–33.

第20章 过敏性和刺激性接触性皮炎

Eduardo Rozas-Muñoz and Esther Serra-Baldrich

引言

接触性皮炎（contact dermatitis，CD）是皮肤直接接触外源性物质发生的炎症性反应。接触性皮炎可分为两大类：刺激性接触性皮炎（irritant contact dermatitis，ICD）和变应性接触性皮炎（allergic contact dermatitis，ACD）。刺激性接触性皮炎是最常见的接触性皮炎形式，是皮肤对各种环境因素的毒性或物理作用的非特异性反应，有剂量和时间依赖的过程，可能发生在所有暴露的个体[1]。而 ACD 是一种 IV 型超敏反应，由识别低分子量物质（称为半抗原，hapten）的特异性 T 细胞淋巴细胞介导。ACD 的发展取决于个体的易感性，需要事先对特定的半抗原敏感[1]。

ICD 和 ACD 的临床表现变化多样，包括急性病程的红斑、水肿、丘疹、水疱、大疱、鳞屑和糜烂，也有慢性病程的丘疹、斑块、苔藓化、角化过度和皲裂。这两类接触性皮炎的临床表现可能相似，斑贴试验是目前唯一的鉴别方法，有助于鉴别一些不确定的临床线索[2]。刺激性接触性皮炎可在暴露于单一环境因素后发生，症状可在接触后几分钟至几小时内出现。皮炎通常有明显的不确定性，缺乏蔓延趋势（图 20-1）。相反，变应性接触性皮炎则需要先与过敏原接触，并需要一定的时间来形成过敏反应。皮炎在暴露后数小时至数天内会发展，而且病变通常不明确（图 20-2）。

瘙痒是两类接触性皮炎常见的症状，但在 ICD 中，瘙痒通常轻微，经常被烧灼感、疼痛感和刺痛感所取代。ACD 中瘙痒是最主要的症状，也是与患者生活质量差密切相关的主要方面[3]。瘙痒可能反映了 ACD 的过敏致病性，并且在 ACD 的严

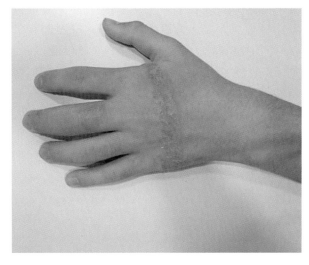

图 20-1 刺激性接触性皮炎。注意位于右手及中指后方的界限清楚的线状排列的红色斑块

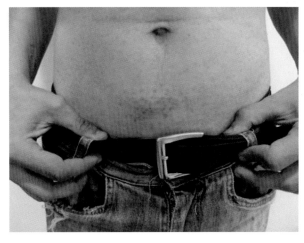

图 20-2 变应性接触性皮炎。皮带扣中镍元素引起的变应性接触性皮炎，脐下湿疹斑块界线不清

重程度和慢性程度上也起着重要作用，因为可能会导致搔抓和进一步的皮肤损伤，并且会使更多

的过敏原易于二次进入[4,5]。此外,偶尔瘙痒可能是导致临床医生怀疑 CD 诊断的主要或唯一症状。当该过程涉及某些部位,如肛门生殖器区域,或老年人出现 CD 时,情况尤其如此。

瘙痒和肛门生殖器部位接触性皮炎

肛门 - 生殖器接触性皮炎是一种常见现象。由于特殊的解剖和生理特征,该区域极易发生过敏性和刺激性接触性皮炎。例如:皮肤不断暴露在不同的分泌物,该区域容易闭塞、摩擦和出汗;此外,一些物质和局部药物,往往被滞留而增加暴露时间,导致更频繁和严重的反应。因此,ICD 和 ACD 是外阴和肛周皮炎最常见的原因之一也就不足为奇了[6-8]。刺激性接触性皮炎通常是由于缺乏或过度清洁。不良的卫生习惯会导致长时间暴露于生理液体或污垢中,这些液体或污垢具有强烈的刺激性,如尿失禁或大便失禁患者;另一方面,过度清洁和接触洗涤剂或肥皂也会损伤皮肤,导致 ICD。在 ACD 病例中,该疾病可以是原发性疾病或已有疾病的并发症,包括多种局部治疗的 ICD[9]。多达 57% 的肛门 - 生殖器疾病患者陈述,他们在这一特定区域使用了不同的化学药品和药物,78% 的肛门 - 生殖器症状患者斑贴试验呈阳性反应[10]。这些症状通常是非特异性的,瘙痒尤为常见。香料、外用抗生素、非处方药和外用麻醉药是最常见的过敏原[11-14]。其他过敏原如香料、植物、橡胶和胶水也有报道。一些系列报道称镍是外阴瘙痒症中最常见的过敏原之一,然而,镍是否有关必须仔细评估,因为在许多情况下,镍的相关性值得怀疑[6,11,12,15,16]。本文报告一例因全身接触性皮炎引起的慢性肛门瘙痒症。由于 ACD 在有外阴症状的女性中普遍存在,因此对于所有有非特异性慢性外阴症状的患者,特别是有瘙痒症状的患者,建议使用斑贴试验来排除 ACD。

瘙痒和老年人接触性皮炎

急性或慢性瘙痒为老年接触性皮炎的常见症状。炎症反应在这一人群中更为微妙,因此皮炎不那么明显,瘙痒是唯一的症状。发生 ICD 和 ACD 的可能性随着年龄和刺激物类型的不同而异[17,18]。已知儿童对外部物质接触的刺激性反应较高,老年人较低。对各种化合物如十二烷基硫酸钠、二甲基亚砜、组胺、乙腈烟酸、“巴豆油”、氯酚 - 甲醇和乳酸的刺激反应均有降低。然而,老年人对其他物质如肥皂和洗涤剂的刺激反应增加,这使他们更容易发展成 ICD[17,19-21]。

在 ACD 病例中,老年人群的患病率据报道高达 11%,女性比男性更常见[22,23]。

年龄从 50 岁到 91 岁(平均年龄为 75 岁)的受试者中,瘙痒是最常见的症状,总体患病率为 29%。有一些病例没有任何可见的皮炎表现,有严重瘙痒史,斑贴试验阳性[24]。

老年人的斑贴试验结果各不相同。虽然老年人的免疫力低,对斑贴试验致敏原的延迟接触反应减少,但异常的表皮屏障通透性和长时间、高剂量接触新的不同过敏原会增加潜在过敏原的致敏性[24-27]。据报道,硫柳汞、镍、环氧树脂和氯化钴的斑贴试验阳性反应频率较低[28-30]。相反,其他过敏原如樱草素、二氨基二苯甲烷、硫酸新霉素、羊毛脂醇、对羟基苯甲酸酯混合物、Euxyl 400、喹啉混合物和甲基异噻唑啉酮等表现出更高的致敏率[25,31]。局部外用治疗腿部溃疡或干燥症往往是最常见的致敏原因。患者通常会在伤口和周围皮肤发生瘙痒性湿疹反应。此外,频繁使用与致敏相关的化学药物会导致出现湿疹性皮疹,这种皮疹更广泛、更对称,常常与瘙痒有关。因此,ICD 和 ACD 应考虑所有老年患者的急性或慢性瘙痒,特别是如果他们有病因不明的湿疹。

致病性

变应性接触性皮炎已被广泛研究,但引起瘙痒的机制却知之甚少。ICD 是由多种机制引起的,包括皮肤屏障的破坏和表皮的改变,导致炎症浸润和细胞因子的释放。暴露于刺激物中会破坏表皮屏障,诱导角质形成细胞释放促炎细胞因子,如白介素(IL)-1、IL-1β、IL-6 和肿瘤坏死因子(tumor necrosis factor,TNF)α。其他几种炎症细胞、细胞因子和细胞内黏附分子有助于维持炎症过程[32]。

ACD 是由 T 细胞介导的迟发型超敏反应 (delayed type hypersensitivity，DTH) 引起的。该过程可分为两个阶段：敏化期和激发期。敏化期包括启动适应性免疫反应的特异性抗原递呈细胞，由此产生了半抗原特异性记忆 / 效应 T 细胞的克隆扩增。这种细胞可在致敏个体的淋巴结、血液和皮肤中见到，并在激发期内，再次暴露于相同的抗原时被激活。激发期导致 ACD 的皮肤表现。致病的半抗原激活 CD8+T 细胞，然后启动炎症反应。

众所周知，接触性皮炎的瘙痒是由炎症性皮肤刺激小的感觉神经引起的，然而，确切的瘙痒激活途径尚不清楚。抗组胺药物通常不会减轻瘙痒，这一事实提示：可能性更大的是接触性皮炎相关的瘙痒可能由组胺无关的炎症通路介导[33,34]。几种非组胺介质如 P 物质、内皮素 1,5- 羟色胺 (5-HT)、氯喹、BAM8-22 肽、白三烯 B4 和前列腺素 E2 注射到皮肤时引起瘙痒[4]。

动物模型显示，其中一些介质可能通过下游激活瞬时受体电位 (TRP) 阳离子通道、亚家族 A 成员 1 (TRPA1) 离子通道发挥作用。抑制 TRPA1 或其基因缺失 (TRPA1–/–) 的小鼠表现为慢性皮炎和搔抓行为减少。此外，神经激肽 -1 受体 (neurokinin 1 receptor，NK1R) 也可能参与其中，因为它能有效地抑制了 ACD 的皮炎和瘙痒表现。此外，炎症过程似乎也在瘙痒的形成和持续过程中发挥重要作用。缓激肽是一种痛觉化学物质，通常会引起人类和小鼠健康皮肤的疼痛，在皮肤接触性皮炎中会引起瘙痒[35]。ACD 中长期升高的介质，如 4- 羟基壬烯醛 (4-hydroxynonenal，4-HNE)，可能会增加感觉神经中 TRPA1 通道的活性，导致瘙痒。因此瘙痒与炎症有直接关系，神经元 TRPA1 通道和其他受体可能是神经元和炎症过程的主要整合因子。

治疗

治疗和预防刺激性和变应性接触性皮炎的主要方法是戒断和避免接触致病因子。瘙痒症的治疗也是主要的治疗目标之一，因为瘙痒导致搔抓和二次接触更多的刺激物、过敏原或病原体。局部 CD 的一线治疗是外用皮质类固醇[36]。皮质类固醇的作用取决于皮炎的部位和严重程度。外用皮质类固醇已显示出治疗湿疹相关瘙痒的疗效，通常在治疗的前 3 日就能缓解瘙痒[37-42]。其他止痒药物如普莫卡因 (pramoxine) 的加入也可能增强止痒效果[42]。在细菌重复感染的情况下，可在治疗中添加外用或口服抗生素。全身口服皮质激素治疗常用于严重蔓延（受累超过 20%）或急性皮炎累及面部或生殖器的病例[43,44]。

在慢性局限性皮炎中，外用皮质类固醇无效或疗效一般，可有效外用钙调磷酸酶抑制剂如他克莫司或吡美莫司[45-47]。

光疗或免疫抑制药物如硫唑嘌呤 (azathioprine，AZA)、吗替麦考酚酯 (mycophenolate mofetil，MMF)、环孢素等全身治疗可用于对皮质类固醇治疗无响应的特殊病例[48,49]。

经常使用护肤霜和润肤剂也有助于维持皮肤屏障功能，防止皮炎的发生[36,50]。

（翻译：潘毅　审校：冰寒）

参考文献

1. AIe IS, Maibach HI. Irritant contact dermatitis. Rev Environ Health. 2014;29(3):195–206.
2. Rietschel RL. Clues to an accurate diagnosis of contact dermatitis. Dermatol Ther. 2004;17(3):224–30.
3. Ayala F, Nino M, Fabbrocini G, Panariello L, Balato N, Foti C, et al. Quality of life and contact dermatitis: a disease-specific questionnaire. Dermatitis. 2010;21(2):84–90.
4. Pall PS, Hurwitz OE, King BA, LaMotte RH. Psychophysical measurements of itch and nociceptive sensations in an experimental model of allergic contact dermatitis. J Pain. 2015;16(8):741–9.
5. Bruckner AL, Weston WL. Allergic contact dermatitis in children: a practical approach to management. Skin Therapy Lett. 2002;7(8):3–5.
6. Haverhoek E, Reid C, Gordon L, Marshman G, Wood J, Selva-Nayagam P. Prospective study of patch testing in patients with vulval pruritus. Australas J Dermatol. 2008;49(2):80–5.
7. Lambert J. Pruritus in female patients. Biomed Res Int. 2014;2014:541867.
8. Schlosser BJ. Contact dermatitis of the vulva. Dermatol Clin. 2010;28(4):697–706.
9. Al-Niaimi F, Felton S, Williams J. Patch testing for vulval symptoms: our experience with 282 patients. Clin Exp Dermatol. 2014;39(4):439–42.
10. Margesson LJ. Contact dermatitis of the vulva. Dermatol Ther. 2004;17(1):20–7.

11. Marren P, Wojnarowska F, Powell S. Allergic contact dermatitis and vulvar dermatoses. Br J Dermatol. 1992;126(1):52–6.

12. Lewis FM, Harrington CI, Gawkrodger DJ. Contact sensitivity in pruritus vulvae: a common and manageable problem. Contact Dermatitis. 1994;31(4):264–5.

13. Nardelli A, Degreef H. Goossens A Contact allergic reactions of the vulva: a 14-year review. Dermatitis. 2004;15(3):131–6.

14. Lucke TW, Fleming CJ, McHenry P, Lever R. Patch testing in vulval dermatoses: how relevant is nickel? Contact Dermatitis. 1998;38(2):111–2.

15. Vermaat H, Smienk F, Rustemeyer T, Bruynzeel DP, Kirtschig G. Anogenital allergic contact dermatitis, the role of spices and flavour allergy. Contact Dermatitis. 2008;59(4):233–7.

16. Silvestri DL, BArmettler S. Pruritus ani as a manifestation of systemic contact dermatitis: resolution with dietary nickel restriction. Dermatitis. 2001;22(1):50–5.

17. Nilzen A, Voss-Lagerlund K. Epicutaneous tests with detergents and a number of other common allergens. Dermatologica. 1962;124:42–52.

18. Patil S, Maibach HI. Effect of age and sex on the elicitation of irritant contact dermatitis. Contact Dermatitis. 1994;30(5):257–64.

19. Cua AB, Wilhelm KP, Maibach HI. Cutaneous sodium lauryl sulphate irritation potential: age and regional variability. Br J Dermatol. 1990;123(5):607–13.

20. Coenraads PJ, Bleumink E, Nater JP. Susceptibility to primary irritants: age dependence and relation to contact allergic reactions. Contact Dermatitis. 1975;1(6):377–81.

21. Skassa-Brociek W, Manderscheid JC, Michel FB, Bousquet J. Skin test reactivity to histamine from infancy to old age. Allergy Clin Immunol. 1987;80(5):711–6.

22. Fitzpatrick JE. Common inflammatory skin diseases of the elderly. Geriatrics. 1989;44(7):40–6.

23. Beauregard S, Gilchrest BA. A survey of skin problems and skin care regimens in the elderly. Arch Dermatol. 1987;123(12):1638–43.

24. Mangelsdorf HC, Fleischer AB, Sherertz EF. Patch testing in an aged population without dermatitis: high prevalence of patch test positivity. Am J Contact Dermat. 1996;7(3):155–7.

25. Piaserico S, Larese F, Recchia GP, Corradin MT, Scardigli F, Gennaro F, et al. Allergic contact sensitivity in elderly patients. North-East Italy Contact Dermatitis Group. Aging Clin Exp Res. 2004;16(3):221–5.

26. Elias PM, Ghadially R. The aged epidermal permeability barrier: basis for functional abnormalities. Clin Geriatr Med. 2002;18(1):103–20.

27. Ghadially R. Aging and the epidermal permeability barrier: implications for contact dermatitis. Am J Contact Dermat. 1998;9(3):162–9.

28. Wantke F, Hemmer W, Jarisch R, Götz M. Patch test reactions in children, adults and the elderly. A comparative study in patients with suspected allergic contact dermatitis. Contact Dermatitis. 1996;34(5):316–9.

29. Uter W, Geier J, Pfahlberg A, Effendy I. The spectrum of contact allergy in elderly patients with and without lower leg dermatitis. Dermatology. 2002;204(4):266–72.

30. Bangha E, Elsner P. Sensitizations to allergens of the European standard series at the Department of Dermatology in Zurich 1990–1994. Dermatology. 1996;193(1):17–21.

31. Lundov MD, Opstrup MS, Johansen JD. Methylisothiazolinone contact allergy – growing epidemic. Contact Dermatitis. 2013;69(5):271–5.

32. Smith HR, Basketter DA, McFadden JP. Irritant dermatitis, irritancy and its role in allergic contact dermatitis. Clin Exp Dermatol. 2002;27(2):138–46.

33. Funk JO, Maibach HI. Horizons in pharmacologic intervention in allergic contact dermatitis. J Am Acad Dermatol. 1994;31(6):999–1014.

34. Thurmond RL, Gelfand EW, Dunford PJ. The role of histamine H1 and H4 receptors in allergic inflammation: the search for new antihistamines. Nat Rev Drug Discov. 2008;7(1):41–53.

35. Fu K, Qu L, Shimada SG, Nie H, LaMotte RH. Enhanced scratching elicited by a pruritogen and an algogen in a mouse model of contact hypersensitivity. Neurosci Lett. 2014;579:190–4.

36. Bourke J, Coulson I, English J. Guidelines for the management of contact dermatitis: an update. British Association of Dermatologists Therapy Guidelines and Audit Subcommittee. Br J Dermatol. 2009;160(5):946–54.

37. Hoare C, Li Wan Po A, Williams H. Systematic review of treatments for atopic eczema. Health Technol Assess. 2000;4(37):1–191.

38. Thomas KS, Armstrong S, Avery A, Po AL, O'Neill C, Young S, et al. Randomised controlled trial of short bursts of a potent topical corticosteroid versus prolonged use of a mild preparation for children with mild or moderate atopic eczema. BMJ. 2002;324(7340):768.

39. Luger TA. Balancing efficacy and safety in the management of atopic dermatitis: the role of methylprednisolone aceponate. J Eur Acad Dermatol Venereol. 2011;25(3):251–8.

40. Ruzicka T. Methylprednisolone aceponate in eczema and other inflammatory skin disorders – a clinical update. Int J Clin Pract. 2006;60(1):85–92.

41. Bieber T, Vick K, Fölster-Holst R, Belloni-Fortina A, Städtler G, Worm M, et al. Efficacy and safety of methylprednisolone aceponate ointment 0.1% compared to tacrolimus 0.03% in children and adolescents with an acute flare of severe atopic dermatitis. Allergy. 2007;62(2):184–9.

42. Curto L, Carnero L, López-Aventin D, Traveria G, Roura G, Giménez-Arnau AM. Fast itch relief in an experimental model for methylprednisolone aceponate topical corticosteroid activity, based on allergic contact eczema to nickel sulphate. J Eur Acad Dermatol Venereol. 2014;28(10):1356–62.

43. American Academy of Allergy, Asthma and Immunology, American College of Allergy, Asthma and Immunology. Contact dermatitis: a practice parameter. Ann Allergy Asthma Immunol. 2006;97(3 Suppl 2):S1–38.

44. Meingassner JG, Grassberger M, Fahrngruber H, Moore HD, Schuurman H, Stütz A. A novel anti-inflammatory drug, SDZ ASM 981, for the topical and oral treatment of skin diseases: in vivo pharmacology. Br J Dermatol. 1997;137(4):568–76.

45. Queille-Roussel C, Graeber M, Thurston M, Lachapelle JM, Decroix J, de Cuyper C, Ortonne JP. SDZ ASM 981 is the first non-steroid that suppresses established nickel contact dermatitis elicited by allergen challenge. Contact Dermatitis. 2000;42(6):349–50.

46. Belsito D, Wilson DC, Warshaw E, Fowler J, Ehrlich A, Anderson B, et al. A prospective randomized clinical trial of 0.1% tacrolimus ointment in a model of chronic allergic contact dermatitis. J Am Acad Dermatol. 2006;55(1):40–6.
47. Pacor ML, Di Lorenzo G, Martinelli N, Mansueto P, Friso S, Pellitteri ME, et al. Tacrolimus ointment in nickel sulphate-induced steroid-resistant allergic contact dermatitis. Allergy Asthma Proc. 2006;27(6):527–31.
48. van Coevorden AM, Kamphof WG, van Sonderen E, Bruynzeel DP, Coenraads PJ. Comparison of oral psoralen-UV-A with a portable tanning unit at home vs hospital-administered bath psoralen-UV-A in patients with chronic hand eczema: an open-label randomized controlled trial of efficacy. Arch Dermatol. 2004;140(12):1463–6.
49. Sezer E, Etikan I. Local narrowband UVB phototherapy vs. local PUVA in the treatment of chronic hand eczema. Photodermatol Photoimmunol Photomed. 2007;23(1):10–4.
50. Williams C, Wilkinson SM, McShane P, Lewis J, Pennington D, Pierce S, et al. A double-blind, randomized study to assess the effectiveness of different moisturizers in preventing dermatitis induced by hand washing to simulate healthcare use. Br J Dermatol. 2010;162(5):1088–92.

第 21 章 荨 麻 疹

Tabi A. Leslie and Ulrike Raap

引言

希波克拉底曾将荨麻疹(urticaria)描述为皮肤瘙痒性疾病。总体而言,现在普遍认为荨麻疹是一种表现为瘙痒性风团和 / 或血管性水肿的疾病[1,2]。大多数荨麻疹患者通常不会发生全身反应。然而,一些伴有过敏或某些躯体荨麻疹的患者可能会发生过敏休克,而其他患者发生过敏休克的概率较低[3]。

慢性荨麻疹的终身患病率为 2%~3%,急性荨麻疹的终身患病率为 20%[4]。研究估计慢性荨麻疹的年发病率为 1.4%。

慢性自发性荨麻疹可进一步分为病因不明的和有已知病因的荨麻疹,其中前者占大多数。已知的病因有炎症病灶、亚临床感染或自身免疫反应[5,6]。此外,非特异性药物或毒素可介导嗜碱性粒细胞或肥大细胞释放炎症介质,引发荨麻疹。在日常实践中,应激也被认为是荨麻疹的重要触发因素。然而目前现实生活中,大多数荨麻疹患者没有得到足够的治疗[7]。

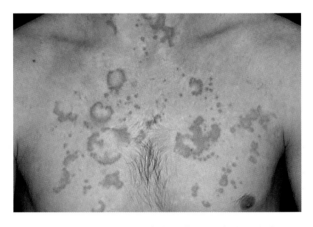

图 21-1 风团在慢性荨麻疹中的典型临床特征为中央苍白,周围绕以红晕

厘米不等),可发生于皮肤任何位置。然而,发生于真皮深层、皮下或黏膜下组织的肿胀可持续长达72h,往往引起疼痛而非瘙痒。这被定义为血管性水肿。血管性水肿可在约 50% 的荨麻疹病例合并出现,也可以单独发生[8]。

荨麻疹的组织病理学

皮肤肥大细胞脱颗粒启动荨麻疹的炎症过程。荨麻疹皮损的特征是血管周围和间质炎症细胞浸润,表现为浅丛和深丛的小静脉周围有CD4+T 淋巴细胞、单核细胞、嗜碱性粒细胞、中性粒细胞和嗜酸性粒细胞浸润[9]。由于嗜酸性粒细胞发生脱颗粒(在病理中以细胞内剩余的主要碱性蛋白来评估其程度),因此在不同荨麻疹皮损中嗜酸性粒细胞的数量有所不同[10]。荨麻疹皮损中内皮细胞黏附分子表达升高,IL-4、IL-5 等细胞因

荨麻疹的定义

荨麻疹的主要特征是迅速出现伴短程(持续时间最长达 24h)、瘙痒性的风团(wheal)。风团表现为中央苍白,周围绕以红晕(图 21-1),是由血管通透性增加和液体渗出引起的。肥大细胞脱颗粒(degranulation),释放组胺、前列腺素、白三烯、蛋白酶和细胞因子等介质,引起真皮浅层瘙痒肿胀,在临床表现为风团。风团大小不一(从几毫米至几

子释放,共同介导炎症细胞的募集和激活[11]。

荨麻疹的瘙痒

荨麻疹瘙痒会严重影响患者的生活质量和健康,特别是在夜间。患者因为瘙痒每晚至少醒来一次,导致白天疲劳、注意力不集中,生活质量降低。尽管荨麻疹患者有剧烈瘙痒,但患者的皮肤上不会出现因搔抓引起的继发性皮损[12]。荨麻疹患者通常会因为瘙痒而摩擦皮肤,而特应性皮炎患者会搔抓皮肤直至出血。慢性荨麻疹的瘙痒强度也与应激有关。然而,这种相关性要弱于其他瘙痒性皮肤病,如银屑病[13]。在100例慢性自发性荨麻疹患者中,研究发现最常见的瘙痒部位是手臂(n=86)、背部(n=8)和下肢(n=75)[14]。荨麻疹瘙痒的特点是针刺样、酥痒、烧灼感,通常在傍晚或夜间加重。荨麻疹患者将他们所经历的瘙痒描述为令人不悦、讨厌、担忧,又难以忍受[15,16]。

瘙痒强度可以通过视觉模拟量表(visual analogue scale,VAS)、言语强度评分或数值评分量表(numerical rating scale,NRS)来评估。值得注意的是,感觉和情感评分与瘙痒强度呈正相关[15]。目前,除了荨麻疹外,其他慢性炎症性皮肤病,如特应性皮炎和银屑病,也可进行瘙痒评分[17]。

生活质量和疾病活动的损害

荨麻疹通常不会危及患者生命,但是可以限制和损害躯体和情绪功能,降低生活满意度,影响健康相关生活质量[17]。生活质量的下降程度可以通过皮肤病生活质量指数(dermatology life quality index,DLQI)测量[18]。患者在UAS7[17]检测表中对瘙痒强度(0=无痒,1=轻度瘙痒,2=中度痒,3=强烈瘙痒)和风团数量(0=0个风团,1≤20,2=20~50,3≥50)逐日记录,共7日,可以评估患者疾病的活动性。此外,患者日记也十分有效。

荨麻疹症状常影响患者的日常生活,限制并损害其正常躯体和功能,对健康相关生活质量带来间接负担。而这又会给健康资源造成负担。CU-QoL问卷[19]是多语种有效的、面向患者的、测量慢性荨麻疹患者生活质量的特异性工具。

经验证的血管性水肿活动评分也可作为评估与毁容性血管性水肿相关残疾的重要工具。

荨麻疹及其亚型

荨麻疹持续时间少于6周者归为急性自发性荨麻疹;持续时间大于6周者归为慢性自发性荨麻疹(chronic spontaneous urticaria,CSU)。其中,慢性自发性荨麻疹的风疹持续时间通常少于24h。此外,根据EAACI国际共识[1],慢性亚型还包括慢性诱导性荨麻疹(chronic inducible urticaria,CIndU)。诱导性荨麻疹包括皮肤划痕症(图21-2)、寒冷性荨麻疹、延迟压力性荨麻疹、日光性荨麻疹、热荨麻疹、震动性血管性水肿、胆碱能性荨麻疹、接触性荨麻疹以及水源性荨麻疹。荨麻疹亚型的诊断基于临床病史和检查,而具体做什么检查取决于疾病的表现。

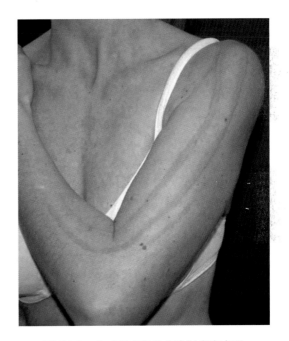

图21-2 人工荨麻疹的皮肤划痕症表现

慢性荨麻疹可分为慢性自发性和慢性诱导性荨麻疹。但在一些患者中,两者可能同时发生。此外,对于仅表现为血管性水肿而不伴风团的诊断也具有挑战性,需要深入检查。血管性水肿相关的荨麻疹是组胺介导的,可以不伴有风团。这些患者的诊断和管理与缓激肽介导的血管性水肿患者完全不同。

从临床问诊和检查中不仅要阐明致病因素,更重要的是要解释引起和加重疾病的诱因。荨麻疹有许多可能的诱因,如饮食、应激、感染和药物等。

血管性水肿

至少一半的 CSU 患者同时合并血管性水肿（angioedema），主要发生在眼睑、口唇、舌、咽、外生殖器和手足肢端，而 15%~20% 的 CSU 患者可出现复发性血管性水肿而不伴风团[20]。血管性水肿亚型包括过敏性血管性水肿（通常在过敏原暴露后 1~2h 内发生，持续 1~3 日）、缓激肽诱导的血管性水肿（由 C1 酯酶抑制剂缺乏或功能障碍引起）、药物摄入引起的血管性水肿（如血管紧张素转化酶抑制药（ACEI））、细胞因子介导的血管性水肿伴嗜酸性粒细胞增多症（Gleich 综合征）、物理诱导的血管性水肿以及特发性血管性水肿[21]。特别是舌或咽喉的血管性水肿可被 ACEI 和血管紧张素 II 受体阻滞剂（沙坦类）引起。因此，在复发性血管性水肿以及 CU 患者中，应避免使用 ACEI、沙坦类以及非甾体抗风湿剂[20]。值得注意的是，患者可在摄入 ACEI 数年后发生血管性水肿，并且在停药后仍可持续数周。

遗传型血管性水肿（hereditary angioedema，HAE）是一种罕见但危及生命的疾病，可引起面部、喉部、外生殖器或肢端快速肿胀，或继发于腹腔内水肿的急性腹痛。对 HAE 患者的管理具有挑战性，包括（I）治疗急性发作、（II）长期以及（III）短期预防性用药[22]。未治疗的 HAE 死亡率高与喉头水肿有关，而喉头水肿对皮质类固醇和肾上腺素治疗无效。因此，对反复发作的致命情况，治疗可选择输注浓缩的 C1 酯酶抑制剂。对 HAE 长期预防包括使用稀释的雄激素和抗纤溶剂，而短期预防建议在口腔科或内镜操作期间预防血管性水肿发生[21]。

获得型血管性水肿（acquired angioedema，AAE）是一种罕见的疾病，有 AAE-I 和 AAE-II 两种亚型。AAE-I 常合并其他疾病，最常见的是 B 淋巴细胞增殖性疾病。AAE-II 以产生针对 C1 抑制剂的自身抗体为特征。血浆来源的 C1 抑制剂可用于治疗 AAE 的严重急性发作。然而，由于 AAE 急性发作时分解代谢速度加快，治疗需要大量的 C1 抑制剂[21]。对于 AAE-II，除了在急性发作时使用浓缩的 C1 抑制剂治疗外，免疫抑制治疗、降低自身抗体的产生是唯一有效的治疗方法[23]。

诊断措施

为了评估荨麻疹及其亚型，应当详细询问患者的病史和潜在的触发因素，并进行物理检查，如皮肤划痕试验[24]。如果患者有物理触发史，医生应当根据病史进行特定的标准化物理测试，包括寒冷刺激和阈值测试、压力试验和阈值测试、热刺激和阈值测试、皮肤划痕试验。

根据最新的欧洲指南，对于急性自发性荨麻疹不建议使用常规诊断测试。在慢性自发性荨麻疹中，仅推荐少数诊断测试，包括血细胞分类计数、ESR 或 CRP。根据患者病史，可在常规诊断测试基础上建议应用其他检查，如感染相关的特定检查（如幽门螺杆菌、葡萄球菌或链球菌感染）。

荨麻疹的治疗

应根除或避免明确的诱发因素，如阿司匹林（可在 10%~30% 的患者中引发荨麻疹）等非甾体抗炎药（nonsteroidal anti-inflammatory drugs，NSAID）。对于血管性水肿，应早期发现并停用 ACEI 和血管紧张素 II 受体拮抗剂。

对于慢性荨麻疹的管理，主要针对症状控制，并最终在数月或数年后使荨麻疹自发消退。为了给予患者最适的管理措施，必须作好荨麻疹的诊断。

荨麻疹的一线治疗包括在许可剂量下使用第二代抗组胺药（图 21-3）[25]。一线治疗可以在最多 35% 的患者中控制瘙痒和风团。循证指南建议在对许可剂量治疗无效的患者中可采用二线治疗，即将许可剂量增加至四倍。然而，这仍然只能使不到 65% 的患者的症状得到足够的缓解。对于其余患者，采用三线治疗，包括奥马珠单抗、环孢

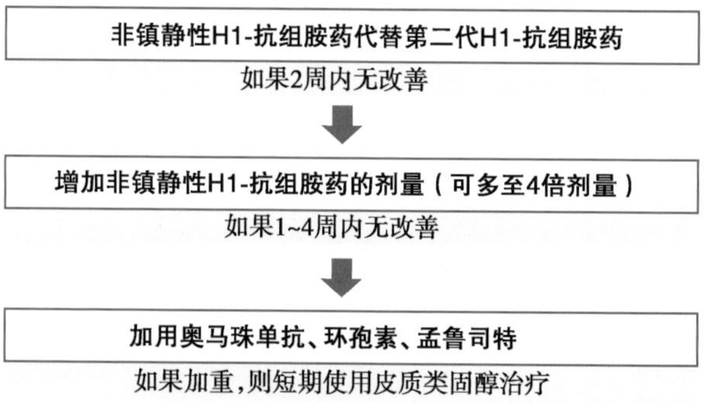

非镇静性H1-抗组胺药代替第二代H1-抗组胺药
如果2周内无改善

增加非镇静性H1-抗组胺药的剂量（可多至4倍剂量）
如果1~4周内无改善

加用奥马珠单抗、环孢素、孟鲁司特
如果加重，则短期使用皮质类固醇治疗

图 21-3　慢性自发性荨麻疹的治疗策略（Adapted from Marcus Maurer et al. Allergo Int J 2013）

素或白三烯受体拮抗剂。奥马珠单抗(抗 IgE 抗体)是一种生物制剂,被批准用于治疗对抗组胺治疗无效的 CSU 荨麻疹患者。虽然有充足的证据证明环孢素和白三烯受体拮抗剂对荨麻疹治疗有效,但它们还未获得治疗许可[26]。

皮质类固醇具有较强的抗炎作用,只能在严重急性荨麻疹和慢性荨麻疹恶化的情况下作为二线治疗谨慎使用[27]。然而,在一些特定情况下,如延迟压力性荨麻疹,使用低剂量的皮质类固醇可能对改善病情有帮助。对严重的慢性自发性荨麻疹患者,从利益-风险角度谨慎分析,免疫抑制药物(如环孢素)是另一种治疗选择[20,21]。

包括 H2 受体拮抗剂在内的其他药物,如雷尼替丁和多塞平(有抗 H1、H2 作用的三环类抗抑郁药)是不被欧洲指南推荐用于治疗荨麻疹的。在荨麻疹治疗中也不推荐使用镇静抗组胺药(第一代抗组胺药),因为该药会降低患者服药次日的注意力和运动能力。

(翻译:李清扬　审校:冰寒)

参考文献

1. Zuberbier T, Aberer W, Asero R, et al. The EAACI/GA(2) LEN/EDF/WAO Guideline for the definition, classification, diagnosis, and management of urticaria: the 2013 revision and update. Allergy. 2014;69:868–87.
2. Grattan CEH, Humphreys F. Guidelines for evaluation and management of urticaria in adults and children. Br J Dermatol. 2007;157:1116–23.
3. Powell RJ, Leech SC, Till S, et al. BSACI guideline for the management of chronic urticaria and angioedema. Clin Exp Allergy. 2015;45:547–65.
4. Cooper KD. Urticaria and angioedema: diagnosis and evaluation. J Am Acad Dermatol. 1991;25:166–74.
5. Wedi B, Raap U, Kapp A. Chronic urticaria and infections. Curr Opin Allergy Clin Immunol. 2004;4:387–96.
6. Raap U, Liekenbrocker T, Wieczorek D, et al. New therapeutic strategies for the different subtypes of urticaria. Hautarzt. 2004;55:361–6.
7. Maurer M, Staubach P, Raap U, et al. ATTENTUS, a German online survey of patients with chronic urticaria highlighting the burden of disease, unmet needs and real-life clinical practice. Br J Dermatol. 2016; 174(4):892–4.
8. Wedi B, Kapp A. Urticaria and angioedema. In: Mahmoudi M, editor. Allergy: practical diagnosis and management. New York: Mc Graw Hill; 2007.
9. Elias J, Boss E, Kaplan AP. Studies of the cellular infiltrate of chronic idiopathic urticaria: prominence of T-lymphocytes, monocytes, and mast cells. J Allergy Clin Immunol. 1986;78:914–8.
10. Sabroe RA, Poon E, Orchard GE, et al. Cutaneous inflammatory cell infiltrate in chronic idiopathic urticaria: comparison of patients with and without anti-FcepsilonRI or anti-IgE autoantibodies. J Allergy Clin Immunol. 1999;103:484–93.
11. Caproni M, Giomi B, Melani L, et al. Cellular infiltrate and related cytokines, chemokines, chemokine receptors and adhesion molecules in chronic autoimmune urticaria: comparison between spontaneous and autologous serum skin test induced wheal. Int J Immunopathol Pharmacol. 2006;19:507–15.
12. Leslie TA. Itch. Medicine. 2013;41(7):367–71.
13. Yosipovitch G, Goon A, Wee J, et al. The prevalence and clinical characteristics of pruritus among patients with extensive psoriasis. Br J Dermatol. 2000; 143:969–73.
14. Yosipovitch G, Ansari N, Goon A, et al. Clinical characteristics of pruritus in chronic idiopathic urticaria. Br J Dermatol. 2002;147:32–6.
15. Stander S, Zeidler C, Riepe C, et al. European EADV network on assessment of severity and burden of Pruritus (PruNet): first meeting on outcome tools. J Eur Acad Dermatol Venereol. 2015. doi: 10.1111/jdv.13296. [Epub ahead of print].
16. Raap U, Gieler U, Schmid-Ott G. Urticaria. Dermatol Psychosom. 2004;5:203–5.
17. Finlay AY, Khan GK. Dermatology Life Quality Index (DLQI) – a simple practical measure for routine clinical use. Clin Exp Dermatol. 1994;19(3):210–6.
18. Mathias SD, Crosby RD, Zazzali JL, Maurer M, Saini SS. Evaluating the minimally important difference of the urticaria activity score and other measures of disease activity in patients with chronic idiopathic urticaria. Ann Allergy Asthma Immunol: Off Publ Am Coll Allergy Asthma Immunol. 2012;108(1):20–4.
19. Baiardini I, Pasquali M, Braido F, et al. A new tool to evaluate the impact of chronic urticaria on quality of life: chronic urticaria quality of life questionnaire (CU-QoL). Allergy. 2005;60(8):1073–8.
20. Wedi B, Kapp A. Evidence-based therapy of chronic urticaria. J Dtsch Dermatol Ges. 2007;5:146–57.
21. Borzova E, Grattan CE. Urticaria: current future treatments. Expert Rev Dermatol. 2007;2(3):317–34.
22. Agostoni A, Aygoren-Pursun E, Binkley KE, et al. Hereditary and acquired angioedema: problems and progress: proceedings of the third C1 esterase inhibitor deficiency workshop and beyond. J Allergy Clin Immunol. 2004;114:S51–131.
23. Kaplan AP, Greaves MW. Angioedema. J Am Acad Dermatol. 2005;53:373–88.
24. Zuberbier T, Bindslev-Jensen C, Canonica W, et al. EAACI/GA2LEN/EDF guideline: management of urticaria. Allergy. 2006;61:321–31.
25. Leslie TA. Antihistamines. In: Wakelin SH, Maibach HI, Archer CB, editors. Handbook of systemic drug treatment in dermatology. Abingdon: Taylor & Francis Group; 2015. p. 76–84.
26. Savic S, Marsland A, McKay D, et al. Retrospective case note review of chronic spontaneous urticaria outcomes and adverse effects in patients treated with omalizumab or ciclosporin in UK secondary care. Allergy Asthma Clin Immunol: Off J Can Soc Allergy Clin Immunol. 2015;11(1):21.
27. Leslie TA, Greaves MW, Yosipovitch G. Current topical and systemic treatment of itch. Handb Exp Pharmacol. 2015;226:337–56.

第 22 章　肥大细胞增多症

Undine Lippert

缩略语

ASM,侵袭性系统性肥大细胞增多症(aggressive SM)

MIS,皮肤肥大细胞增多症(mastocytosis in the skin)

H-receptor,H 受体,组胺受体(histamine receptor)

ISM,惰性系统性肥大细胞增多症(indolent systemic mastocytosis)

MCL,肥大细胞白血病(mast cell leukemia)

MIS,皮肤肥大细胞增多症(mastocytosis in the skin)

NT,神经营养因子(neurotrophin)

SCF,干细胞因子(stem cell factor)

SM,系统性肥大细胞增多症(systemic mastocytosis)

SM-AHNDM,系统性肥大细胞增多症伴克隆性血液性非肥大细胞谱系(SM with associated clonal hematological non-mast cell lineage)

TMEP,持久性斑疹性毛细血管扩张症(telangiectasia macularis eruptive perstans)

WHO,世界卫生组织(World Health Organization)

引言

肥大细胞增多症(mastocytosis)是一组组织中肥大细胞克隆性增多的异质性疾病,可累及一个或多个器官系统。受影响最大的是皮肤,其次是骨髓和胃肠道[1]。所有脊椎动物都有肥大细胞,早在 2.76 亿年前在原始爬行动物(Lepidosauria)中就发现肥大细胞颗粒中可储存组胺,这表明这一现象已有很长时间的进化史[2]。肥大细胞可源自常见的骨髓祖细胞(progenitor cell),但这些祖细胞的确切性质仍然不清楚。肥大细胞通过血管系统作为未成熟细胞进入组织,其成熟受组织特异性微环境因素的影响。细胞迁移、分化和存活关键取决于跨膜酪氨酸激酶受体 c-kit(CD117)在肥大细胞表面上的表达和功能。在皮肤中,c-kit 配体干细胞因子(stem cell factor,SCF)主要表达于成纤维细胞中[3,4]。肥大细胞含有并释放各种预先生成或新生成的介质,例如组胺、前列腺素、白三烯、细胞因子和蛋白酶。其中一些涉及诱导或调节瘙痒。最具特征的瘙痒介质是脱颗粒后从肥大细胞释放的组胺。随后,皮肤中的感觉神经末梢可以经组胺受体激活[5]。此外,类胰蛋白酶可激活感觉神经元 PAR2 的表达从而诱导瘙痒[6]。过敏反应中的肥大细胞通过与高亲和力 IgE 受体的交联而被激活,然而也存在一些不依赖 IgE 的激活途径,如通过物理触发以及神经肽激活,例如 P 物质、血管活性肠肽(vasoactive intestinal peptide,VIP)和生长抑素(somatostatin)可诱导皮肤肥大细胞释放组胺[7,8]。这表明肥大细胞和神经系统之间存在重要的双向作用。瘙痒是肥大细胞增多症患者最常见的症状。高温(天气、热水淋浴)或温度过渡(冷到温暖)、皮肤摩擦和酒精是常见的触发因素。皮肤肥大细胞增多症(mastocytosis in the skin,MIS)或系统性肥大细胞增多症(systemic mastocytosis,SM)患者的瘙痒频率和强度没有显著差异,约 60% 的患者可出现反复发作[9,10]。在荨麻疹中,抚摸或摩擦不会导致皮肤脱落或出血。然而,到目前为止人们对肥大细胞增多症患者瘙痒的本质和程度了解甚少[11]。

肥大细胞增多症定义和发病机制

世界卫生组织（World Health Organization，WHO）将肥大细胞增多症定义为肥大细胞克隆性增殖并在一个或多个器官系统中累积的肿瘤[1]。组织学可见特征性异常的肥大细胞紧密聚集并浸润组织，通常表现为纺锤形（不同于圆形或椭圆形）和表面异常的 CD25 和 / 或 CD2 表达。

肥大细胞增多症可发生于儿童和成人，并且最常见（约 80% 的患者）的表现为皮肤损伤[12]。然而，在儿童患者中，该疾病几乎仅仅局限于皮肤并且可随着时间的推移而消退，超过 80% 的成年患者可累积其他器官损伤，主要是骨髓，并且常为慢性。家族性肥大细胞增多症的病例非常罕见。超过 80% 的成年患者 KIT 基因的外显子 17 中显示获得性突变（D816V），导致配体非依赖性自身磷酸化和 c-kit 受体的激活[13]。在儿童患者中，这种突变在约有 30% 可通过皮肤活检中被发现，而在 40% 的病例中发现了该基因的其他突变。然而，特定 KIT 突变与儿童患者的持续性或消退或儿童和成人的肥大细胞增多的类型或严重程度之间似乎没有相关性。因此，还存在除了已知 KIT 突变之外的其他通路起作用。

肥大细胞增多症的分类

WHO 将肥大细胞增多症分类为皮肤肥大细胞增多症（MIS）和系统性肥大细胞增多症（SM）。典型的 MIS 特征表现为皮肤损伤和异常肥大细胞浸润真皮组织。在明确系统受累之前，对于没有额外皮肤损伤的情况，建议诊断皮肤肥大细胞增多症（mastocytosis in the skin，MIS）[14]。

皮肤型肥大细胞增生症

基于其临床表现，MIS 可分为三种或四种亚型（表 22-1）。斑丘疹 MIS（maculopapular MIS），原名为着色性荨麻疹（urticaria pigmentosa），有红色或棕色黄斑 / 斑丘疹皮肤病变，平均直径约 3mm[15]，常出现在大腿上，主要延伸至躯干和四肢（图 22-1a）。与儿童患者相比，成人病变较少自行消退。在儿童

患者中存在的两种形式的斑丘疹病变，直径通常小于或大于 1cm（图 22-1b、c）。有时会出现大斑块或甚至结节性病变。有趣的是，较大的病变比较小的病变出现更频繁或更早地消退[16]。摩擦或刮伤等刺激会引起水肿、红斑和瘙痒，这种现象称为 Darier 征（Darier sign）[17]。

表 22-1　皮肤型与系统型肥大细胞增多症分型

1. 皮肤肥大细胞增多症
特征性的皮肤病变和典型的多灶性或弥漫性肥大细胞浸润，但尚未达到系统型肥大细胞增多症的诊断标准
　1.1　斑丘疹或结节性 MIS
　1.2　皮肤单发肥大细胞瘤
　1.3　弥漫性 MIS
　1.4　持久性斑疹性毛细血管扩张症
2. 系统性肥大细胞增多症
要求符合以下任何一标准：①主要标准和一个次要标准或②三个次要标准（表 22-2）
系统性肥大细胞增多症分型
　2.1　惰性全身肥大细胞增多症（ISM）
　　　最常见的 SM 形式。频繁发作的皮肤损伤，骨髓中的肥大细胞负荷低，"C"发现和克隆性血液型非肥大细胞谱系疾病（AHNMD）缺失
　　　2.1.1　骨髓肥大细胞增多症
　　　如 ISM，（+）骨髓受累，（−）皮肤病变
　　　2.1.2　全身肥大细胞增多症
　　　如 ISM，（+≥2）"B"发现
　2.2　系统性肥大细胞增多症（SM）合并 AHNMD
　　　满足 SM 和 AHNMD 的标准。后者更多表现为骨髓病变，很少累及淋巴，浆细胞或其他血液肿瘤，被 WHO 定义为独特的疾病
　2.3　侵袭性全身肥大细胞增多症
　　　SM 呈（+≥1）"C"型，通常无皮肤损害，无 MCL 征象
　　　2.3.1　伴有外周血嗜酸性粒细胞增多症的特发性肥大细胞增多症
　2.4　肥大细胞白血病（MCL）
　　　SM 弥漫性密集浸润，骨髓中可见非典型、未成熟的肥大细胞，骨髓抽吸涂片中可见 ≥20% 的肥大细胞，典型 MLC 外周血白细胞中肥大细胞数 ≥10%，罕见型肥大细胞数 <10%
　2.5　肥大细胞肉瘤
　　　没有 SM 的证据。单侧肥大细胞瘤具有破坏性生长模式。细胞学高度病变
　2.6　皮外肥大细胞瘤
　　　没有 SM 的证据。单侧肥大细胞瘤无破坏性生长模式。细胞学低度病变

摘自世界卫生组织，参考文献[1]
改编自 "WHO Classification of tumors of Haematopoietic and Lymphoid Tissues" ISBN 9789283224310，Tables 2-10 and 2-12，pages 56-57。

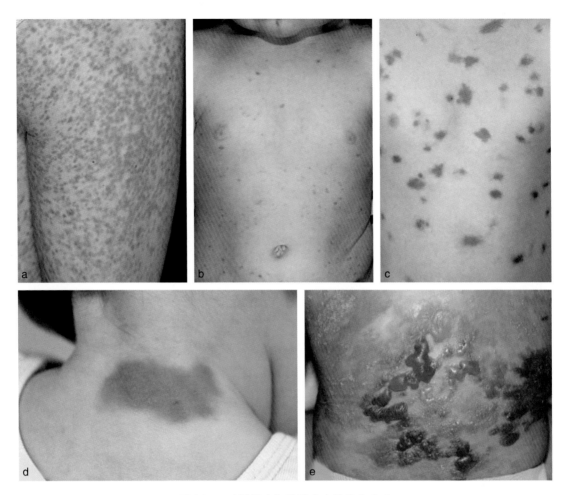

图 22-1   皮肤肥大细胞增多症的临床表现

肥大细胞瘤（mastocytoma）是儿童 MIS 的另一种形式，呈单个或少量黄色或棕色斑块（图 22-1d），预后良好，和皮损的消退典型。

肥大细胞瘤和广泛的斑丘疹或结节性皮肤病变的病例有时可能会出现出血性水疱（图 22-1e）。在弥漫性 MIS 患者冲洗皮肤后，也可经常看到类似皮损。弥漫性 MIS 非常罕见，是最严重的 MIS 形式，几乎只发病于儿童。皮损看起来较厚，呈淡红黄色。皮肤病变和瘙痒通常较明显。血清类胰蛋白酶水平升高，可发生呕吐、腹泻和胃肠道出血。淋巴结病和肝脾肿大较为罕见，且通常不伴有器官功能损害。婴儿发生过敏反应的风险较高，类似于严重的全身性水疱，尤其是在出生后 2~3 年内，可能会危及生命。水疱通常出现在出生后第二年，在第四年左右减少，但皮肤萎缩、皮肤增厚和色素沉着过度可能会持续到成年期。已经观察到类胰蛋白酶水平会随时间延长而降低，并且淋巴结异常和肝大可自行缓解[18,19]。然而，也存在持续的类胰蛋白酶水平导致的皮肤损伤，特别是在家族性病例中[16]。此外，在一些特殊情况下，可见骨髓受累，表明发展为 SM[20]。一些作者描述了第四种形式的 MIS，即持久性斑疹性毛细血管扩张症（telangiectasia macularis eruptive perstans，TMEP），其表现为毛细血管扩张的斑点。TMEP 主要出现在成人患者中，且损害仅局限于皮肤。然而，这种疾病是一种单独疾病还是斑丘状肥大细胞增多症引起的多血管变异仍存在争议[21]。

系统性肥大细胞增生症

皮外多灶性密集的肥大细胞浸润是 WHO 为 SM 设定的唯一主要标准（表 22-2）[1]。肿瘤性肥大细胞浸润主要存在于骨髓中，但也可存在于胃肠道黏膜中。淋巴结、肝脏和脾脏很少被累及，其他器官的损伤非常罕见。次要标准包括：非典型肥大细胞形态（如纺锤形）、检测 *D816V KIT* 突变、

表 22-2　系统性肥大细胞增多症诊断标准

主要标准

在骨髓和 / 或其他皮肤外器官的部分,多灶性、密集的肥大细胞浸润(聚集 ≥ 15 个肥大细胞)

次要标准

1. 在骨髓或其他皮肤外器官的部分,浸润的肥大细胞中呈梭形或非典型形态 >25%,或者在骨髓抽吸涂片中,>25% 的肥大细胞未成熟或不典型

2. 骨髓、血液或其他皮肤外器官中 KIT(密码子 816)的活化点突变

3. 骨髓,血液或其他皮肤外器官中的肥大细胞表达 CD2 和 / 或 CD25,正常肥大细胞标记物呈阳性

4. 仅在没有相关克隆性髓样疾病的情况下有效:血清总类胰蛋白酶持续超过 20μg/L

"B" 发现

1. 骨髓活检肥大细胞浸润(局灶性,致密聚集体)>30% 和 / 或血清总类胰蛋白酶水平超过 200μg/L

2. 非肥大细胞谱系中的发育异常或骨髓增生的迹象,但对造血系统肿瘤(AHNMD)的诊断标准不足,血细胞计数正常或仅有轻微异常

3. 肝功能无受损和 / 或可触及的脾肿大,无脾功能亢进和 / 或触诊或影像学上淋巴结肿大

"C" 发现

1. 骨髓功能障碍表现为一种或多种血细胞减少症(ANC<1.0 × 10^9/L,Hb<10g/dl 或血小板 <100 × 10^9/L),但无明显的非肥大细胞造血系统恶性肿瘤

2. 可触及的肝大且肝功能受损,腹水和 / 或门静脉高压症

3. 骨骼受累,伴有大量溶骨性病变和 / 或病理性骨折

4. 可触及的脾肿大伴脾功能亢进

5. 由于胃肠道肥大细胞浸润导致吸收不良而体重减轻

摘自世界卫生组织,参考文献[1]。

改编自 "WHO Classification of tumors of Haematopoietic and Lymphoid Tissues" ISBN 9789283224310,Tables 2-10 and 2-12,pages 56-57。

CD25 或 CD2 的表达和血清类胰蛋白酶水平持续高于 20μg/L。SM 的诊断需要满足(a)主要和至少一个次要标准,或(b)三个或更多次要标准。SM 通常见于成人,可伴有或不伴有皮肤病变。在大多数情况下,病程在很长一段时间内是惰性和稳定的,但在某些情况下会出现高度侵略性的形式,这种形式在几个月内就会变得致命。惰性系统性肥大细胞增多症(indolent systemic mastocytosis,ISM)是 SM 的最常见形式。此时,骨髓活组织检查中肥大细胞通常远低于 30%,并且不存在 "C" 发现(表 22-2)。通常可有皮肤斑丘疹的病变。在没有皮肤

损伤的情况下,骨髓肥大细胞增多症被归为 ISM 的一种亚型。该病进程通常非常稳定,较罕见进展为更积极的形式,其发生率可能低至 3%[22]。"缓慢发热" SM 是患有 2 个或更多 "B" 发现的 ISM 的另一亚型,例如肝大但没有肝功能损害,脾肿大,造血细胞增殖的迹象没有恶性肿瘤迹象,骨髓活检,肿瘤性肥大细胞浸润 >30% 和 / 或血清类胰蛋白酶水平高于 200μg/L(表 22-2)。在这些情况下,疾病的进程很难预测。SM 的严重亚型(表 22-1)包括:①具有系统性肥大细胞增多症伴克隆性血液性非肥大细胞谱系(SM with associated clonal hematological non-mast cell lineage,SM-AHNDM);②侵袭性 SM(aggressive SM,ASM);③肥大细胞白血病(mast cell leukemia,MCL)。SM-AHNDM 大多数情况下,相关的血液疾病属于骨髓肿瘤组。淋巴细胞或浆细胞肿瘤疾病的发生率较低。ASM 通过以下一个或多个器官的功能受损来诊断:肝、脾、骨髓、胃肠道或骨骼(定义为 "C" 发现),[1]见表 22-2 及下文。在某些情况下,可见进行性淋巴结病、外周血嗜酸粒细胞增多症和常见的广泛骨受累以及肝脾肿大,通常无皮肤损伤。MCL 非常罕见,预后最差。其骨髓细胞涂片的至少 20% 和外周白细胞群的至少 10% 是未成熟的肿瘤肥大细胞。白血病 MCL 在外周血中肥大细胞数量少于 10%(表 22-1)[1]。通常不存在皮肤病变。疾病进展迅速,并且在短时间内发生多器官衰竭。在以 AHNDM 形式为主的 SM-AHNDM 的情况下,SM 的预后取决于疾病变异。在一项涉及 342 名成人 SM 患者的研究中发现,尽管 ISM 患者的预期寿命正常,但 ASM 患者的中位生存期为 3~4 年,SM-AHNDM 患者为 2 年,MCL 患者为 2 个月[23]。没有皮肤损伤,但表现出肥大细胞活化的患者中,其在外显子 17 中显示 KIT 突变,且只有一个或两个 SM 的次要标准,目前被归类为(单)克隆肥大细胞激活综合征[24]。

皮肤肥大细胞瘤和肥大细胞肉瘤都是非常罕见的疾病,肿瘤肥大细胞局部生长,诊断时没有 SM 证据。非皮肤肥大细胞瘤的损害主要累及肺部。肿瘤细胞表现为低度异型性,预后通常良好[25]。肥大细胞肉瘤是一种恶性肿瘤,具有高度非典型肥大细胞的聚集,通过对类胰蛋白酶和 CD117 表达的阳性染色进行鉴定。其肥大细胞的增生具有侵袭性和破坏性,通常导致生存时间很短。疾病可发生在不同年龄和不同的部位。据报道,一些

患者在肿瘤发病前几年患有斑丘疹肥大细胞增多症，所以这些症状可能是晚期恶变的预兆[26]。

临床表现

临床症状可有多种皮肤损伤和由肥大细胞介质释放引起的器官功能损害。后者见于患有少数侵袭性 SM 亚型的患者。肿瘤样肥大细胞的累积可导致组织吸收不良，伴有相应的体重减轻、肝功能衰竭、腹水、门静脉高压、血细胞减少和伴有或不伴有病理性骨折的大型溶骨性病变（"C-发现"，表 22-2)[1]。在 SM-AHNDM 患者中，可能发生与特定血液细胞谱系疾病相关的其他疾病。每种类型的肥大细胞增多症都可以看到肥大细胞介质释放的迹象。然而，在 ASM 和 SM-AHNDM 中，与 ISM 相比，肥大细胞介质释放引起的症状以及皮肤损伤较少，而在类胰蛋白酶水平 ≥200μg/L 的患者中更常见[23]。

肥大细胞增多症患者常见症状有皮肤潮红或感觉发热、心动过速、偶尔腹部绞痛、腹泻、呕吐、血管塌陷和晕厥。这些症状常常伴有低血压，但在特殊情况下会出现高血压。症状出现通常很短，大约 15~60min，并经常伴随着几个小时的身体疲劳。由于皮肤潮红和腹泻症状，就应考虑与其他疾病鉴别诊断，如类癌综合征、血管活性肽分泌性肿瘤和甲状腺髓样癌[27]。患者也可发生过敏反应，成年人通常是被膜翅目昆虫叮咬后发生（最常见），其他因素还有摄入食物和饮料（特别是富含组胺的物品，如鱼、红酒）或药物（如非抗炎药和阿片类药物）。食品和酒精饮料等不同因素的组合也是常见的诱因。与没有过敏反应的成年患者相比，发生过敏反应的患者皮肤损伤和类胰蛋白酶的基础水平显著更高[28,29]。特别是在男性肥大细胞增多症患者中，对具有或不具有毒液特异性 IgE 的膜翅目昆虫叮咬的严重过敏反应，或具有或不具有椎骨骨折的骨质疏松症，其反应更为剧烈。此外，对于表现出复发性特发性过敏反应的患者，应排除肥大细胞增多症或（单）克隆肥大细胞激活综合征，特别应注意伴有心血管症状如晕厥或晕厥而没有风疹和血管性水肿的患者[30]。此外，肥大细胞增多症患者也会出现全身症状，特别是慢性疲劳，但也有头痛，头晕和肌肉疼痛。还发现了某些认知功能的缺乏，例如注意力、语言和视觉记忆方面。报道称皮肤色素沉着与抑郁症和心理问题有较高相关性[31]。疲劳和瘙痒属于患有 MIS 或 SM 的患者最常见的症状，这两种疾病之间的病症发生率没有显著差异[9,10]。肥大细胞位于周围神经附近，可通过多种介质和受体作用于真皮中的感觉传入神经纤维。其中一些介质如组胺、类胰蛋白酶、白三烯和神经肽也参与介导瘙痒[32,33]。据报道肥大细胞增多症患者的血液中 P 物质，生长抑素，血管活性肠肽和降钙素基因相关肽的水平升高，皮肤肥大细胞中神经激肽-1 受体的表达增加[34]。已有表明显示，与健康人群相比，通过 P 物质的活化可以诱导斑丘疹性肥大细胞增多症患者的皮肤肥大细胞中组胺释放增多[35]。神经生长因子 β、神经营养因子（neurotrophin，NT)-3 和 NT-4 的血清水平在肥大细胞增多症患者的血清中上调，并且这些患者的皮肤肥大细胞可表达这些神经营养蛋白的受体[36]。这可能有助于增加神经肽的合成，并可能促进肥大细胞病患者瘙痒的发生。IL-31 在肥大细胞增多症患者的血清中也增加，特别是在患有晚期疾病的患者中，但与临床症状如过敏、流感、腹泻或瘙痒无关[37]。正常皮肤肥大细胞表达香草素受体亚型 1（VR1)/（TRPV1)，并且在肥大细胞增多症患者中表达该受体的肥大细胞数量增加[38]。相比之下，患有斑丘疹性 MIS 的患者皮肤肥大细胞中神经降压素和神经降压素 1 受体基因表达没有升高，尽管特应性皮炎患者的皮肤肥大细胞已显示出上调[39]。

诊断

患者应检查与肥大细胞介质释放相关的临床症状。建议测量基础血清类胰蛋白酶水平和其他肥大细胞介质，例如血清中的组胺或前列腺素 D2 或 24h 尿样中其代谢物。对于有皮肤损伤的患者，应该检查是否存在 Darier 征并建议进行皮肤活检。在具有典型临床表现的幼儿中，可以不进行皮肤活检。儿童骨髓活检仅适用于血清类胰蛋白酶非常高（>100μg/L）或相关肿瘤性血液病阳性的患者。成人骨髓活检的标准尚未得到统一。最近，相关的欧洲肥大细胞增多症网络机构（European Competence Network on Mastocytosis）对 MIS 患者进行了一项调查，一些没有临床症状的患者也被列入调查对象[40]。在没有皮肤损伤的患者中,基础血清类胰蛋白酶水平可能对诊断有帮助。WHO分类规定基础血清类胰蛋白酶水平超过 20μg/L 作为 SM 的次要标准。然而,最近的研究表明,更高的水平(超过 25~30μg/L)更适合作为骨髓检查的阈值[41,42]。在具有较低类胰蛋白酶水平的情况下,REMA 评分≥2(见下文)或外周血白细胞中 *KIT D816V* 突变的检测可对患者病情了解有进一步的帮助。在阳性病例中,应进行骨髓检查和进一步分期[40]。骨髓样本应根据 WHO 分类使用形态学,免疫表型和分子(突变分析)标准进行检查[1](表22-2)。REMA 评分是由西班牙肥大细胞增多症网络(REMA)开发,可作为皮肤无肥大细胞增多症患者肥大细胞克隆性增多和 SM 的预测工具。临床症状与相关阴性或阳性标准如下:男性(+1),女性(-1),存在(-2)或不存在(+1)瘙痒,荨麻疹或血管神经性水肿,存在(+3)晕厥或昏厥。基础血清类胰蛋白酶水平 <15μg/L(-1)或 >25μg/L(+2)。特别是 ISM 患者更容易患骨质减少或骨质疏松症(在极少数情况下有骨硬化)[43]。因此,建议患者进行双 X 线吸收测定。这也取决于局部骨痛的相关临床症状,指示选择性骨的 X 线,因为可能伴随骨质溶解和骨折。在特殊情况下,需要骨活检进行组织学检查和免疫表型分析[43,44]。进一步的实验室检查取决于临床症状,有胃肠异常者可行内镜黏膜活检,胃脾脏肿大患者可行腹部超声检查和。可能患有 SM-AHNDM 和 MCL 的患者,适当的血液学检查是必不可少的。

治疗

由于肥大细胞增多症是不可治愈的,因此治疗主要是针对症状。避免肥大细胞活化的诱发因素很重要,且可以很大程度上限制疾病发生。膜翅目昆虫的毒液、特定食物和药物通常被认为是诱发因素。在需要阿片类药物的情况下,与吗啡、可卡因或丁丙诺啡相比,更优先考虑芬太尼衍生物类药物。然而,特别要注意的是关于药物缺乏前瞻性对照研究,并且在麻醉等特殊情况下,强烈建议避免使用放射造影剂或特定药物来缓解肥大细胞增多症患者的疼痛[45]。因此,治疗方案必须是基于疾病过程和个体的病史。在对膜翅目昆虫毒液过敏的情况下,需要进行终身过敏原特异性免疫疗法[46]。成年患者和患有严重且广泛皮肤损伤或过早发生过敏反应的儿童患者发生过敏反应的风险更高,应携带紧急自救药物,包括肾上腺素、抗组胺药和皮质类固醇[29]。患者及儿童患者的父母需要掌握使用这些药物的方法。在需要抗抑郁治疗的患者中,首先应用非镇静性组胺 -1(H1)受体拮抗剂,尤其有助于治疗皮肤症状,如瘙痒、潮红和荨麻疹,以及心动过速[47]。已在体外实验中发现 H1- 抗组胺药除了阻断组胺受体作用外,还可减少肥大细胞细胞因子的释放并抑制肿瘤细胞的生长[48,49]。PUVA、UVA1 疗法和窄谱 UVB 治疗可以显著改善瘙痒和皮肤病变的外观。然而,这些疗效是短期的,只持续几个月[50,51]。考虑到紫外线对皮肤的肿瘤诱导和老化作用,必须仔细权衡这些疗法的应用。应用色甘酸钠局部治疗可能会阻断感觉传入性 c- 纤维,可减少过敏患者皮肤点刺试验后的瘙痒,但该化合物对风团没有作用,可能是由于该药物对皮肤肥大细胞的脱颗粒影响不大[52]。在出现水疱或潮红的肥大细胞瘤中,可以在有或没有闭塞的情况下用皮质类固醇进行局部治疗,在特定病例中进行病灶内皮质类固醇注射或手术。在局部肥大细胞增多症的症状病例中考虑的另一种治疗方法是使用他克莫司或吡美莫司[53,54]。如果患者合并胃肠道疾病,例如:腹部绞痛、腹泻、呕吐和食管反流,应额外加入 H2 受体拮抗剂治疗。质子泵抑制剂和色甘酸钠也有一定疗效[55]。然而,色甘酸钠的肠道吸收率较低,并且有报告其在胃肠道以外的疗效不稳定[55]。一些报道还表明奥马珠单抗对胃肠道疾病和皮肤症状的积极作用[56]。在复发性腹泻并伴有吸收不良的情况下,可能需要使用皮质类固醇[57,58]。皮质类固醇与干扰素 -α 联合疗法治疗晚期疾病时可增强疗效[58]。在肥大细胞增多症中,骨质疏松症和骨质疏松性骨折的发生率明显增加,特别在 ISM 患者中约高达 30%。建议使用双膦酸盐治疗,此外维生素 D 和钙补充剂,可以增加骨密度。在极少数疗效不佳的情况下,干扰素 -α 治疗可作为另一种治疗选择[59,60]。已知干扰素 -α 对皮肤症状、骨质疏松症、骨髓中的肥大细胞负荷、肝脾肿大和腹水具有广泛的积极作用。另一方面,副作用频发(高达 50% 的病例)限制也限制了其使用,包括发烧、骨痛、抑郁、甲状腺功能减退和血细胞减少。因此,

干扰素 -α 和其他细胞减灭药物只应用于具有侵袭性乳腺细胞增生症或具有严重治疗抵抗介质释放症状的患者[61,62]。目前,对肥大细胞功能或存活具有潜在影响的其他药物如环孢素或白三烯拮抗剂,还没有明确使用标准和疗效评价,因为这些药物通常用于联合治疗,并且仅见少数病例报道。

在具有侵袭性的肥大细胞增多症的患者中,通常需要细胞减灭疗法。通常使用干扰素 -α、嘌呤核苷类似物克拉屈滨(cladribine)和皮质类固醇,而羟基脲特别用于骨髓抑制治疗。有报道使用综合化学疗法治疗 MCL。对于 SM-AHNDM 的其他治疗策略,需要考虑基于 AHNDM 治疗方案。在 ASM 患者中也报道了几例成功的异体干细胞移植。在罕见的野生型或伊马替尼(imatinib)敏感突变的情况下,伊马替尼值得选择[44,63,64]。另一种激酶抑制剂米哚妥林(midostaurin)正在进行临床研究,对于患有 *D816V KIT* 突变的患者可能是一种很有前景的替代药物[63,65]。其他酪氨酸激酶抑制剂化合物例如马沙替尼(masatinib)或达沙替尼(dasatinib)最多只有中度疗效,达沙替尼治疗时可能会出现严重的副作用。另一种方法针对肥大细胞上的细胞表面标记。肿瘤性肥大细胞异常表达 CD30,特别是在晚期疾病阶段,抗 CD30 抗体布妥昔单抗(brentuximab)目前正在进行临床评估[64,66]。

(翻译:杨京润　审校:冰寒)

参考文献

1. Horny HP, Akin C, Metcalfe DD, Escribano L, Bennett JM, Valent P, et al. Mastocytosis. In: Swerdlow SH, Campo E, Harris NL, Jaffe ES, Pileri SA, Stein H, editors. WHO classification of tumours of haematopoietic and lymphoid tissues. Lyon: IARC Press; 2008. p. 54–63.
2. Mulero I, Sepulcre MP, Meseguer J, Garcia-Ayala A, Mulero V. Histamine is stored in mast cells of most evolutionarily advanced fish and regulates the fish inflammatory response. Proc Natl Acad Sci U S A. 2007;104(49):19434–9.
3. Ribatti D, Crivellato E. Mast cell ontogeny: an historical overview. Immunol Lett. 2014;159(1–2):11–4.
4. Schmetzer O, Valentin P, Church MK, Maurer M, Siebenhaar F. Murine and human mast cell progenitors. Eur J Pharmacol. 2016;778:2–10.
5. Schmelz M, Schmidt R, Bickel A, Handwerker HO, Torebjork HE. Specific C-receptors for itch in human skin. J Neurosci. 1997;17(20):8003–8.
6. Steinhoff M, Neisius U, Ikoma A, Fartasch M, Heyer G, Skov PS, et al. Proteinase-activated receptor-2 mediates itch: a novel pathway for pruritus in human skin. J Neurosci. 2003;23(15):6176–80.
7. Church MK, Okayama Y, el-Lati S. Mediator secretion from human skin mast cells provoked by immunological and non-immunological stimulation. Skin Pharmacol. 1991;4 Suppl 1:15–24.
8. Abajian M, Schoepke N, Altrichter S, Zuberbier T, Maurer M. Physical urticarias and cholinergic urticaria. Immunol Allergy Clin N Am. 2014;34(1):73–88.
9. Akoglu G, Erkin G, Cakir B, Boztepe G, Sahin S, Karaduman A, et al. Cutaneous mastocytosis: demographic aspects and clinical features of 55 patients. J Eur Acad Dermatol Venereol. 2006;20(8):969–73.
10. Hermine O, Lortholary O, Leventhal PS, Catteau A, Soppelsa F, Baude C, et al. Case-control cohort study of patients' perceptions of disability in mastocytosis. PLoS ONE. 2008;3(5), e2266.
11. Misery L. Are pruritus and scratching the cough of the skin? Dermatology. 2008;216(1):3–5.
12. Pardanani A, Akin C, Valent P. Pathogenesis, clinical features, and treatment advances in mastocytosis. Best Pract Res Clin Haematol. 2006;19(3):595–615.
13. Arock M, Sotlar K, Akin C, Broesby-Olsen S, Hoermann G, Escribano L, et al. KIT mutation analysis in mast cell neoplasms: recommendations of the European Competence Network on Mastocytosis. Leukemia. 2015;29(6):1223–32.
14. Valent P, Akin C, Escribano L, Fodinger M, Hartmann K, Brockow K, et al. Standards and standardization in mastocytosis: consensus statements on diagnostics, treatment recommendations and response criteria. Eur J Clin Invest. 2007;37(6):435–53.
15. Brockow K, Akin C, Huber M, Metcalfe DD. Assessment of the extent of cutaneous involvement in children and adults with mastocytosis: relationship to symptomatology, tryptase levels, and bone marrow pathology. J Am Acad Dermatol. 2003;48(4):508–16.
16. Wiechers T, Rabenhorst A, Schick T, Preussner LM, Forster A, Valent P, et al. Large maculopapular cutaneous lesions are associated with favorable outcome in childhood-onset mastocytosis. J Allergy Clin Immunol. 2015;136:1581–90. e1–3.
17. Galen BT, Rose MG. Darier's sign in mastocytosis. Blood. 2014;123(8):1127.
18. Heide R, Zuidema E, Beishuizen A, Den Hollander JC, Van Gysel D, Seyger MM, et al. Clinical aspects of diffuse cutaneous mastocytosis in children: two variants. Dermatology. 2009;219(4):309–15.
19. Lange M, Niedoszytko M, Nedoszytko B, Lata J, Trzeciak M, Biernat W. Diffuse cutaneous mastocytosis: analysis of 10 cases and a brief review of the literature. J Eur Acad Dermatol Venereol. 2012;26(12):1565–71.
20. Hannaford R, Rogers M. Presentation of cutaneous mastocytosis in 173 children. Australas J Dermatol. 2001;42(1):15–21.
21. Marrouche N, Grattan C. TMEP or not TMEP: that is the question. J Am Acad Dermatol. 2014;70(3):581–2.
22. Escribano L, Alvarez-Twose I, Sanchez-Munoz L, Garcia-Montero A, Nunez R, Almeida J, et al. Prognosis in adult indolent systemic mastocytosis: a long-term study of the Spanish Network on Mastocytosis in a series of 145 patients. J Allergy Clin Immunol. 2009;124(3):514–21.

23. Lim KH, Tefferi A, Lasho TL, Finke C, Patnaik M, Butterfield JH, et al. Systemic mastocytosis in 342 consecutive adults: survival studies and prognostic factors. Blood. 2009;113(23):5727–36.
24. Valent P, Akin C, Arock M, Brockow K, Butterfield JH, Carter MC, et al. Definitions, criteria and global classification of mast cell disorders with special reference to mast cell activation syndromes: a consensus proposal. Int Arch Allergy Immunol. 2012;157(3):215–25.
25. Valent P, Horny HP, Escribano L, Longley BJ, Li CY, Schwartz LB, et al. Diagnostic criteria and classification of mastocytosis: a consensus proposal. Leuk Res. 2001;25(7):603–25.
26. Ryan RJ, Akin C, Castells M, Wills M, Selig MK, Nielsen GP, et al. Mast cell sarcoma: a rare and potentially under-recognized diagnostic entity with specific therapeutic implications. Mod Pathol. 2013;26(4):533–43.
27. Roberts 2nd LJ, Oates JA. Biochemical diagnosis of systemic mast cell disorders. J Invest Dermatol. 1991;96(3 Suppl):19S–24; discussion S-5S; 60S-5S.
28. Bonadonna P, Bonifacio M, Lombardo C, Zanotti R. Hymenoptera anaphylaxis and C-kit mutations: an unexpected association. Curr Allergy Asthma Rep. 2015;15(8):49.
29. Brockow K, Jofer C, Behrendt H, Ring J. Anaphylaxis in patients with mastocytosis: a study on history, clinical features and risk factors in 120 patients. Allergy. 2008;63(2):226–32.
30. Alvarez-Twose I, Gonzalez de Olano D, Sanchez-Munoz L, Matito A, Esteban-Lopez MI, Vega A, et al. Clinical, biological, and molecular characteristics of clonal mast cell disorders presenting with systemic mast cell activation symptoms. J Allergy Clin Immunol. 2010;125(6):1269–78.e2.
31. Moura DS, Sultan S, Georgin-Lavialle S, Barete S, Lortholary O, Gaillard R, et al. Evidence for cognitive impairment in mastocytosis: prevalence, features and correlations to depression. PLoS ONE. 2012;7(6), e39468.
32. Raap U, Stander S, Metz M. Pathophysiology of itch and new treatments. Curr Opin Allergy Clin Immunol. 2011;11(5):420–7.
33. Undem BJ, Taylor-Clark T. Mechanisms underlying the neuronal-based symptoms of allergy. J Allergy Clin Immunol. 2014;133(6):1521–34.
34. Maintz L, Wardelmann E, Walgenbach K, Fimmers R, Bieber T, Raap U, et al. Neuropeptide blood levels correlate with mast cell load in patients with mastocytosis. Allergy. 2011;66(7):862–9.
35. Brzezinska-Blaszczyk E, Zalewska A. In vitro reactivity of mast cells in urticaria pigmentosa skin. Arch Dermatol Res. 1998;290(1–2):14–7.
36. Peng WM, Maintz L, Allam JP, Raap U, Gutgemann I, Kirfel J, et al. Increased circulating levels of neurotrophins and elevated expression of their high-affinity receptors on skin and gut mast cells in mastocytosis. Blood. 2013;122(10):1779–88.
37. Hartmann K, Wagner N, Rabenhorst A, Pflanz L, Leja S, Forster A, et al. Serum IL-31 levels are increased in a subset of patients with mastocytosis and correlate with disease severity in adult patients. J Allergy Clin Immunol. 2013;132(1):232–5.
38. Stander S, Moormann C, Schumacher M, Buddenkotte J, Artuc M, Shpacovitch V, et al. Expression of vanilloid receptor subtype 1 in cutaneous sensory nerve fibers, mast cells, and epithelial cells of appendage

39. Vasiadi M, Mondolfi AP, Alysandratos KD, Therianou A, Katsarou-Katsari A, Petrakopoulou T, et al. Neurotensin serum levels and skin gene expression are increased in atopic dermatitis. Br J Dermatol. 2013;169(3):695–9.
40. Valent P, Escribano L, Broesby-Olsen S, Hartmann K, Grattan C, Brockow K, et al. Proposed diagnostic algorithm for patients with suspected mastocytosis: a proposal of the European Competence Network on Mastocytosis. Allergy. 2014;69(10):1267–74.
41. Valent P, Aberer E, Beham-Schmid C, Fellinger C, Fuchs W, Gleixner KV, et al. Guidelines and diagnostic algorithm for patients with suspected systemic mastocytosis: a proposal of the Austrian competence network (AUCNM). Am J Blood Res. 2013;3(2):174–80.
42. Alvarez-Twose I, Gonzalez-de-Olano D, Sanchez-Munoz L, Matito A, Jara-Acevedo M, Teodosio C, et al. Validation of the REMA score for predicting mast cell clonality and systemic mastocytosis in patients with systemic mast cell activation symptoms. Int Arch Allergy Immunol. 2012;157(3):275–80.
43. Rossini M, Zanotti R, Bonadonna P, Artuso A, Caruso B, Schena D, et al. Bone mineral density, bone turnover markers and fractures in patients with indolent systemic mastocytosis. Bone. 2011;49(4):880–5.
44. Jung AG, Horny HP, Sotlar K, Overbeck T, Schon MP, Lippert U. Imatinib mesylate for aggressive systemic mastocytosis with long bone osteolysis. J Am Acad Dermatol. 2011;65(1):224–6.
45. Bonadonna P, Pagani M, Aberer W, Bilo MB, Brockow K, Oude Elberink H, et al. Drug hypersensitivity in clonal mast cell disorders: ENDA/EAACI position paper. Allergy. 2015;70(7):755–63.
46. Sokol KC, Ghazi A, Kelly BC, Grant JA. Omalizumab as a desensitizing agent and treatment in mastocytosis: a review of the literature and case report. J Allergy Clin Immunol Pract. 2014;2(3):266–70.
47. Siebenhaar F, Fortsch A, Krause K, Weller K, Metz M, Magerl M, et al. Rupatadine improves quality of life in mastocytosis: a randomized, double-blind, placebo-controlled trial. Allergy. 2013;68(7):949–52.
48. Hadzijusufovic E, Peter B, Gleixner KV, Schuch K, Pickl WF, Thaiwong T, et al. H1-receptor antagonists terfenadine and loratadine inhibit spontaneous growth of neoplastic mast cells. Exp Hematol. 2010;38(10):896–907.
49. Lippert U, Moller A, Welker P, Artuc M, Henz BM. Inhibition of cytokine secretion from human leukemic mast cells and basophils by H1- and H2-receptor antagonists. Exp Dermatol. 2000;9(2):118–24.
50. Gobello T, Mazzanti C, Sordi D, Annessi G, Abeni D, Chinni LM, et al. Medium- versus high-dose ultraviolet A1 therapy for urticaria pigmentosa: a pilot study. J Am Acad Dermatol. 2003;49(4):679–84.
51. Prignano F, Troiano M, Lotti T. Cutaneous mastocytosis: successful treatment with narrowband ultraviolet B phototherapy. Clin Exp Dermatol. 2010;35(8):914–5.
52. Vieira Dos Santos R, Magerl M, Martus P, Zuberbier T, Church MK, Escribano L, et al. Topical sodium cromoglicate relieves allergen- and histamine-induced dermal pruritus. Br J Dermatol. 2010;162(3):674–6.
53. Sukesh MS, Dandale A, Dhurat R, Sarkate A, Ghate S. Case report: solitary mastocytoma treated successfully with topical tacrolimus. F1000Res. 2014;3:181.
54. Correia O, Duarte AF, Quirino P, Azevedo R, Delgado

L. Cutaneous mastocytosis: two pediatric cases treated with topical pimecrolimus. Dermatol Online J. 2010;16(5):8.

55. Horan RF, Sheffer AL, Austen KF. Cromolyn sodium in the management of systemic mastocytosis. J Allergy Clin Immunol. 1990;85(5):852–5.

56. Lieberoth S, Thomsen SF. Cutaneous and gastrointestinal symptoms in two patients with systemic mastocytosis successfully treated with omalizumab. Case Rep Med. 2015;2015:903541.

57. Sokol H, Georgin-Lavialle S, Grandpeix-Guyodo C, Canioni D, Barete S, Dubreuil P, et al. Gastrointestinal involvement and manifestations in systemic mastocytosis. Inflamm Bowel Dis. 2010;16(7):1247–53.

58. Kirsch R, Geboes K, Shepherd NA, de Hertogh G, Di Nicola N, Lebel S, et al. Systemic mastocytosis involving the gastrointestinal tract: clinicopathologic and molecular study of five cases. Mod Pathol. 2008;21(12):1508–16.

59. van der Veer E, van der Goot W, de Monchy JG, Kluin-Nelemans HC, van Doormaal JJ. High prevalence of fractures and osteoporosis in patients with indolent systemic mastocytosis. Allergy. 2012;67(3):431–8.

60. Barete S, Assous N, de Gennes C, Grandpeix C, Feger F, Palmerini F, et al. Systemic mastocytosis and bone involvement in a cohort of 75 patients. Ann Rheum Dis. 2010;69(10):1838–41.

61. Lippert U, Henz BM. Long-term effect of interferon alpha treatment in mastocytosis. Br J Dermatol. 1996;134(6):1164–5.

62. Hauswirth AW, Simonitsch-Klupp I, Uffmann M, Koller E, Sperr WR, Lechner K, et al. Response to therapy with interferon alpha-2b and prednisolone in aggressive systemic mastocytosis: report of five cases and review of the literature. Leuk Res. 2004;28(3):249–57.

63. Zhang LY, Smith ML, Schultheis B, Fitzgibbon J, Lister TA, Melo JV, et al. A novel K509I mutation of KIT identified in familial mastocytosis-in vitro and in vivo responsiveness to imatinib therapy. Leuk Res. 2006;30(4):373–8.

64. Arock M, Akin C, Hermine O, Valent P. Current treatment options in patients with mastocytosis: status in 2015 and future perspectives. Eur J Haematol. 2015;94(6):474–90.

65. Akin C, Fumo G, Yavuz AS, Lipsky PE, Neckers L, Metcalfe DD. A novel form of mastocytosis associated with a transmembrane c-kit mutation and response to imatinib. Blood. 2004;103(8):3222–5.

66. Pardanani A. Systemic mastocytosis in adults: 2015 update on diagnosis, risk stratification, and management. Am J Hematol. 2015;90(3):250–62.

第23章 皮肤药物反应和药物引起的皮肤瘙痒

Jacek C. Szepietowski, Adam Reich, and Franz Legat

引言

皮肤瘙痒经常被认为是许多系统和局部用药的副作用。药物引起的瘙痒可能是局部的,也可能是全身性的;可能从第一次给药开始,也可能延迟几周甚至几个月[1-4]。然而,对于绝大多数药物来说,这种治疗并发症的发生率和临床表现难以确定,因为到目前为止没有对这种症状进行详细的评估研究。通常,其根本机制并不完全清楚。只有少数药物得到了更仔细的分析,主要是阿片类药物、羟乙基淀粉和万古霉素(见下文)。文献中通常只有病例报告。此外,有时很难区分原发性药物性瘙痒和伴随药物性荨麻疹或苔藓样疹的症状性瘙痒[3-5]。几乎不可能列举所有能引起瘙痒的药物。据报道,抗生素[3,6-17]、血管紧张素转化酶(ACE)抑制剂[5]、血管紧张素Ⅱ受体拮抗剂[4]、β-肾上腺素受体阻滞剂[18,19]、利尿剂[20]、米诺地尔[21]、甲基多巴[22]、他汀类[23-25]、别嘌醇[26]、非甾体消炎药[27-31]、氯霉素[32]、低分子肝素[33]和生物制剂(如帕尼单抗、吉非替尼、埃罗替尼和舒尼替尼)[34]可引起药疹伴发皮肤瘙痒(表23-1)。使用头孢菌素、喹诺酮类[41-45]、利福平[46]、维生素 B_1[47]、抗疟药[48,49]、氨氯地平[2]、伊拉地平[50]、地尔硫草[51,52]、格列齐特[53]、选择性5-羟色胺再吸收抑制剂[54,55]、抗惊厥药60)[56-60]、紫杉醇[61]、他莫昔芬[62]、吉西他滨[63]或粒细胞-巨噬细胞集落刺激因子[64]也会引起瘙痒[35-40](表23-1)。此外,局部应用可乐定[65,66]、环丙沙星[67]或钙调磷酸酶抑制剂[68]等不同药物后,局部皮肤或黏膜反应也可能伴随瘙痒。

表23-1 引起瘙痒的药物

药物类别	例子
血管紧张素转化酶抑制药	卡托普利、依那普利、福辛普利、赖诺普利
血管紧张素Ⅱ拮抗剂(沙坦类)	坎地沙坦、厄贝沙坦
β-肾上腺素受体阻滞剂	布萘洛尔、卡维地洛、美托洛尔、吲哚洛尔
钙通道阻滞剂	氨氯地平、地尔硫草、伊拉地平、维拉帕米
其他抗高血压药物	可乐定、甲基多巴
抗心律失常药物	胺碘酮
抗血小板药物	噻氯匹啶
双胍类药物	二甲双胍
磺脲衍生物	格列齐特
他汀类药物	洛伐他汀、辛伐他汀
青霉素类	阿莫西林/克拉维A酸、氨苄西林、青霉素、哌拉西林
头孢菌素	头孢噻肟、头孢吡肟、头孢噻肟、头孢噻啶
大环内酯类	红霉素
碳青霉烯类药物	亚胺培南/西司他丁
单环β-内酰胺类	氨曲南
喹诺酮类	阿米沙星、环丙沙星、洛美沙星、氧氟沙星、曲伐沙星
四环素类	四环素、米诺环素
林可酰胺类	克林霉素
糖肽类抗生素	万古霉素、太古霉素

续表

药物类别	例子
链霉杀阳菌素	奎奴普汀 / 达福普汀
其他抗生素及化疗药物	甲硝唑、利福平、甲砜氯霉素、甲氧苄啶 / 磺胺甲噁唑
抗疟疾药	阿莫地喹、氯喹、卤泛群、羟基氯喹
抗甲状腺药	甲硫咪唑
三环类抗抑郁药	阿米替林
选择性 5- 羟色胺再吸收抑制剂	西酞普兰、氟西汀、帕罗西汀、舍曲林
神经松弛剂	氯奥沙普秦、吩噻嗪、奥沙普秦、利培酮
抗癫痫药	卡马西平、磷苯妥英钠、奥卡西平、苯妥英钠、托吡酯
黄嘌呤氧化酶抑制剂	别嘌醇
皮质类固醇	甲泼尼龙
非甾体抗炎药	对乙酰氨基酚、阿司匹林、塞来昔布、双氯芬酸、布洛芬、水杨酸钠
阿片类药物	可卡因、芬太尼、美沙酮、吗啡、羟吗啡酮、舒芬太尼、曲马朵
性激素类	达那唑、口服避孕药
细胞抑制剂和抗癌药物	氯霉素、吉西他滨、紫杉醇、他莫昔芬
低分子肝素	依诺肝素
细胞因子和生长因子	粒 - 巨噬细胞集落刺激因子
血容量扩张剂	羟乙基淀粉

最常报告的诱发瘙痒的药物之一是药物肝损伤伴随的皮肤瘙痒。据报道,在服用雌激素和合成代谢类固醇、抗生素[1,3,73-79]、甲氧苄啶 / 磺胺甲噁唑[80]、ACE 抑制剂[81-86]、β- 肾上腺素受体阻滞剂[87]、血管紧张素Ⅱ受体拮抗剂[5,88]、钙通道阻滞剂[89,90]、胺碘酮[91]、噻氯匹定[92]、双胍类[93]、抗甲状腺药(thyreostatics)[94]、抗抑郁药[95]、神经抑制剂[96-99]、皮质类固醇[100]及非甾体抗炎药[101]后会出现这种瘙痒[69-72](表 23-1)。肝功能障碍伴发的瘙痒通常出现在开始治疗后几周[1,75,92-94],也有报道在相对较短的治疗期后出现

这一症状[76,78]。停止药物治疗后 6 周内都可能出现黄疸和瘙痒症状[1]。瘙痒可在停药后不久消退[90],也可在停药后持续数月或数年[80,95,101]。考来烯胺(cholestyramine)或熊去氧胆酸(ursodeoxycholic acid)是治疗药物性胆汁瘀积伴瘙痒的最佳选择[76,88]。利福平和阿片类拮抗剂可用于一线治疗失败的患者[88]。

另一组可能引起瘙痒的药物是 5- 羟色胺再吸收抑制剂(serotonine reuptake inhibitor)[54,55]。由于这些药物在中枢神经系统的活性,它们有时被用作有效的止痒剂。然而,在一些患者中,这些药物可能导致外周 5- 羟色胺浓度升高,从而引起对 5- 羟色胺浓度升高非常敏感的个体瘙痒,因为有研究表明皮内注射 5- 羟色胺可能引起瘙痒[54,55]。

万古霉素和"红人综合征"

万古霉素是一种糖肽类抗生素,最初来源于东方链霉菌[Streptomyces (Nocardia) orientalis],广泛用于严重的革兰氏阳性细菌感染,特别是耐甲氧西林葡萄球菌[102]。万古霉素很少引起严重毒性。然而,在一些患者的用药过程中出现了所谓的"红人综合征",其特点是上半身出现流脓和瘙痒,偶尔还伴有低血压和支气管痉挛[103,104]。瘙痒可能局限于躯干上部,也可能是全身性的[105]。这种急性超敏反应可能在开始输注后几分钟内开始,通常在给药结束后数小时内消退[104,105]。它常常被误认为是变态反应或中毒样反应,但如果稀释和输注时间增加,患者通常可以耐受随后的剂量[103]。红人综合征被认为是组胺释放的结果,因为万古霉素具有通过非免疫过程直接让肥大细胞释放组胺的能力[106]。结果表明,健康志愿者的症状严重程度与组胺水平密切相关。

影响该不良反应发生最重要因素的是万古霉素输注速度和药物稀释倍数。将 1g 万古霉素输注给计划进行选择性人工关节置换术的患者 10min 以上,Renz 等[107]观察到约 90% 的患者出现皮疹和瘙痒,约 50% 的受试者出现明显的低血压。应用万古霉素治疗心脏外科患者 30min 后出现"红人综合征",25% 的患者出现低血压[108]。为了减少万古霉素输注引起这些副作用的风险,建议输液时间大于 60min[105,109,110]。这样,"红人综合征"

的风险小于 5%[105,111]。如果必须加快给药速度，则口服或静脉注射抗组胺药物可有效减少上述所有副作用的发生[107]。

研究还表明，万古霉素给药期间发生瘙痒可以被认为是一个警示，提示周围血管扩张的存在。这可以帮助医生早期发现那些有低血压风险的患者(如低血容量患者)，并在继续使用万古霉素前对低血容量进行补偿。这一现象非常重要，因为低血压可能威胁重症患者的生命。

氯喹和其他抗疟疾药物引起的瘙痒

氯喹(chloroquine)是一种广泛使用的抗疟疾药物，可能在 60% 到 70% 的非洲黑色人种皮肤中产生瘙痒[48,49,112-114]。近 60% 的瘙痒症患者的瘙痒被认为属于严重级别[49,112,113]。有趣的是，在白种人或亚洲人并不常见氯喹引起的瘙痒[115,116]。在 Bussaratid 等[115]的研究中，在泰国 1 000 多名疟疾患者中，只有 1.9% 的人因为氯喹治疗而出现瘙痒。对于非洲黑色人种，瘙痒主要发生在年轻患者(<40 岁)，大多数患者在服用氯喹 24h 内出现瘙痒[113]。近一半的患者在服用最后一剂氯喹后瘙痒持续时间超过 48h[113]。瘙痒可能仅限于手和脚，余下者可能全身性瘙痒[113,115]。氯喹引起的瘙痒是非洲黑人最常见的药物不良反应，严重影响治疗依从性[49]。超过 10% 的孕妇由于害怕瘙痒而避免使用氯喹预防疟疾[117]。

关于氯喹引起瘙痒机制，已有几种假说。由于主要在非洲黑人身上观察到，因此遗传背景可能是一个很重要的诱发因素。氯喹已被证明可以诱导组胺释放，抗组胺药物已被证明对一组患者有效[48,49,118]。瘙痒的严重程度也与血液中疟原虫的浓度有关[48]。此外，有人认为，患有瘙痒的受试者可能出现氯喹代谢缓慢，导致血浆氯喹浓度升高，但总体的药代动力学模式在瘙痒和非瘙痒两种情况下是相似的[119,120]。最近的数据表明，氯喹可能直接激活一种新报道的受体——Mrgpr，它属于 G 蛋白耦联受体家族，仅表达于外周感觉神经元，具有瘙痒受体的功能。缺乏 Mrgpr 基因簇的小鼠服用氯喹无瘙痒，而组胺仍可引起瘙痒。如 Liu

等[121]的研究所示，氯喹以 Mrgpr 依赖的方式直接刺激感觉神经元：氯喹特异性地激活小鼠 MrgprA3 和人类 MrgprX1。治疗氯喹引起瘙痒最常用的处方药是抗组胺药[113,115]，但只是部分有效[118]。同时服用氯喹，单次口服泼尼松龙(10mg)或烟酸(50mg)可减少瘙痒，且对疟原虫清除或临床改善无不良影响[48,122]。另一个有趣的治疗选择是纳曲酮(naltrexone)。纳曲酮治疗氯喹引起瘙痒的疗效至少与异奥沙普秦[49]治疗组相似。

其他抗疟药物，如阿莫地喹、卤泛群和羟基氯喹也有引起瘙痒的报道，但不常见且强度较低[123-126]。常见的是水源性或湿后性瘙痒，通常发生在下肢和背部，没有明显的皮疹[126]，症状出现于治疗开始后约 1~3 周，主要发生于热水澡后，开始于接触水几分钟内，高强度瘙痒持续数分钟，低强度持续数小时[126]。

阿片类药物引起的皮肤瘙痒

阿片类药物常用于治疗急慢性疼痛，常见副作用之一是瘙痒[127]。多种阿片类药物都被发现可引起瘙痒[128-133]。虽然瘙痒的发生率取决于使用的阿片类药物及其给药方式，但系统性使用这类药物的患者，有 2%~10% 被认为存在瘙痒症[127,134]。当阿片类药物应用于硬膜外或椎管内时风险增加，发生率最高的(高达 100%)见于鞘内注射吗啡[127,134-136]。产妇是最易受影响的人群[135,136]。瘙痒的发生率随着阿片类药物剂量的增加而增加[136]。受三叉神经支配的面部区域受影响最大，可能是三叉神经脊髓核内阿片受体浓度较高所致。通常情况下，患者会挠鼻子、鼻周区和上面部[134,135]。

阿片类药物引起瘙痒的机制假说之一是通过 μ- 阿片受体中枢介导的过程[137-140]。纳洛酮(naloxon)是一个经典 μ- 阿片受体拮抗剂，可有效预防或治疗硬膜内或硬膜外阿片类药物引起的瘙痒[141]。脊髓背角可能是阿片类药物引发瘙痒症状的关键部位[138,139]。在猴子的实验中，吗啡单侧注射到脊髓背角会引起同侧的面部抓挠[138,139]。对 5- 羟色胺的调节、前列腺素或组胺的参与可能也很重要。此外，不能排除阿片类药物刺激皮肤中的阿片类受体[141]。

对于阿片类药物引起的瘙痒的治疗仍然是一

个挑战。已有尝试几种治疗方法,但尚无一种完全令人满意。阿片类拮抗剂可能在预防阿片类药物引起的瘙痒中发挥作用,然而,纳洛酮和纳曲酮均能降低镇痛作用,尤其是在高剂量时[141-145]。40mg的纳布啡(nalbuphine)静脉注射,在不加剧疼痛的情况下能有效地预防瘙痒,但可增加嗜睡[141]。然而,纳布啡被证明不能治疗儿童患者术后阿片类药物引起的瘙痒[146]。使用5-HT3受体拮抗剂(昂丹司琼,多拉司琼)是否有效仍有争议,一些作者报告了良好的有效率[134,143,147-149],而另一些人则否认其有效性[150-152]。此外,抗组胺药、氟哌利多、丙泊酚、阿立必利、替诺昔康、双氯芬酸等均已被尝试过,并取得了不同程度的成功[127,135,142,153]。预防瘙痒的另一个有趣的选择是通过阿片类药物与其他药物的联合使用来减少阿片类药物的剂量,例如舒芬太尼(sufentanil)联合丁哌卡因(bupivacaine)[154]联用达到了令人满意的止痛效果,瘙痒的发生率非常低[154]。

羟乙基淀粉引起的皮肤瘙痒

羟乙基淀粉(hydroxyethyl-starch,HES)是一种常用于临床输液的人工胶体[155]。化学合成羟乙基淀粉涉及支链玉米淀粉的部分水解和C2、C3、C6位组分的羟乙基化[155]。这种药物可以通过不同的平均分子质量,以及不同的羟基取代的延伸和模式来生产,从而产生大量的羟乙基淀粉变体[155]。使用羟乙基淀粉可能会伴有明显的副作用,包括凝血、临床出血、过敏反应和瘙痒[155]。

由于给药后出现瘙痒的时间较晚,长期以来该症状未被认为是羟乙基淀粉的并发症。第一例病例报告发表于20世纪80年代初[156,157],但这种副作用直到20世纪90年代初才得到广泛报道[155,158-161]。在研究人群中,给药后瘙痒的发生率从12.6%到54%不等[159,162-165]。即使给予小剂量的羟乙基淀粉后也可能出现瘙痒,但高剂量的使用似乎伴发更高的发生率和更严重的瘙痒[162,163,165]。这种症状通常表现为持续2min到1h的瘙痒,由摩擦、在温水中洗澡或身体压力引发[155,165,166]。瘙痒可能是全身或局部的,可以涉及身体的任何部位,没有好发部位[155,161,165]。如上所述,瘙痒的发生较晚,通常在羟乙基淀粉输注后16

周开始瘙痒[155,163]。瘙痒通常非常严重,可能持续数周或数月。Kimme等[165]研究中,给药后瘙痒的中位发作时间为4周,中位持续时间为15周。在另一项研究中,症状在中位期10个月后自行消失[166],个别患者瘙痒会在18~24个月后[155,166],记录到的瘙痒最长持续时间为18个月。

羟乙基淀粉引起瘙痒的发病机制尚不完全清楚。未见嗜碱性细胞脱颗粒,肥大细胞未释放组胺,巨噬细胞未释放P物质[166,161]。然而,似乎瘙痒可以通过组织中羟乙基淀粉的储存和瘙痒源神经的直接激活来解释。Jurecka等[160]报道了皮肤中羟乙基淀粉的沉积,主要发生在真皮巨噬细胞、血管内皮细胞、淋巴管、一些神经束较大的神经周围细胞和神经内膜巨噬细胞、一些角质形成细胞和朗格汉斯细胞中。Gall等发现,羟乙基淀粉主要沉积在巨噬细胞和内皮细胞中[161]。Reimann等也注意到羟乙基淀粉在皮肤中的沉积[167]。所有给予羟乙基淀粉治疗的患者巨噬细胞中均有溶酶体沉积,其中一些还存在于皮肤上皮细胞和内皮细胞中。溶酶体存储的程度与注入羟乙基淀粉的数量、活检与最后一次注入羟乙基淀粉的间隔时间有关[167]。在一些病例中,连续活检显示,在空泡中随着年龄的增长,羟乙基淀粉沉积量呈下降趋势[167]。在另一项研究中,血管周围巨噬细胞的特征空泡化在所有皮肤活检中都被发现,早在单次灌注30g羟乙基淀粉后的第1日,空泡内就显示出对羟乙基淀粉的免疫反应性[168,169]。巨噬细胞内空泡的大小和数量随着巨噬细胞的累积剂量和高剂量的给予而增加。空泡可在血液和淋巴管内皮细胞、基底角质形成细胞、汗腺上皮细胞和小的外周神经中发现,后者与瘙痒有关[168]。在52个月内发现空泡的大小和数量逐步减少[168]。在神经系统中,瘙痒停止以后,羟乙基淀粉的沉积不会超过17个月。94个月后的活检显示,皮肤中没有发现羟乙基淀粉沉积[168]。在肝脏、肌肉、脾脏、肠等其他器官中也可见到羟乙基淀粉的沉积,且其蓄积量呈剂量依赖性,各器官随时间的推移均呈下降趋势,瘙痒症患者的蓄积量更大[170]。

瘙痒应该是由周围小神经或皮肤神经的Schwann细胞内的羟乙基淀粉沉积引起的[155,166]。我们注意到,高剂量的羟乙基淀粉累积后瘙痒与皮肤神经内的羟乙基淀粉沉积密切相关。有人认为,羟乙基淀粉的沉积可能会机械地刺激神经末梢,从而引发瘙痒[155,161,166]。Metze 等[166]发现,周围神经中羟乙基淀粉的沉积仅限于瘙痒患者。即使在光镜下,在周围神经和神经内膜细胞中也偶见特征性空泡化[166]。在有髓小神经纤维的 Schwann 细胞中也可见部分非晶态结构的空泡。此外,围绕无髓鞘轴突的 Schwannia 细胞也含有明显标记的液泡和小泡[166]。值得注意的是,在轴突结构中未检测到免疫反应[166]。其他含羟乙基淀粉的细胞,如巨噬细胞、内皮细胞、角质形成细胞或朗格汉斯细胞是否也参与引发瘙痒反应,或对感觉神经纤维产生更直接的影响,目前仍不清楚[155]。

治疗羟乙基淀粉引起的瘙痒仍然是一个挑战,因为目前大多数可用的止痒策略是无效的。一般情况下,使用最广泛的抗组胺止痒药物后无明显改善[158,160,165]。皮质类固醇、神经抑制剂、油浴或对乙酰氨基酚也被证明无效[155]。一项研究显示了对局部辣椒素的良好反应,但由于灼烧感,这种治疗方案往往难以耐受[171]。一些患者可能对口服纳曲酮有反应[172]。有报道称,经过几周的紫外线治疗,部分研究对象的症状最终逐渐缓解[171]。然而,到目前为止,还没有任何对照研究来评估这种方法对羟乙基淀粉引起的瘙痒的疗效。由于症状严重,治疗效果不佳,J.C. Szepietowski 等报道 175 例由羟乙基淀粉引起瘙痒的患者常出现睡眠障碍和生活质量下降[155,162]。据报道,有患者由于 HES 引起的瘙痒而焦虑,甚至自杀[155],因此一些患者可能还需要精神支持。

接受癌症靶向治疗的患者的瘙痒

瘙痒在接受各种癌症靶向治疗的患者中很常见。瘙痒作为这些治疗的不良事件,可伴有或不伴有皮疹,通常在开始靶向治疗后的第 1 周和 3 个月内发生[173]。一项系统回顾和荟萃分析纳入了 144 项临床试验(114 例实体器官恶性肿瘤,30 例血液系统恶性肿瘤)的 20 532 例患者(治疗 17 375 例;对照:3 157)。Ensslin 等[174]指出与靶向癌症治疗相关的所有级别瘙痒发生率为 17.4%,因严重瘙痒明显降低了患者的生活质量的发生率为 1.4%。在这些研究中,瘙痒是根据美国癌症研究所常见毒性标准 2.0 版或不良事件常见术语毒性标准 3.0 版记录的。瘙痒的分级如下:1 级为轻度或局部瘙痒,自发或局部缓解;2 级为强烈或广泛,自发或通过系统措施缓解;3 级(高等级),尽管治疗和 / 或干扰日常生活活动,但强度大、分布广、控制差。经靶向治疗后发生瘙痒症的相对危险度(RR)明显升高(分别为 2.9 和 2.13)。所有等级的瘙痒发生率最高的(54.9%)相关药物是表皮生长因子受体抑制剂(epidermal growth factor receptor-inhibitor)帕尼单抗,而与高级别瘙痒发生率最高(3.9%)相关的是血管内皮生长因子受体(vascular endothelial growth factor receptor,VEGFR)抑制剂阿昔替尼(表 23-2)。

瘙痒症的病理生理学与靶向治疗的关系尚不清楚。在肿瘤患者中,皮肤干燥似乎是引发瘙痒的主要因素,在使用表皮生长因子受体抑制剂的患者中可能高达 50%。在接受伊匹单抗治疗的黑色素瘤患者,免疫系统的激活增强和 T 细胞功能的增强可能在这类患者的瘙痒中起作用。此外,瘙痒的发病机制可能还涉及其他不同的因素,包括皮肤感觉神经纤维(C- 神经纤维)、神经递质(如 P 物质、阿片样物质、5- 羟色胺)及其受体(如神经激肽 -1 受体、阿片样受体、5- 羟色胺受体)、肥大细胞介质(如组胺、胰酶)及其受体以及细胞因子[174-176]。阿瑞匹坦(aprepitant)是一种神经激肽 -1 受体拮抗剂,对接受生物肿瘤治疗的患者具有显著的止痒作用[177],表明 P 物质及其主要受体 NK1R 可能在介导靶向治疗引起的瘙痒中发挥重要作用。

治疗与癌症靶向治疗相关的瘙痒症应遵循既定的指南,包括一般和特殊的措施(也请参阅本书的相关章节)。减轻肿瘤靶向治疗患者瘙痒的治疗策略应以显著提高患者生活质量和维持患者最佳药物和剂量为目标[178,179]。

表 23-2 与癌症靶向治疗相关的所有级别和高级别瘙痒的发生率

药物	治疗靶向及举例	瘙痒（所有等级）/%	瘙痒（高等级）/%
mTOR 抑制剂		23.8	1.2
依维莫司	神经内分泌肿瘤、乳腺癌、肾细胞癌	14.3	1.3
西罗莫司	肾细胞癌、套细胞淋巴瘤	37.7	1.0
酪氨酸激酶抑制剂（BCR-ABL）		12.8	0.9
达沙替尼	慢性髓细胞性白血病、费城染色体阳性（Ph+）急性淋巴白血病（Ph+ALL）	9.7	0.8
伊马替尼	费城染色体阳性（Ph+）慢性髓细胞性白血病（CML，费城染色体阳性（Ph+）急性淋巴白血病 ALL、隆突性皮纤维肉瘤	10.2	0.8
尼罗替尼	费城染色体阳性（Ph+）慢性髓细胞性白血病（CML	17.1	1.0
Raf 激酶抑制剂		18.3	1.3
索拉非尼	肝细胞癌、肾细胞癌、甲状腺癌	18.2	1.0
维莫非尼	黑色素瘤	18.5	1.7
血管内皮生长因子受体抑制剂		3.0	1.5
阿昔替尼	肾细胞癌	8.3	3.9
帕唑帕尼	肾细胞癌、软组织肉瘤	2.2	1.1
表皮生长因子受体抑制剂		22.7	1.8
西妥昔单抗	结直肠癌、头颈鳞状细胞癌	18.2	2.1
埃罗替尼	非小细胞肺癌、胰腺癌	20.8	2.3
吉非替尼	非小细胞肺癌	21.0	1.0
帕尼单抗	结肠直肠癌	54.9	2.6
表皮生长因子受体 -HER2 抑制剂			
拉帕替尼	乳腺细胞癌	14.6	1.0
表皮生长因子受体 - 血管内皮生长因子受体抑制剂			
凡德他尼	甲状腺癌	9.1	0.5
CD20 单克隆抗体		11.3	1.2
利妥昔单抗	滤泡性淋巴瘤、CD20 阳性弥漫性大细胞非霍奇金 B 细胞淋巴瘤	10.2	1.2
托西莫单抗	非霍奇金淋巴瘤	13.7	0.8
抗 CTLA-4 单克隆抗体			
伊匹单抗	黑素瘤	30.7	1.0
合计		17.4	1.4

改编自 Ensslin 等[174]。

1 级为轻度或局部瘙痒，自发或局部缓解；2 级为强烈或广泛，自发或通过系统措施缓解；3 级（高等级），尽管治疗和 / 或干扰日常生活活动，但强度大、分布广、控制差。

（翻译：严冬梅、田燕　审校：冰寒）

参考文献

1. Limauro DL, Chan-Tompkins NH, Carter RW, et al. Amoxicillin/clavulanate-associated hepatic failure with progression to Stevens-Johnson syndrome. Ann Pharmacother. 1999;33:560–4.
2. Orme S, da Costa D. Generalised pruritus associated with amlodipine. Br Med J. 1997;315:463.
3. Shirin H, Schapiro JM, Arber N, et al. Erythromycin base-induced rash and liver function disturbances. Ann Pharmacother. 1992;26:1522–3.
4. Ständer S, Streit M, Darsow U, et al. Diagnostisches und therapeutisches Vorgehen bei chronischem Pruritus. J Dtsch Dermatol Ges. 2006;4:350–70.
5. Morton A, Muir J, Lim D. Rash and acute nephritic syndrome due to candesartan. Br Med J. 2004;328:25.
6. Adcock BB, Rodman DP. Ampicillin-specific rashes. Arch Fam Med. 1996;5:301–4.
7. Ball P. Ciprofloxacin: an overview of adverse experiences. J Antimicrob Chemother. 1986;18(Suppl D):187–93.
8. Gaut PL, Carron WC, Ching WT, et al. Intravenous/oral ciprofloxacin therapy versus intravenous ceftazidime therapy for selected bacterial infections. Am J Med. 1989;87:169S–75.
9. Gonzalo-Garijo MA, de Argila D. Erythroderma due to aztreonam and clindamycin. Investig Allergol Clin Immunol. 2006;16:210–1.
10. Goulden V, Glass D, Cunliffe WJ. Safety of long-term high-dose minocycline in the treatment of acne. Br J Dermatol. 1996;134:693–5.
11. Hessen MT, Ingerman MJ, Kaufman DH, et al. Clinical efficacy of ciprofloxacin therapy for gram-negative bacillary osteomyelitis. Am J Med. 1987;82:262–5.
12. Kapoor K, Chandra M, Nag D, et al. Evaluation of metronidazole toxicity: a prospective study. Int J Clin Pharmacol Res. 1999;19:83–8.
13. Kaufmann D, Pichler W, Beer JH. Severe episode of high fever with rash, lymphadenopathy, neutropenia, and eosinophilia after minocycline therapy for acne. Arch Intern Med. 1994;154:1983–4.
14. Lamb HM, Figgitt DP, Faulds D. Quinupristin/dalfopristin: a review of its use in the management of serious gram-positive infections. Drugs. 1999;58:1061–97.
15. Report to the Research Committee of the British Tuberculosis Association by the Clinical Trials Subcommittee. Comparison of side-effects of tetracycline and tetracycline plus nystatin. Br Med J. 1968;4:11–5.
16. Ruskin J, LaRiviere M. Low-dose co-trimoxazole for prevention of Pneumocystis carinii pneumonia in human immunodeficiency virus disease. Lancet. 1991;337:468–71.
17. Wendel Jr GD, Stark BJ, Jamison RB, et al. Penicillin allergy and desensitization in serious infections during pregnancy. N Engl J Med. 1985;312:1229–32.
18. Gonasun LM, Langrall H. Adverse reactions to pindolol administration. Am Heart J. 1982;104:482–6.
19. Jeck T, Edmonds D, Mengden T, et al. Betablocking drugs in essential hypertension: transdermal bupranolol compared with oral metoprolol. Int J Clin Pharmacol Res. 1992;12:139–48.
20. Ochoa PG, Arribas MT, Mena JM, et al. Cutaneous adverse reaction to furosemide treatment: new clinical findings. Can Vet J. 2006;47:576–8.
21. Ackerman BH, Townsend ME, Golden W, et al. Pruritic rash with actinic keratosis and impending exfoliation in a patient with hypertension managed with minoxidil. Drug Intell Clin Pharm. 1988;22:702–3.
22. Haider Z, Bano KA. Experience with antihypertensive drug therapy in a hypertension Clinic – 1972–1983. A retrospective analysis. J Pak Med Assoc. 1990;40:91–3.
23. Kashyap ML, McGovern ME, Berra K, et al. Long-term safety and efficacy of a once-daily niacin/lovastatin formulation for patients with dyslipidemia. Am J Cardiol. 2002;89:672–8.
24. Sharma M, Sharma DR, Singh V, et al. Evaluation of efficacy and safety of fixed dose lovastatin and niacin (ER) combination in asian Indian dyslipidemic patients: a multicentric study. Vasc Health Risk Manag. 2006;2:87–93.
25. Stoebner PE, Michot C, Ligeron C, et al. Simvastatin-induced lichen planus pemphigoides. Ann Dermatol Venereol. 2003;130:187–90.
26. Fitzgerald DA, Heagerty AH, Stephens M, et al. Follicular toxic pustuloderma associated with allopurinol. Clin Exp Dermatol. 1994;19:243–5.
27. Grant JA, Weiler JM. A report of a rare immediate reaction after ingestion of acetaminophen. Ann Allergy Asthma Immunol. 2001;87:227–9.
28. Levy MB, Fink JN. Anaphylaxis to celecoxib. Ann Allergy Asthma Immunol. 2001;87:72–3.
29. Roll A, Wüthrich B, Schmid-Grendelmeier P, et al. Tolerance to celecoxib in patients with a history of adverse reactions to nonsteroidal anti-inflammatory drugs. Swiss Med Wkly. 2006;136:684–90.
30. Schwarz N, Ham PA. Acetaminophen anaphylaxis with aspirin and sodium salicylate sensitivity: a case report. Ann Allergy Asthma Immunol. 1996;77:473–4.
31. Thumb N, Kolarz G, Scherak O, et al. The efficacy and safety of fentiazac and diclofenac sodium in peri-arthritis of the shoulder: a multi-centre, double-blind comparison. J Int Med Res. 1987;15:327–34.
32. Torricelli R, Kurer SB, Kroner T, et al. Delayed allergic reaction to Chlorambucil (Leukeran). Case report and literature review. Schweiz Med Wochenschr. 1995;125:1870–3.
33. MacLaughlin EJ, Fitzpatrick KT, Sbar E, et al. Anaphylactoid reaction to enoxaparin in a patient with deep venous thrombosis. Pharmacotherapy. 2002;22:1511–5.
34. Santoni M, Conti A, Andrikou K, et al. Risk of pruritus in cancer patients treated with biological therapies: a systematic review and meta-analysis of clinical trials. Crit Rev Oncol Hematol. 2015;96:206–19.
35. Shimokata K, Suetsugu S, Umeda H, et al. Evaluation of T-2588 in the treatment of respiratory tract infection. Jpn J Antibiot. 1986;39:2897–913.
36. Sonoda T, Matsuda M, Nakano E, et al. Clinical evaluation of cefixime (CFIX) in the treatment of urinary tract infection. Hinyokika Kiyo. 1989;35:1267–75.
37. Theopold M, Benner U, Bauernfeind A. Effectiveness and tolerance of cefixime in bacterial infections in the ENT area. Infection. 1990;18 Suppl 3:S122–4.
38. Holloway WJ, Palmer D. Clinical applications of a

new parenteral antibiotic in the treatment of severe bacterial infections. Am J Med. 1996;100:52S–9.

39. Chapman TM, Perry CM. Cefepime: a review of its use in the management of hospitalized patients with pneumonia. Am J Respir Med. 2003;2:75–107.

40. Childs SJ, Kosola JW. Update of safety of cefotaxime. Clin Ther. 1982;5(Suppl A):97–111.

41. Cook JA, Silverman MH, Schelling DJ, et al. Multiple-dose pharmacokinetics and safety of oral amifloxacin in healthy volunteers. Antimicrob Agents Chemother. 1990;34:974–9.

42. Cox CE. A comparison of the safety and efficacy of lomefloxacin and ciprofloxacin in the treatment of complicated or recurrent urinary tract infections. Am J Med. 1992;92:82S–6.

43. Cox CE, Gentry LO, Rodriguez-Gomez G. Multicenter open-label study of parenteral ofloxacin in treatment of pyelonephritis in adults. Urology. 1992;39:453–6.

44. Torum B, Block SL, Avila H, et al. Efficacy of ofloxacin otic solution once daily for 7 days in the treatment of otitis externa: a multicenter, open-label, phase III trial. Clin Ther. 2004;26:1046–54.

45. Williams DJ, Hopkins S. Safety and tolerability of intravenous-to-oral treatment and single-dose intravenous or oral prophylaxis with trovafloxacin. Am J Surg. 1998;176(Suppl):74S–9.

46. Walker-Renard P. Pruritus associated with intravenous rifampin. Ann Pharmacother. 1995;29:267–8.

47. Siboulet A, Bohbot JM, Lhuillier N, et al. "One-minute treatment" with thiamphenicol in 50,000 cases of gonorrhea: a 22-year study. Sex Transm Dis. 1984;11(Suppl):391–5.

48. Adebayo RA, Sofowora GG, Onayemi O, et al. Chloroquine-induced pruritus in malaria fever: contribution of malaria parasitaemia and the effects of prednisolone, niacin, and their combination, compared with antihistamine. Br J Clin Pharmacol. 1997;44:157–61.

49. Ajayi AA, Kolawole BA, Udoh SJ. Endogenous opioids, μ-opiate receptors and chloroquine-induced pruritus: a double-blind comparison of naltrexone and promethazine in patients with malaria fever who have an established history of generalized chloroquine-induced itching. Int J Dermatol. 2004;43:972–7.

50. Johnson BF, Eisner GM, McMahon FG, et al. A multicenter comparison of adverse reaction profiles of isradipine and enalapril at equipotent doses in patients with essential hypertension. J Clin Pharmacol. 1995;35:484–92.

51. Bernink PJ, de Weerd P, Ten CF, et al. An 8-week double-blind study of amlodipine and diltiazem in patients with stable exertional angina pectoris. J Cardiovasc Pharmacol. 1991;17 Suppl 1:S53–6.

52. Gonzalo Garijo MA, Pérez Calderón R, De Argila Fernández-Durán D, et al. Cutaneous reactions due to diltiazem and cross reactivity with other calcium channel blockers. Allergol Immunopathol (Madr). 2005;33:238–40.

53. Kilo C, Dudley J, Kalb B. Evaluation of the efficacy and safety of Diamicron in non-insulin-dependent diabetic patients. Diabetes Res Clin Pract. 1991;14 Suppl 2:S79–82.

54. Cederberg J, Knight S, Svenson S, et al. Itch and skin rash from chocolate during fluoxetine and sertraline treatment: case report. BMC Psychiatry. 2004;4:36.

55. Richard MA, Fiszenson F, Jreissati M, et al. Cutaneous adverse effects during selective serotonin reuptake inhibitors therapy: 2 cases. Ann Dermatol Venereol. 2001;128:759–61.

56. Fischer JH, Patel TV, Fischer PA. Fosphenytoin: clinical pharmacokinetics and comparative advantages in the acute treatment of seizures. Clin Pharmacokinet. 2003;42:33–58.

57. Knapp LE, Kugler AR. Clinical experience with fosphenytoin in adults: pharmacokinetics, safety, and efficacy. J Child Neurol. 1998;13 Suppl 1:S15–8.

58. Ochoa JG. Pruritus, a rare but troublesome adverse reaction of topiramate. Seizure. 2003;12:516–8.

59. Prosser TR, Lander RD. Phenytoin-induced hypersensitivity reactions. Clin Pharm. 1987;6:728–34.

60. Wellington K, Goa KL. Oxcarbazepine: an update of its efficacy in the management of epilepsy. CNS Drugs. 2001;15:137–63.

61. Freilich RJ, Seidman AD. Pruritis caused by 3-hour infusion of high-dose paclitaxel and improvement with tricyclic antidepressants. J Natl Cancer Inst. 1995;87:933–4.

62. Love RR, Nguyen BD, Nguyen CB, et al. Symptoms associated with oophorectomy and tamoxifen treatment for breast cancer in premenopausal Vietnamese women. Breast Cancer Res Treat. 1999;58:281–6.

63. Hejna M, Valencak J, Raderer M. Anal pruritus after cancer chemotherapy with gemcitabine. N Engl J Med. 1999;340:655–6.

64. Hamm J, Schiller JH, Cuffie C, et al. Dose-ranging study of recombinant human granulocyte-macrophage colony-stimulating factor in small-cell lung carcinoma. J Clin Oncol. 1994;12:2667–76.

65. Dias VC, Tendler B, Oparil S, et al. Clinical experience with transdermal clonidine in African-American and Hispanic-American patients with hypertension: evaluation from a 12-week prospective, open-label clinical trial in community-based clinics. Am J Ther. 1999;6:19–24.

66. Groth H, Vetter H, Knüsel J, et al. Transdermal clonidine application: long-term results in essential hypertension. Klin Wochenschr. 1984;62:925–30.

67. Miró N. Controlled multicenter study on chronic suppurative otitis media treated with topical applications of ciprofloxacin 0.2 % solution in single-dose containers or combination of polymyxin B, neomycin, and hydrocortisone suspension. Otolaryngol Head Neck Surg. 2000;123:617–23.

68. Szepietowski J, Reich A, Białynicki-Birula R. Itching in atopic dermatitis: clinical manifestation, pathogenesis and the role of pimecrolimus in itch reduction. Dermatol Klin. 2004;6:173–6.

69. Lieberman DA, Keeffe EB, Stenzel P. Severe and prolonged oral contraceptive jaundice. J Clin Gastroenterol. 1984;6:145–8.

70. Medline A, Ptak T, Gryfe A, et al. Pruritus of pregnancy and jaundice induced by oral contraceptives. Am J Gastroenterol. 1976;65:156–9.

71. Steckelings UM, Artuc M, Wollschläger T, et al. Angiotensin-converting enzyme inhibitors as inducers of adverse cutaneous reactions. Acta Derm Venereol. 2001;81:321–5.

72. Velayudham LS, Farrell GC. Drug-induced cholestasis. Expert Opin Drug Saf. 2003;2:287–304.

73. Cundiff J, Joe S. Amoxicillin-clavulanic acid-induced hepatitis. Am J Otolaryngol. 2007;28:28–30.

74. de Haan F, Stricker BH. Liver damage associated with the combination drug amoxicillin-clavulanic acid (Augmentin). Ned Tijdschr Geneeskd.

1997;141:1298–301.

75. Hunt CM, Washington K. Tetracycline-induced bile duct paucity and prolonged cholestasis. Gastroenterology. 1994;107:1844–7.

76. Katsinelos P, Vasiliadis T, Xiarchos P, et al. Ursodeoxycholic acid (UDCA) for the treatment of amoxycillin-clavulanate potassium (Augmentin)-induced intra-hepatic cholestasis: report of two cases. Eur J Gastroenterol Hepatol. 2000;12:365–8.

77. Larrey D, Vial T, Micaleff A, et al. Hepatitis associated with amoxicillin-clavulanic acid combination report of 15 cases. Gut. 1992;33:368–71.

78. Quattropani C, Schneider M, Helbling A, Zimmermann A, Krähenbühl S. Cholangiopathy after short-term administration of piperacillin and imipenem/cilastatin. Liver. 2001;21:213–6.

79. Soza A, Riquelme F, Alvarez M, et al. Hepatotoxicity by amoxicillin/clavulanic acid: case report. Rev Med Chil. 1999;127:1487–91.

80. Kowdley KV, Keeffe EB, Fawaz KA. Prolonged cholestasis due to trimethoprim sulfamethoxazole. Gastroenterology. 1992;102:2148–50.

81. Gavras H. A multicenter trial of enalapril in the treatment of essential hypertension. Clin Ther. 1986;9:24–38.

82. Mulinari R, Gavras I, Gavras H. Efficacy and tolerability of enalapril monotherapy in mild-to-moderate hypertension in older patients compared to younger patients. Clin Ther. 1987;9:678–89.

83. Nunes AC, Amaro P, Maçôas F, et al. Fosinopril-induced prolonged cholestatic jaundice and pruritus: first case report. Eur J Gastroenterol Hepatol. 2001;13:279–82.

84. Parker WA. Captopril-induced cholestatic jaundice. Drug Intell Clin Pharm. 1984;18:234–5.

85. Thestrup-Pedersen K. Adverse reactions in the skin from anti-hypertensive drugs. Dan Med Bull. 1987;34 Suppl 1:3–5.

86. Thind GS. Angiotensin converting enzyme inhibitors: comparative structure, pharmacokinetics, and pharmacodynamics. Cardiovasc Drugs Ther. 1990;4:199–206.

87. Hagmeyer KO, Stein J. Hepatotoxicity associated with carvedilol. Ann Pharmacother. 2001;35:1364–6.

88. Chitturi S, Farrell GC. Drug-induced cholestasis. Semin Gastrointest Dis. 2001;12:113–24.

89. Burgunder JM, Abernethy DR, Lauterburg BH. Liver injury due to verapamil. Hepatogastroenterology. 1988;35:169–70.

90. Odeh M, Oliven A. Verapamil-associated liver injury. Harefuah. 1998;134:36–7.

91. Salti Z, Cloche P, Weber P, et al. A case of cholestatic hepatitis caused by amiodarone. Ann Cardiol Angiol (Paris). 1989;38:13–6.

92. Amaro P, Nunes A, Maçôas F, et al. Ticlopidine-induced prolonged cholestasis: a case report. Eur J Gastroenterol Hepatol. 1999;11:673–6.

93. Nammour FE, Fayad NF, Peikin SR. Metformin-induced cholestatic hepatitis. Endocr Pract. 2003;9:307–9.

94. Mikhail NE. Methimazole-induced cholestatic jaundice. South Med J. 2004;97:178–82.

95. Larrey D, Amouyal G, Pessayre D, et al. Amitriptyline-induced prolonged cholestasis. Gastroenterology. 1988;94:200–3.

96. Chlumská A, Curík R, Boudová L, et al. Chlorpromazine-induced cholestatic liver disease with ductopenia. Cesk Patol. 2001;37:118–22.

97. Moradpour D, Altorfer J, Flury R, et al. Chlorpromazine-induced vanishing bile duct syndrome leading to biliary cirrhosis. Hepatology. 1994;20:1437–41.

98. Radzik J, Grotthus B, Leszek J. Disorder of liver functions in a schizophrenic patient after long-term risperidone treatment - case report. Psychiatr Pol. 2005;39:309–13.

99. Regal RE, Billi JE, Glazer HM. Phenothiazine-induced cholestatic jaundice. Clin Pharm. 1987;6:787–94.

100. Topal F, Ozaslan E, Akbulut S, et al. Methylprednisolone-induced toxic hepatitis. Ann Pharmacother. 2006;40:1868–71.

101. Chamouard P, Walter P, Baumann R, et al. Prolonged cholestasis associated with short-term use of celecoxib. Gastroenterol Clin Biol. 2005;29:1286–8.

102. Wilhelm MP. Vancomycin. Mayo Clin Proc. 1991;66:1165–70.

103. Rocha JL, Kondo W, Baptista MI, et al. Uncommon vancomycin-induced side effects. Braz J Infect Dis. 2002;6:196–200.

104. Bertolissi M, Bassi F, Cecotti R, et al. Pruritus: a useful sign for predicting the haemodynamic changes that occur following administration of vancomycin. Crit Care. 2002;6:234–9.

105. Levy M, Koren G, Dupuis L, et al. Vancomycin-induced red man syndrome. Pediatrics. 1990;86:572–80.

106. Renz C, Lynch J, Thurn J, et al. Histamine release during rapid vancomycin administration. Inflamm Res. 1998;47 Suppl 1:S69–70.

107. Renz CL, Thurn JD, Finn HA, et al. Oral antihistamines reduce the side effects from rapid vancomycin infusion. Anesth Analg. 1998;87:681–5.

108. Valero R, Gomar C, Fita G, et al. Adverse reactions to vancomycin prophylaxis in cardiac surgery. J Cardiothorac Vasc Anesth. 1991;5:574–6.

109. Southorn PA, Plevak DJ, Wright AJ, et al. Adverse effects of vancomycin administered in the perioperative period. Mayo Clin Proc. 1986;61:721–4.

110. Rosemberg JM, Wahr JA, Smith KA. Effects of vancomycin infusion on cardiac function in patients scheduled for cardiac operations. J Thorac Cardiovasc Surg. 1995;109:561–4.

111. O'Sullivan TL, Ruffing MJ, Lamp KC, et al. Prospective evaluation of red man syndrome in patients receiving vancomycin. J Infect Dis. 1993;168:773–6.

112. Ekpechi OL, Okoro AN. A pattern of pruritus due to chloroquine. Arch Dermatol. 1964;89:631–2.

113. Olayemi O, Fehintola FA, Osungbade A, et al. Pattern of chloroquine-induced pruritus in antenatal patients at the University College Hospital, Ibadan. J Obstet Gynaecol. 2003;23:490–5.

114. Ballut PC, Siqueira AM, Orlando AC, et al. Prevalence and risk factors associated to pruritus in Plasmodium vivax patients using chloroquine in the Brazilian Amazon. Acta Trop. 2013;128:504–8.

115. Bussaratid V, Walsh DS, Wilairatana P, et al. Frequency of pruritus in Plasmodium vivax malaria patients treated with chloroquine in Thailand. Trop Doct. 2000;30:211–4.

116. Spencer HC, Poulter NR, Lury JD, et al. Chloroquine associated pruritus in a European. Br Med J. 1982;285:1703.

117. Kaseje DC, Sempebwa EK, Spencer HC. Malaria chemoprophylaxis to pregnat women provided by community health workers in Saradidi, Kenya.

Reason for non-acceptance. Ann Trop Med Parasitol. 1987;81:77–82.

118. Osifo NG. The antipruritic effects of chlorphenira-mine, cyproheptadine and sulphapyridine monitored with limb activity meters on chloroquine induced pruritus among patients with malaria. Afr J Med Med Sci. 1995;24:67–73.

119. Ademowo OG, Sodeine O, Walker O. The dispo-sition of chloroquine and its main metabolite des-ethylchloroquine in volunteers with and without chloroquine-induced pruritus: evidence for decreased chloroquine metabolism in volunteers with pruritus. Clin Pharmacol Ther. 2000;67:237–41.

120. Onyeji CO, Ogunbona FA. Pharmacokinetic aspects of chloroquine-induced pruritus: influence of dose and evidence for varied extend of metabolism of the drug. Eur J Pharm Sci. 2001;13:195–201.

121. Liu Q, Tang Z, Surdenikova L, et al. Sensory neuron-specific GPCR Mrgprs are itch recep-tors mediating chloroquine-induced pruritus. Cell. 2009;139:1353–65.

122. Ajayi AA, Akinleye AO, Udoh SJ, et al. The effect of prednisolone and niacin on chloroquine-induced pruritus in malaria. Eur J Clin Pharmacol. 1991;41:383–5.

123. Ezeamuzie IC, Igbigbi PS, Ambakederemo AW, et al. Halofantrine-induced pruritus amongst sub-jects who itch to chloroquine. J Trop Med Hyg. 1991;94:184–8.

124. Holme SA, Holmes SC. Hydroxychloroquine-induced pruritus. Acta Derm Venereol. 1999;79:333.

125. Jiménez-Alonso J, Tercedor J, Jáimez L, et al. Antimalarial drug-induced aquagenic-type pru-ritus in patients with lupus. Arthritis Rheum. 1998;48:744–5.

126. Jiménez-Alonso J, Tercedor J, Reche I. Antimalarial drugs and pruritus in patients with lupus erythema-tosus. Acta Derm Venereol. 2000;80:458.

127. Swegle JM, Logemann C. Management of common opioid-induced adverse effects. Am Pham Phys. 2006;74:1347–54.

128. Chamberlin KW, Cottle M, Neville R, et al. Oral oxy-morphone for pain management. Ann Pharmacother. 2007;41:1144–52.

129. de Beer JV, Winemaker MJ, Donnelly GA, et al. Efficacy and safety of controlled-release oxy-codone and standard therapies for postoperative pain after knee or hip replacement. Can J Surg. 2005;48:277–83.

130. Hadi MA, Kamaruljan HS, Saedah A, et al. A com-parative study of intravenous patient-controlled anal-gesia morphine and tramadol in patients undergoing major operation. Med J Malaysia. 2006;61:570–6.

131. Jacobson L, Chabal C, Brody MC, et al. Intrathecal methadone: a dose-response study and com-parison with intrathecal morphine 0.5 mg. Pain. 1990;43:141–8.

132. Lane S, Evans P, Arfeen Z, et al. A comparison of intrathecal fentanyl and diamorphine as adjuncts in spinal anaesthesia for Caesarean section. Anaesthesia. 2005;60:453–7.

133. Möhrenschlager M, Glöckner A, Jessberger B, et al. Codeine caused pruritic scarlatiniform exanthemata: patch test negative but positive to oral provocation test. Br J Dermatol. 2000;143:663–4.

134. Kyriakides K, Hussain SK, Hobbs GJ. Management of opioid-induced pruritus: a role for 5-HT$_3$ antago-nists? Br J Anaesth. 1999;82:439–41.

135. Szarvas S, Harmon D, Murphy D. Neuraxial opioid-induced pruritus pruritus: a review. J Clin Anesth. 2003;15:234–9.

136. Herman NL, Choi KC, Affleck PJ, et al. Analgesia, pruritus, and ventilation exhibit a dose-response relationship in parturients receiving intrathecal fent-sanyl during labor. Analg Anesth. 1999;89:378–83.

137. Ko MCH, Song MS, Edwards T, et al. The role of central μ opioid receptors in opioid-induced itch in primates. J Pharmacol Exp Ther. 2004;310:169–76.

138. Thomas DA, Hammond DL. Microinjection of mor-phine into the rat medullary dorsal horn produces a dose-dependent increase in facial scratching. Brain Res. 1995;695:267–70.

139. Thomas DA, Williams GM, Iwata K, et al. The medullary dorsal horn. A site of action of mor-phine in producing facial scratching in monkeys. Anesthesiology. 1993;79:548–54.

140. Tohda C, Yamaguchi T, Kuraishi Y. Intracisternal injection of opioids induces itch-associated response through μ-opioid receptor in mice. Jpn J Pharmacol. 1997;74:77–82.

141. Waxler B, Dadabhoy ZP, Stojiljkovic L, et al. Primer of postoperative pruritus for anaesthesiologists. Anesthesiology. 2005;103:168–78.

142. Charuluxananan S, Kyokong O, Somboonviboon W, et al. Nalbuphine versus propofol for treatment of intrathecal morphine-induced pruritus after cesarean delivery. Anesth Analg. 2001;93:162–5.

143. Charuluxananan S, Kyokong O, Somboonviboon W, et al. Nalbuphine versus ondansetron for prevention of intrathecal morphine-induced pruritus after cesar-ean delivery. Anesth Analg. 2003;96:1789–93.

144. Kendrick WD, Woods AM, Daly MY, et al. Naloxone versus nalbuphine infusion for prophylaxis of epi-dural morphine-induced pruritus. Anesth Analg. 1996;82:641–7.

145. Okutomi T, Saito M, Mochizuki J, et al. Prophylactic epidural naloxone reduces the incidence and severity of nuraxial fentanyl-induced pruritus during labour analgesia in primiparous parturients. Can J Anesth. 2003;50:961–2.

146. Nakatsuka N, Minogue SC, Lim J, et al. Intravenous nalbuphine 50 microg x 1 kg(-1) is ineffective for opioid-induced pruritus in pediatrics. Can J Anaesth. 2006;53:1103–10.

147. Han DW, Hong SW, Kwon JY, et al. Epidural ondan-setron is more effective to prevent postoperative pruritus and nausea than intravenous ondansetron in elective cesarean delivery. Acta Obstet Gynecol Scand. 2007;86:683–7.

148. Iatrou CA, Dragoumanis CK, Vogiatzaki TD, et al. Prophylactic intravenous ondansetron and dolas-etron in intrathecal morphine-induced pruritus: a randomized, double-blind, placebo-controlled study. Anesth Analg. 2005;101:1516–20.

149. Larijani GE, Goldberg ME, Rogers KH. Treatment of opioid-induced pruritus with ondansetron: report of four patients. Pharmacotherapy. 1996;16:958–60.

150. Korhonen AM, Valanne JV, Jokela RM, et al. Ondansetron does not prevent pruritus induced by low-dose intrathecal fentanyl. Acta Anaesthesiol Scand. 2003;47:1292–7.

151. Waxler B, Mondragon SA, Patel S, et al. Prophylactic ondansetron does not reduce the incidence of itch-ing induced by intrathecal sufentanil. Can J Anesth. 2004;51:685–9.

152. Wells J, Paech MJ, Evans SF. Intrathecal fentanyl-

induced pruritus during labour: the effect of prophylactic ondansetron. Int J Obstet Anesth. 2004;13:35–9.

153. Horta ML, Morejon LCL, da Cruz AW, et al. Study of the prophylactic effect of droperidol, alizapride, propofol and promethazine on spinal morphine-induced pruritus. Br J Anaesth. 2006;96:796–800.

154. Demiraran Y, Ozdemir I, Kocaman B, et al. Intrathecal sufentanil (1.5 μg) added to hyperbaric bupivacaine (0.5%) for elective cesarean section provides adequate analgesia without need for pruritus therapy. J Anaest. 2006;20:274–8.

155. Bork K. Pruritus precipitated by hydroxyethyl starch: a review. Br J Dermatol. 2005;152:3–12.

156. Bode U, Deisseroth AB. Donor toxicity in granulocyte collections: association of lichen planus with the use of hydroethyl starch leukapheresis. Transfusion. 1981;21:83–5.

157. Parker NE, Porter JB, Williams HJ, et al. Pruritus after administration of hetastarch. Br Med J (Clin Res Ed). 1982;284:385–6.

158. Schneeberger R, Albegger K, Oberascher G, et al. Pruritus – a side effect of hydroxyethyl starch? First report. HNO. 1990;38:298–303.

159. Albegger K, Schneeberger R, Franke V, et al. Itching following therapy with hydroxyethyl starch (HES) in otoneurological diseases. Wien Med Wochenschr. 1992;142:1–7.

160. Jurecka W, Szépfalusi Z, Parth E, et al. Hydroxyethylstarch deposits in human skin – a model for pruritus? Arch Dermatol Res. 1993;285:13–9.

161. Gall H, Schultz KD, Boehncke WH, et al. Clinical and pathophysiological aspects of hydroxyethyl starch-induced pruritus: evaluation of 96 cases. Dermatology. 1996;192:222–6.

162. Sharland C, Hugett A, Nielson MS, et al. Persistent pruritus after after pentastarch infusions in intensive care patients. Anaesthesia. 1999;54:500–1.

163. Morgan PW, Berridge JC. Giving long-persistent starch as volume replacement can cause pruritus after cardiac surgery. Br J Anaesth. 2000;85:696–9.

164. Murphy M, Carmichael AJ, Lawler PG, et al. The incidence of hydroethyl starch-associated pruritus. Br J Dermatol. 2001;144:973–6.

165. Kimme P, Jannsen B, Ledin T, et al. High incidence of pruritus after large doses of hydroxyethyl starch (HES) infusions. Acta Anaesthesiol Scand. 2001;45:686–9.

166. Metze D, Reimann S, Szepfalusi Z, et al. Persistent pruritus after hydroxyethyl starch infusion therapy: a result of long-term storage in cutaneous nerves. Br J Dermatol. 1997;136:553–9.

167. Reimann S, Szépfalusi Z, Kraft D, et al. Hydroxyethyl starch accumulation in the skin with special reference to hydroxyethyl starch-associated pruritus. Dtsch Med Wochenschr. 2000;125:280–5.

168. Ständer S, Szápfalusi Z, Bohle B, et al. Differential storage of hydroxyethyl starch (HES) in the skin: an immunoelectron-microscopical long-term study. Cell Tissue Res. 2001;304:261–9.

169. Ständer S, Richter L, Osada N, Metze D. Hydroxyethyl starch-induced pruritus: clinical characteristics and influence of dose, molecular weight and substitution. Acta Derm Venereol. 2014;94:282–7.

170. Sirtl C, Laubenthal H, Zumtobel V, et al. Tissue deposits of hydroxyethyl starch (HES): dose-dependent and time-related. Br J Anaesth. 1999;82:510–5.

171. Szeimies RM, Stolz W, Wlotzke U, et al. Successful treatment of hydroxyethyl starch-induced pruritus with topical capsaicin. Br J Dermatol. 1994;131:380–2.

172. Metze D, Reimann S, Beissert S, et al. Eficacy and safety of neltrexone, an oral opiate receptor antagonist, in the treatment of pruritus in internal and dermatological diseases. J Am Acad Dermatol. 1999;41:533–9.

173. Reyes-Habito CM, Roh EK. Cutaneous reactions to chemotherapeutic drugs and targeted therapy for cancer: Part II. Targeted therapy. J Am Acad Dermatol. 2014;71:217.e1–e11.

174. Ensslin CJ, Rosen AC, Wu S, Lacouture ME. Pruritus in patients treated with targeted cancer therapies: systematic review and meta-analysis. J Am Acad Dermatol. 2013;69:708–20.

175. Fischer A, Rosen AC, Ensslin CJ, et al. Pruritus to anticancer agents targeting the EGFR, BRAF, and CTLA-4. Dermatol Ther. 2013;26:135–48.

176. Gerber PA, Buhren BA, Cevikbas F, et al. Preliminary evidence for a role of mast cells in epidermal growth factor receptor inhibitor-induced pruritus. J Am Acad Dermatol. 2010;63:163–5.

177. Santini D, Vincenzi B, Guida FM, et al. Aprepitant for management of severe pruritus related to biological cancer treatments: a pilot study. Lancet Oncol. 2012;13:1020–4.

178. Lacouture ME, Anadkat MJ, Bensadoun RJ, et al. Clinical practice guidelines for the prevention and treatment of EGFR inhibitor-associated dermatologic toxicities. Support Care Cancer. 2011;19:1079–95.

179. Lacouture ME. Management of dermatologic toxicities. J Natl Compr Netw. 2015;13(5 Suppl):686–9.

第24章　银　屑　病

Adam Reich and Jacek C. Szepietowski

瘙痒的发生率和临床表现

银屑病是病因复杂、多因素相关且发病机制至今尚未完全阐明的、最常见的慢性炎症性皮肤病之一。约70%~90%的银屑病患者伴有瘙痒[1-7]，并且其中许多(至少30%)有全身性瘙痒[2,4]。根据10分视觉模拟量表对该症状的平均强度进行评估，范围为3.7~6.4分[4,5,8-10]。瘙痒累及的平均体表面积为24%。伴有瘙痒的患者所患银屑病似乎更为严重[2,3,6]，但一些学者并未发现瘙痒程度与银屑病严重程度之间存在任何关系[4,11,12]。瘙痒的出现和程度与年龄、性别、婚姻状况、银屑病或特应性家族史、银屑病分型、饮酒或吸烟习惯、疾病的持续时间以及银屑病最后一次发病的持续时间无必然联系[2,3,6]。

傍晚和夜间比早晨或中午更多发生瘙痒[4]。银屑病患者瘙痒也很常见，77%的患者每日出现，18%每周出现，另外的5%出现频率较低[4]。最常见的受累部位是躯干及四肢[2,4]。据观察，不足40%的个体有头皮瘙痒，仅偶尔有面部瘙痒的报告[2,4]。瘙痒部位与用右手或左手的习惯无关[4]。约70%~80%的患者瘙痒仅局限于银屑病的皮损部位，而在其余患者中，瘙痒也可累及非皮损部位[2,6]。根据患者的自我评估，在皮损出现或银屑病皮损扩大进展时可出现最严重的瘙痒[2]。大多数瘙痒患者表示，瘙痒缓解与银屑病皮损的完全消退有关，而当银屑病的鳞屑被清除或刚局部给予抗银屑病治疗后就达到瘙痒缓解的情况较少见[2]。

瘙痒常被视为银屑病中最令人厌烦的症状[3,12]。而且在许多患者中，瘙痒与入睡困难和易被惊醒都有关。通过分析社会心理学参数发现，瘙痒的严重程度与生活质量的受损程度、耻辱感、抑郁症状及其严重程度显著相关[10,13,14]。由于瘙痒，35%的患者变得更加焦虑，24%的患者变得抑郁，30%的患者难以集中注意力，23%的患者改变了饮食习惯。而且35%的患者主诉性功能由于瘙痒而减退或消失[4]。主诉瘙痒较频繁的患者会更经常地采用辞职和自责的应对措施，并倾向于根据威胁、障碍/损失和伤害来评估自己的疾病[15]。研究还表明，入院时抑郁的精神病理程度在轻、中和重度瘙痒组之间存在差异。可以预见抑郁评分的变化与瘙痒的变化相关[3]。瘙痒的出现及其严重程度也与疾病恶化前所经历的压力的严重程度有关[5,10]。银屑病伴严重瘙痒的患者表现出更为脆弱的心理结构，这提示临床医生有机会识别出可通过心理干预获益的患者[16]。

瘙痒的发病机制

银屑病瘙痒的发病机制尚不清楚。组胺作为瘙痒的主要介质之一，似乎并没有参与银屑病的发展。因为在银屑病中，瘙痒程度和血浆组胺水平之间没有相关性，并且在瘙痒性和非瘙痒性的银屑病患者中血浆组胺水平也没有差异[8]。有关银屑病皮损中神经支配改变和神经肽失衡的重要性最常被讨论。一些研究表明，银屑病中多种神经肽及其受体包括P物质(substance P, SP)、CGRP、血管活性肠肽(VIP)、生长抑素或垂体腺苷酸环化酶激活肽(PACAP)等在皮肤各层的表达和分布发生了变化[17-25]。神经肽可使肥大细胞脱颗粒、激活树突状细胞、淋巴细胞、巨噬细胞和中性粒细胞，并可通过诱导血管生成、血管扩张和刺激一氧化氮的合成而引起皮肤血管的变化[25]。它们还能刺激肥大细胞、淋巴细胞、树突状细胞、成纤维细胞、角质形成细胞中多种促炎细胞因子的合成和释放，诱导内皮细胞上血管黏附分子的表达，并可能对角质形成细胞产生过度增殖作用[25]。关于银屑病的瘙痒，Nakamura 等[26]观察到在各种细胞成分(包括皮损中的常驻细胞和浸润细胞)的检测中，瘙痒性银屑病皮肤的真皮乳头层中肥大细胞数量增加。超微结构检查显示，这些肥大细胞具有特异性颗粒，表明瘙痒性银屑病皮肤中肥大细胞被激活。瘙痒患者皮损中肥大细胞的特征是游离肥大细胞颗粒与无髓鞘神经纤维周围的束膜紧密结合。而在不伴瘙痒的患者皮损中，从未观察到这些现象[26]。此外，瘙痒性银屑病皮损中神经生长因子(NGF)-免疫反应性角质形成细胞数和 NGF 含量显著增加，表皮和真皮神经纤维中 NGF(Trk-A)高亲和受体表达显著增加，表皮和真皮上部蛋白基因产物(PGP)9.5-免疫反应性神经纤维和血管周围含 SP 神经亦显著增加，以及表皮基底层与血管内皮的中性内肽酶表达降低[26]。瘙痒程度与 PGP 9.5 免疫反应性表皮内神经纤维数量、NGF 免疫反应性角质形成细胞数量及表皮中 TrkA 的表达有关[26]。Nakamura 等[26]在脑源性神经营养因子、神经营养因子-3、VIP、NPY、生长抑素、NGF 低亲和力受体和血管紧张素转化酶的表达方面，未发现瘙痒性银屑病与非瘙痒性银屑病的皮损中存在任何差异。伴有瘙痒的银屑病患者斑块中的角质形成细胞 SP 受体、TrkA、CGRP 受体表达也不断增加，但 SP、CGRP、VIP、PACAP 的免疫反应性与瘙痒的发生无关。同样，瘙痒组和非瘙痒组之间 NGF、神经营养因子-4、NGF 低亲和力受体、PACAP 受体以及中性内肽酶的表达无差异。有趣的是，Remrod 等[9]并没有发现 SP 阳性纤维或细胞与瘙痒程度有任何关系。此外，与不伴瘙痒的患者相比，伴有瘙痒的患者血浆中 NPY 水平明显降低[7]。瘙痒与非瘙痒患者血浆 SP、CGRP、VIP 水平无显著差异，但瘙痒患者血浆中 SP、VIP 水平有下降趋势。而且，瘙痒的严重程度与血浆 SP 和 VIP 水平呈显著负相关。另一项研究指出，瘙痒性银屑病患者的 CGRP 血浆水平显著升高，且某些银屑病亚型的 CGRP 血浆水平与瘙痒程度相关。局部应用辣椒素(一种有效的 SP 耗竭剂)可有效治疗银屑病伴发瘙痒，这一临床观察结果提示神经

支配改变和神经肽失衡在银屑病伴瘙痒中的重要作用[27,28]。与无瘙痒的银屑病患者相比，伴瘙痒的患者皮损中神经刺激增加可能导致瘙痒阈值降低，但这一假设尚需进一步研究和证实[29,30]。

有关银屑病瘙痒的其他可能介质，Nakamura 等[26]发现在银屑病瘙痒性皮损中 IL-2 免疫反应细胞数量增加。其他细胞因子(INF-γ、TNF-α、IL-1α、IL-1β、IL-4、IL-5、IL-6、IL-8、IL-10、IL-12)的表达没有显著差异[26]。这些作者还观察到在瘙痒患者中，内皮细胞白细胞黏附分子(ELAM)-1 阳性小静脉的密度显著增加。真皮上部细胞间黏附分子(ICAM)-1、血管细胞黏附分子(VCAM)-1 或血小板内皮细胞黏附分子(PECAM)-1 的血管免疫反应数量或表皮中 ICAM-1 的表达数量无统计学差异[26]。此外，瘙痒程度与 E-选择素免疫反应血管的密度呈显著相关[26]。Madej 等[31]发现，与无此症状的患者相比，伴有瘙痒的银屑病患者血清可溶性血管黏附蛋白(VAP)-1 浓度升高。这些观察表明，银屑病皮损中血管的改变也可能导致瘙痒的发生。

银屑病瘙痒的治疗

由于银屑病瘙痒的发病机制尚不明确，因此，迄今为止尚未针对这类患者研制出特别有效的止痒疗法。在波兰银屑病患者的问卷调查中，超过 80% 的研究对象声称他们使用过各种各样的治疗方法来止痒[2]。最常用的治疗方法是外用各种润肤剂和保湿剂或系统使用抗组胺药[2]。然而，只有不到 20% 的研究对象表示这些疗法非常有效。对于绝大多数患者而言，这些治疗方法似乎无效或只起到暂时缓解的作用[2]。似乎瘙痒性银屑病应给予镇静性抗组胺药治疗，因为仅阻断组胺受体并不能止痒。Dawn 和 Yosipovitch[32]最近发表的一篇综述中提到了一些有助于控制银屑病瘙痒的药物:焦油制品、外用皮质类固醇、外用水杨酸、改变皮肤感觉的药物、光疗、维生素 D 衍生物、外用免疫调节剂、甲氨蝶呤、口服米氮平以及生物制剂等。其中大部分都是针对银屑病皮损的改善，同时减轻瘙痒的程度。因为已经有研究表明，绝大多数患者都注意到随着皮损的消失，瘙痒也在逐渐减轻[2,32]。然而值得一提的是，尚缺乏设计严谨的

研究证实这些治疗方法在止痒方面优于安慰剂。已证实窄谱紫外线 B（UVB）可有效治疗银屑病瘙痒[33]，但在 UVB 治疗的前 2~3 周，可能会加重瘙痒[32]。因此，在整个光疗过程中使用保湿剂或润肤剂是非常重要的。如果出现严重瘙痒，应尝试口服抗抑郁药物，主要是米氮平（每晚 15mg）。米氮平可缓解瘙痒，甚至对于红皮病型银屑病的严重瘙痒也有一定疗效[32,34]。米氮平因其抗组胺 H1 受体的特性而具有镇静作用，但它也对去甲肾上腺素 α2 受体和 5-HT2、5-HT3 受体起拮抗作用[31]。最近，Roblin 等[35]已证明，用 TrkA 抑制剂 CT327 去阻断 TrkA 可能对治疗银屑病瘙痒有一定作用。希望这一观察结果能在不久的将来得到证实，并且这种化合物将能免费用于银屑病瘙痒患者。此外，新的抗银屑病疗法也显示出一定的止痒效果[13,36]。

总而言之，银屑病瘙痒的治疗仍然是一个重要目标，当然，没有任何一种单一疗法能够对所有瘙痒患者都有效。对于许多患者来说，两种或两种以上联合治疗的策略是最佳选择。大多数缓解瘙痒的治疗方法一般也可治疗银屑病，然而，其主要目标是经局部和全身治疗达到皮损消失前缓解瘙痒[32]。

结论

总之，瘙痒是炎症性皮肤病的重要症状。近年来，对银屑病伴瘙痒的临床表现和发病机制进行了多项研究。然而这仅仅是个开始，与特应性皮炎一样，我们还需要进一步的数据来更好地理解和治疗银屑病患者的这一症状。因此，对银屑病瘙痒的临床和分子研究是非常有必要的，因为有许多问题亟待阐明。

（翻译：汤自洁　审校：冰寒）

参考文献

1. Newbold PCH. Pruritus in psoriasis. In: Farber EM, Cox AJ, editors. Psoriasis: proceedings of the second international symposium. New York: Yorke Medical Books; 1997. p. 334–6.
2. Szepietowski JC, Reich A, Wiśnicka B. Itching in patients suffering from psoriasis. Acta Dermatovenerol Croat. 2002;10:221–6.
3. Gupta MA, Gupta AK, Kirby S, et al. Pruritus in psoriasis. A prospective study of some psychiatric and dermatologic correlates. Arch Dermatol. 1988;124:1052–7.
4. Yosipovitch G, Goon A, Wee J, et al. The prevalence and clinical characteristics of pruritus among patients with extensive psoriasis. Br J Dermatol. 2000;143:969–73.
5. Reich A, Szepietowski JC, Wiśnicka B, et al. Does stress influence itching in psoriatic patients? Dermatol Psychosom. 2003;4:151–5.
6. Chang S-E, Han S-S, Jung H-J, et al. Neuropeptides and their receptors in psoriatic skin in relation to pruritus. Br J Dermatol. 2007;156:1272–7.
7. Reich A, Orda A, Wiśnicka, et al. Plasma neuropeptides and perception of pruritus in psoriasis. Acta Derm Venereol (Stockh). 2007;87:299–304.
8. Wiśnicka B, Szepietowski JC, Reich A, et al. Histamine, substance P and calcitonin gene-related peptide plasma concentration and pruritus in patients suffering from psoriasis. Dermatol Psychosom. 2004;5:73–8.
9. Remröd C, Lonne-Rahm S, Nordlind K. Study of substance P and its receptor neurokinin-1 in psoriasis and their relation to chronic stress and pruritus. Arch Dermatol Res. 2007;299:85–91.
10. Reich A, Hrechorow E, Szepietowski JC. Negative influence of itching on psoriatic patients' well-being. Acta Derm Venereol (Stockh). 2007;87:478–9.
11. Roblin D, Wickramasinghe R, Yosipovitch G. Pruritus severity in patients with psoriasis is not correlated with psoriasis disease severity. J Am Acad Dermatol. 2014;70:390–1.
12. Reich A, Welz-Kubiak K, Rams L. Apprehension of the disease by patients suffering from psoriasis. Postepy Dermatol Alergol. 2014;31:289–93.
13. Mrowietz U, Chouela EN, Mallbris L, et al. Pruritus and quality of life in moderate-to-severe plaque psoriasis: post hoc explorative analysis from the PRISTINE study. J Eur Acad Dermatol Venereol. 2015;29:1114–20.
14. Zhu B, Edson-Heredia E, Guo J, et al. Itching is a significant problem and a mediator between disease severity and quality of life for patients with psoriasis: results from a randomized controlled trial. Br J Dermatol. 2014;171:1215–9.
15. Janowski K, Steuden S, Bogaczewicz J. Clinical and psychological characteristics of patients with psoriasis reporting various frequencies of pruritus. Int J Dermatol. 2014;53:820–9.
16. Remröd C, Sjöström K, Svensson Å. Pruritus in psoriasis: a study of personality traits, depression and anxiety. Acta Derm Venereol. 2015;95:439–43.
17. Eedy DJ, Johnston CF, Shaw, et al. Neuropeptides in psoriasis: an immunocytochemical and radioimmunoasay study. J Invest Dermatol. 1991;96:434–8.
18. Naukkarinen A, Harvima I, Paukkonen K, et al. Immunohistochemical analysis of sensory nerves and neuropeptides, and their contacts with mast cells in developing and mature psoriatic lesions. Arch Dermatol Res. 1993;285:341–6.
19. Chan J, Smoller BR, Raychauduri SP, et al. Intraepidermal nerve fiber expression of calcitonin gene-related peptide, vasoactive intestinal peptide and substance P in psoriasis. Arch Dermatol Res. 1997;287:611–6.
20. Jiang W-Y, Raydchaudhuri SP, Farber EM. Double-labeled immunofluorescence study of cutaneous nerves in psoriasis. Int J Dermatol. 1998;37:572–4.

21. Raychaudhuri SP, Jiang W-Y, Farber EM. Psoriatic keratinocytes express high levels of nerve growth factor. Acta Derm Venereol (Stockh). 1998;78:84–6.

22. Staniek V, Doutremepuich J-D, Schmitt D, et al. Expression of substance P receptors in normal and psoriatic skin. Photobiology. 1999;67:51–4.

23. Steinhoff M, McGregor GP, Radleff-Schlimme A, et al. Identification of pituitary adenylate cyclase activating polypeptide (PACAP) and PACAP type 1 receptor in human skin: expression of PACAP-38 is increased in patients with psoriasis. Regul Pept. 1999;80:49–55.

24. He Y, Ding G, Wang X, et al. Calcitonin gene-related peptide in Langerhans cells in psoriatic plaque lesions. Chin Med J. 2000;113:747–51.

25. Reich A, Orda A, Wiśnicka B, et al. Plasma concentration of selected neuropeptides in patients suffering from psoriasis. Exp Dermatol. 2007;16:421–8.

26. Nakamura M, Toyoda M, Morohashi M. Pruritogenic mediators in psoriasis vulgaris: comparative evaluation of itch-associated cutaneous factors. Br J Dermatol. 2003;149:718–30.

27. Bernstein JE, Parish LC, Rapaport M, et al. Effects of topically applied capsaicin on moderate and severe psoriasis vulgaris. J Am Acad Dermatol. 1986;15:504–7.

28. Ellis CN, Berberian B, Sulica VI, et al. A double-blind evaluation of topical capsaicin in pruritic psoriasis. J Am Acad Dermatol. 1993;29:438–42.

29. Kou K, Nakamura F, Aihara M, et al. Decreased expression of semaphorin-3A, a neurite-collapsing factor, is associated with itch in psoriatic skin. Acta Derm Venereol. 2012;92:521–8.

30. Krzyżanowska M, Muszer K, Chabowski K, Reich A. Assessment of the sensory threshold in patients with atopic dermatitis and psoriasis. Postepy Dermatol Alergol. 2015;32:94–100.

31. Madej A, Reich A, Orda A, et al. Vascular adhesion protein-1 (VAP-1) is overexpressed in psoriatic patients. J Eur Acad Dermatol Venereol. 2007;21:72–8.

32. Dawn A, Yosipovitch G. Treating itch in psoriasis. Dermatol Nurs. 2006;18:227–33.

33. Gupta G, Long J, Tillman DM. The efficacy of narrowband ultraviolet B phototherapy in psoriasis using objective and subjective outcome measures. Br J Dermatol. 1999;140:887–90.

34. Hundley JL, Yosipovitch G. Mirtazapine for reducing nocturnal itch in patients with chronic pruritus: a pilot study. J Am Acad Dermatol. 2004;50:889–91.

35. Roblin D, Yosipovitch G, Boyce B, et al. Topical TrkA kinase inhibitor CT327 is an effective, novel therapy for the treatment of pruritus due to psoriasis: results from experimental studies, and efficacy and safety of CT327 in a phase 2b clinical trial in patients with psoriasis. Acta Derm Venereol. 2015;95:542–8.

36. Bushmakin AG, Mamolo C, Cappelleri JC, Stewart M. The relationship between pruritus and the clinical signs of psoriasis in patients receiving tofacitinib. J Dermatolog Treat. 2015;26:19–22.

第25章　自身免疫性疾病

Yozo Ishiuji and Alan B. Fleischer Jr.

引言

自身免疫性疾病（autoimmune disease）是一组80多个独立病种的疾病统称,在美国超过3%的人口受其侵扰[1]。这组疾病表现多样,但有一个共同的病理基础:免疫系统功能失调所导致的自体组织破坏。自身免疫性疾病的病因包括遗传因素和环境因素。

多种自身免疫疾病均有皮肤症状表现,而瘙痒症是这些自身免疫病的最常见、最令人痛苦、最棘手的并发症之一。这种瘙痒症的发病机制尚不清楚,可用的治疗方法十分有限,例如抗组胺药无效[2]。

结缔组织病

皮肌炎

皮肌炎（dermatomyositis,DM）是一种以特征性皮肤表现和肌肉无力为主要症状的罕见炎症性肌病。该疾病可以分为成人特发性皮肌炎、青少年性皮肌炎或无肌病性皮肌炎,也可以归类为皮肌炎合并其他结缔组织病或皮肌炎合并恶性肿瘤。

DM 的典型体征和症状包括近端肌无力和皮肤症状,其他全身表现包括肺部疾病(通常为弥漫性间质纤维化)[3]、心脏受累[4]、非侵袭性关节炎(更常见于青少年发病的 DM)[5]及内部恶性肿瘤的风险增加[6]。

DM 的皮肤症状包括紫红色皮疹、甲周毛细血管扩张、角质层营养不良、指甲褶皱梗死、皮肤异色症、光敏性和 Gottron 丘疹[7]。患者可能出现瘙痒和光敏感。在临床中,瘙痒症是 DM 的突出特征。一项 20 例青少年 DM 患者的回顾性分析显示,38% 的患者伴有瘙痒症[8]。有学者认为,瘙痒症是 DM 有别于系统性红斑狼疮的特征,在后者瘙痒症并不常见[9]。

DM 的原发皮损极具特征,通常表现为瘙痒、对称性、融合的青紫色斑疹,主要影响多个伸侧部位的皮肤,包括手指、手掌、前臂、上臂、三角肌区、后肩和颈部、前颈部和上胸部的"V"区、面部中央区、眶周、前额以及头皮[9]。受试者在 100mm 视觉模拟量表(visual analogue scale,VAS)上的平均得分为 44.6,可反映出瘙痒对日常生活的影响[10]。瘙痒症与生活质量评分(quality of life,QOL)下降也有显著相关性。瘙痒在皮肤病生活质量指数(dermatology life quality index,DLQI)和 Skindex-16 量表中均为重要指标。瘙痒评分与"Skindex-症状"和"Skindex-功能"分项评分以及 DLQI 评分显著相关,但与"Skindex-情绪"分项评分无关,因此瘙痒可能不会在情绪上对患者产生显著影响[11]。由于其对 QOL 的显著影响,瘙痒症的管理是 DM 管理的重要组成部分[12]。严重的瘙痒需要在治疗中得到临床医生的重视,并给予充分治疗以改善患者生活质量。严重瘙痒症可能与 DM 的炎症成分有关——即 DM 的免疫病理学特征:真皮-表皮连接处不同程度的免疫球蛋白和补体沉积[13]。

红斑狼疮

红斑狼疮（lupus erythematosus,LE）的表现多样,重至可危及生命的急性系统性红斑狼疮(systemic lupus erythematosus，SLE），轻则如以特异性局限性皮肤受累为特征的慢性皮肤红斑狼疮（chronic cutaneous lupus erythematosus，CCLE）。超过85%的 LE 患者有皮肤表现，表现可分为 LE 特异性的及 LE 非特异性的。据估计，全世界每 10 万人中就有 17~48 人患有 SLE。这一严重的多系统自身免疫疾病的发病机制涉及结缔组织和血管相关的多克隆 B 细胞免疫。SLE 的常见临床表现包括皮损、发热、关节炎以及中枢神经系统、肾脏、心脏、肺部的病变[14]。

LE 患者仅偶有瘙痒和皮肤灼烧感[10]，而据报道 45% 的 SLE 患者有皮肤瘙痒表现[14,15]，虽然实际发生率可能稍低。LE 患者的瘙痒评分也与 DLQI 或红斑狼疮疾病区域和严重程度指数（cutaneous lupus erythematosus disease area and severity index，CLASI）活动评分无关[16]。在 CCLE 患者中更常见的盘状红斑常伴严重的瘙痒，而在 SLE 中发生的炎症性光敏性皮疹则通常伴灼烧感。

部分系统性红斑狼疮患者会发生直径较小的神经纤维选择性缺失，而较粗的神经纤维则不受影响[14,17]。这种缺失引起的感觉神经病变以及继发于血管炎的神经病变都偶尔会导致瘙痒感。

系统性硬化症

系统性硬化症（systemic sclerosis，SSc）是一种以皮肤和包括肺、心脏和胃肠道在内的各种体内器官的炎性、血管性及硬化改变为特征的多系统疾病。系统性硬化症可分为两个亚型：局限性系统性硬化症和弥漫性系统性硬化症。与 SSc 相关的典型自身抗体包括抗着丝粒抗体（anti-centromere antibodies，ACA）和抗 Scl-70（也称为抗异构酶 I 或抗 topo I[18]）。抗 Scl-70 抗体与弥漫性皮肤损害、肺纤维化发生率增加及死亡率升高有关[19]。抗 Scl-70 抗体在 SSc 患者的诊断和临床治疗中非常有用，也可用于判断预后，特别是对于具有弥漫性皮肤损害的 SSc 患者[20]。

先前的研究认为，瘙痒症仅偶发于 SSc 的早期阶段，但实际上瘙痒在 SSc 的整个病程中都很常见。一项以 959 例 SSc 患者为样本的研究发现，42.6% 的患者伴有瘙痒症[21,22]。瘙痒症的发生与精神和身体功能下降以及睡眠障碍有关[23]，还与皮肤和胃肠系统受累程度显著关联[22]。应该注意的是，随着疾病的进展，少数患者可能会出现严重的、持续的、弥漫性瘙痒症，与瘢痕形成过程中出现的瘙痒相似，可能是皮肤神经受到了压迫。系统性硬化症的预后主要取决于皮肤病变程度，而后者又与心血管、肺部和肾脏表现的严重程度相关[24]。

干燥综合征

干燥综合征（Sjögren syndrome）是一种自身免疫性疾病，其特征是眼睛、鼻腔、口腔和阴道的外分泌腺体受累以及黏膜干燥。唾液腺、泪腺和汗腺受到 T 细胞浸润，导致口干症、干燥性角膜结膜炎和干燥症。干燥综合征可能单独发生（原发性干燥综合征）或与其他结缔组织病和类风湿关节炎相关（继发性干燥综合征）。

干燥综合征的皮肤表现包括瘙痒症、干燥症、口角炎、眼睑皮肤炎、皮肤血管炎（常表现为可触及的紫癜）和环状红斑。据报道，近半数干燥综合征患者有皮肤表现，其中大多数是非特异性的，并且其程度不及口腔、眼部或肌肉骨骼症状[25]。此外，干燥综合征患者亦自述头发干燥、光泽度降低，皮肤严重干燥并常伴有瘙痒[26]。先前的研究表明，原发性干燥综合征患者的干燥症发生率与继发性干燥综合征患者存在显著差异（两组人群分别为56% 和 26%，$P=0.009$），并且干燥症与抗 SSA+SSB 抗体显著相关（$P=0.03$）。干燥症是原发性干燥综合征最常见和最具特征性的皮肤表现。本病与皮脂腺或汗腺分泌减少无关，而更可能是角质层保护功能的特异性改变[27]。

自身免疫性大疱性皮肤病

自身免疫性大疱性皮肤病（autoimmune bullous disease）是一组与自身抗原有关的自身免疫疾病，因自身抗体攻击维持皮肤和黏膜中的细胞 - 细胞和细胞 - 细胞外基质间黏附结构成分而引起。越来越多的证据表明自身反应性 T 细胞在调节自身免疫性大疱病的致病性自身抗体的产生过程中起关键作用[28]。

天疱疮

寻常型天疱疮

寻常型天疱疮(pemphigus vulgaris,PV)是一种罕见的自身免疫性疾病,水疱发生于皮肤和黏膜。在天疱疮中,IgG 自身抗体攻击桥粒芯糖蛋白(desmoglein,Dsg)3 和 Dsg1 可导致表皮角质形成细胞的桥粒黏附丧失并导致表皮内水疱形成[28]。通常情况下,这种疾病始于口腔黏膜的脱落,进而可迅速扩散并累及全身所有部位的皮肤和黏膜。轻微的压力或摩擦即可使皮肤分离。皮肤活检标本的免疫荧光染色也可以证实存在细胞内自身抗体。天疱疮的特征是自身抗体攻击细胞间连接并形成上皮内水疱[29]。这些上皮内水疱均存在特征性 IgG 自身抗体(偶为 IgA 自身抗体),以表皮细胞间连接、真皮 - 表皮交界处基底膜和真皮质的锚定原纤维为攻击目标[28]。

疼痛和咽喉痛是寻常性天疱疮最常见的症状,因此 PV 患者的皮损处很少发生瘙痒,更常见的是疼痛[30]。但是近期研究发现,47.5% 的 PV 患者伴有瘙痒症。此外,瘙痒症的发生也与 DLQI 评分的显著增加有关[31]。因此,可认为瘙痒症也是 PV 患者的重要症状之一。

大疱性类天疱疮

大疱性类天疱疮(bullous pemphigoid,BP)是一种以慢性皮肤大疱为表现的自身免疫性疾病,好发于 60 岁以上的老年人。在类天疱疮疾病中,通常存在 IgG 自身抗体,针对的是真皮 - 表皮交界处基底膜成分,主要是促进表皮基底膜带角质形成细胞与真皮 - 表皮交界处基底膜之间黏附的 BP 抗原 180(BP180,也称 BP 抗原 2 或 XVII型胶原)、BP 抗原 230(BP230,也称 BP 抗原 1)以及层粘连蛋白 5[28]。

BP 的共同特征是程度不一的瘙痒症,瘙痒也是大疱性类天疱疮疾病面积指数(bullous pemphigoid disease area index,BPDAI)的主观评分项目[32]。此外,瘙痒症通常也是 BP 的初始表现。BP 好发于老年人的皮肤黏膜部位,在形成大疱之前,红斑、丘疹或荨麻疹皮损可持续数日至数月。在红斑的基础上或正常皮肤上形成的张力性大疱,呈椭圆形或圆形,疱壁紧张而厚实,疱浆呈浆液性或血性。普遍认为,瘙痒症、荨麻疹和张力性水疱是 BP 的三个主要临床特征。然而有研究报道,20% 被诊断为 BP 的患者未发生水疱[33]。

BP 患者的大疱可为局限性或泛发性,通常为散发的水疱,也可表现为弧形和锯齿形的群集性水疱。虽然 BP 的大疱较之于天疱疮不易破裂,但偶发的大面积红色湿润的出血性糜烂面会更为棘手。当然,在通常情况下,最初的张力性大疱很快会塌陷并结痂。

小部分大疱性类天疱疮的患者以全身性瘙痒而非水疱为前驱症状。由于在 BP 的诊断基础上加入了全身性瘙痒这一典型临床表现,这一类 BP 被称为"瘙痒性类天疱疮"。有严重或不明原因的持续性全身性瘙痒症状的老年患者可能需要免疫荧光活检,以排除大疱性类天疱疮导致的全身性瘙痒。同样,BP 的荨麻疹期也可能出现明显的瘙痒症,但与真正的荨麻疹病变不同的是,BP 导致的瘙痒症持续时间可超过 24h。结节性类天疱疮是一种罕见的变异型 BP,表现与结节性痒疹非常相似,需要进一步的组织学检查进行鉴别诊断。BP 的早期诊断有助于迅速开始有效的抗炎药物治疗,以期完全控制疾病的进程并获得良好的预后。

疱疹样皮炎

疱疹样皮炎(dermatitis herpetiformis,DH)是一种伴有剧烈瘙痒的慢性丘疹性皮损,通常对称分布于头皮、臀部、肩部、膝盖前部和肘关节压力点(鹰嘴部)[34]。尽管它是一种自身免疫性水疱病,但是大疱处剧烈的瘙痒以及随之而来的搔抓行为会导致很少有完整的水疱。DH 好发于青壮年。虽然 DH 是瘙痒的罕见病因,但当患者出现特征性分布的皮疹、且伴有剧烈瘙痒时,需要考虑 DH 的可能[35]。

尽管 DH 的发病机制尚未完全阐明,但 DH 常常与小肠对麸质(gluten,一种在谷物中发现的蛋白质)的敏感性相关。麸质在 DH 以及麸质相关性乳糜泻的发病机制中起关键作用。这两种疾病中,亚临床病例可能较确诊病例更为常见。

妊娠类天疱疮

妊娠类天疱疮(pemphigoid gestationis,PG)又

称妊娠疱疹,是一种罕见的与妊娠相关的自身免疫性表皮下水疱病。瘙痒症是妊娠期间的主要皮肤症状。

PG 初发皮损为伴有剧烈瘙痒的腹部红斑性荨麻疹性丘疹和斑块,最终发展为张力性水疱,在产前 3 个月甚至产后发生,并伴随严重的瘙痒。皮疹通常始发生于脐周,而后可蔓延至全身各处皮肤表面,但黏膜通常不受累[36]。除了发病与妊娠相关,PG 的临床表现、组织病理学以及免疫病理学特点都与其他类天疱疮疾病相似,所以这些疾病彼此可能存在关联[37,38]。

妊娠期瘙痒症的治疗需要重点考虑对胎儿的可能影响。应用局部或者系统治疗取决于瘙痒症的可能病因和皮损的发展和严重程度。一般来说,轻症患者予以润肤剂和温和的局部止痒剂即可。当瘙痒症状加重时可局部应用他克莫司和皮质类固醇药物,而当病情进一步加重恶化时可考虑给予全身性皮质类固醇,并权衡选择抗组胺药物。

线状 IgA 皮炎

线状 IgA 皮炎(linear IgA dermatitis)是一种罕见的、免疫系统介导的水疱性皮肤病,病理上以 IgA 在皮肤基底膜呈均匀的线状沉积为特征。

线状 IgA 皮炎的临床表现与 DH 非常相似,但水疱更多。患者皮损可呈对称分布的环形或群集性丘疹、小水疱和大疱。皮损瘙痒剧烈,导致继发性结痂的丘疹。然而,线状 IgA 皮炎的瘙痒程度不一,并且通常不如 DH 严重。与 DH 不同的是,线状 IgA 皮肤病通常不伴发乳糜泻[39]。

获得性大疱性表皮松解症

获得性大疱性表皮松解症(epidermolysis bullosa acquisita,EBA)是一种慢性表皮下大疱性疾病,基底膜区锚纤维内的Ⅶ型胶原是这种自身免疫疾病的靶抗原[40]。典型的机械性大疱性病变表现为肢端分布的非炎症性的水疱,愈合后会形成瘢痕,可出现粟丘疹。

皮损也可表现为无任何水疱、仅可见大面积的皮肤红斑或荨麻疹风团。这类患者自诉瘙痒,但无明显的皮肤松解、瘢痕或粟丘疹表现。这一类临床表现使机械性大疱性疾病易被误诊为 BP[41]。

其他自身免疫性病

慢性特发性荨麻疹

慢性特发性荨麻疹(chronic idiopathic urticaria,CIU)被认为是一种不明原因的疾病(即"特发性"),并且没有发现促发疾病的特异性抗原。部分慢性特发性荨麻疹患者的血清中可发现循环抗体,这类慢性荨麻疹被称为自身免疫性慢性荨麻疹(autoimmune chronic urticaria,AICU)。35%~40% 的患有慢性特发性荨麻疹的患者血清中存在此类抗体。自体血清皮肤试验中,若 30min 时比生理盐水(阴性对照)诱导的红色风团大 1.5mm,则可认为阳性[42]。存在自身抗体的慢性特发性荨麻疹患者发疹时,风团数量更多、分布更广、伴随的瘙痒更严重,并伴有恶心、腹痛腹泻和皮肤潮红等全身症状[43]。此外,AICU 患者发病迅速猛烈,且治疗耐受的发生率远高于非自身免疫性 CIU 患者[43]。大多数 AICU 患者的瘙痒症状在夜间最为明显[43]。

越来越多的证据表明[44-46],抗高亲和力 Ig 受体(FcεRI)抗体或者抗 IgE 抗体(后者较少见)在超过 50% 的 AICU 患者的自身免疫机制起了重要作用,这一观点目前被广泛认同[47,48]。

荨麻疹主要由真皮的肥大细胞脱颗粒引起。CIU 风团的临床和组织学表现与迟发型超敏反应相似[49]。这表明肥大细胞、嗜碱性粒细胞和其他相关细胞分泌的细胞因子、趋化因子和脂质介质与 CIU 风团的发生及持续有关。而瘙痒是荨麻疹的主要症状,主要由肥大细胞或嗜碱性粒细胞产生的组胺导致。这可以解释在荨麻疹应用 H1 抗组胺药时,其止痒效果比抑制风团形成的效果更强。CIU 以及慢性自发性荨麻疹(chronic spontaneous urticaria,CSU)即使应用多背景疗法治疗,症状仍然难以缓解[50]。近期试验发现,一种皮下注射的抗 IgE 单克隆抗体 - 奥马珠单抗对于 CIU/CSU 患者的治疗非常有效,目前这一单抗已被多个国家批准。

甲状腺功能障碍

甲状腺功能障碍的临床症状非常广泛,皮肤是最能体现这一点的器官之一。瘙痒症在甲状腺功能亢进和甲状腺功能减退时均可发生,而荨麻疹和血管性水肿被认为是甲状腺功能亢进的罕见表现[51]。交感神经系统过度兴奋可以导致甲状腺功能亢进时的多种皮肤改变,而代谢减退状态和黏多糖在皮肤中的积累则会导致甲状腺功能减退的皮肤表现。全身性顽固性瘙痒是公认的甲状腺毒症特征,并被认为是主要症状之一[52]。自身免疫性甲状腺疾病中全身性瘙痒的病理生理基础仍不清楚,而游离 T4 水平、甲状腺自身抗体水平与瘙痒表现均未显示出显著的相关性[53,54]。由此推测,自身免疫性甲状腺疾病中的瘙痒是细胞介导的免疫反应的一种表现,这种免疫反应降低了肥大细胞释放组胺的阈值[53]。

格雷夫斯病(弥漫性毒性甲状腺肿)

格雷夫斯病(Graves disease)是一种表现为特异性 T 细胞浸润甲状腺,并刺激 B 细胞产生抗体的自身免疫性疾病。这些抗体刺激促甲状腺素受体分泌,进而引发甲状腺素分泌和甲状腺功能亢进。典型临床表现包括甲状腺功能亢进本身的症状以及胫前黏液性水肿、眼部疾病和肢端疾病。血液的皮肤灌注部分取决于甲状腺素对心血管系统的调节。在甲状腺功能亢进状态下,心排出量增加、血管外周阻力减小同时静脉压升高,使皮肤循环加速、皮肤温度提高,从而降低了瘙痒的阈值[55]。此外,荨麻疹和血管性水肿已被列入罕见的甲状腺功能亢进表现。因此,甲状腺功能亢进伴或不伴有荨麻疹均可诱发瘙痒。

甲状腺功能减退

瘙痒症在甲状腺功能亢进和甲状腺功能减退时可发生,但甲状腺功能减退与瘙痒症的关联较少。桥本甲状腺炎是一种常见的慢性自身免疫性疾病,其特征是甲状腺滤泡细胞(甲状腺细胞)被破坏,甲状腺组织逐渐被淋巴细胞浸润并发生弥漫性纤维化[56]。临床表现为甲状腺功能减退和弥漫性甲状腺肿。这种情况下,皮肤温度低、干燥、苍白,在伸肌表面皮肤尤为明显。低体温症和核心体温的降低是由基础代谢率降低和皮肤血管反射性收缩所引起的。干燥症可能是多种因素导致的结果,包括表皮固醇生物合成减少、皮脂腺分泌减少和外泌汗腺改变引起的少汗症。严重的干燥症可能导致明显的瘙痒[57]。

多发性硬化症

多发性硬化症(multiple sclerosis,MS)是一种影响中枢神经系统(central nervous system,CNS)的慢性炎症性脱髓鞘疾病。MS 可引起多种症状,包括感觉改变、视觉障碍、肌肉无力、抑郁、协调性和语言能力障碍、极度疲劳、认知障碍、平衡失调、发热和疼痛。

据报道,5% 的 MS 患者伴有瘙痒[58]。这种瘙痒呈阵发性,被认为是 MS 的初始表现[59]。一般认为阵发性瘙痒是一种阈下疼痛感,是由 CNS 纤维束中部分脱髓鞘病变中轴突上横向的假突触传递(即通过一种假性的突触激活)引起的,最常见于脊髓神经束。在这些观点提出后,介导瘙痒的特异性外周神经元进一步被发现,因此该假说的正确性受到质疑。此外,据报道,阵发性瘙痒的发作可能不仅是疾病的首发症状,并且是急性复发的始发症状[60]。可能是大脑和脊髓神经束中介导瘙痒的中枢神经系统结构的直接神经病变导致了这些症状。

总结

瘙痒症不仅是许多皮肤病的基础症状,也是自身免疫性疾病的主要症状。自身免疫性疾病的瘙痒治疗方案主要针对疾病本身,并不对瘙痒感觉进行干预。如疱疹性皮炎,在经过治疗后,瘙痒的感觉便迅速得到完全控制。相比之下,系统性硬化症的瘙痒则可能更加严重且持续,有可能对任何治疗都不响应。总之,临床医生应仔细评估患者的瘙痒症状,并考虑自身免疫性疾病本身作为可能的原因之一。

(翻译:何蒙文 审校:冰寒)

参考文献

1. Jacobson DL, Gange SJ, Rose NR, et al. Epidemiology and estimated population burden of selected autoimmune diseases in the United States. Clin Immunol Immunopathol. 1997;84(3):223–43.

2. Levy C, Lindor KD. Management of primary biliary cirrhosis. Curr Treat Options Gastroenterol. 2003;6(6):493–8.

3. Sigurgeirsson B, Lindelof B, Edhag O, et al. Risk of cancer in patients with dermatomyositis or polymyositis. A population-based study. N Engl J Med. 1992;326(6):363–7.

4. Chow WH, Gridley G, Mellemkjaer L, et al. Cancer risk following polymyositis and dermatomyositis: a nationwide cohort study in Denmark. Cancer Causes Control. 1995;6(1):9–13.

5. Ytterberg SR. Infectious agents associated with myopathies. Curr Opin Rheumatol. 1996;8(6):507–13.

6. Caro I. Dermatomyositis. Semin Cutan Med Surg. 2001;20(1):38–45.

7. Kurzrock R, Cohen PR. Cutaneous paraneoplastic syndromes in solid tumors. Am J Med. 1995;99(6):662–71.

8. Peloro TM, Miller III OF, Hahn TF, et al. Juvenile dermatomyositis: a retrospective review of a 30-year experience. J Am Acad Dermatol. 2001;45(1):28–34.

9. Sontheimer RD. Dermatomyositis: an overview of recent progress with emphasis on dermatologic aspects. Dermatol Clin. 2002;20(3):387–408.

10. Shirani Z, Kucenic MJ, Carroll CL, et al. Pruritus in adult dermatomyositis. Clin Exp Dermatol. 2004;29(3):273–6.

11. Goreshi R, Chock M, Foering K, et al. Quality of life in dermatomyositis. J Am Acad Dermatol. 2011;65(6):1107–16.

12. Hundley JL, Carroll CL, Lang W, et al. Cutaneous symptoms of dermatomyositis significantly impact patients' quality of life. J Am Acad Dermatol. 2006;54(2):217–20.

13. Crowson AN, Magro CM. The role of microvascular injury in the pathogenesis of cutaneous lesions of dermatomyositis. Hum Pathol. 1996;27(1):15–9.

14. Patel P, Werth V. Cutaneous lupus erythematosus: a review. Dermatol Clin. 2002;20(3):373–85, v.

15. Kapadia N, Haroon TS. Cutaneous manifestations of systemic lupus erythematosus: study from Lahore, Pakistan. Int J Dermatol. 1996;35(6):408–9.

16. Méndez-Flores S, Orozco-Topete R, Bermúdez-Bermejo P, et al. Pain and pruritus in cutaneous lupus: their association with dermatologic quality of life and disease activity. Clin Exp Rheumatol. 2013;31(6):940–2.

17. Goransson LG, Brun JG, Harboe E, et al. Intraepidermal nerve fiber densities in chronic inflammatory autoimmune diseases. Arch Neurol. 2006;63(10):1410–3.

18. Ho KT, Reveille JD. The clinical relevance of autoantibodies in scleroderma. Arthritis Res Ther. 2003;5(2):80–93.

19. Cepeda EJ, Reveille JD. Autoantibodies in systemic sclerosis and fibrosing syndromes: clinical indications and relevance. Curr Opin Rheumatol. 2004;16(6):723–32.

20. Basu D, Reveille JD. Anti-scl-70. Autoimmunity. 2005;38(1):65–72.

21. Wallengren J, Akesson A, Scheja A, et al. Occurrence and distribution of peptidergic nerve fibers in skin biopsies from patients with systemic sclerosis. Acta Derm Venereol. 1996;76(2):126–8.

22. Razykov I, Levis B, Hudson M, et al. Prevalence and clinical correlates of pruritus in patients with systemic sclerosis: an updated analysis of 959 patients. Rheumatology (Oxford). 2013;52(11):2056–61.

23. El-Baalbaki G, Razykov I, Hudson M, et al. Association of pruritus with quality of life and disability in systemic sclerosis. Arthritis Care Res. 2010;62:148995.

24. Meyer O. Prognostic markers for systemic sclerosis. Joint Bone Spine. 2006;73(5):490–4.

25. Soy M, Piskin S. Cutaneous findings in patients with primary Sjogren's syndrome. Clin Rheumatol. 2007;26(8):1350–2.

26. Provost TT, Watson R. Cutaneous manifestations of Sjogren's syndrome. Rheum Dis Clin North Am. 1992;18(3):609–16.

27. Bernacchi E, Amato L, Parodi A, et al. Sjogren's syndrome: a retrospective review of the cutaneous features of 93 patients by the Italian Group of Immunodermatology. Clin Exp Rheumatol. 2004;22(1):55–62.

28. Hertl M, Eming R, Veldman C. T cell control in autoimmune bullous skin disorders. J Clin Invest. 2006;116(5):1159–66.

29. Mihai S, Sitaru C. Immunopathology and molecular diagnosis of autoimmune bullous diseases. J Cell Mol Med. 2007;11(3):462–81.

30. Woldegiorgis S, Swerlick RA. Pemphigus in the southeastern United States. South Med J. 2001;94(7):694–8.

31. Ghodsi SZ, Chams-Davatchi C, Daneshpazhooh M, et al. Quality of life and psychological status of patients with pemphigus vulgaris using Dermatology Life Quality Index and General Health Questionnaires. J Dermatol. 2012;39(2):141–4.

32. Murrell DF, Daniel BS, Joly P, et al. Definitions and outcome measures for bullous pemphigoid: recommendations by an international panel of experts. J Am Acad Dermatol. 2012;66(3):479–85.

33. Di Zenzo G, Della Torre R, Zambruno G, et al. Bullous pemphigoid: from the clinic tothe bench. Clin Dermatol. 2012;30(1):3–16.

34. Caproni M, Feliciani C, Fuligni A, et al. Th2-like cytokine activity in dermatitis herpetiformis. Br J Dermatol. 1998;138(2):242–7.

35. Amerio P, Verdolini R, Giangiacomi M, et al. Expression of eotaxin, interleukin 13 and tumour necrosis factor-alpha in dermatitis herpetiformis. Br J Dermatol. 2000;143(5):974–8.

36. Rimoin LP, Kwatra SG, Yosipovitch G. Female-specific pruritus from childhood to postmenopause: clinical features, hormonal factors, and treatment considerations. Dermatol Ther. 2013;26(2):157–67.

37. Engineer L, Bhol K, Ahmed AR. Pemphigoid gestationis: a review. Am J Obstet Gynecol. 2000;183(2):483–91.

38. Castro LA, Lundell RB, Krause PK, et al. Clinical experience in pemphigoid gestationis: report of 10 cases. J Am Acad Dermatol. 2006;55(5):823–8.

39. Chan LS, Traczyk T, Taylor TB, et al. Linear IgA bullous dermatosis. Characterization of a subset of patients with concurrent IgA and IgG anti-basement membrane autoantibodies. Arch Dermatol. 1995;131(12):1432–7.

40. Sitaru C. Experimental models of epidermolysis bul-

losa acquisita. Exp Dermatol. 2007;16(6):520–31.

41. Pai S, Marinkovich MP. Epidermolysis bullosa: new and emerging trends. Am J Clin Dermatol. 2002;3(6):371–80.

42. Sabroe RA, Fiebiger E, Francis DM, et al. Classification of anti-FcepsilonRI and anti-IgE auto-antibodies in chronic idiopathic urticaria and correlation with disease severity. J Allergy Clin Immunol. 2002;110(3):492–9.

43. Sabroe RA, Seed PT, Francis DM, et al. Chronic idiopathic urticaria: comparison of the clinical features of patients with and without anti-FcepsilonRI or anti-IgE autoantibodies. J Am Acad Dermatol. 1999;40(3):443–50.

44. Tong LJ, Balakrishnan G, Kochan JP, et al. Assessment of autoimmunity in patients with chronic urticaria. J Allergy Clin Immunol. 1997;99(4):461–5.

45. Fiebiger E, Maurer D, Holub H, et al. Serum IgG autoantibodies directed against the alpha chain of Fc epsilon RI: a selective marker and pathogenetic factor for a distinct subset of chronic urticaria patients? J Clin Invest. 1995;96(6):2606–12.

46. Hide M, Francis DM, Grattan CE, et al. Autoantibodies against the high-affinity IgE receptor as a cause of histamine release in chronic urticaria. N Engl J Med. 1993;328(22):1599–604.

47. Kaplan AP. Chronic urticaria: pathogenesis and treatment. J Allergy Clin Immunol. 2004;114(3):465–74.

48. Greaves MW. Chronic idiopathic urticaria. Curr Opin Allergy Clin Immunol. 2003;3(5):363–8.

49. Ying S, Kikuchi Y, Meng Q, et al. TH1/TH2 cytokines and inflammatory cells in skin biopsy specimens from patients with chronic idiopathic urticaria: comparison with the allergen-induced late-phase cutaneous reaction. J Allergy Clin Immunol. 2002;109(4):694–700.

50. Kaplan A, Ledford D, Ashby M, et al. Omalizumab in patients with symptomatic chronic idiopathic/spontaneous urticaria despite standard combination therapy. J Allergy Clin Immunol. 2013;132(1):101–9.

51. Heymann WR. Chronic urticaria and angioedema associated with thyroid autoimmunity: review and therapeutic implications. J Am Acad Dermatol. 1999;40(2 Pt 1):229–32.

52. Caravati Jr CM, Richardson DR, Wood BT, et al. Cutaneous manifestations of hyperthyroidism. South Med J. 1969;62(9):1127–30.

53. Schock AL et al. Chronic urticaria: pathophysiology and etiology, or the what and why. Allerg Asthma Proc. 2006;27(2):90–5.

54. Bagnasco M, Minciullo P, Schiavo M, et al. Urticaria and thyroid autoimmunity. Thyroid. 2011;21(4):401–10.

55. Fruhstorfer H, Hermanns M, Latzke L. The effects of thermal stimulation on clinical and experimental itch. Pain. 1986;24(2):259–69.

56. Stassi G, Zeuner A, Di LD, et al. Fas-FasL in Hashimoto's thyroiditis. J Clin Immunol. 2001;21(1):19–23.

57. Norman RA. Xerosis and pruritus in the elderly: recognition and management. Dermatol Ther. 2003;16(3):254–9.

58. Yosipovitch G, Goodkin R, Wingard EM, et al. Neuropathic pruritus. In: Yosipovitch G, Greaves M, Fleischer A, McGlone F, editors. Itch: basic mechanisms and therapy. New York: Marcel Dekker; 2004. p. 231–9.

59. Taylor RS. Multiple sclerosis potpourri. Paroxysmal symptoms, seizures, fatigue, pregnancy, and more. Phys Med Rehabil Clin N Am. 1998;9:551–9.

60. Sandyk R. Paroxysmal itching in multiple sclerosis during treatment with external magnetic fields. Int J Neurosci. 1994;75(1–2):65–71.

第 26 章　瘙痒、感染和虫害

Gentiane Monsel and Eric Caumes

引言 / 病理生理学

瘙痒是患有一系列感染性皮肤病患者皮肤主诉的主因。瘙痒性皮肤感染包括寄生虫病、真菌病和外来或世界性来源的病毒性疾病，以及与环境暴露有关的虫害（表 26-1）。从临床医生的角度看，局部瘙痒和全身性瘙痒之间的区别是非常有意思的。虽然后者可能见于某些寄生虫病（疥疮，蠕虫病的侵入期）和一些病毒感染期间，但前者通常与节肢动物的侵袭、局部寄生虫病，以及更少些的情况——真菌性疾病有关。

旅行史方面要关注可能的流行病学暴露（如风险行为、访问的国家）；临床检查要重点关注相关皮肤病变的形态特征以及分布（即泛发性或局灶性、局限于特定的解剖区域），以尽可能提供附加诊断线索。无论是什么皮肤疾病，都必须将特定的皮肤损伤与继发于瘙痒的皮肤损伤（即抓痕、苔藓化、脓疱）区分开来。对于在热带潮湿地区的旅行者来说，主要的并发症是细菌性皮肤感染，应根据临床检查的结果，进行进一步的诊断步骤，例如血液检查、血清学、皮肤活检、PCR、培养和影像技术。

感染

蠕虫

钩虫相关的皮肤幼虫移行症

钩虫相关的皮肤幼虫移行症(hookworm-related cutaneous larva migrans，HrCLM)是热带来源最常见的旅行相关皮肤病之一[1]。HrCLM 是猫或狗的钩虫幼虫穿透人体皮肤引起的，通常是在全球热带和亚热带国家炎热的海滨地区的海滩登岸或行走时发生[2]。

HrCLM 的潜伏期通常为几天，很少超过 1 个月。HrCLM 的显著症状是 100% 的患者皮疹部位瘙痒。HrCLM 最常见和最典型的表现是"匍行性

表 26-1　瘙痒、感染和虫害

	局灶性瘙痒	泛发性瘙痒
感染	蠕虫感染：瘢痕性皮炎 钩虫相关的皮肤幼虫移行症：蛲虫病（肛周）、颚口线虫病、罗阿丝虫病、类圆线虫病（幼虫）、盘尾丝虫病相关的肢体肿胀 真菌病：皮肤癣菌病	蠕虫病的侵袭期（与荨麻疹皮疹相关） 盘尾丝虫病 病毒感染：水痘、登革热、基孔肯亚病
虫害	节肢动物： 　昆虫：蚊子、跳蚤、蝇蛆、虱子、臭虫、蝴蝶和飞蛾 　螨：蒲螨属、姬螯螨属、恙螨 　其他：海水浴疹	节肢动物：疥疮
中毒		雪卡毒素鱼中毒

皮炎"：红斑状的、皮下有线形或锯齿状的轨迹（图26-1），宽约 3mm，长度可达 15~20cm，每日可能会延长几毫米到几厘米[3]。每个旅行者的平均病变数量通常从 1 到 3 个不等，但对于生活在流行地区的人来说可能更为重要。其他临床症状是 6%~17% 的返乡旅行者有局部肿胀，4%~40% 有水疱性病变[1]。HrCLM 病变最常见的解剖位置是足部，其次是臀部和大腿。不作任何处理，皮疹通常持续 2~8 周，但也可能接近 2 年。钩虫毛囊炎（hookworm folliculitis，HF）是一种特殊形式的 HrCLM，由瘙痒性毛囊炎样病变组成，或多或少有相对较短的皮肤轨迹，通常在臀部毛囊性病变上产生[4]。在最近的 74 例 HrCLM 的病例报告中，7 例患者（9%）也出现了毛囊炎[5]。

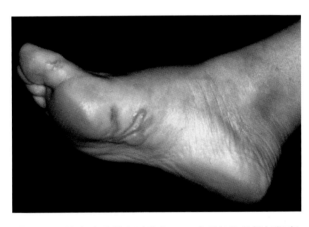

图 26-1　钩虫皮肤幼虫迁移（HrCLM）引起的足部匐行疹

　　HrCLM 的临床诊断依据通常是最近在流行国家旅行，或工作有暴露的背景，并具有典型临床表现。鉴别诊断包括引起匐行性皮疹的其他皮肤以及皮肤幼虫移行综合征的其他原因[4]。任何情况下，瘙痒可能与线虫或吸虫的幼虫、线虫成虫、蝇蛆或螨的皮下迁移有关（表 26-2）。关于 HrCLM 的治疗，已证实单剂量伊维菌素（200μg/kg）的有效，即使在高度流行区[6]。然而，疗效可能因临床表现而异，对 HF 患者的疗效较差[7]。因此，HF 患者应使用双倍剂量伊维菌素治疗。如果伊维菌素无效时，3 日的阿苯达唑（根据体重 400~800mg/d）治疗有效。

皮肤颚口线虫病

　　颚口线虫病是一种由食物传播的寄生性人兽

表 26-2　匐行性皮疹的原因

线虫的幼虫：
　　动物钩虫、类圆小杆线虫、人畜共患的类圆线虫属
　　颚口线虫病（颚口［线］虫属）
　　螺旋体属
　　肛周匐行疹（肠类圆线虫）
肝蛭的幼虫
　　肝吸虫病（大片吸虫）
成虫线虫
　　罗阿丝虫病
　　麦地那龙线虫
蝇蛆
　　迁移性蝇蛆病（胃蝇属）
节肢动物
　　疥疮（疥螨）
　　彗星征（球腹蒲螨）

改编自 Caumes 等[4]。

共患病，由感染颚口线虫属（主要是棘颚口线虫）第三阶段幼虫的未经烹煮的食物引起[8]。典型的食物包括生淡水鱼，还有虾、蟹、淡水螯虾、青蛙或鸡肉。颚口线虫在东南亚（特别是泰国）和拉丁美洲（特别是墨西哥）流行，但也见于非流行国家[9]。最常见的表现是皮肤颚口线虫病。典型的皮肤征象是复发性皮下肿胀，即所谓的嗜酸性粒细胞性脂膜炎（图 26-2）、匐行性皮疹和四肢水肿，瘙痒轻重不一。在一组 5 位旅行者中，皮肤病变在返回后的平均 62 日（10~150 日）内出现，并有四种不同的

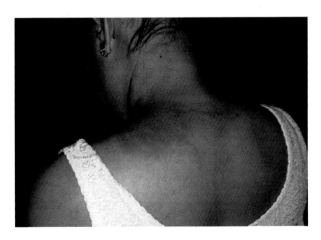

图 26-2　脂膜炎显示皮肤颚口线虫病

临床形式:三名患者有匐行性皮疹,两名患者出现迁移性肿胀[10]。在出现瘙痒性匐行性皮疹的三名患者中,有两名最初被误诊为 HrCLM。对瘙痒性复发性迁移性斑块的两名患者,随后在不同部位,皮下水肿发作持续 1~4 周。症状是间歇性的,但反复发作,这可以解释在疾病不流行的地区,诊断可能会延误很长时间。已报道有严重的神经系统并发症。因此,皮肤颚口线虫病的诊断使得在神经系统受累之前可以进行早期治疗[10]。

皮肤颚口线虫病的诊断通常依赖于复发性皮肤病表现、流行地区动物宿主摄食未煮熟肉类的历史、嗜酸性粒细胞增多症(常见但不持续)和血清学检查结果,在阴性结果时可以进行重复[10]。

据报道,阿苯达唑在泰国治疗颚口线虫病的有效率超过 90%。在泰国,伊维菌素 0.2mg/kg 连续 2 日与阿苯达唑(400mg,每日 2 次,共 21 日)一样有效,可用于治疗泰国的皮肤颚口线虫病[11]。然而,在治愈前需要长时间的随访,因为大约一半有明显治疗反应的旅行者需要至少再一个疗程[10]。

蠕虫感染的侵袭期

血吸虫病

急性血吸虫病(schistomiasis)(或侵入性血吸虫病)的典型皮肤表现是急性荨麻疹,即瘙痒性风团,在水中接触后可以看到瘙痒和短暂的皮肤问题。在流行地区接触感染的淡水后 2~6 周观察到急性血吸虫病[12]。例如,18 名在马里淡水池游泳后感染血吸虫病的非免疫性旅行者中,10 名(36%)在洗澡后抱怨瘙痒性尾蚴样皮炎,15 名(54%)进一步出现侵入性血吸虫病的迹象(发热、荨麻疹、咳嗽、头痛)[12]。因此,任何患有急性荨麻疹和在流行地区接触淡水的发热性旅行者的诊断都应该系统地进行考虑。诊断依赖于血清学检查和嗜酸性粒细胞增多,其可能在侵入初期为阴性或在正常范围内,因此需要重复检测。

临床医生还应该意识到与嗜酸性粒细胞性血管炎(心肌炎、边界带梗死)相关的急性并发症风险,这需要早期用皮质类固醇治疗以防止不可逆的损伤[13]。此外,急性血吸虫病的急性期,不应给予仅能杀死成虫的吡喹酮,因为该药与 40% 的急性血吸虫病恶化相关[12,13]。

其他蠕虫感染

其他蠕虫感染症状,可能在侵袭期出现急性荨麻疹瘙痒性风团,或在内脏幼虫迁移综合征期间出现慢性荨麻疹。

尾蚴皮炎

尾蚴皮炎(cercarial dermatitis)是由非人类血吸虫尾蚴在淡水或沿海水中沐浴时穿透皮肤引起的。此类血吸虫的宿主通常是鸟类和小型哺乳动物。在全球各大洲的流行区域发生,尾蚴可穿透游泳者完整的皮肤。在美国(密歇根湖)和瑞士(莱曼湖),确定的风险因素是在浅水区域和向岸风区、更多的湖泊接触史、既往尾蚴皮炎史、在水中度过的时间、一天内在湖中沐浴的时间和气候条件[14,15]。在独特的暴露条件(游泳比赛)下,法国安纳西湖中发生的一次突然暴发,让我们得以对疾病能作很好的描述[16]:暴露后几分钟到最多 24h 之间可能发作,患者可能会报告在暴露于受污染的水期间或之后不久有刺痛感。通常,大约 1h 后,出现许多瘙痒性红斑,进展为丘疹或丘疱疹。皮疹通常累及皮肤的暴露部分,但在大约 20% 的情况下累及游泳衣覆盖的部位[15,16]。皮疹在 1~3 日达到高峰,持续 1~3 周[16]。已有研究探索了尾蚴皮炎的病理生理学,其特征是早期的 I 型超敏反应和后期的皮肤炎症,两者都与极化的 Th2 型获得性免疫反应相关[17]。诊断根据是最近的水源暴露史和皮肤病学特征。尾蚴皮炎是自限性的,治疗只是对症治疗;口服抗组胺药和外用类固醇可减轻症状。

盘尾丝虫病和罗阿丝虫病

有报道从非洲返回的有皮肤瘙痒表现的旅行者,主要是外籍人士和移民,会出现丝虫病如罗阿丝虫病和盘尾丝虫病。由旋盘尾丝虫引起的盘尾丝虫病主要通过黑蝇的叮咬传播,主要在非洲热带地区。一方面,地方性盘尾丝虫病发生在源自撒哈拉以南非洲的移民中,并由他们原籍国探访的亲友带回,但这些移民在儿童时期长期接触后更有可能被感染,而不是在最近一次旅行中被感染。另一方面,短期暴露的(非移民)旅行者更常被诊断为伴有肢体肿胀和从非洲中部返回的盘尾丝虫病[18,19]。这是一种特殊流行病学和临床形式的盘尾丝虫病,20多年前就被强调过,其特征在于流行病学(稀树草原森林地区的污染,而盘尾丝虫病通常流行于稀树草原,且潜伏期较短)、临床表现(肢体肿胀)及其诊断(受累区域的皮肤瘙痒)。如今,患者的治疗使用伊维菌素联合多西环素[20]。

罗阿丝虫病现在仅仅在中非流行。皮肤表现为瘙痒、迁移性血管神经性水肿(卡拉巴肿胀)、皮下成年蠕虫(匐行性皮炎)和眼结膜下穿行,更可能见于来自流行国家的移民中,而非短期旅行者如游客和商务旅行者。诊断基于阳性微丝蚴(在开始治疗前进行量化)、丝虫血清学和嗜酸性粒细胞计数,患者可用伊维菌素、阿苯达唑或乙胺嗪治疗[21]。

真菌病

皮肤癣菌病(dermatophytosis)是世界性发生的瘙痒性皮肤感染,但热带地区的发病率较高[22]。体癣是无毛皮肤的真菌感染,位于身体的非毛发部位,除了腋窝、腹股沟、手和足。特征性病变是界限清楚的圆形或椭圆形红斑,边缘有水疱,中央部位皮疹消退。由于主要的间擦区域(如腹股沟和腋窝)的过度排汗和摩擦,旅行者可能会出现股癣和腋癣。足癣(田径脚)在不赤脚或不穿凉鞋的旅行者中很常见。从非洲走亲访友回来或在非洲被收养的儿童,头癣(tinea capitis)是常见的皮肤癣菌病[23]。

病毒性疾病

最常可能引起瘙痒性播散性皮疹的病毒是水痘、登革热和基孔肯亚热感染(Chikungunya infection)。后两种感染都通过节肢动物传播给人类,而前一种疾病在人类之间传播。水痘是一种世界性的感染,而登革热和基孔肯亚热是热带疾病,夏季出现在有白纹伊蚊的温带国家。

登革热

登革热是世界上虫媒病毒病最常见的原因,是在前往热带和亚热带国家后报告的最常见虫媒病毒病[24]。登革热病毒属于黄病毒科,由伊蚊和白纹伊蚊传播。登革热在热带和亚热带国家有广泛报道。从东南亚、南太平洋群岛、加勒比海和拉丁美洲返回的旅行者中出现过登革热出血热。

登革热的典型表现包括突然发热、头痛、眼眶后疼痛、疲劳、肌肉骨骼症状(关节痛和肌痛)以及通常在退热时出现皮疹。皮疹通常是斑疹或斑丘疹,皮疹之间可见正常皮肤的皮岛。其他皮肤表现包括瘙痒、面部潮红和出血表现,如瘀斑和紫癜。大多数患者出现典型的登革热和良性的发热,但并发症(出血热、休克、肝炎等)必须进行临床和生物学的系统评估。

基孔肯亚病

自基孔肯亚病毒(Chikungunya virus)于1953年首次在坦桑尼亚被分离出来以来,非洲和亚洲、印度洋以及最近在加勒比和美洲都有疫情报道[25]。通过伊蚊(主要是埃及伊蚊和白纹伊蚊)叮咬传播给人类。自2005年以来的报道,从已知的暴发地区返回欧洲(特别是法国)、加拿大和美国的旅行者中有基孔肯亚病例[26]。

旅行者中基孔肯亚病感染的皮肤表现与经典登革热感染的皮肤表现非常相似,有瘙痒、斑疹或斑丘疹,可以看到正常皮肤的皮岛[26]。然而,关节炎在基孔肯亚病中更为常见和严重,这有助于在临床上与登革热区分。

虫害

节肢动物

昆虫纲

蚊子和苍蝇(双翅目)

双翅目(Diptera)是昆虫目中最大的一种。它分为两个亚目:长角亚目(Nematocera)和短角亚目(Brachycera)。双翅目可导致非常瘙痒的叮咬,也是蝇蛆病的病因,并且具有传播虫媒传染性疾病的能力。

叮咬的临床特征取决于所涉及的物种,被叮咬之前的暴露情况将决定蚊子叮咬的反应类型。如果患者从未被叮咬,则不会发生反应。反复叮咬后,速发和迟发反应都可能发生。已经证明:蚊子的唾液腺是抗原的来源,其在男性中产生典型的叮咬反应。如果切断主要唾液导管,则蚊子叮咬时不会产生反应[27]。调查年龄和叮咬反应之间的关系发现,迟发反应的外观和强度随着年龄的增长而降低[28]。

双翅目叮咬的处理主要是外用皮质类固醇和口服抗组胺药。预防继发感染的基础是用水和肥皂正确清洁病灶。预防叮咬需要使用驱虫剂并穿防护服[29]。

跳蚤(蚤目)

跳蚤(flea)最常见的非传染性损伤是瘙痒性叮咬。潜蚤病是由世界上最小的跳蚤穿皮潜蚤(Tunga penetrans)引起的。穿皮潜蚤存在于南美洲和中美洲、非洲、印度和加勒比地区。在资源贫乏的社区,潜蚤病可能是一个严重的健康问题[30]。雌虫对皮肤的侵入会导致严重的瘙痒、疼痛、肿胀和炎症。典型的病变是由红晕环绕的黑点。继发感染、破伤风和坏疽可能使未治疗的潜蚤病复杂化。潜蚤病的治疗包括提取完整的寄生虫。这可以使用刮匙或切除来完成。穿着封闭的鞋子可防止虫害。

虱子(虱目)

头虱

最常见的虱子(lice)侵扰形式是头虱(人虱,Pediculus humanus)引起的。许多国家的患病率有所增加。头虱主要感染所有社会经济群体的学龄儿童(及其母亲);通过头对头的接触而传播,教室是主要的侵染源。发现活虱即认为是活跃感染。头皮的瘙痒通常是被感染者的第一主诉,尽管许多个体无症状。典型的定位是耳后和枕骨区域。所有未成熟的虱子和成虫都需要血液,并且由于喂养,会产生红斑和瘙痒性丘疹病变。一些患者对虱子唾液有荨麻疹或淋巴结病的反应。最常见的并发症是由于搔抓引起的继发性细菌感染。因此,在头皮脓疱病或颈后淋巴结肿大的情况下,通常应考虑到头虱感染可能。

头虱感染的处理很困难,取决于每个国家的杀虫剂(马拉硫磷、氯菊酯)是否可用。氯菊酯的抗性很常见。除杀虫剂之外的其他选择包括湿梳理、聚二甲基硅氧烷[31]和椰子油。由于杀卵活性不足,所有治疗应在 7~10 日后重复进行。所有受感染的家庭成员应当同时接受治疗。只有表现出侵袭(活虱)活跃迹象的个体必须得到治疗[32]。

体虱

体虱(Pediculus corporis)感染与社会经济状况不良有关,主要影响无家可归者、难民营人口以及战争和自然灾害的受害者,因为它发生于衣服不经常更换的情况。与头虱和阴虱不同,体虱可能传播三种细菌病原体:普氏立克次体(流行性斑疹伤寒,epidemic tyhus),五日热巴通体(五日热)和回归热螺旋体(虱源性复发热)。主要症状通常是剧烈瘙痒,是唾液抗原致敏的结果。也有个体可能获得对叮咬的耐受性,因此表现为无症状。患者全身都可能被抓痕所覆盖,并且经常发生继发性细菌感染。对衣服和床单的净化处理可能是唯一的治疗方案。一些医生还建议洗净全身并外搽除虫菊酯或马拉硫磷 8~24h[32]。

阴虱

阴虱(crab lice,学名 Phthiriasis pubis)主要通过性接触传播。主要症状是腹股沟区域极度瘙痒,主要发生在傍晚和夜间。在受影响的区域,靠近皮肤表面可发现阴虱,并且可能涉及所有毛发区域:胡须、胡子、睫毛、眉毛、腋窝、乳晕毛。因此,当涉及阴部时,应检查所有其他毛发区域。发现卵和虱子可证实诊断。治疗与头虱相同,7~10 日后再次用药。所有毛发区域应同时进行处理。在严重侵扰的情况下可能需要刮胡子。必要时应对性伴侣进行检查和治疗。还应该筛查相关的性传播疾病[32]。

臭虫(半翅目)

温带臭虫(Cimex lectularius)是常见的臭虫,也是世界性分布的物种。目前,世界各地的臭虫已经卷土重来[33]。这种情况是国际旅行的发展、抗药性或不使用杀虫剂等情况引起的。

臭虫通常在夜间进食,因为它们畏光,故白天隐藏在暗处,如床垫和家具缝隙。第一只臭虫的咬伤可能并不痛苦,因为唾液含有麻醉剂。最常见的征象是斑丘疹病变,中心有出血点。皮损可能特征性地呈线状或弧线聚集分布,称为"早餐、午餐和晚餐分布",但这并不是臭虫感染特有的现象。病变也主要集中在无衣物覆盖的部位。孤立的瘙痒可能是唯一的症状。患者通常还报告同行者或同床者患有类似症状。

瘙痒的原因是臭虫唾液中的过敏原。最近一项研究表明,臭虫没有唾液就无法进食。此外,只是单独的唾液而无进食也足以引发瘙痒[34]。

主要并发症是金黄色葡萄球菌或化脓性链球菌的继发性细菌感染。臭虫的处理包括局部类固醇和口服抗组胺药以控制严重的瘙痒。继发性细菌感染适用抗生素[29]。

蛛形纲:螨虫

疥疮

疥疮,由人疥螨(*Sarcoptes scabiei var. hominis*)感染,是弥漫性瘙痒性皮肤病的常见原因。在弥漫性瘙痒的情况下必须系统地考虑这种诊断。患者通常抱怨全身剧烈的瘙痒,夜间恶化,通常在初次接触后1个月内发生于头面以外部位,有疥疮史的患者在几天内就能出现症状。最具特异性的皮肤表现包括5~10mm长的洞穴、水疱脓疱皮疹和丘疹结节样生殖器皮损。皮损的典型分布部位是指缝、手腕屈侧表面、肘部、腋窝、臀部、男性的生殖器和女性的乳房。瘙痒家族史是诊断的经典线索("婚床瘙痒是疥疮")。通过显微镜观察皮损皮屑上的雌螨、虫卵或粪粒可证实诊断。瘙痒可能继发于对螨虫或其排泄物的过敏反应。然而,确切的病理生理学仍不清楚。超敏反应既可以即刻也可以延迟发生。治疗主要是局部外用(氯菊酯或苯甲酸苄酯)或口服抗疥螨药(伊维菌素)。应该系统地治疗密切接触者。此外,受污染的衣服和床上用品应在高温(>50℃)下清洗或在塑料袋中保存72h[35]。

球腹蒲螨

球腹蒲螨(*Pyemotes ventricosus*)是家具甲虫 *Anobium punctatum* 的寄生虫。最近已发现它会引起皮炎。皮损位于身体覆盖部位,为红斑性、瘙痒的斑点和丘疹,有时水疱或大疱,可能与线性红斑状管道相关,称为"彗星征"[36]。目前尚不清楚该管道是否与淋巴管炎或螨的皮下迁移有关,以及该征象是否为球腹蒲螨特异性[36]。如果除去螨虫的来源,皮疹可持续1~3周。主要是对症治疗,常外用类固醇和口服抗组胺药。

姬螯螨属

姬螯螨(*Cheyletiella*)是某些哺乳动物的强制性寄生虫,主要是狗、猫和兔。目前姬螯螨皮炎的发病率正在增加,但这可能是因为诊断率的提升所致。瘙痒和过度的皮屑是动物的典型症状,但大多数是无症状的。

在人类中,病变分布在最常见的与受感染动物接触的腹部和大腿区域中,皮损包括瘙痒性丘疹,有时在陈旧病灶中被水疱和坏死区域覆盖。曾有研究描述过大疱性皮损。瘙痒可能与速发和迟发型超敏反应有关[37]。对动物的治疗依靠抗寄生虫洗发剂和消毒液。在受感染的动物治疗后,皮损可能在人类中持续3周[38]。对人只是对症治疗。

恙螨(恙螨科)

秋收恙螨(*Neotrombicula autumnalis*)在温带和潮湿的欧洲环境中扩散。成虫在土壤上生活和繁殖,特别是在温暖和潮湿的夏末月份。人类在户外散步或工作,或在农村停留时,可能偶尔成为这种皮外寄生虫的临时宿主。皮损是非常瘙痒的红斑和丘疹。瘙痒可能与螨虫唾液的刺激作用有关。皮损的分布主要是腋窝、手腕、足、足踝,以及所有被衣服包裹的区域。在严重感染的情况下,可能累及全身。治疗的目标是缓解症状,外用类固醇和口服抗组胺药[39]。

其他有毒动物

海水浴疹

海水浴疹(也称为海虱)是一种高度瘙痒的皮疹,通常局限于在海洋中沐浴后发生的泳衣下的皮肤,由海葵幼虫(如 *Edwardsiella lineata*)和水母(如 *Linuche unguiculatav*)被困在泳装下引起[40]。瘙痒可能继发于对刺细胞蜇伤的超敏反应[41]。已经通过酶联免疫吸附测定(ELISA)证实在患有海水浴疹的患者有 *Linuche unguiculatav* 抗原的特异性 IgG 抗体。皮疹或叮咬的严重程度与抗体滴度相关[42]。海水浴疹在美国、加勒比海、中南美洲和东南亚的大西洋沿岸被广泛报道。

从暴露到症状发作的时间通常是几分钟到24h。具有先前暴露史的个体可能在水中时产生针刺或刺痛感或荨麻疹皮损。临床特征包括瘙痒、红斑,发展为丘疹、水疱和荨麻疹。解剖学分布通常包括泳装覆盖的皮肤表面和存在摩擦的未覆盖皮肤表面(如腋窝、大腿内侧、冲浪者的胸部)。皮疹暴发可持续3日至3周。在佛罗里达州东南部的70名患者中,皮疹和瘙痒的平均持续时间为12.5日[43]。在佛罗里达州棕榈滩县进行的一项前瞻性队列研究得出的结论是:儿童、有海水浴疹病史的人，以及冲浪者最容易发生海水浴疹[41]。

诊断依据是特征性临床表现和近期暴露史。鉴别诊断包括尾蚴皮炎、接触性皮炎（继发于海洋生物）和昆虫叮咬。海水浴疹在 1~3 周内自行消退，治疗根据症状进行但往往无效。口服抗组胺药和局部类固醇可以减轻症状。

中毒

雪卡毒素

雪卡毒素（ciguatoxin）是瘙痒的重要原因，可能在发生后持续数月。这种鱼类中毒是因为摄入含有毒素的鱼，毒素由一种鞭毛藻——具毒似翼藻（*Gambierdiscus toxicus*）产生，这种毒素常见于热带和亚热带地区受损的珊瑚礁系统。食肉鱼性鱼类在珊瑚礁捕食，从而摄入这些脂溶性、热稳定的毒素。

雪卡毒素中毒的特征是胃肠道反应（恶心、呕吐、腹泻和腹部痉挛）和神经系统受累（肌痛、感觉异常、冷异常性疼痛、共济失调和瘙痒）[44]。诊断依据是摄入鱼类的历史、其他旅行者中的病例具有相同饮食习惯、潜伏期短（2~30h），并且最初与胃肠道和心脏症状有关，然后与疲劳、肌痛等神经系统症状相关联（特别是下肢），瘙痒和神经感觉表现（口周和肢体远端感觉异常）。患者通常会出现温度感觉逆转及其他感觉异常，如刺痛、灼热、"干冰样"剧痛和"电"感等。温度感觉逆转（即冷的饮料和物体被描述为热感）是雪卡毒素所独有的。尽管胃肠道症状在几个小时内消退，但肌痛、瘙痒和神经感觉症状持续时间更长。有从加勒比地区旅行后返回的 13 名意大利患者，潜伏期在 2~9h 之间，几乎所有患者都有初始胃肠道症状，8 名患者发生瘙痒，但仅有两名患者出现冷热温度感觉的逆转[45]。症状的持续时间为 1~16 个月不等。

因为没有解毒剂，治疗基本上是支持性的。虽然静脉注射甘露醇被认为是雪卡毒素的首选治疗方法，但库克群岛 50 例雪卡毒素中毒患者的前瞻性临床研究报道，甘露醇在 24h 缓解中毒症状方面并不优于生理盐水，且副作用更大[46]。

结论

应特别指导人们通过灭蚊措施避免节肢动物叮咬。也应该告知公众赤脚行走的风险，并避免瘙痒时搔抓。急救箱内应包括有效对抗细菌性皮肤感染的抗生素、口服抗组胺药和外用皮质类固醇。如有需要，应重新进行破伤风疫苗接种。

（翻译：尹志强　审校：冰寒）

参考文献

1. Hochedez P, Caumes E. Hookworm-related cutaneous larva migrans. J Travel Med. 2007;14:326–33.
2. Bowman DD, Montgomery SP, Zajac AM, Eberhard ML, Kazacos KR. Hookworms of dogs and cats as agents of cutaneous larva migrans. Trends Parasitol. 2010;26:162–7.
3. Caumes E, Ly F, Bricaire F. Cutaneous larva migrans with folliculitis: report of seven cases and review of the literature. Br J Dermatol. 2002;146:314–6.
4. Caumes E. It's time to distinguish the sign "creeping eruption" from the syndrome "cutaneous larva migrans". Dermatology. 2006;213:179–81.
5. Vanhaecke C, Perignon A, Monsel G, Regnier S, Paris L, Caumes E. Aetiologies of creeping eruption: 78 cases. Br J Dermatol. 2014;170:1166–9.
6. Schuster A, Lesshafft H, Reichert F, Talhari S, de Oliveira SG, Ignatius R, et al. Hookworm-related cutaneous larva migrans in northern Brazil: resolution of clinical pathology after a single dose of ivermectin. Clin Infect Dis. 2013;57:1155–7.
7. Vanhaecke C, Perignon A, Monsel G, Regnier S, Bricaire F, Caumes E. The efficacy of single dose ivermectin in the treatment of hookworm related cutaneous larva migrans varies depending on the clinical presentation. J Eur Acad Dermatol Venereol. 2014;28:655–7.
8. Herman JS, Chiodini PL. Gnathostomiasis, another emerging imported disease. Clin Microbiol Rev. 2009;22:484–92.
9. Diaz JH. Gnathostomiasis: an emerging infection of raw fish consumers in gnathostoma nematode-endemic and nonendemic countries. J Travel Med. 2015;22:318–24.
10. Ménard A, Dos Santos G, Dekumyoy P, Ranque S, Delmont J, Danis M, et al. Imported cutaneous gnathostomiasis: report of five cases. Trans R Soc Trop Med Hyg. 2003;97:200–2.
11. Nontasut P, Claesson BA, Dekumyoy P, Pakdee W, Chullawichit S. Double-dose ivermectin vs albendazole for the treatment of gnathostomiasis. Southeast Asian J Trop Med Public Health. 2005;36:650–2.
12. Grandière-Pérez L, Ansart S, Paris L, Faussart A, Jaureguiberry S, Grivois J-P, et al. Efficacy of praziquantel during the incubation and invasive phase of Schistosoma haematobium schistosomiasis in 18 travelers. Am J Trop Med Hyg. 2006;74:814–8.

13. Jauréguiberry S, Ansart S, Perez L, Danis M, Bricaire F, Caumes E. Acute neuroschistosomiasis: two cases associated with cerebral vasculitis. Am J Trop Med Hyg. 2007;76:964–6.

14. Verbrugge LM, Rainey JJ, Reimink RL, Blankespoor HD. Swimmer's itch: incidence and risk factors. Am J Public Health. 2004;94:738–41.

15. Chamot E, Toscani L, Rougemont A. Public health importance and risk factors for cercarial dermatitis associated with swimming in Lake Leman at Geneva. Switzerland Epidemiol Infect. 1998;120:305–14.

16. Caumes E, Felder-Moinet S, Couzigou C, Darras-Joly C, Latour P, Léger N. Failure of an ointment based on IR3535 (ethyl butylacetylaminopropionate) to prevent an outbreak of cercarial dermatitis during swimming races across Lake Annecy, France. Ann Trop Med Parasitol. 2003;97:157–63.

17. Kourilová P, Hogg KG, Kolárová L, Mountford AP. Cercarial dermatitis caused by bird schistosomes comprises both immediate and late phase cutaneous hypersensitivity reactions. J Immunol. 2004;172:3766–74.

18. Nozais JP, Caumes E, Datry A, Bricaire F, Danis M, Gentilini M. Apropos of 5 new cases of onchocerciasis edema. Bull Soc Pathol Exot. 1997;90:335–8.

19. Wolfe MS, Petersen JL, Neafie RC, Connor DH, Purtilo DT. Onchocerciasis presenting with swelling of limb. Am J Trop Med Hyg. 1974;23:361–8.

20. Ezzedine K, Malvy D, Dhaussy I, Steels E, Castelein C, De Dobbeler G, et al. Onchocerciasis-associated limb swelling in a traveler returning from Cameroon. J Travel Med. 2006;13:50–3.

21. Boussinesq M. Loiasis: new epidemiologic insights and proposed treatment strategy. J Travel Med. 2012;19:140–3.

22. Panackal AA, Hajjeh RA, Cetron MS, Warnock DW. Fungal infections among returning travelers. Clin Infect Dis. 2002;35:1088–95.

23. Markey RJ, Staat MA, Gerrety MJT, Lucky AW. Tinea capitis due to Trichophyton soudanense in Cincinnati, Ohio, in internationally adopted children from Liberia. Pediatr Dermatol. 2003;20:408–10.

24. Jelinek T, Mühlberger N, Harms G, Corachán M, Grobusch MP, Knobloch J, et al. Epidemiology and clinical features of imported dengue fever in Europe: sentinel surveillance data from TropNetEurop. Clin Infect Dis. 2002;35:1047–52.

25. Weaver SC, Lecuit M. Chikungunya virus infections. N Engl J Med. 2015;373:94–5.

26. Hochedez P, Jaureguiberry S, Debruyne M, Bossi P, Hausfater P, Brucker G, et al. Chikungunya infection in travelers. Emerg Infect Dis. 2006;12:1565–7.

27. Hudson A, Bowman L, Orr CW. Effects of absence of saliva on blood feeding by mosquitoes. Science. 1960;131:1730–1.

28. Oka K, Ohtaki N. Clinical observations of mosquito bite reactions in man: a survey of the relationship between age and bite reaction. J Dermatol. 1989;16:212–9.

29. Management of simple insect bites: where's the evidence? Drug Ther Bull. 2012;50:45–8.

30. Feldmeier H, Sentongo E, Krantz I. Tungiasis (sand flea disease): a parasitic disease with particular challenges for public health. Eur J Clin Microbiol Infect Dis. 2013;32:19–26.

31. Burgess IF, Brunton ER, Burgess NA. Single application of 4% dimeticone liquid gel versus two applications of 1% permethrin creme rinse for treatment of head louse infestation: a randomised controlled trial. BMC Dermatol. 2013;13:5.

32. Chosidow O. Scabies and pediculosis. Lancet. 2000;355:819–26.

33. Delaunay P. Human travel and traveling bedbugs. J Travel Med. 2012;19:373–9.

34. Goddard J, Edwards KT. Effects of bed bug saliva on human skin. JAMA Dermatol. 2013;149:372–3.

35. Walton SF, Currie BJ. Problems in diagnosing scabies, a global disease in human and animal populations. Clin Microbiol Rev. 2007;20:268–79.

36. Del Giudice P, Blanc-Amrane V, Bahadoran P, Caumes E, Marty P, Lazar M, et al. Pyemotes ventricosus dermatitis, southeastern France. Emerg Infect Dis. 2008;14:1759–61.

37. Maurice PD, Schofield O, Griffiths WA. Cheyletiella dermatitis: a case report and the role of specific immunological hypersensitivity in its pathogenesis. Clin Exp Dermatol. 1987;12:381–4.

38. Elston DM. What's eating you? Cheyletiella mites. Cutis. 2004;74:23–4.

39. Elston DM. What's eating you? Chiggers Cutis. 2006;77:350–2.

40. Freudenthal AR, Joseph PR. Seabather's eruption. N Engl J Med. 1993;329:542–4.

41. Kumar S, Hlady WG, Malecki JM. Risk factors for seabather's eruption: a prospective cohort study. Public Health Rep. 1997;112:59–62.

42. Burnett JW, Kumar S, Malecki JM, Szmant AM. The antibody response in seabather's eruption. Toxicon. 1995;33:99–104.

43. Wong DE, Meinking TL, Rosen LB, Taplin D, Hogan DJ, Burnett JW. Seabather's eruption. Clinical, histologic, and immunologic features. J Am Acad Dermatol. 1994;30:399–406.

44. Isbister GK, Kiernan MC. Neurotoxic marine poisoning. Lancet Neurol. 2005;4:219–28.

45. Bavastrelli M, Bertucci P, Midulla M, Giardini O, Sanguigni S. Ciguatera fish poisoning: an emerging syndrome in Italian travelers. J Travel Med. 2001;8:139–42.

46. Schnorf H, Taurarii M, Cundy T. Ciguatera fish poisoning: a double-blind randomized trial of mannitol therapy. Neurology. 2002;58:873–80.

第 27 章　皮肤淋巴瘤

Hiroyuki Murota and Ichiro Katayama

引言

原发性皮肤淋巴瘤(primary cutaneous lymphoma, PCL)发生于皮肤,在诊断和分期时其他器官并不受累。过去,世界卫生组织(WHO)和欧洲癌症研究和治疗组织(European Organization for Research and Treatment of Cancer, EORTC)强调 PCL 是一种独立的疾病,根据临床、组织病理学和遗传表现对 PCL 进行了分类,并定义了其性质[40]。最近, WHO 分类标准[37]将皮肤淋巴瘤置于结内淋巴瘤和结外型淋巴瘤分类中。然而,淋巴瘤的分类地位将可能继续变动。尽管结内淋巴瘤主要由 B 细胞非霍奇金淋巴瘤(non-Hodgkin lymphomas, NHL)构成,但皮肤 T 细胞淋巴瘤(cutaneous T cell lymphoma, CTCL)在皮肤淋巴瘤(cutaneous lymphoma, CL)中占多数。

尤其是蕈样肉芽肿(mycosis fungoides, MF)在 CL 中最为常见,占所有 CL 的 40%[14]。MF 的症状持续超过 10 年,是个慢性临床过程。大多数 MF 患者仍处于早期 - 红斑期, 10 年生存率约为 90%。然而,一些患者有从红斑期逐渐发展为斑块期和 / 或肿瘤期的风险[1]。按疾病分类, MF 有多种变型和亚型。根据 WHO 对淋巴组织的分类, MF 变型和亚型包括亲毛囊性 MF、Paget 样网状细胞增生症和肉芽肿性皮肤松弛症[37]。其中,需要特别注意亲毛囊性 MF,因与其他 MF 的变异型相比,亲毛囊性 MF 的自然病程具有侵袭性[18]。所有 MF 变异型均常伴发瘙痒。

塞扎里综合征(Sézary syndrome, SS)是 CTCL 的一种,约占 CL 的 3%[14]。SS 是一种少见病,由于其临床过程和预后十分令人迷惑,需要仔细考虑。SS 有时会在 MF 病程中出现,或 MF 病程中发现的某一肿瘤在治疗 SS 过程中也可偶尔出现[36]。根据这些信息,可知 MF 和 SS 可能与一系列疾病有关。SS 的预后比 MF 差, SS 患者 10 年生存率不到 40%[1]。因此,应密切关注所有 CTCL 的临床病程,以便正确诊断和管理。

CTCL 的治疗应根据不同的躯体症状而异。CTCL 最常出现瘙痒,且十分顽固难治[2,20,22]。另一方面,严重瘙痒的皮肤病需要与 CTCL 鉴别诊断。有红皮病和严重瘙痒的患者,常被诊断为特应性皮炎,有时可根据组织学检查确诊为 CTCL[24]。有症状的痒疹也可表现为成人 T 细胞淋巴瘤的前驱皮肤损害[28]。因此对于瘙痒患者,应评估其是否有可能诊断为 CTCL。CTCL 的瘙痒随着疾病的进展而加重,并且可能通过引起失眠损害患者的生活质量[1]。因此,治疗瘙痒对 CTCL 的管理具有重要意义。

皮肤淋巴瘤中瘙痒的发生率和临床表现

迄今为止,对 CTCL 患者瘙痒的发生率和生活质量的几项研究结果表明,瘙痒发生率很高。在美国, Demierre 等通过蕈样肉芽肿基金会成员的自我报告法调查了 CTCL 对社会心理的影响,发现 88% 的受调查者患有瘙痒[4]。最近在美国, Vij 等进行了一项回顾性研究,调查了 CTCL 中瘙痒的发生率和严重程度[38],发现总体患病率较低,为 66%,其中早期和晚期 CTCL 患者的瘙痒发生率分别为 62% 和 82%。与之前的研究报告相比,这种较低的患病率可能是因为许多受试者入组时症状就很轻微。在英国,Wright 等对 CTCL 患者进行了单中心的问卷调查[41],并报道瘙痒患病率与 Demierre 等人报道的相当[4,41]。Wright 等探讨了瘙痒程度与疾病分期的关系,并未发现相关性[41]。这些结果表明,CTCL 常与瘙痒相关,但瘙痒严重程度与疾病分期之间的关系仍不清楚。

约有一半 CTCL 患者"经常"或"一直"伴发瘙痒[41]。另外,在临床晚期,瘙痒有时会变成"灼痛",与神经性疼痛相似[20,25]。瘙痒也常发生于未受累的皮肤,可由热刺激引起,并且容易在晚上和夜间发病[20]。

临床上应将 CTCL 与包括特应性皮炎在内的其他瘙痒性皮肤病相鉴别。特应性皮炎有时很难与 CTCL 鉴别开来[17,21]。最近的一项荟萃分析显示,特应性皮炎患者患淋巴瘤的风险略有增加。应密切随访特应性皮炎患者,从而与 CTCL 鉴别。CTCL 的实验室和病理结果(如血清 IgE 水平低、CD4/CD8 比值高、外周血非典型细胞(如 Sézary 细胞)、CCR10 阳性淋巴细胞浸润及皮损内调节性 T

细胞增多等)可能有助于疾病的鉴别[11,21]。

皮肤淋巴瘤瘙痒的机制

CTCL 瘙痒的具体机制和 CTCL 特异性机制尚不清楚。然而,最近的一系列研究表明 CTCL 细胞在瘙痒发病机制中起着核心作用(图 27-1)。

CTCL 常与 2 型辅助性 T 细胞(Th2)极化有关。Th2 偏倚可诱导趋化因子和 / 或细胞因子的过度产生,提高血清 IgE 水平,并诱导嗜酸性粒细胞增多。塞扎里综合征 T 细胞克隆会产生大量 Th2 细胞因子,如 IL-3、IL-4、IL-5、IL-6 和 IL-10 等[7]。至于白血病 CTCL(L-CTCL),L-CTCL 中的良、恶性 T 细胞都会过度产生 Th2 细胞因子(如 IL-4 和 IL-13),并可能通过使整个 T 细胞库失衡而引起瘙痒[10]。在 Th2 型偏倚的环境中,血清 IgE 升高可能与瘙痒的发生有关,并由肥大细胞脱颗粒介导。CTCL 皮损中肥大细胞数量的增多会刺激 CTCL 细胞,并与 CTCL 的恶性程度相关[29]。肥大细胞也存在于

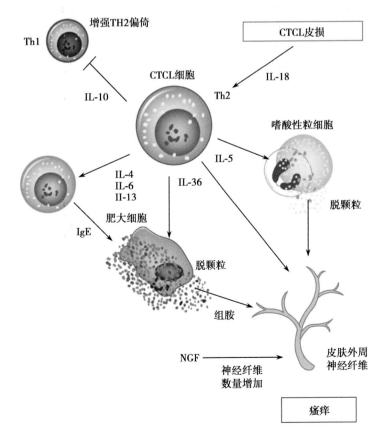

图 27-1　CTCL 中瘙痒的机制。Th2 偏倚的 CTCL 细胞产生的细胞因子和趋化因子介导了瘙痒的发生过程。CTCL 皮损中产生的 IL-18 可直接诱导初始 T 细胞向 Th2 细胞分化,IL-10 通过抑制 Th1 细胞来增强 Th2 偏倚,NGF 可能会增加皮肤神经纤维的数量

MF 皮损的表皮中,可引起瘙痒、色素沉着和苔藓样变[42]。与细胞膜表面 Fc-εR1 结合的 IgE 发生交联和包括组胺在内的致痒原的释放都可能引起肥大细胞脱颗粒。虽然抗组胺药对 CTCL 瘙痒的作用不清,但它在体外可诱导皮肤 T 细胞淋巴瘤细胞株的凋亡[7]。此外,IL-18 可刺激 T 细胞和肥大细胞诱导瘙痒因子(如 Th2 细胞因子和组胺)的释放[16],从而在 CTCL 患者的血浆和皮损中显著增加[43]。这些结果表明,Th2 偏倚可能不仅与瘙痒的机制有关,而且也参与了疾病的进展。

另一方面,有几个因素影响周围神经诱发的瘙痒。Suga 等对 CTCL 中神经生长因子(NGF)的血清浓度进行了评估,发现与健康受试者相比,SS 患者中 NGF 明显升高,而 MF 患者则不然[35]。皮肤神经支配的改变被认为是由于超敏反应而引起瘙痒。SS 皮损的外周神经纤维数量明显多于健康人。相比之下,MF 皮损中的神经纤维数量与健康受试者相当,提示血清 NGF 水平与皮肤神经支配失调可能存在关联[35]。此外,血清 CC 趋化因子配体(CCL)1、CCL26、IgE 和乳酸脱氢酶水平与瘙痒程度呈正相关[35]。虽然这些因素可能在某种程度上参与了 CTCL 瘙痒的机制,但需要直接证据证明它们对瘙痒的作用。

最近,IL-31 被视作引起瘙痒性皮肤病出现瘙痒的原因。该分子直接将淋巴细胞和瘙痒的发病机制联系起来[6,34]。IL-31 主要由 Th2 细胞产生,其有效受体 IL-31RA 选择性表达于背根神经节[34],提示淋巴细胞来源的因子可直接累及神经节后神经元诱发瘙痒。已发现 CTCL 患者血清中 IL-31 水平升高,且与瘙痒程度和疾病分期呈正相关[23,32]。最近一个小规模的病例研究描述了少量 CD4+ CD26- CCR4+ CTCL 细胞如何产生 IL-31[3,32]。

此外,治疗干预后,IL-31 的表达水平下降,同时瘙痒症状也有所改善[3]。因此,IL-31 可能是 CTCL 瘙痒的生物标志物和治疗靶点。

皮肤淋巴瘤瘙痒的治疗

瘙痒是 CTCL 的主要临床表现,且严重影响患者的生活质量。因此,我们应该选择适当的治疗方法来减轻瘙痒。目前有几种治疗方案可供选择。

首先,治疗 CTCL 是缓解瘙痒的可靠手段。在临床试验中,贝沙罗汀(bexoratene)是一种合成维 A 酸类似物,作用于类视黄酮 X 受体,可促进 SS 患者 CTCL 细胞及周围 T 细胞的凋亡[46]。口服贝沙罗汀可减轻瘙痒,尽管瘙痒也是它的轻微副作用[8,9]。口服伏立诺他和静脉滴注罗米地辛(均为组蛋白去乙酰化酶抑制剂)临床上可有效缓解瘙痒症状[15,27,39]。另一方面,一些生物反应调节剂也用于治疗 CTCL。给予药物地尼重组人白介素 -2(一种由白喉毒素与其配体 IL-2 组成的重组融合蛋白)可明显减轻对治疗有应答者的瘙痒症状[26]。阿仑单抗(抗 CD52 单克隆抗体)也降低了瘙痒的视觉模拟评分[19]。在这些临床试验中,虽然药物的止痒作用与治疗应答者病情的改善有关,但在一些试验中,在应答者和无应答者都观察到了止痒作用。

已针对 CTCL 进行了局部治疗的干预,可能有效改善早期 CTCL 的瘙痒。外用皮质类固醇常用于皮肤炎症伴瘙痒(如特应性皮炎)的治疗。外用皮质类固醇可能对临床清除斑块期 MF 的皮损有效[44,45]。虽然没有证据表明外用皮质类固醇可减轻 CTCL 的瘙痒,但它或许值得医生开具处方。外用贝沙罗汀治疗 CTCL 的临床试验显示症状有所改善,且临床观察表明瘙痒亦有所减轻。

抗组胺药和抗抑郁药偶尔用于缓解瘙痒,但通常不足以减轻 CTCL 中严重的瘙痒症状[5]。对于其他使用药物治疗 CTCL 顽固性瘙痒的策略,Demierre 等人提出了加巴喷丁和 / 或米氮平(一种氨酪酸衍生物及去甲肾上腺素能和特异性 5- 羟色胺能抗抑郁药)的单药和联合治疗方案[5]。他们建议开始使用加巴喷丁、米氮平,或两者同时使用,并考虑到了以上药物的镇静这一副作用[5]。

光疗也可有效治疗严重的瘙痒。紫外线 A(UVA)和紫外线 B 照射对炎症性皮肤病的瘙痒有治疗作用[30]。补骨脂素联合 UVA 治疗潜伏早期 CTCL 的临床疗效已得到充分证实[13]。然而,在瘙痒的情况下,其作用机制的直接证据尚不充分。据推测,紫外线可能通过减轻疾病的严重程度和 / 或影响组成皮肤的细胞(如诱导 T 细胞凋亡,减少肥大细胞、嗜酸性粒细胞和周围神经纤维的数量,抑制角质形成细胞 iNOS 和一氧化氮的分泌)来减轻瘙痒。相比之下,在 CTCL 的治疗中,应考虑到瘙痒是紫外线光疗引起的不良事件[13,33]。除了补骨脂素联合紫外光疗外,UVA1 对 CTCL 患者的瘙痒也有良好的疗效[31]。

（翻译：汤自洁　审校：冰寒）

参考文献

1. Agar NS, Wedgeworth E, Crichton S, Mitchell TJ, Cox M, Ferreira S, Robson A, Calonje E, Stefanato CM, Wain EM, Wilkins B, Fields PA, Dean A, Webb K, Scarisbrick J, Morris S, Whittaker SJ. Survival outcomes and prognostic factors in mycosis fungoides/ Sezary syndrome: validation of the revised International Society for Cutaneous Lymphomas/European Organisation for Research and Treatment of Cancer staging proposal. J Clin Oncol. 2010;28:4730–9.
2. Beynon T, Radcliffe E, Child F, Orlowska D, Whittaker S, Lawson S, Selman L, Harding R. What are the supportive and palliative care needs of patients with cutaneous T-cell lymphoma and their caregivers? A systematic review of the evidence. Br J Dermatol. 2014;170:599–608.
3. Cedeno-Laurent F, Singer EM, Wysocka M, Benoit BM, Vittorio CC, Kim EJ, Yosipovitch G, Rook AH. Improved pruritus correlates with lower levels of IL-31 in CTCL patients under different therapeutic modalities. Clin Immunol. 2015;158:1–7.
4. Demierre MF, Gan S, Jones J, Miller DR. Significant impact of cutaneous T-cell lymphoma on patients' quality of life: results of a 2005 National Cutaneous Lymphoma Foundation Survey. Cancer. 2006;107:2504–11.
5. Demierre MF, Taverna J. Mirtazapine and gabapentin for reducing pruritus in cutaneous T-cell lymphoma. J Am Acad Dermatol. 2006;55:543–4.
6. Dillon SR, Sprecher C, Hammond A, Bilsborough J, Rosenfeld-Franklin M, Presnell SR, Haugen HS, Maurer M, Harder B, Johnston J, Bort S, Mudri S, Kuijper JL, Bukowski T, Shea P, Dong DL, Dasovich M, Grant FJ, Lockwood L, Levin SD, LeCiel C, Waggie K, Day H, Topouzis S, Kramer J, Kuestner R, Chen Z, Foster D, Parrish-Novak J, Gross JA. Interleukin 31, a cytokine produced by activated T cells, induces dermatitis in mice. Nat Immunol. 2004;5:752–60.
7. Dummer R, Heald PW, Nestle FO, Ludwig E, Laine E, Hemmi S, Burg G. Sezary syndrome T-cell clones display T-helper 2 cytokines and express the accessory factor-1 (interferon-gamma receptor beta-chain). Blood. 1996;88:1383–9.
8. Duvic M, Hymes K, Heald P, Breneman D, Martin AG, Myskowski P, Crowley C, Yocum RC, Bexarotene Worldwide Study G. Bexarotene is effective and safe for treatment of refractory advanced-stage cutaneous T-cell lymphoma: multinational phase II-III trial results. J Clin Oncol. 2001;19:2456–71.
9. Duvic M, Martin AG, Kim Y, Olsen E, Wood GS, Crowley CA, Yocum RC, Worldwide Bexarotene Study G. Phase 2 and 3 clinical trial of oral bexarotene (Targretin capsules) for the treatment of refractory or persistent early-stage cutaneous T-cell lymphoma. Arch Dermatol. 2001;137:581–93.
10. Guenova E, Watanabe R, Teague JE, Desimone JA,
Jiang Y, Dowlatshahi M, Schlapbach C, Schaekel K, Rook AH, Tawa M, Fisher DC, Kupper TS, Clark RA. TH2 cytokines from malignant cells suppress TH1 responses and enforce a global TH2 bias in leukemic cutaneous T-cell lymphoma. Clin Cancer Res. 2013;19:3755–63.
11. Hanafusa T, Matsui S, Murota H, Tani M, Igawa K, Katayama I. Increased frequency of skin-infiltrating FoxP3+ regulatory T cells as a diagnostic indicator of severe atopic dermatitis from cutaneous T cell lymphoma. Clin Exp Immunol. 2013;172:507–12.
12. Heald P, Mehlmauer M, Martin AG, Crowley CA, Yocum RC, Reich SD, Worldwide Bexarotene Study G. Topical bexarotene therapy for patients with refractory or persistent early-stage cutaneous T-cell lymphoma: results of the phase III clinical trial. J Am Acad Dermatol. 2003;49:801–15.
13. Jawed SI, Myskowski PL, Horwitz S, Moskowitz A, Querfeld C. Primary cutaneous T-cell lymphoma (mycosis fungoides and Sezary syndrome): part II. Prognosis, management, and future directions. J Am Acad Dermatol. 2014;70:223. e221–217; quiz 240–222.
14. Kempf W, Sander CA. Classification of cutaneous lymphomas – an update. Histopathology. 2010;56:57–70.
15. Kim YH, Demierre MF, Kim EJ, Lerner A, Rook AH, Duvic M, Robak T, Samtsov A, McCulloch W, Chen SC, Waksman J, Nichols J, Whittaker S. Clinically meaningful reduction in pruritus in patients with cutaneous T-cell lymphoma treated with romidepsin. Leuk Lymphoma. 2013;54:284–9.
16. Konishi H, Tsutsui H, Murakami T, Yumikura-Futatsugi S, Yamanaka K, Tanaka M, Iwakura Y, Suzuki N, Takeda K, Akira S, Nakanishi K, Mizutani H. IL-18 contributes to the spontaneous development of atopic dermatitis-like inflammatory skin lesion independently of IgE/stat6 under specific pathogen-free conditions. Proc Natl Acad Sci U S A. 2002;99:11340–5.
17. Legendre L, Barnetche T, Mazereeuw-Hautier J, Meyer N, Murrell D, Paul C. Risk of lymphoma in patients with atopic dermatitis and the role of topical treatment: a systematic review and meta-analysis. J Am Acad Dermatol. 2015;72:992–1002.
18. Lehman JS, Cook-Norris RH, Weed BR, Weenig RH, Gibson LE, Weaver AL, Pittelkow MR. Folliculotropic mycosis fungoides: single-center study and systematic review. Arch Dermatol. 2010;146:607–13.
19. Lundin J, Hagberg H, Repp R, Cavallin-Stahl E, Freden S, Juliusson G, Rosenblad E, Tjonnfjord G, Wiklund T, Osterborg A. Phase 2 study of alemtuzumab (anti-CD52 monoclonal antibody) in patients with advanced mycosis fungoides/Sezary syndrome. Blood. 2003;101:4267–72.
20. Meyer N, Paul C, Misery L. Pruritus in cutaneous T-cell lymphomas: frequent, often severe and difficult to treat. Acta Derm Venereol. 2010;90:12–7.
21. Miyagaki T, Sugaya M. Erythrodermic cutaneous T-cell lymphoma: how to differentiate this rare disease from atopic dermatitis. J Dermatol Sci. 2011;64:1–6.
22. Miyagaki T, Sugaya M. Immunological milieu in mycosis fungoides and Sezary syndrome. J Dermatol. 2014;41:11–8.
23. Miyagaki T, Sugaya M, Suga H, Ohmatsu H, Fujita H, Asano Y, Tada Y, Kadono T, Sato S. Increased CCL18 expression in patients with cutaneous T-cell lym-

phoma: association with disease severity and prognosis. J Eur Acad Dermatol Venereol. 2013;27:e60–7.

24. Nakano-Tahara M, Terao M, Nishioka M, Kitaba S, Murota H, Katayama I. T helper 2 polarization in senile erythroderma with elevated levels of TARC and IgE. Dermatology. 2015;230:62–9.

25. Namaka M, Gramlich CR, Ruhlen D, Melanson M, Sutton I, Major J. A treatment algorithm for neuropathic pain. Clin Ther. 2004;26:951–79.

26. Olsen E, Duvic M, Frankel A, Kim Y, Martin A, Vonderheid E, Jegasothy B, Wood G, Gordon M, Heald P, Oseroff A, Pinter-Brown L, Bowen G, Kuzel T, Fivenson D, Foss F, Glode M, Molina A, Knobler E, Stewart S, Cooper K, Stevens S, Craig F, Reuben J, Bacha P, Nichols J. Pivotal phase III trial of two dose levels of denileukin diftitox for the treatment of cutaneous T-cell lymphoma. J Clin Oncol. 2001;19:376–88.

27. Olsen EA, Kim YH, Kuzel TM, Pacheco TR, Foss FM, Parker S, Frankel SR, Chen C, Ricker JL, Arduino JM, Duvic M. Phase IIb multicenter trial of vorinostat in patients with persistent, progressive, or treatment refractory cutaneous T-cell lymphoma. J Clin Oncol. 2007;25:3109–15.

28. Pagliuca A, Williams H, Salisbury J, Mufti GJ. Prodromal cutaneous lesions in adult T-cell leukaemia/lymphoma. Lancet. 1990;335:733–4.

29. Rabenhorst A, Schlaak M, Heukamp LC, Forster A, Theurich S, von Bergwelt-Baildon M, Buttner R, Kurschat P, Mauch C, Roers A, Hartmann K. Mast cells play a protumorigenic role in primary cutaneous lymphoma. Blood. 2012;120:2042–54.

30. Rivard J, Lim HW. Ultraviolet phototherapy for pruritus. Dermatol Ther. 2005;18:344–54.

31. Rombold S, Lobisch K, Katzer K, Grazziotin TC, Ring J, Eberlein B. Efficacy of UVA1 phototherapy in 230 patients with various skin diseases. Photodermatol Photoimmunol Photomed. 2008;24:19–23.

32. Singer EM, Shin DB, Nattkemper LA, Benoit BM, Klein RS, Didigu CA, Loren AW, Dentchev T, Wysocka M, Yosipovitch G, Rook AH. IL-31 is produced by the malignant T-cell population in cutaneous T-cell lymphoma and correlates with CTCL pruritus. J Invest Dermatol. 2013;133:2783–5.

33. Singh F, Lebwohl MG. Cutaneous T-cell lymphoma treatment using bexarotene and PUVA: a case series. J Am Acad Dermatol. 2004;51:570–3.

34. Sonkoly E, Muller A, Lauerma AI, Pivarcsi A, Soto H, Kemeny L, Alenius H, Dieu-Nosjean MC, Meller S, Rieker J, Steinhoff M, Hoffmann TK, Ruzicka T, Zlotnik A, Homey B. IL-31: a new link between T cells and pruritus in atopic skin inflammation. J Allergy Clin Immunol. 2006;117:411–7.

35. Suga H, Sugaya M, Miyagaki T, Ohmatsu H, Fujita H, Kagami S, Asano Y, Tada Y, Kadono T, Sato S. Association of nerve growth factor, chemokine (C-C motif) ligands and immunoglobulin E with pruritus in cutaneous T-cell lymphoma. Acta Derm Venereol. 2013;93:144–9.

36. Sugaya M. Cutanous lymphoma. Igaky Yakugaku. 2015;72:223–8.

37. Swerdlow S, Campo E, Harris NL, Jaffe ES, Pileri SA, Stein H, Thiele J, Vardiman JW. WHO classification of tumours of haematopoietic and lymphoid tissues. 4th ed. Lyon: IARC Press; 2008.

38. Vij A, Duvic M. Prevalence and severity of pruritus in cutaneous T cell lymphoma. Int J Dermatol. 2012;51:930–4.

39. Whittaker SJ, Demierre MF, Kim EJ, Rook AH, Lerner A, Duvic M, Scarisbrick J, Reddy S, Robak T, Becker JC, Samtsov A, McCulloch W, Kim YH. Final results from a multicenter, international, pivotal study of romidepsin in refractory cutaneous T-cell lymphoma. J Clin Oncol. 2010;28:4485–91.

40. Willemze R, Jaffe ES, Burg G, Cerroni L, Berti E, Swerdlow SH, Ralfkiaer E, Chimenti S, Diaz-Perez JL, Duncan LM, Grange F, Harris NL, Kempf W, Kerl H, Kurrer M, Knobler R, Pimpinelli N, Sander C, Santucci M, Sterry W, Vermeer MH, Wechsler J, Whittaker S, Meijer CJ. WHO-EORTC classification for cutaneous lymphomas. Blood. 2005;105:3768–85.

41. Wright A, Wijeratne A, Hung T, Gao W, Whittaker S, Morris S, Scarisbrick J, Beynon T. Prevalence and severity of pruritus and quality of life in patients with cutaneous T-cell lymphoma. J Pain Symptom Manage. 2013;45:114–9.

42. Yamamoto T, Katayama I, Nishioka K. Role of mast cell and stem cell factor in hyperpigmented mycosis fungoides. Blood. 1997;90:1338–40.

43. Yamanaka K, Clark R, Dowgiert R, Hurwitz D, Shibata M, Rich BE, Hirahara K, Jones DA, Eapen S, Mizutani H, Kupper TS. Expression of interleukin-18 and caspase-1 in cutaneous T-cell lymphoma. Clin Cancer Res. 2006;12:376–82.

44. Zackheim HS. Treatment of mycosis fungoides/Sezary syndrome: the University of California, San Francisco (UCSF) approach. Int J Dermatol. 2003;42:53–6.

45. Zackheim HS, Kashani-Sabet M, Amin S. Topical corticosteroids for mycosis fungoides. Experience in 79 patients. Arch Dermatol. 1998;134:949–54.

46. Zhang C, Hazarika P, Ni X, Weidner DA, Duvic M. Induction of apoptosis by bexarotene in cutaneous T-cell lymphoma cells: relevance to mechanism of therapeutic action. Clin Cancer Res. 2002;8:1234–40.

第 28 章　继发于大脑和脊髓肿瘤的神经性瘙痒

Laurent Misery

神经性瘙痒(neuropathic itch)指由神经元或胶质细胞损伤导致的瘙痒[1]。神经性瘙痒有许多病因,可由局部神经纤维受压引起,或由局部或全身神经纤维变性,影响周围或中枢神经系统的不同神经元结构引起[2]。尽管相当少见,脑和脊髓肿瘤可成为神经性瘙痒的原因,这可作为诊断依据。

脊髓损伤

文献中报道了几种引起瘙痒感觉的脊髓病变类型。神经性瘙痒很少见,但每当瘙痒呈分节分布,伴一个或数个皮片受累时都必须考虑脊髓损伤。大多数有神经性原因的瘙痒病例中,感觉减退或感觉过敏伴随瘙痒受累区域和其他异常感觉(疼痛、烧灼…)是相关的。这些临床特征提示临床医生必须寻找神经性瘙痒的原因。Andreev 等[3]研究了 SC 肿瘤的皮肤征象。77 例患者中 13 例抱怨有瘙痒,其中 6 例瘙痒仅限于鼻孔。

脊髓相关瘙痒的病理生理学机制并不局限于压迫;瘙痒皮肤局部星形胶质细胞增生(神经胶质过多症)和传入神经阻滞,提示初级传入感觉神经元的逆行退化[4]。

室管膜瘤

室管膜瘤(ependymoma)是一种良性肿瘤,儿童比成人更常见。它占儿童中枢神经系统(central nervous system,CNS)肿瘤的 10%,最常发生在颅后窝。临床症状取决于肿瘤的位置:征象包括颅后窝肿瘤的颅内压增高(intracranial hypertension,IH),小脑幕上肿瘤的行为紊乱和锥体束征,或局部髓样肿瘤的感觉迟钝[5]。

自首次报道以来[6],文献中报道了一些揭示室管膜瘤的肱桡瘙痒症(brachioradial pruritus,BRP)病例。诊断经常很晚[7]。

多发性神经纤维瘤

多发性神经纤维瘤(neurofibromatosis)有时报道与瘙痒有关[8]。瘙痒似乎与这种疾病更高的死亡率相关[9]。在缺乏肿瘤的 Nf1$^\pm$ 小鼠,没有观察到疼痛或瘙痒行为的增加,提示单独因为 Nf1 异质性,并不会导致这两种临床症状的倾向[10]。

在某些病例中,局部瘙痒是脊髓星形细胞瘤[11]或脑干胶质瘤的症状[12,13]。

血管瘤

脊髓海绵状血管瘤(海绵状瘤,cavernoma)是罕见的先天畸形,占所有髓内病变不到 5%。尽管很罕见,一些与髓内海绵状血管瘤相关的神经性瘙痒已有报道[4]。

鉴别诊断

瘙痒可以由非肿瘤的脊髓病变引起。脊髓空洞症、横贯性脊髓炎或脊髓脓肿也可引起局部瘙痒,反映了脊髓的病变水平。颈椎位置病变更常见。

脊髓空洞症(syringomyelia)[15]是一种脊髓病变,以室管膜管旁存在相对宽的空腔为特征,最常见于颈髓,似乎是由脊髓发育紊乱引起。临床上,有痉挛性截瘫与局限于上肢、颈部和胸部的症状的结合,称为"悬空的(suspended)";肌肉萎缩,对疼痛和温度敏感性消失,而保留触觉敏感性;及营养障碍。瘙痒,尤其是 BRP 也可能发生[16]。

感染性髓质病变[17],主要是脓肿,可能会导致瘙痒症状,其形态总是与脊髓病变的解剖位置相吻合。

横贯性脊髓炎(transverse myelitis)[18]常表现为双侧下肢无力,是一种伴有分节形态和尿潴留的感觉缺陷。几种自身免疫性疾病(包括疱疹样皮炎)[19]可与这一疾病相关。可能会出现神经性瘙痒[20]。

有报道一例外伤后布朗 - 塞卡综合征(Brown-Séquard syndrome)单侧痒疹[21]。

脑部病变

脑部病变(肿瘤、脓肿和动脉瘤)或脑血管损伤可引起局部和单侧瘙痒[1],可以是泛发的,也可局限于鼻孔[3]或相应感觉区域。在脑血管事件后几天或几周发生瘙痒,常揭示有病变,否则在一般情况下可能被忽视或延误。病变位置不同反映了大脑中已知与瘙痒有关脑域数量的不同,但是,中枢导致瘙痒的病变很少见。

尽管鲜有文献报道,但已知原发或继发性脑瘤(尤其位于颅后窝的)能够引起瘙痒[1,22]。

更常见于报道的是瘙痒与动脉瘤或脑血管意外的联系,尤其在基底动脉区域[1,22]。一个具体的例子是瓦伦堡综合征(Wallenberg syndrome),它是由侧髓质楔形梗死引起,在大多数情况下由椎动脉阻塞导致一侧痛、温觉障碍(除了面部)和伴小脑综合征、眩晕和恶心的对侧三叉神经感觉迟钝。在某些病例中,疼痛被瘙痒代替[4]。在脱髓鞘疾病(多发性硬化)和克 - 雅病(Creutzfeldt-Jakob disease)中,常观察到全身性或局限性瘙痒有时作为该病的首发症状[22]。

治疗

如有可能,病因治疗显然是必要的。对症治疗对所有病例都有帮助。

常用治疗方法是抗惊厥药,如加巴喷丁(gabapentin)或普瑞巴林(pregabalin)[1,22]。第二选择可以是其他抗惊厥药卡马西平(crbamazepine)[拉莫三嗪(lamotrigine)]或抗抑郁药[多塞平(doxepin)、阿米替林(amitryptyline)、去甲替林(nortriptyline)、帕罗西汀(paroxetine)等]。

(翻译:梁齐飞　审校:冰寒)

参考文献

1. Misery L, Brenaut E, Le Garrec R, Abasq C, Genestet S, Marcorelles P, Zagnoli F. Neuropathic pruritus. Nat Rev Neurol. 2014;10:408–16.
2. Stumpf A, Ständer S. Neuropathic itch: diagnosis and management. Dermatol Ther. 2013;26:104–9.
3. Andreev VC, Petkov I. Skin manifestations associated with tumors of the brain. Br J Dermatol. 1975;92: 675–8.
4. Oaklander AL. Common neuropathic itch syndromes. Acta Derm Venereol. 2012;92:118–25.
5. Benesch M, Frappaz D, Massimino M. Spinal cord ependymomas in children and adolescents. Childs Nerv Syst. 2012;28:2017–28.
6. Kavak A, Dosoglu M. Can a spinal cord tumor cause brachioradial pruritus? J Am Acad Dermatol. 2002;46(3):437–40.
7. Fleuret C, Misery L. Prurit brachio-radial révélant un épendymome. Ann Dermatol Venereol. 2009; 136:435–7.
8. Brenaut E, Nizery-Guermeur C, Audebert-Bellanger S, Ferkal S, Wolkenstien P, Misery L, Abasq-Thomas C. Clinical characteristics of pruritus in neurofibromatosis. Acta Derm Venereol. 2016;96:398–9.
9. Khosrotehrani K, Bastuji-Garin S, Riccardi VM, Birch P, Friedman JM, Wolkenstein P. Subcutaneous neurofibromas are associated with mortality in neurofibromatosis 1: a cohort study of 703 patients. Am J Med Genet. 2005;132A:49–53.
10. O'Brien DE, Brenner DS, Gutmann DH, Gereau RW. Assessment of pain and itch behavior in a mouse model of neurofibromatosis type 1. J Pain. 2013;14:628–37.
11. Johnson RE, Kanigsberg ND, Jimenez CL. Localized pruritus: a presenting symptom of a spinal cord tumor in a child with features of neurofibromatosis. J Am Acad Dermatol. 2000;43:958–61.
12. Darken RS, Bogitch R, Leonard J, Perry A, McKinstry RC, Gutmann DH, et al. Brainstem glioma presenting

as pruritus in children with neurofibromatosis-1. J Pediatr Hematol Oncol. 2009;31:972–6.

13. Summers CG, MacDonald JT. Paroxysmal facial itch: a presenting sign of childhood brainstem glioma. J Child Neurol. 1988;3:189–92.

14. Dey DD, Landrum O, Oaklander AL. Central neuropathic itch from spinal-cord cavernous hemangioma: a human case, a possible animal model, and hypotheses about pathogenesis. Pain. 2005;113:233–7.

15. Vandertop WP. Syringomyelia. Neuropediatrics. 2014;45:3–9.

16. Kinsella LJ, Carney-Godley K, Feldmann E. Lichen simplex chronicus as the initial manifestation of intramedullary neoplasm and syringomyelia. Neurosurgery. 1992;30:418–21.

17. Sullivan MJ, Drake Jr ME. Unilateral pruritus and Nocardia brain abscess. Neurology. 1984;34:828–9.

18. West TW. Transverse myelitis – a review of the presentation, diagnosis and initial management. Discov Med. 2013;16:167–77.

19. Iyer A, Rathnasabapathi D, Elsone L, Mutch K, Terlizzo M, Footitt D, Jacob A. Transverse myelitis associated with an itchy rash and hyperckemia: neuromyelitis optica associated with dermatitis herpetiformis. JAMA Neurol. 2014;71:630–3.

20. Bond LD, Keough GC. Neurogenic pruritus: a case of pruritus induced by transverse myelitis. Br J Dermatol. 2003;149:204–5.

21. Thielen AM, Vokatch N, Borradori L. Chronic hemicorporal prurigo related to a post-traumatic Brown-Séquard syndrome. Dermatology. 2008;217:45–7.

22. Dhand A, Aminoff MJ. The neurology of itch. Brain. 2014;137:313–22.

第 29 章　感觉异常性背痛

Ekin Şavk

定义

感觉异常性背痛(notalgia paresthetica,NP)是一种通常局限于背部肩胛区的慢性瘙痒症,可能伴有其他感觉异常。它被认为是局部神经病变,皮肤表现继发于长期搔抓。

历史与词源

NP 是 1934 年俄罗斯神经学家 Michail Iwanowics Astwazaturow 定义的一个术语,首先描述了上背部的局部瘙痒范围[1]。其意为"背部"和"疼痛"的两个希腊语单词 notos 和 algos 的组合,名字 NP 受之前描述的类似疾病的启发,如 cheiralgia paresthetica(感觉异常性手痛)和 meralgia paresthetica(感觉异常性股痛),这些是仅限于特定解剖部位且以各种感觉异常为特征的单纯感觉性神经病变。该病的一些其他描述包括"特殊的斑点状色素沉着(peculiar spotty pigmentation)""局限性肩部瘙痒(localized shoulder pruritus)""不明背部瘙痒性色素斑(puzzling posterior pigmented pruritic patches)""摩擦性黑变病(friction melanosis)""浴巾黑变病(towel melanosis)"和"斑状背部色素失禁(macular posterior pigmentary incontinence)"等[2-4]。少数病例中淀粉样变的发现曾引起一些由此使用"摩擦性淀粉样变(friction amyloidosis)""斑状淀粉样变(macular amyloidosis)"和"背部皮肤淀粉样变(cutaneous dorsal amyloidosis)"等术语的争论(这些都是对感觉异常性背痛后期的组织病理学描述)[5-7]。

流行病学

NP 并非罕见病。众多专家表示该病相当普遍,很多病例被漏诊。这可能是因为如上所述名称的多样性,还因为一些症状轻微的患者并未就医。该病尚无特定的患病率数据。最大的几组患者报道见于土耳其、德国和巴西[4,8]。这几组和一些病例报道中,多数患者为女性,其中女性和男性比例在 3∶1~9∶1 之间。未见研究种族差异。尽管报道有的患者只有 21 岁,NP 仍然主要是一种中老年疾病。未报道有儿童患者。

临床表现

典型症状是瘙痒,总是局限于背部易受影响的皮肤部位,间歇性发作期间可能非常严重。有的患者描述其瘙痒有时非常强烈,并且很痛苦。30%~60% 的患者描述了该种局限于瘙痒区域的背痛[8,9]。烧灼、瘙痒和刺痛等感觉异常也是常见主诉。一些关于患者指着其背部特定部位如何描述其病情的例子是,"我觉得就像一根点着的火柴被举得很近""感觉好像蚊子一直在咬这里""有点像你把冰块放在皮肤上时的那种烧灼感",以及"感觉像是一群蚂蚁在那个地方不断爬行"。伴随接触诱发的瘙痒并不罕见,因此,即使是医生在体格检查时的轻轻触碰,尤其是在 NP 病变的中央部位,都可能引起瘙痒发作。患者通常说不出任何其他诱发因素。同时在最近的一份报告,20 名患者中有 65% 报告受热是加重因素[9]。查体时的特征性皮肤表现是椭圆形或圆形的色素沉着斑,通常直径为几厘米并且边界极为不清(图 29-1 和图 29-2)。在一些患者中,灰褐色斑状皮损也可表现为轻度苔藓样变。除了瘙痒之外,如一名患者所描述的那种"无论擦多少次都擦不干净、看上去很脏的皮肤"外观也可能是到皮肤科就诊的原因。虽然最初报道中描述的典型位置是单侧肩胛下区,但是,仍然有报道病变在下颈椎到腰椎部位所有脊段皮肤的患者[4,7,8,10-12]。上背部皮肤更易受到影响[4,8,10-12],也可能有多个皮损[7,11,12]。虽然本病的确不危及生命,但其症状有时可能会引起很诸多

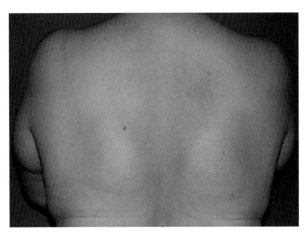

图 29-1 病史 2 年、症状轻微女性患者上背部(T2-T3 皮节)的典型皮损

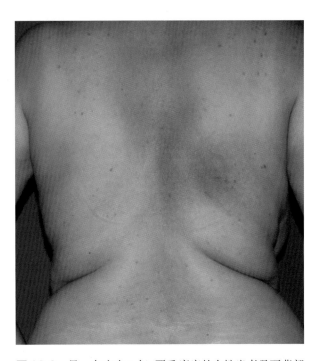

图 29-2 另一名病史 3 年、严重瘙痒的女性患者及下背部(T9-T10 皮节)皮损

不适并降低生活质量。在一项纳入 10 名患者的研究中,据患者报告症状从未严重到导致睡眠不足或干扰日常活动[12]。在另一项 20 名患者的近期研究中,采用了皮肤病生活质量指数的评价显示,75% 的病例可被归为轻至中度生活质量损害,10% 评分显示严重损害[9]。不过,上述研究中的患者是在既往治疗尝试后寻求另类治疗的病例,因此患者有更严重的症状。通常,在日常门诊中看到的大多数 NP 患者只是期待一个诊断,包括对其奇怪病症的解释,多数患者使用挠背器就会感到满足。

组织病理学

苏木精 - 伊红染色标本光镜检查符合炎症后色素沉着,其皮肤黑素和噬黑素细胞的存在是最相符的特征。基底层色素沉着和真皮乳头层轻度炎性浸润也很常见。轻度角化过度和棘层肥厚偶有可见,特别是在有临床瘙痒的病例中。部分研究者报道检查均可发现坏死的角质形成细胞,但据另一些研究者的报道并非如此[3,10,11]。淀粉样变的检测是 NP 组织学的另一方面,但是并未形成共识。有的研究并未显示淀粉样沉积的任何证据[11-14],但在另一些研究中,少数病例确实有淀粉样变[4,7,10,15]。由此可推测,淀粉样变很难被检测到,即使在已有证实的病例中,因为沉积极为稀疏,也很容易被错过。众所周知,NP 患者中,淀粉样蛋白是以搔抓形式长期摩擦所破坏的角质形成细胞产生的。因此,淀粉样沉积应是确实可以预见的特征,特别是在有着很长历史的陈旧性 NP 皮损中[7,15,16]。不过,在一个单项研究中显示,NP 的持续时间与组织学有无色素沉着过度和淀粉样沉积之间并无显著相关性[4]。Bernhard 认为:"人们必须知道有多少背部斑状淀粉样变性的病例实际上是由 NP 所致,或与 NP 有相同的病理性表现。"这对 NP 组织学鉴别诊断提出了一个新观点[6]。

针对 NP 中神经支配变化的免疫组化研究已取得了多方面成果。在一项小样本研究中显示,PGP9.5 染色的真皮和表皮神经纤维增多,另一项个案报道也有相同发现[17,18]。另外两项大样本患者的研究中,采用染色样本的半定量评估,未见神经的数量或分布差异[13,14]。最近,在 21 例患者中采用聚焦跟踪纤维镜检查,发现与非皮损组织相

比,NP 皮损中 PGP9.5 阳性的表皮内神经纤维数量显著减少[4]。

发病机制

　　NP 的发病机制尚未完全阐明,关于本病的研究并不多。可能的致病机制包括由创伤或挤压所致的皮肤神经支配、内脏皮肤反射机制、化学神经毒性和脊神经损伤增加[8,12]。虽然并不多,但仍有一些文献作者提出了遗传因素[19,20]。尤其是在家族性病例中发现过与多发性内分泌腺瘤 2A 型的联系[21],不过此类患者的文献记载仅限于很少的病例报道,在一项研究中,65 名患者中只有一名患者被发现患有这种罕见的遗传性综合征[4]。在上面列出的所有可能病因中,现有累积证据支持脊神经损伤是 NP 最可能的原因。在早期病例报告中提出的一种可能机制强调了第二至第六胸神经后支的独特解剖(该神经从椎棘多裂肌以直角路径发出),并且提出这种奇特的解剖路径可使胸脊神经容易受到各种别的无害刺激的伤害[22]。虽然早期研究中电生理诊断结果提示椎旁失神经支配[23,24],但后来的研究并未证实这一点[3,12,25]。不过,在一项评价 43 名患者中 61 处皮损的研究中,采用研究者盲法影像学检查,在 34 例患者中检查到各种椎体病变,诸如退行性改变和椎间盘突出等,其中 28 例患者与病变皮节一致的椎体变化最为突出。37 处皮损伴随被判定与脊柱改变相关(60.7%)[8],提示对脊神经侵犯的致病作用。其他一些病例报告和研究同样显示了 NP 与显著的脊柱病变之间的关联,尽管还很难以确定关联程度有多大[4,10,12,25,26]。病例研究中记录的椎体异常率在 15% 到 75% 之间,这说明需要更好的方法对脊柱进行评估。采用脊柱物理疗法[10,26,27]和其他的脊柱神经治疗手法[28-30]取得的成功治疗结果进一步支持了这一假设。脊柱疾病还与两种其他的局限性瘙痒综合征(即肱桡瘙痒症和头皮感觉异常)有关[31,32]。需要记住的另一个问题是,并非所有的脊柱病变都能通过影像学方法轻易诊断出来。可能需要详细的病史采集和体格检查来诊断诸如椎旁肌肉系统中的颈椎纤维束或痉挛等病理因素,这些病理因素也可能导致 NP。NP 可能还部分地与受累皮肤部位的表皮感觉神经支配变化相关。最近还报道了表皮内神经纤维数量的减少[4],而且在另一项研究中,显示在病程更长的 NP 患者中,无任何神经标志物染色的病例所占比例更高[13]。有人提出,这种神经解剖学变化对瘙痒的诱导具有重要意义,因为在一些其他慢性瘙痒症如结节性痒疹和尿毒性瘙痒症中有类似的发现[4]。

鉴别诊断

　　鉴别诊断应包括泛发性花斑糠疹到接触性皮炎。对多个皮损的患者,建议活检以排除早期蕈样肉芽肿。

治疗

　　本病不能治愈。局部止痒治疗如抗组胺药或局部类固醇药膏无效。关于感觉异常性背痛治疗的对照研究相当少。现有能稍稍暂时缓解 NP 症状的替代疗法包括各种手法干预以及一些局部或系统药物。例如单独应用辣椒素,特别是以 8% 的贴片方式,似乎是首选的局部药物[33-35]。它通过耗竭无髓 C 型 - 纤维复合模式伤害感受器中的神经肽(负责瘙痒感向中枢神经系统的传递)来起作用,因此治疗开始时有烧灼和刺痛感,加上缓解时间相当短,可能使其应用受限。其他有一定效果的局部外用药物有利多卡因加丙胺卡因的局部麻醉合剂、他克莫司以及 A 型肉毒杆菌素。不过,最近一项双盲随机对照研究无法证实后者的疗效[36-38]。在局部治疗无效病例应用的系统治疗,最多的经验是应用加巴喷丁,每日剂量 300mg,4 周内瘙痒的视觉模拟评分显著降低[9]。另两种系统治疗药物(也被报道用于治疗神经性疼痛)奥卡西平和阿米替林,被报道分别减轻 5 例患者和一例单独病例的症状[39,40]。与骨科医师和神经科医师进行多专科协作十分有利于评估可能的潜在脊柱病变,以及提供非皮肤科治疗方法,如脊柱旁阻滞[30]、脊神经手术减压[29]和各种理疗(包括经皮电神经刺激[27]、前锯肌电刺激[41]、应用植入式周围神经场刺激装置[42]、姿势肌强化锻炼伸展延长脊柱[28]、对椎旁肌的深部肌内针刺刺激[43]以及对受累部位的骨病变徒手治疗[44])。所有这些治疗方法都需要对其有效性作进一步研究,因为现有的数据仅限于单个案例报告或小样本研究。对上述方法的一个替代补充是光疗法,已知其在其他瘙痒症中可在起到缓解作用。据报道,在 5 例患者中,全身舱窄波 UVB 治疗至少具有一定的疗效[45]。我个人在 5 例病例中对局部窄波 UVB 治疗效果的观察非常相似,额外的好处是没有并发症风险。总之,在皮肤科医生对神经性瘙痒有更好的了解并制订有效的治疗策略前,坚持用挠背器是 NP 患者的明智之举。

（翻译：王芳　审校：冰寒）

参考文献

1. Astwazaturow M. Über parästhetische Neuralgien und eine besondere Form derselben-Notalgia paraesthetica. Dtsch Z Nervenh. 1934;133:188–96.
2. Pérez-Pérez LC. General features and treatment of notalgia paresthetica. Skinmed. 2011;9:353–8.
3. Marcusson JA, Lundh B, Sidén A, Persson A. Notalgia paresthetica—puzzling posterior pigmented pruritic patch. Report on two cases. Acta Derm Venereol. 1990;70(5):452–4.
4. Huesmann T, Cunha PR, Osada N, Huesmann M, Zanelato TP, Phan NQ, Gontijo GM, Marziniak M, Ständer S. Notalgia paraesthetica: a descriptive two-cohort study of 65 patients from Brazil and Germany. Acta Derm Venereol. 2012;92:535–40.
5. Bernhard JD. Notalgia paresthetica, macular posterior pigmentary incontinence, macular amyloidosis and pruritus. Acta Derm Venereol. 1997;77(2):164.
6. Bernhard JD. Macular amyloidosis, notalgia paresthetica and pruritus: three sides of the same coin? Dermatologica. 1991;183(1):53–4.
7. Westermark P, Ridderström E, Vahlquist A. Macular posterior pigmentary incontinence: its relation to macular amyloidosis and notalgia paresthetica. Acta Derm Venereol. 1996;76(4):302–4.
8. Savk O, Savk E. Investigation of spinal pathology in notalgia paresthetica. J Am Acad Dermatol. 2005;52:1085–7.
9. Maciel AA, Cunha PR, Laraia IO, Trevisan F. Efficacy of gabapentin in the improvement of pruritus and quality of life of patients with notalgia paresthetica. An Bras Dermatol. 2014;89(4):570–5.
10. Raison-Peyron N, Meunier L, Acevedo M, Meynadier J. Notalgia paresthetica: clinical, physiopathological and therapeutic aspects. A study of 12 cases. J Eur Acad Dermatol Venereol. 1999;12(3):215–6.
11. Weber PJ, Poulos EG. Notalgia paresthetica. Case reports and histologic appraisal. J Am Acad Dermatol. 1988;18(1 Pt 1):25–30.
12. Savk E, Savk O, Bolukbasi O, Culhaci N, Dikicioğlu E, Karaman G, Sendur N. Notalgia paresthetica: a study on pathogenesis. Int J Dermatol. 2000;39(10):754–9.
13. Savk E, Dikicioğlu E, Culhaci N, Karaman G, Sendur N. Immunohistochemical findings in notalgia paresthetica. Dermatology. 2002;204(2):88–93.
14. Fantini F, Zorzi F, Rizzitelli G, Benassi L, Pincelli C. Notalgia paresthetica: clinical, pathological and immunohistochemical observations in 12 cases. Eur J Dermatol. 1994;4:649–53.
15. Cerroni L, Kopera D, Soyer HP, Kerl H. Notalgia paresthetica, "posterior pigmented pruritic patch" and macular amyloidosis. Three stages of a disease. Hautarzt. 1993;44(12):777–80.
16. Goulden V, Highet AS, Shamy HK. Notalgia paraesthetica—report of an association with macular amyloidosis. Clin Exp Dermatol. 1994;19(4):346–9.
17. Springall DR, Karanth SS, Kirkham N, Darley CR, Polak JM. Symptoms of notalgia paresthetica may be explained by increased dermal innervation. J Invest Dermatol. 1991;97(3):555–61.
18. Inaloz HS, Kirtak N, Erguven HG, Karakok M, Inaloz SS. Notalgia paresthetica with a significant increase in the number of intradermal nerves. J Dermatol. 2002;29(11):739–43.
19. Massey EW, Pleet AB. Notalgia paresthetica. JAMA. 1979;241(14):1464.
20. Comings ED, Comings NS. Hereditary localized pruritus. Arch Dermatol. 1965;92:236–7.
21. Chabre O, Labat F, Pinel N, Berthod F, Tarel V, Bachelot I. Cutaneous lesion associated with multiple endocrine neoplasia type 2A: lichen amyloidosis or notalgia paresthetica? Henry Ford Hosp Med J. 1992;40(3–4):245–8.
22. Massey EW, Pleet AB. Localized pruritus-notalgia paresthetica. Arch Dermatol. 1979;115(8):982–3.
23. Massey EW, Pleet AB. Electromyographic evaluation of notalgia paresthetica. Neurology. 1981;31:642.
24. Streib EW, Sun SF. Notalgia paresthetica owing to compression neuropathy: case presentation including electrodiagnostic studies. Eur Neurol. 1981;20(1):64–7.
25. Eisenberg E, Barmeir E, Bergman R. Notalgia paresthetica associated with nerve root impingement. J Am Acad Dermatol. 1997;37:998–1000.
26. Alai NN, Skinner HB, Nabili ST, Jeffes E, Shahrokni S, Saemi AM. Notalgia paresthetica associated with cervical spinal stenosis and cervicothoracic disk disease at C4 through C7. Cutis. 2010;85(2):77–81.
27. Savk E, Savk O, Sendur F. Transcutaneous electrical nerve stimulation offers partial relief in notalgia paresthetica patients with a relevant spinal pathology. J Dermatol. 2007;34(5):315–9.
28. Fleischer AB, Meade TJ, Fleischer AB. Notalgia paresthetica: successful treatment with exercises. Acta Derm Venereol. 2011;91(3):356–7.
29. Williams EH, Rosson GD, Elsamanoudi I, Dellon AL. Surgical decompression for notalgia paresthetica: a case report. Microsurgery. 2010;30(1):70–2.
30. Goulden V, Toomey PJ, Highet AS. Successful treatment of notalgia paresthetica with a paravertebral local anesthetic block. J Am Acad Dermatol. 1998;38(1):114–6.
31. Goodkin R, Wingard E, Bernhard JD. Brachioradial pruritus:cervical spine disease and neurogenic/neuropathic pruritus. J Am Acad Dermatol. 2003;48:521–4.
32. Thornsberry LA, English JC. Scalp dysesthesia related to cervical spine disease. JAMA Dermatol. 2013;149(2):200–3.
33. Wallengren J, Klinker M. Successful treatment of notalgia paresthetica with topical capsaicin: vehicle-

controlled, double-blind, crossover study. J Am Acad Dermatol. 1995;32(2 Pt 1):287–9.

34. Metz M, Krause K, Maurer M, Magerl M. Treatment of notalgia paraesthetica with an 8% capsaicin patch. Br J Dermatol. 2011;165(6):1359–61.

35. Misery L, Erfan N, Castela E, et al. Successful treatment of refractory neuropathic pruritus with capsaicin 8% patch: a bicentric retrospective study with long-term follow-up. Acta Derm Venereol. 2015;95(7):864–5.

36. Layton AM, Cotterill JA. Notalgia paraesthetica—report of three cases and their treatment. Clin Exp Dermatol. 1991;16(3):197–8.

37. Maari C, Marchessault P, Bissonnette R. Treatment of notalgia paresthetica with botulinum toxin A: a double-blind randomized controlled trial. J Am Acad Dermatol. 2014;70(6):1139–41.

38. Ochi H, Tan LX, Tey HL. Notalgia paresthetica: treatment with topical tacrolimus. J Eur Acad Dermatol Venereol. 2014. doi:10.1111/jdv.12830.

39. Savk E, Bolukbasi O, Akyol A, Karaman G. Open pilot study on oxcarbazepine for the treatment of notalgia paresthetica. J Am Acad Dermatol. 2001;45(4):630–2.

40. Yeo B, Tey HL. Effective treatment of notalgia paresthetica with amitriptyline. J Dermatol. 2013;40(6):505–6.

41. Wang CK, Gowda A, Barad M, Mackey SC, Carroll IR. Serratus muscle stimulation effectively treats notalgia paresthetica caused by long thoracic nerve dysfunction: a case series. J Brachial Plexus Peripher Nerve Inj. 2009;4:17.

42. Ricciardo B, Kumar S, O'Callaghan J, Boyce Z. Peripheral nerve field stimulation for pruritus relief in a patient with notalgia paraesthetica. Australas J Dermatol. 2010;51(1):56–9.

43. Stellon A. Neurogenic pruritus: an unrecognised problem? A retrospective case series of treatment by acupuncture. Acupunct Med. 2002;20(4):186–90.

44. Richardson BS, Way BV, Speece 3rd AJ. Osteopathic manipulative treatment in the management of notalgia paresthetica. J Am Osteopath Assoc. 2009;109(11):605–8.

45. Pérez-Pérez L, Allegue F, Fabeiro JM, Caeiro JL, Zulaica A. Notalgia paresthesica successfully treated with narrow-band UVB: report of five cases. J Eur Acad Dermatol Venereol. 2010;24(6):730–2.

第 30 章　肱桡瘙痒症

Astrid Stumpf, Claudia Zeidler, and Sonja Ständer

肱桡瘙痒症(brachioradial pruritus, BRP)是局部瘙痒症的一种,伴有烧灼,刺痛、刺痒和疼痛的感觉。通常,瘙痒位于前臂背外侧部分(C5/C6 皮节)[1,2],由 Waisman 于 1968 年首次报道[3]。20 多年来,BRP 被认为是光照性皮肤病,因为所有描述的患者都生活在热带或亚热带[4-6]。据观察,BRP 在紫外线(UV)暴露下变得更严重。但最近的研究和病例报告显示 BRP 有明显皮肤以外的、神经病理学起源(外周传入神经受压)[7-9]。

流行病学

几项研究表明,女性的患病率明显较高[8,10,11];Masuda 等人的研究甚至发现女性的患病率为 81.4%[12]。仅 Heyl[6]和 Cohen 等人[13]的系列案例发现男性患病率高。在 Goodkin 等人[1]的研究中,BRP 平均分布在两性之间。患者的平均年龄超过 50 岁[8,10,12]。当前的文献中有 1 例常染色体显性遗传模式的报道[14]。

临床表现

肱桡瘙痒症通常位于沿 C5/C6 皮节背外侧前臂上的局限区域,影响肱桡肌(未受累)上方的皮肤神经支配区域,并可延伸到肩部、上胸部,甚至一直到腕部(C3-Th1)。本病可单侧(但更多是双侧)发生。皮肤可受到急性或慢性搔抓性损害的影响,但也可不受累。通常,瘙痒伴随着受累部位的痛觉超敏和/或感觉迟钝和感觉异常(烧灼、刺痛、刺痒和疼痛)(图 30-1)。两项病例研究[7,9]描述了 BRP 的继发性全身泛发。该机制尚不明确。可能是脊髓疼痛传递神经元的损伤或中枢敏感化起作用。受损的颈神经可能导致包括邻近神经和/或脊椎神经的自发活动,引起受累皮节以外的广泛反应。

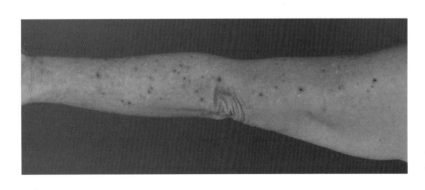

图 30-1　57 岁女性肱桡瘙痒症患者及左臂上的相应抓痕皮损。此瘙痒间歇发作并伴有疼痛和刺痒

发病机制

肱桡瘙痒症有皮肤外的神经病理学原因。椎间盘突出、颈肋（cervical rib）或骨质增生所致的脊髓压缩、颈椎神经根的颈神经根病被认为是导致 BRP 发生的因素。应用磁共振成像（MRI），Marziniak 等[8]在一项纳入 41 例 BRP 患者的研究中报道 80.5% 的患者有与受累皮节一致的伴硬膜压迹、椎间神经孔狭窄或椎管受压的颈椎间盘突出。在这些患者中，19.5% 患有诸如钩椎关节病、颈椎病或骨软骨病等退行性改变而无狭窄或受压。此外，脊椎病理变化如损伤[6,15]或肿瘤（室管膜瘤、脊柱海绵状血管瘤）[16-18]也可能是病因。肱桡瘙痒症可以用冷来缓解（因此被称为"冰袋征"），但也可在紫外线暴露和温暖环境下加重[19]。因此，BRP 首先被认为是光照性皮肤病[11]。同时，研究表明，冰袋征和紫外线暴露及温暖环境下 BRP 的加重有皮肤神经纤维受累基础。对病灶区进行皮肤活检，Wallengren 等[20]发现表皮神经纤维密度降低，符合感觉神经纤维神经病变。这些神经纤维对物理刺激表现出不同的阈值。

诊断

为了排除脊髓和／或中枢突支的血管瘤、室管膜瘤或神经纤维瘤等疾病，强烈建议 MRI 检查颈椎和胸椎脊柱。除了采集患者病史之外，还应进行神经科和骨科检查。单独皮肤活检不足以诊断 BRP，除了皮肤检查外，还可用组织学检查排除其他可能的潜在皮肤病。例如，迟发性皮肤卟啉症可诱发手上的瘙痒以及前臂的瘙痒和抓痕。此外，还有报道肱桡瘙痒症与多发性神经病和糖尿病之间存在关联[21]；因此，糖尿病检测值得进行。

治疗

许多 BRP 患者报告使用冰袋或湿毛巾来缓解瘙痒。这就是为什么一些作者将其称为"冰袋征"（可能作为这种瘙痒症的特异性病征）的原因[19]。由于紫外线暴露能加重 BRP，因此建议用衣物进行足够的日光防护[22]。除了用制冷物质外，局部麻醉剂也可能有助于缓解病情。在一些病例报告或研究中报道局部应用辣椒素乳膏有效[4,11,23,24]，但是许多患者抱怨在初次使用时有灼烧感。因此对该治疗的依从性降低。一项局部辣椒素乳膏治疗慢性瘙痒症的系统性评价推断，在任何病症中的辣椒素应用，目前尚无令人信服的证据[25]。对 BRP 的一种新的有希望的药物是 8% 辣椒素贴片。Zeidler 等[26]在 5 例 BRP 患者中单独应用 8% 辣椒素贴片（4 名女性，54~69 岁）。应用 3 周后，按 0~100 视觉模拟评分的瘙痒强度从（64 ± 11.4）分明显减少到（9 ± 8.9）分（$P=0.002$），平均瘙痒减少（85 ± 13.6）%。应用 3 个月后，瘙痒评分减少仍然十分显著。除局部应用的药物外，抗惊厥药和抗抑郁药也被认为在 BRP 中有效。加巴喷丁 900~1 800mg/d 显示在单个患者中有效[27-31]。有报道 25mg/d 的阿米替林也有作用[24]。但最好效果来自口服加巴喷丁（300~600mg，3 次）[32]。其他研究或病例报告讨论了 A 型肉毒杆菌素[33]、NK-1 拮抗剂[34]、阿瑞匹坦[35]和局部阿米替林 - 氯胺酮[36]是否有用。侵入性神经外科治疗是否有用尚知之甚少。Tait 等[37]研究了 6 例接受颈椎手术治疗的 BRP 患者。1 例患者报告症状完全消退持续了 2 日，2 例患者持续数周，2 例患者持续数月以及 1 例患者报告获得永久性缓解。Binder 等[38]报道了 1 例腹侧 C5-C6 椎间盘切除及 C6 神经根减压，继而采用聚醚醚酮（polyetheretherketone，PEEK）融合器在 C5 和 C6 椎骨之间融合的单个成功病例。术后 1 周，患者完全恢复，摆脱了烧灼感相关的瘙痒。

基于现有知识，抗惊厥药、紫外线防护、辣椒素贴应用及间断冷敷的联合治疗似乎是 BRP 最有希望的治疗方法。为明确其中何为最有效的治疗，有必要进一步研究和制订指南。

（翻译：王芳　审校：冰寒）

参考文献

1. Goodkin R, Wingard E, Bernhard JD. Brachioradial pruritus: cervical spine disease and neurogenic/neuropathic [corrected] pruritus. J Am Acad Dermatol. 2003; 48(4):521–4.

2. Schurmeyer-Horst F, Fischbach R, Nabavi D, Metze D, Ständer S. Brachioradial pruritus: a rare, localized, neuropathic form of itching. Hautarzt. 2006;57(6): 523–7.

3. Waisman M. Solar pruritus of the elbows (brachioradial summer pruritus). Arch Dermatol. 1968;98(5): 481–5.

4. Knight TE, Hayashi T. Solar (brachioradial) pruritus – response to capsaicin cream. Int J Dermatol. 1994;33(3): 206–9.

5. Walcyk PJ, Elpern DJ. Brachioradial pruritus: a tropical dermopathy. Br J Dermatol. 1986;115(2):177–80.

6. Heyl T. Brachioradial pruritus. Arch Dermatol. 1983; 119(2):115–6.

7. Kwatra SG, Ständer S, Bernhard JD, Weisshaar E, Yosipovitch G. Brachioradial pruritus: a trigger for generalization of itch. J Am Acad Dermatol. 2013;68(5): 870–3.

8. Marziniak M, Phan NQ, Raap U, Siepmann D, Schurmeyer-Horst F, Pogatzki-Zahn E, et al. Brachioradial pruritus as a result of cervical spine pathology: the results of a magnetic resonance tomography study. J Am Acad Dermatol. 2011;65(4): 756–62.

9. Zeidler C, Ständer S. Secondary generalized brachioradial pruritus. An uncommon but easy-to-use differential diagnostic approach to generalized pruritus. Hautarzt. 2014;65(1):56–8.

10. Veien NK, Laurberg G. Brachioradial pruritus: a follow-up of 76 patients. Acta Derm Venereol. 2011;91(2): 183–5.

11. Wallengren J. Brachioradial pruritus: a recurrent solar dermopathy. J Am Acad Dermatol. 1998;39(5 Pt 1): 803–6.

12. Masuda PY, Martelli AC, Wachholz PA, Akumatsu HT, Martins AL, Silva NM. Brachioradial pruritus – descriptive analysis of Brazilian case series. J Dtsch Dermatol Ges. 2013;11(6):530–5.

13. Cohen AD, Masalha R, Medvedovsky E, Vardy DA. Brachioradial pruritus: a symptom of neuropathy. J Am Acad Dermatol. 2003;48(6):825–8.

14. Wallengren J, Dahlback K. Familial brachioradial pruritus. Br J Dermatol. 2005;153(5):1016–8.

15. Fisher DA. Brachioradial pruritus wanted: a sure cause (and cure) for brachioradial pruritus. Int J Dermatol. 1997;36(11):817–8.

16. Vuadens P, Regli F, Dolivo M, Uske A. Segmental pruritus and intramedullary vascular malformation. Schweiz Arch Neurol Psychiatr. 1994;145(3):13–6.

17. Wiesner T, Leinweber B, Quasthoff S, Unger B, Komericki P, Hoedl S, et al. Itch, skin lesions – and a stiff neck. Lancet. 2007;370(9583):290.

18. Kavak A, Dosoglu M. Can a spinal cord tumor cause brachioradial pruritus? J Am Acad Dermatol. 2002;46(3):437–40.

19. Bernhard JD, Bordeaux JS. Medical pearl: the ice-pack sign in brachioradial pruritus. J Am Acad Dermatol. 2005;52(6):1073.

20. Wallengren J, Sundler F. Brachioradial pruritus is associated with a reduction in cutaneous innervation that normalizes during the symptom-free remissions. J Am Acad Dermatol. 2005;52(1):142–5.

21. Bernhard JD. Brachioradial pruritus: a recurrent solar dermopathy. J Am Acad Dermatol. 1999;41(4): 658.

22. Orton DI, Wakelin SH, George SA. Brachioradial photopruritus – a rare chronic photodermatosis in Europe. Br J Dermatol. 1996;135(3):486–7.

23. Goodless DR, Eaglstein WH. Brachioradial pruritus: treatment with topical capsaicin. J Am Acad Dermatol. 1993;29(5 Pt 1):783–4.

24. Barry R, Rogers S. Brachioradial pruritus – an enigmatic entity. Clin Exp Dermatol. 2004;29(6):637–8.

25. Gooding SM, Canter PH, Coelho HF, Boddy K, Ernst E. Systematic review of topical capsaicin in the treatment of pruritus. Int J Dermatol. 2010;49(8):858–65.

26. Zeidler C, Luling H, Dieckhofer A, Osada N, Schedel F, Steinke S, et al. Capsaicin 8 % cutaneous patch: a promising treatment for brachioradial pruritus? Br J Dermatol. 2015;172(6):1669–71.

27. Yilmaz S, Ceyhan AM, Baysal Akkaya V. Brachioradial pruritus successfully treated with gabapentin. J Dermatol. 2010;37(7):662–5.

28. Kanitakis J. Brachioradial pruritus: report of a new case responding to gabapentin. Eur J Dermatol. 2006; 16(3):311–2.

29. Winhoven SM, Coulson IH, Bottomley WW. Brachioradial pruritus: response to treatment with gabapentin. Br J Dermatol. 2004;150(4):786–7.

30. Bueller HA, Bernhard JD, Dubroff LM. Gabapentin treatment for brachioradial pruritus. J Eur Acad Dermatol Venereol. 1999;13(3):227–8.

31. Carvalho S, Sanches M, Alves R, Selores M. Brachioradial pruritus in a patient with cervical disc herniation and Parsonage-Turner syndrome. An Bras Dermatol. 2015;90(3):401–2.

32. Weisshaar E, Szepietowski JC, Darsow U, Misery L, Wallengren J, Mettang T, et al. European guideline on chronic pruritus. Acta Derm Venereol. 2012;92(5): 563–81.

33. Kavanagh GM, Tidman MJ. Botulinum A toxin and brachioradial pruritus. Br J Dermatol. 2012;166(5): 1147.

34. Ständer S, Luger TA. NK-1 antagonists and itch. Handb Exp Pharmacol. 2015;226:237–55.

35. Ally MS, Gamba CS, Peng DH, Tang JY. The use of aprepitant in brachioradial pruritus. JAMA Dermatol. 2013;149(5):627–8.

36. Poterucha TJ, Murphy SL, Davis MD, Sandroni P, Rho RH, Warndahl RA, et al. Topical amitriptyline-ketamine for the treatment of brachioradial pruritus. JAMA Dermatol. 2013;149(2):148–50.

37. Tait CP, Grigg E, Quirk CJ. Brachioradial pruritus and cervical spine manipulation. Australas J Dermatol. 1998;39(3):168–70.

38. Binder A, Folster-Holst R, Sahan G, Koroschetz J, Stengel M, Mehdorn HM, et al. A case of neuropathic brachioradial pruritus caused by cervical disc herniation. Nat Clin Pract Neurol. 2008;4(6):338–42.

第 31 章 其他形式的神经性瘙痒

Astrid Stumpf, Claudia Zeidler, and Sonja Ständer

瘢痕和瘢痕疙瘩

介绍

瘢痕疙瘩由手术或外伤后结缔组织修复过程中过多胶原蛋白生成而形成的增生性瘢痕组织组成,和烧伤后和手术后瘢痕一样,都有可能引起大量、持久的瘙痒,通常与刺痛和烧灼感相关[1]。

流行病学

瘢痕疙瘩可由手术或受伤引发,也可由如痤疮这类炎症性皮肤病引发,也可自发出现。在烧伤后,67% 的病例出现瘢痕疙瘩[2]。发病率最高的是 10~30 岁的人群。非洲裔、拉丁美洲和亚洲人患瘢痕疙瘩的风险高达 15 倍[3-5]。除了遗传因素[6,7],人类白细胞抗原(human leucocyte antigen,HLA)系统可以被认为是瘢痕疙瘩发病机制中的重要因素[8,9]。其他发生瘢痕疙瘩的风险因素有女性[10]和怀孕时的激素状态等[11]。

在瘢痕疙瘩和烧伤后瘢痕的患者中,瘙痒是一种很常见的症状(图 31-1)。

约 86% 的瘢痕疙瘩患者[12]和 87% 的烧伤后 3 个月患者[1]报告有痒感;接受皮肤移植的患者有痒感的风险更高[13]。

临床表现

瘢痕和瘢痕疙瘩有非常典型的临床表现。有

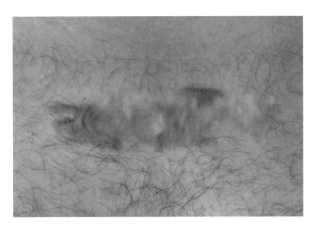

图 31-1 一名 43 岁男性患者 1988 年因表皮囊肿切除后出现的胸骨瘢痕疙瘩,此后持续瘙痒

时很难区分瘢痕疙瘩和增生性瘢痕。在白种人,瘢痕疙瘩通常是红至红褐色伴毛细血管扩张;在黑皮肤人,通常是色素沉着过多。典型地,在上臂、胸部、肩部、耳朵和颈部干预或创伤后 3~4 个月,最多 1 或 2 年会出现瘢痕疙瘩。

发病机制

瘢痕疙瘩的发病机制还不完全清楚。一些内部和外部因素如凋亡调节异常、生长因子、细胞因子或解剖特性(机械张力)影响瘢痕疙瘩的发展[14]。关于瘙痒,可能与小纤维(C 纤维、Aδ 纤维)的神经纤维功能异常有关。在定量感觉测试(quantitative sensory testing,QST)研究中,烧伤后瘢痕[15]和瘢痕疙瘩[12]的患者显示了病态热阈值,反映了一种神经性感觉功能障碍。这些小纤维很容易被炎症介质激惹,例如 NGF[16]、组胺、5- 羟色胺、缓激肽或前列腺素[17,18]。另外,在瘢痕神经纤维中发现神经肽(如 P 物质和降钙素基因相关肽)增加[19-21]。

诊断

瘢痕和瘢痕疙瘩有典型的病史和临床表现。常规皮肤活检有助于确诊。

治疗

瘢痕疙瘩和增生性瘢痕有多种治疗方法。一些作者考虑皮损内皮质类固醇注射治疗是首选疗法,不仅是为了减少瘢痕疙瘩,也是为了减少相关瘙痒[22,23]。进一步的选择有氟尿嘧啶(5-fluorouracil)[24]、冷冻疗法[25,26]、脉冲染料激光(pulsed-dye laser,PDL)[27]、放射[28]或手术(使瘢痕挛缩失效)治疗。联合治疗可能会获得更好结果,即使是使用博来霉素(bleomycin)这样的新药物[29,30]。

疱疹后神经痛 / 疱疹后瘙痒

简介

疱疹后神经痛(post-herpetic neuralgia,PHN)或瘙痒是最常见的局部瘙痒综合征,是带状疱疹感染引起周围和皮肤神经纤维损伤或功能障碍的结果。通常患者描述有烧灼感和刺痛、感觉异常、自发的(不是刺激引起的)疼痛、电击样感觉和机械诱导的疼痛(触摸痛)。这些感觉可以与痒感混合。瘙痒也可以是唯一症状或最重要的症状[31](图 31-2)。

瘙痒和 / 或疼痛感觉常常局限于带状疱疹感染急性期累及的皮片。

流行病学

带状疱疹是一种泛发性疾病(如美国每年有100 万人感染[32])。约 30% 的患者发生 PHN,并常常对疼痛治疗抵抗[33,34],约 30%~58% 的患者发让

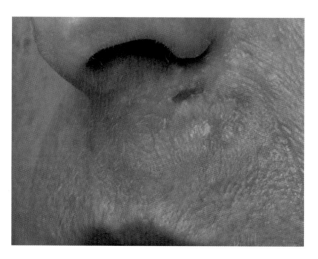

图 31-2　58 岁女性患者,上唇带状疱疹感染后神经痛,继发烧灼样瘙痒发作

疱疹后瘙痒[31]。高龄、感染急性期剧痛、多发性神经病变、免疫抑制或眼、耳带状疱疹可认为是危险因素[31,35,36]。

临床表现

典型皮疹出现前,75% 的患者可出现疼痛或瘙痒的前驱征象。皮疹由局限于皮片的成簇水疱或丘疹组成,伴有(刺激依赖的阵发性、刺激诱发的)疼痛和(轻触诱发的)触摸痛、感觉异常、触痛和 / 或瘙痒[33]。PHN 定义为在皮疹出现后疼痛持续时间超过 120 日;亚急性疱疹神经痛持续时间为30~120 日[37]。

发病机制

带状疱疹由水痘带状疱疹病毒在感觉神经节再活化引发。在皮肤活检中,可观察到末梢伤害感受轴突的持续丢失[38]。尸检研究可显示脊髓中背角节段性萎缩,并与疼痛持续有关[39]。目前还不清楚这一萎缩是直接由感染引起,还是由跨突触变性引起[40]。疱疹后瘙痒的病理机制还不完全清楚,可能是由于中枢和外周神经纤维介导瘙痒的自发放电引起。Oaklander 等[41]认为,由于瘙痒神经元的接受区域非常大,在未受损伤的皮片可能残存有瘙痒特异性外周神经元。第二种假设是,

受累皮片中剩余的皮肤神经元太小,无法在脊髓背角激发正常的抑制应答[41]。

诊断

患者带状疱疹感染的病史高度提示 PHN。非典型病变可通过组织学检查、免疫荧光测定或实时聚合酶链反应检测(RT-PCR)[42]。作为可能的鉴别诊断,应牢记单纯疱疹病毒(在皮片内无定位)感染[43]。

治疗

可以采用逐步治疗的方法来治疗 PHN。一线药物是抗抑郁药,例如阿米替林(amitriptyline)、盐酸地昔帕明(desipramine)、氟西汀(fluoxetine)或帕罗西汀(paroxetine)。氟西汀在神经性疼痛的治疗中非常有用,但对瘙痒几乎没有作用。作为二线药物,每日几次外用辣椒素(capsaicin)或局部麻醉剂如利多卡因联合抗惊厥药都可以尝试。一个替代选择是高浓度辣椒素皮肤贴片(辣椒素,8%),单次使用 60min 就可以输送治疗剂量的辣椒素到疼痛区域,减轻疼痛至少可维持 28 日的时间[44]。如果这一治疗方法也失败,推荐低剂量阿片类药物联合经皮电神经刺激(transdermal electric nerve stimulation,TENS)。重要的是要记住:虽然 TENS 对瘙痒很有效,但阿片类对瘙痒没有缓解作用,实际上,甚至可能会使痒感加重[45]。

(翻译:梁齐飞　审校:冰寒)

参考文献

1. Van Loey NE, Bremer M, Faber AW, Middelkoop E, Nieuwenhuis MK. Itching following burns: epidemiology and predictors. Br J Dermatol. 2008;158(1):95–100.
2. Bombaro KM, Engrav LH, Carrougher GJ, Wiechman SA, Faucher L, Costa BA, et al. What is the prevalence of hypertrophic scarring following burns? Burns. 2003;29(4):299–302.
3. Atiyeh BS, Costagliola M, Hayek SN. Keloid or hypertrophic scar: the controversy: review of the literature. Ann Plast Surg. 2005;54(6):676–80.
4. Alhady SM, Sivanantharajah K. Keloids in various races. A review of 175 cases. Plast Reconstr Surg. 1969;44(6):564–6.
5. Smith JC, Boone BE, Opalenik SR, Williams SM, Russell SB. Gene profiling of keloid fibroblasts shows altered expression in multiple fibrosis-associated pathways. J Invest Dermatol. 2008;128(5):1298–310.
6. Halim AS, Emami A, Salahshourifar I, Kannan TP. Keloid scarring: understanding the genetic basis, advances, and prospects. Arch Plast Surg. 2012;39(3):184–9.
7. Brown JJ, Bayat A. Genetic susceptibility to raised dermal scarring. Br J Dermatol. 2009;161(1):8–18.
8. Shih B, Bayat A. Comparative genomic hybridisation analysis of keloid tissue in Caucasians suggests possible involvement of HLA-DRB5 in disease pathogenesis. Arch Dermatol Res. 2012;304(3):241–9.
9. Brown JJ, Ollier WE, Thomson W, Bayat A. Positive association of HLA-DRB1*15 with keloid disease in Caucasians. Int J Immunogenet. 2008;35(4–5):303–7.
10. Sun LM, Wang KH, Lee YC. Keloid incidence in Asian people and its comorbidity with other fibrosis-related diseases: a nationwide population-based study. Arch Dermatol Res. 2014;306(9):803–8.
11. Park TH, Chang CH. Keloid recurrence in pregnancy. Aesthetic Plast Surg. 2012;36(5):1271–2.
12. Lee SS, Yosipovitch G, Chan YH, Goh CL. Pruritus, pain, and small nerve fiber function in keloids: a controlled study. J Am Acad Dermatol. 2004;51(6):1002–6.
13. Kuipers HC, Bremer M, Braem L, Goemanne AS, Middelkoop E, Van Loey NE. Itch in burn areas after skin transplantation: patient characteristics, influencing factors and therapy. Acta Derm Venereol. 2015;95(4):451–6.
14. Naylor MC, Brissett AE. Current concepts in the etiology and treatment of keloids. Facial Plast Surg. 2012;28(5):504–12.
15. Isoardo G, Stella M, Cocito D, Risso D, Migliaretti G, Cauda F, et al. Neuropathic pain in post-burn hypertrophic scars: a psychophysical and neurophysiological study. Muscle Nerve. 2012;45(6):883–90.
16. Inbal R, Rousso M, Ashur H, Wall PD, Devor M. Collateral sprouting in skin and sensory recovery after nerve injury in man. Pain. 1987;28(2):141–54.
17. Nara T. Histamine and 5-hydroxytryptamine in human scar tissue. Ann Plast Surg. 1985;14(3):244–7.
18. Cohen IK, Beaven MA, Horakova Z, Keiser HR. Histamine and collagen synthesis in keloid and hypertrophic scar. Surg Forum. 1972;23:509–10.
19. Scott JR, Muangman PR, Tamura RN, Zhu KQ, Liang Z, Anthony J, et al. Substance P levels and neutral endopeptidase activity in acute burn wounds and hypertrophic scar. Plast Reconstr Surg. 2005;115(4):1095–102.
20. Ward RS, Tuckett RP, English KB, Johansson O, Saffle JR. Substance P axons and sensory threshold increase in burn-graft human skin. J Surg Res. 2004;118(2):154–60.
21. Crowe R, Parkhouse N, McGrouther D, Burnstock G. Neuropeptide-containing nerves in painful hypertrophic human scar tissue. Br J Dermatol. 1994;130(4):444–52.
22. Arno AI, Gauglitz GG, Barret JP, Jeschke MG. Up-to-date approach to manage keloids and hypertrophic scars: a useful guide. Burns. 2014;40(7):1255–66.
23. Atiyeh BS. Nonsurgical management of hypertrophic

scars: evidence-based therapies, standard practices, and emerging methods. Aesthetic Plast Surg. 2007;31(5):468–92.

24. Gupta S, Kalra A. Efficacy and safety of intralesional 5-fluorouracil in the treatment of keloids. Dermatology. 2002;204(2):130–2.

25. Chopinaud M, Pham AD, Labbe D, Verneuil L, Gourio C, Benateau H, et al. Intralesional cryosurgery to treat keloid scars: results from a retrospective study. Dermatology. 2014;229(3):263–70.

26. van Leeuwen MC, van der Wal MB, Bulstra AE, Galindo-Garre F, Molier J, van Zuijlen PP, et al. Intralesional cryotherapy for treatment of keloid scars: a prospective study. Plast Reconstr Surg. 2015;135(2):580–9.

27. Garg GA, Sao PP, Khopkar US. Effect of carbon dioxide laser ablation followed by intralesional steroids on keloids. J Cutan Aesthet Surg. 2011;4(1):2–6.

28. Sakamoto T, Oya N, Shibuya K, Nagata Y, Hiraoka M. Dose-response relationship and dose optimization in radiotherapy of postoperative keloids. Radiother Oncol. 2009;91(2):271–6.

29. Gold MH, McGuire M, Mustoe TA, Pusic A, Sachdev M, Waibel J, et al. Updated international clinical recommendations on scar management: part 2 – algorithms for scar prevention and treatment. Dermatol Surg. 2014;40(8):825–31.

30. Weshahy AH, Abdel HR. Intralesional cryosurgery and intralesional steroid injection: a good combination therapy for treatment of keloids and hypertrophic scars. Dermatol Ther. 2012;25(3):273–6.

31. Oaklander AL, Bowsher D, Galer B, Haanpaa M, Jensen MP. Herpes zoster itch: preliminary epidemiologic data. J Pain. 2003;4(6):338–43.

32. Yawn BP, Saddier P, Wollan PC, St Sauver JL, Kurland MJ, Sy LS. A population-based study of the incidence and complication rates of herpes zoster before zoster vaccine introduction. Mayo Clin Proc. 2007;82(11):1341–9.

33. Dworkin RH, Gnann Jr JW, Oaklander AL, Raja SN, Schmader KE, Whitley RJ. Diagnosis and assessment of pain associated with herpes zoster and postherpetic neuralgia. J Pain. 2008;9(1 Suppl 1):S37–44.

34. Cohen JI. Clinical practice: Herpes zoster. N Engl J Med. 2013;369(3):255–63.

35. Weitzman D, Shavit O, Stein M, Cohen R, Chodick G, Shalev V. A population based study of the epidemiology of Herpes Zoster and its complications. J Infect. 2013;67(5):463–9.

36. Forbes HJ, Thomas SL, Smeeth L, Clayton T, Farmer R, Bhaskaran K, et al. A systematic review and meta-analysis of risk factors for postherpetic neuralgia. Pain. 2016;157(1):30–54.

37. Arani RB, Soong SJ, Weiss HL, Wood MJ, Fiddian PA, Gnann JW, et al. Phase specific analysis of herpes zoster associated pain data: a new statistical approach. Stat Med. 2001;20(16):2429–39.

38. Oaklander AL. The density of remaining nerve endings in human skin with and without postherpetic neuralgia after shingles. Pain. 2001;92(1-2):139–45.

39. Watson CP, Deck JH, Morshead C, Van der Kooy D, Evans RJ. Post-herpetic neuralgia: further post-mortem studies of cases with and without pain. Pain. 1991;44(2):105–17.

40. Haanpaa M, Dastidar P, Weinberg A, Levin M, Miettinen A, Lapinlampi A, et al. CSF and MRI findings in patients with acute herpes zoster. Neurology. 1998;51(5):1405–11.

41. Oaklander AL. Mechanisms of pain and itch caused by herpes zoster (shingles). J Pain. 2008;9(1 Suppl 1):S10–8.

42. Schmutzhard J, Merete RH, Zweygberg WB, Grillner L. Detection of herpes simplex virus type 1, herpes simplex virus type 2 and varicella-zoster virus in skin lesions. Comparison of real-time PCR, nested PCR and virus isolation. J Clin Virol. 2004;29(2):120–6.

43. Koh MJ, Seah PP, Teo RY. Zosteriform herpes simplex. Singap Med J. 2008;49(2):e59–60.

44. Backonja MM, Malan TP, Vanhove GF, Tobias JK. NGX-4010, a high-concentration capsaicin patch, for the treatment of postherpetic neuralgia: a randomized, double-blind, controlled study with an open-label extension. Pain Med. 2010;11(4):600–8.

45. Stumpf A, Ständer S. Neuropathic itch: diagnosis and management. Dermatol Ther. 2013;26(2):104–9.

第 32 章　小纤维神经病

Emilie Brenaut and Laurent Misery

缩略语

AIDS, 获得性免疫缺陷综合征 (acquired immune deficiency syndrome)

BMS, 原发性灼口综合征 (primary burning mouth syndrome)

DN4, 神经病理性疼痛 4 (douleur neuropathique 4)

HIV, 人类免疫缺陷病毒 (human immunodeficiency virus)

IENF, 表皮内神经纤维 (intraepidermal nerve fibre)

NPSI, 神经病理性疼痛症状量表 (neuropathic pain symptom inventory)

PFA, 多聚甲醛 (paraformaldehyde)

PGP9.5, 蛋白基因产物 9.5 (protein gene product 9.5)

QST, 定量感觉测试 (quantitative sensory testing)

SFN, 小纤维神经病 (small-fibre neuropathy)

TST, 调温出汗试验 (thermoregulatory sweat testing)

简介

近年来小纤维神经病 (small-fibre neuropathy, SFN) 被发现, 在过去 15 年中受到越来越多的关注, 尤其在可测定表皮内神经纤维 (intraepidermal nerve fibre, IENF) 密度之后。SFN 是髓鞘较薄的 A-δ 纤维和无髓鞘 C 纤维病变。新近一项研究显示 SFN 发病率为 11.7 例 /10 万人 / 年, 总最低患病率为 52.95 例 /10 万人[1], 故 SFN 非罕见病。由于对该疾病认知增加, 被确诊的患者数目迅速增加。然而, SFN 的临床特征并未完全明了, 故仍可能存在诊断不足。

临床表现

自主症状

临床表现包括自主症状如眼干、口干、头晕、胃肠动力障碍伴便秘、直立性低血压、膀胱失禁、性功能障碍、多汗或少汗、皮肤红白异色以及皮温异常[2,3]。

感觉症状

患者感觉症状常为主诉, 包括疼痛、瘙痒、灼热、刺痛或麻木, 常累及四肢, 呈远心端至近心端梯度分布[4]。尽管报道较少, 但周围神经病变可以引起皮肤瘙痒和奇怪感觉[5], 疼痛通常是灼痛, 刺痛或射击痛, 还包括感觉异常、床单不耐受和不宁腿综合征[6]。在一项包括 40 例 SFN 患者的研究中, 感觉症状包括: 灼热 (77.5%)、疼痛 (72.5%)、热感 (70.2%)。瘙痒 (68.3%)、麻木 (67.5%)、虫爬感 (65.0%)、刺痛 (60.0%)、放电感 (59.0%)、寒冷 (57.9%)。一项回顾性研究纳入了具有瘙痒灼热、麻木和刺痛感的 227 例患者, 进行调温出汗试验 (thermoregulatory sweat testing, TST)[8]。大部分患者 TST 结果异常, TST 中无汗症区域与症状区域一致。这些结果表明, 皮肤上的瘙痒和奇怪的感觉可能是由小纤维神经病引起的。

瘙痒

8% 慢性瘙痒病例可能是神经病理源性的[9]。当神经纤维损伤引起症状时,慢性瘙痒称为神经病理性瘙痒[5,10]。神经纤维损伤引起瘙痒和疼痛症状重叠[9]。SFN 是神经病理性瘙痒的常见病因[11,12]。SFN 患者的瘙痒既往很少报道,提示在 SFN 患者对瘙痒认知不足。近来一项研究中,40 例 SFN 患者中有 68.3% 的人出现瘙痒[7],最常见受累部位为背部,其次为头颈部。瘙痒感常见于晚间。

加重因素为疲劳、干燥、出汗、高温和应激。冷水是一个缓解因素。SFN 感觉症状在手部、足部明显,呈手套-袜套样分布。然而,也累及其他部位,有些病例中 SFN 呈非长度依赖性分布,手臂、面部或躯干症状明显[2]。这些感觉症状常呈片状或不对称。瘙痒可泛发或局限[9]。SFN 早期可能症状轻微,一些患者主诉乏力不适,但更多时候症状严重。在一些非常见区域出现瘙痒也会出现在其他神经病理性瘙痒疾病[11](如肱桡肌瘙痒[13]),最可能继发于瘙痒的中枢敏化。很多慢性瘙痒患者发现冷水有助于缓解症状[7]。与其他瘙痒性皮肤病相比,诱发或缓解因素相似,缓解症状的方法也相似,包括外用润肤剂、避免高温等。

诊断标准

诊断 SFN 最重要的方面是病史和体格检查。如果患者 SFN 病史确凿,临床检查符合,则并不一定需要进一步检查来确诊[14],尤其在一些相关疾病情况下,如糖尿病。然而,在许多情况下,诊断并不清晰,已有如下评分检查用以辅助诊断 SFN[15]:神经病理性疼痛症状量表(neuropathic pain symptom inventory,NPSI)和神经病理性疼痛 4(douleur neuropathique 4,DN4)可区分多种神经病理性疼痛[11,16];定量感觉测试(quantitative sensory testing,QST)有助于确诊,QST 可检测热感、热痛和振动感阈值,可发现足部异常暖和 / 或凉[17]。

如今,确诊主要依据为下肢远端皮肤活检示 IENF 密度降低。局部麻醉后,在下肢远端(外踝上方 10cm)腓肠神经分布区域 3mm 环转取材,并以股外侧(髂前下棘下 20cm)取材作为长度依赖性

病理的对照[8,19]。4% 多聚甲醛(paraformaldehyde,PFA)浸泡组织 12~24h,再用 10% 蔗糖浸泡 12~24h,-80℃ 冷冻保存,30μm 厚度切片。最常用的神经元蛋白标记物是蛋白基因产物 9.5(protein gene product 9.5,PGP9.5)。目前,表皮内神经纤维密度的降低是主要诊断标准。目前,普遍接受的诊断标准[20]见表 32-1。

表 32-1 小纤维神经病诊断标准,至少以下两项检查

小纤维损伤的临床表现(针刺和热感丧失和 / 或痛觉超敏和 / 或痛觉过敏),其分布与周围神经病变一致(长度或非长度依赖性神经病)
QST 示足部温 / 冷阈值异常
远端下肢 IENF 密度降低,排除以下情况:
任何大纤维损伤(轻触和 / 或振动和 / 或本体感觉缺失和 / 或深肌腱反射缺失)
任何运动纤维损伤(肌肉失用和 / 或无力)
任何感觉运动腓肠神经传导异常

病理生理学

外周神经纤维分为大纤维(如运动力量 Aα、机械敏感性 Aβ)、中等纤维(如肌肉纺锤体 Aγ)和小纤维(如 Aδ 和 C)[2]。小神经纤维可以是交感神经或副交感神经,也可为热感受器、痛觉感受器或瘙痒感受器[3]。SFN 包括表皮和内脏内神经分布减少[8,18,21],常伴轴突肿胀。轴突肿胀因神经细胞骨架和转运系统变性产生的细胞碎片蓄积所致[22]。患者则表现为感觉异常或不适、感觉敏感度下降及出现自主神经症状[22]。小神经纤维损伤的发病机制尚不清楚,但在一些特发性 SFN 患者中发现了 SCN9A 基因(单氨基酸替换)变异。这些基因变异在钠通道 Na(V)1.7 中产生获得功能型改变,而 Na(V)1.7 优先表达于小直径的外周神经轴突。功能测试表明,这些变异改变了快失活、慢失活或复活电流,使背根神经节神经元过度兴奋[23]。一项研究显示 IENF 密度与朗格汉斯细胞(Langerhans cell)数呈负相关,表明表皮中增多的朗格汉斯细胞在 SFN 产生或持续中具有一定作用,但这仅是小样本糖尿病患者的结果[24]。也有研究提出缺血、氧化应激和细胞因子(即 TNFα)参与发

病[6]。总体发病机制不明,可能取决于病因。

病因

SFN 常为特发性,但也可能与各种疾病有关[4,14]。与 SFN 相关的主要疾病列于表 32-2。

表 32-2　与小纤维神经病相关的主要疾病

代谢性疾病	糖代谢障碍(糖尿病和糖尿病前期)
	甲状腺功能异常
	维生素 B_{12} 缺乏
	副球蛋白血症;淀粉样变
	酗酒
炎症、自身免疫性疾病	系统型红斑狼疮
	Gougerot-Sjögren 病
	结节病
	乳糜泻
感染相关疾病	HIV
	丙型肝炎
神经毒性药物暴露	甲硝唑、利奈唑胺、硼替佐米……
遗传性疾病	法布里病
	常染色体隐性遗传性神经病
	家族性淀粉样变
	弗里德赖希共济失调
	遗传性感觉和自主神经病变
	Ross 综合征
	Tangier 病
副肿瘤综合征	

治疗

一项 265 例本病患者的研究发现 SFN 显著降低总体生活质量[25]。SFN 最佳治疗方法是病因治疗。辅以不同的对症治疗,这些药物可分为几类:抗抑郁药(三环抗抑郁药或选择性 5- 羟色胺 - 去甲肾上腺素再摄取抑制剂)、抗惊厥药(加巴喷丁、普瑞巴林)、止痛药和局部治疗(辣椒素)[26,27]。

(翻译:许阳)

参考文献

1. Peters MJH, Bakkers M, Merkies ISJ, Hoeijmakers JGJ, van Raak EPM, Faber CG. Incidence and prevalence of small-fiber neuropathy: a survey in the Netherlands. Neurology. 2013;81(15):1356–60.
2. Tavee J, Zhou L. Small fiber neuropathy: a burning problem. Cleve Clin J Med. 2009;76(5):297–305.
3. Lacomis D. Small-fiber neuropathy. Muscle Nerve. 2002;26(2):173–88.
4. Misery L, Bodere C, Genestet S, Zagnoli F, Marcorelles P. Small-fibre neuropathies and skin: news and perspectives for dermatologists. Eur J Dermatol EJD. 2014;24(2):147–53.
5. Bernhard JD. Neurogenic pruritus and strange skin sensations. In: Itch, mechanisms and management of pruritus. New York: Mc Graw-Hill; 1994. p. 185–201.
6. Hoitsma E, Reulen JPH, de Baets M, Drent M, Spaans F, Faber CG. Small fiber neuropathy: a common and important clinical disorder. J Neurol Sci. 2004;227(1):119–30.
7. Brenaut E, Marcorelles P, Genestet S, Ménard D, Misery L. Pruritus: an underrecognized symptom of small-fiber neuropathies. J Am Acad Dermatol. 2015;72(2):328–32.
8. Lauria G, Bakkers M, Schmitz C, Lombardi R, Penza P, Devigili G, et al. Intraepidermal nerve fiber density at the distal leg: a worldwide normative reference study. J Peripher Nerv Syst JPNS. 2010;15(3):202–7.
9. Stumpf A, Ständer S. Neuropathic itch: diagnosis and management. Dermatol Ther. 2013;26(2):104–9.
10. Marziniak M, Pogatzki-Zahn M, Evers S. Other neurological causes of itch. In: Misery L, Stander S, editors. Pruritus. London Dordrecht Heidelberg New York: Springer; 2010. p. 163–6.
11. Misery L, Brenaut E, Le Garrec R, Abasq C, Genestet S, Marcorelles P, et al. Neuropathic pruritus. Nat Rev Neurol. 2014;10(7):408–16.
12. Oaklander AL. Common neuropathic itch syndromes. Acta Derm Venereol. 2012;92(2):118–25.
13. Kwatra SG, Stander S, Bernhard JD, Weisshaar E, Yosipovitch G. Brachioradial pruritus: a trigger for generalization of itch. J Am Acad Dermatol. 2013; 68(5):870–3.
14. Hovaguimian A, Gibbons CH. Diagnosis and treatment of pain in small-fiber neuropathy. Curr Pain Headache Rep. 2011;15(3):193–200.
15. Singleton JR, Bixby B, Russell JW, Feldman EL, Peltier A, Goldstein J, et al. The Utah early neuropathy scale: a sensitive clinical scale for early sensory predominant neuropathy. J Peripher Nerv Syst JPNS. 2008;13(3):218–27.
16. Bouhassira D, Attal N, Alchaar H, Boureau F, Brochet B, Bruxelle J, et al. Comparison of pain syndromes associated with nervous or somatic lesions and development of a new neuropathic pain diagnostic questionnaire (DN4). Pain. 2005;114(1–2):29–36.
17. Chong PST, Cros DP. Technology literature review: quantitative sensory testing. Muscle Nerve. 2004; 29(5):734–47.
18. Lauria G, Hsieh ST, Johansson O, Kennedy WR, Leger JM, Mellgren SI, et al. European Federation of Neurological Societies/Peripheral Nerve Society

Guideline on the use of skin biopsy in the diagnosis of small fiber neuropathy. Report of a joint task force of the European Federation of Neurological Societies and the Peripheral Nerve Society. Eur J Neurol Off J Eur Fed Neurol Soc. 2010;17(7):903–12, e44–9.

19. Sommer C, Lauria G. Skin biopsy in the management of peripheral neuropathy. Lancet Neurol. 2007;6(7):632–42.

20. Devigili G, Tugnoli V, Penza P, Camozzi F, Lombardi R, Melli G, et al. The diagnostic criteria for small fibre neuropathy: from symptoms to neuropathology. Brain J Neurol. 2008;131(Pt 7):1912–25.

21. Holland NR, Stocks A, Hauer P, Cornblath DR, Griffin JW, McArthur JC. Intraepidermal nerve fiber density in patients with painful sensory neuropathy. Neurology. 1997;48(3):708–11.

22. Lauria G, Morbin M, Lombardi R, Borgna M, Mazzoleni G, Sghirlanzoni A, et al. Axonal swellings predict the degeneration of epidermal nerve fibers in painful neuropathies. Neurology. 2003;61(5):631–6.

23. Hoeijmakers JGJ, Merkies ISJ, Gerrits MM, Waxman SG, Faber CG. Genetic aspects of sodium channelopathy in small fiber neuropathy. Clin Genet. 2012;82(4):351–8.

24. Casanova-Molla J, Morales M, Planas-Rigol E, Bosch A, Calvo M, Grau-Junyent JM, et al. Epidermal Langerhans cells in small fiber neuropathies. Pain. 2012;153(5):982–9.

25. Bakkers M, Faber CG, Hoeijmakers JGJ, Lauria G, Merkies ISJ. Small fibers, large impact: quality of life in small-fiber neuropathy. Muscle Nerve. 2014;49(3):329–36.

26. Ho TW, Backonja M, Ma J, Leibensperger H, Froman S, Polydefkis M. Efficient assessment of neuropathic pain drugs in patients with small fiber sensory neuropathies. Pain. 2009;141(1–2):19–24.

27. Chiang M-C, Tseng M-T, Pan C-L, Chao C-C, Hsieh S-T. Progress in the treatment of small fiber peripheral neuropathy. Expert Rev Neurother. 2015;15(3):305–13.

第33章 慢性肾病

Thomas Mettang

引言

尿毒症性瘙痒(uraemic pruritus),也称为慢性肾病相关瘙痒(chronic kidney disease associated pruritus,CKD-aP),在晚期和终末期肾衰患者中仍是一个常见且有时令人痛苦的问题[1]。肾脏专科医生常低估其患病率和疾病负担[2]。尽管人们尝试用多种方法来缓解患者的瘙痒症状,但总体效果有限。每当一种新的治疗方法被报道有效后,很快就有与之矛盾的报道发表;与此同时,患者和医生的情绪由兴奋又回到沮丧。新近重组人促红素[3,4]和纳曲酮[5,6]被用于尿毒症性瘙痒的治疗时就发生了这种情况。

对尿毒症性瘙痒的病理生理机制尚不完全清楚,是寻找有效疗法的主要障碍。而且,由于慢性肾病相关瘙痒在临床上存在很大的异质性,很难开展系统研究,因此有关本病的研究甚少。

慢性肾病相关瘙痒的临床特征

瘙痒的强度和范围随时间显著变化,而且慢性肾病患者在整个患病期间瘙痒程度的变化也很大。慢性肾病相关瘙痒的强度可从偶发不适到昼夜完全烦躁不安。最初,除了常见的皮肤颜色改变和肉眼可见的皮肤干燥外,尿毒症性瘙痒患者的皮肤外观没有任何变化。继发有伴随或不伴随脓疱的抓痕,偶见结节性痒疹(图 33-1a-c)。慢性肾病相关瘙痒受累范围存在个体差异:25%~50% 慢性肾病相关瘙痒患者表现为全身瘙痒[7,8],而其余的患者主要表现为背部、面部和动静脉内瘘侧上肢瘙痒[9]。德国一项最新的横断面研究(GEHIS)显示透析患者的慢性瘙痒常见部位是背部、腿部和头皮,而且在透析过程中和透析下机时瘙痒最严重[10]。另一项研究则显示只有 25% 的患者瘙痒严重程度与透析过程相关[9]。

慢性肾病相关瘙痒的诊断可能很困难。许多慢性肾病晚期(4~5 期)患者常合并其他疾病,如心血管疾病、糖尿病、慢性肝病或血液系统疾病,这些合并疾病本身或用于治疗这些疾病的药物都可能引起瘙痒。Hayani 等研究发现约 15% 的透析患者慢性瘙痒与过敏性疾病有关(结果来源于 GEHIS 研究,个人通讯)。一些患者的临床表现(部位、模式、瘙痒强度等)有助于这些患者的瘙痒分类,然而通常无法确诊慢性肾病性瘙痒,而且瘙痒的初始治疗方案也不得不根据可能的病因来制订。

慢性肾病相关瘙痒的患病率

虽然在透析治疗开始时慢性肾病相关瘙痒是一个非常常见的问题,但其发病率在过去的 20 年中似乎有所下降。在 19 世纪 70 年代初,Young 等报道慢性肾病相关瘙痒患病率约为 85%[11]。这一数字在 20 世纪 80 年代后期降至 50%~60%[12]。我们自己的一项研究显示,在德国的透析患者瘙痒患病率只有 22%[5]。然而在过去的几年里,已经发表的一些研究显示慢性肾病相关瘙痒患病率有增高趋势。Duque 等研究发现 58% 的年轻血透患者出现慢性肾病相关瘙痒[13];Narita 等同样发现近 70% 血透患者有慢性肾病相关瘙痒[14],此外,他们的研究还发现慢性肾病相关瘙痒可能是

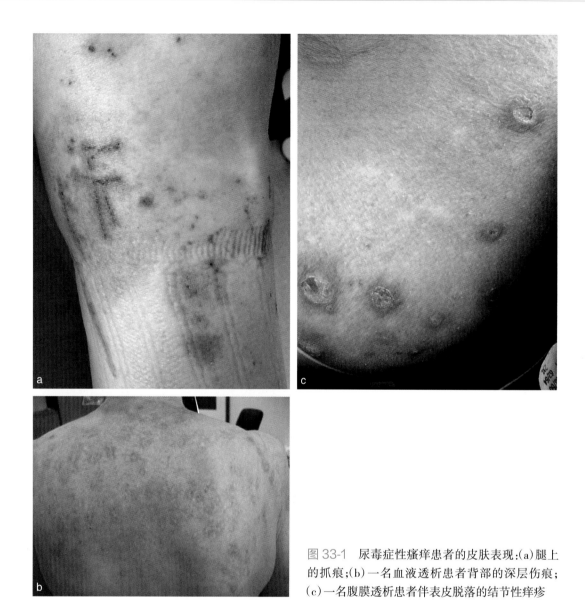

图 33-1 尿毒症性瘙痒患者的皮肤表现:(a)腿上的抓痕;(b)一名血液透析患者背部的深层伤痕;(c)一名腹膜透析患者伴表皮脱落的结节性痒疹

全因死亡率的一个独立危险因素。来自 DOPPS(透析结果和实践模式研究)这样大规模队列研究显示,透析患者中约 45% 的人罹患慢性肾病相关瘙痒[15]。一项近期发表的来自德国的横断面研究中,Weiss 等报道慢性瘙痒患病率显著降低(25%)[10]。

有趣的是,儿童在透析期间很少发生严重瘙痒。在一项纳入了全德国儿童透析中心共 199 名儿童的系统综述中,仅 9.1% 的儿童透析过程中主诉有瘙痒,而且瘙痒不是很严重[16](图 33-2)。

有关腹膜透析患者尿毒症性瘙痒患病率的数据甚少。然而,现可查询到的少数研究显示腹膜透析患者中瘙痒患病率和血液透析患者类似[14]。

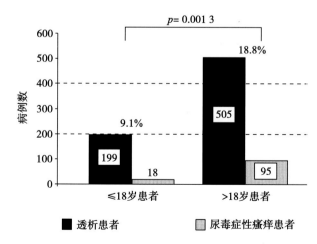

图 33-2 儿童(18 岁以下)和成年(大于 18 岁)透析患者的尿毒症性瘙痒患病率。儿童透析患者尿毒症性瘙痒患病率显著低于成年透析患者(卡方检验[16])

慢性肾病相关瘙痒的病理生理概念

在过去的 20 年,人们提出了许多不同的关于慢性肾病相关瘙痒的病理生理学假说,其中最著名的假说认为甲状旁腺激素是参与瘙痒发病的元凶,因为在严重甲状旁腺功能亢进患者中瘙痒最严重,而且行甲状旁腺切除治疗后瘙痒症状消失[17,18]。然而其后发表的研究未能证实这个理论[19]。相似的假说是磷酸钙晶体沉积,该假说认为高钙高磷血症患者形成的磷酸钙结晶(沉积于皮肤,译者注)是慢性肾病相关瘙痒发病的重要原因[20],但该假说未能被进一步证实。此外,研究发现尿毒症患者中钙结合蛋白水平降低与瘙痒症状并无相关性[21]。最近,有争论增生的肥大细胞分泌组胺是否可能引起慢性肾病相关瘙痒[22,23]。尽管在尿毒症性瘙痒患者体内发现肥大细胞释放的另一种物质——胰蛋白酶水平升高[23],但由于相互矛盾的结果[12,22,25],"组胺学说"未被采纳。目前,什么程度的皮肤结构改变才会对慢性肾病相关瘙痒的病理生理机制产生影响仍不清楚[26]。

皮肤干燥是透析患者的常见症状,有该症状的患者占 50%~100%[27],以下肢和前臂最常受累。有研究报道慢性肾病相关性瘙痒在皮肤干燥症患者中患病率更高、瘙痒程度更严重。虽然很多有明显皮肤干燥症的患者并不一定患有瘙痒,然而有干燥症的瘙痒患者通过保持皮肤湿润和水合有助于症状的改善。因此,皮肤干燥症可能加重慢性肾病相关性瘙痒患者的症状[27]。

"免疫假说"

结合一些观察和其他几项研究结果,越来越多的证据表明慢性肾病相关性瘙痒是全身性疾病而非孤立的皮肤疾病,促炎症反应模式的免疫系统紊乱可能与慢性肾病相关性瘙痒的发病机制有关。这一假说被来自几方面的证据所支持。

Gilchrest 等[28]研究显示相当多的患者接受中波紫外线(UVB)照射后慢性肾病相关性瘙痒症状得到缓解。即使 UVB 仅照射一半身体,也可以起到这种效果。这项观察带来的推论是:UVB 照射肯定有一种全身效应。有趣的是,已有研究显示 UVB 照射是 Th1 和 Th2 淋巴细胞分化的重要调节因素并减弱 Th1 的表达[29]。

有一些研究已经发现增加透析剂量可以改善慢性肾病相关瘙痒的症状[25]。因此,过去几十年慢性肾病相关瘙痒的发病率降低,这归因于透析方式的改善。对透析的充分关注以及广泛使用基于 kt/V 和肌酐清除率为指导的透析剂量调整可能降低了慢性肾病相关瘙痒的发病率。此外,透析效能随着大面积高通量透析膜和高生物相容性的合成生物膜(如聚砜膜和聚丙烯腈膜)的应用得到明显提高。这些新材料激活补体和白细胞的程度远低于传统的、生物相容性较低的材料(如铜纺膜),产生较少的促炎细胞因子[30]。

已有研究发现沙利度胺和他克莫司(软膏)至少在某种程度上治疗慢性肾病相关瘙痒是有效的[31,32]。目前作为免疫调节治疗移植物 - 宿主排斥反应的沙利度胺,通过抑制肿瘤坏死因子 α(TNF-α)的生成和抑制 Th1 细胞产生白介素 2(IL-2)从而导致主要向 Th2 淋巴细胞分化[33]。他克莫司也有类似的作用,抑制 Th1 淋巴细胞分化及后续 IL-2 的生成[34]。

肾移植后的患者在应用免疫抑制治疗中,包括环孢素治疗,即使肾功能基本丧失,也几乎不发生慢性肾病相关瘙痒[35]。所有这些观察结果表明免疫学机制在慢性肾病相关瘙痒的发病机制中起到重要作用。Virga 等在一项研究中发现血液透析患者中有慢性肾病相关瘙痒者血 C 反应蛋白(CRP)显著高于那些没有慢性肾病相关瘙痒的患者[36]。

由我们团队发起的一项多中心研究结果显示,与那些没有瘙痒症状的患者相比,慢性肾病相关瘙痒患者的 Th1 分化程度高。这一结果通过测定 CD4 细胞胞质内 TNF-α 水平得到证实。此外,慢性肾病相关瘙痒患者血液中 C 反应蛋白和白介素水平明显升高[37]。上述结果支持这个假设:炎症状态可能参与、至少伴随慢性肾病相关瘙痒。

"阿片类物质假说"

阿片能系统(opiodergic system)变化可能参与瘙痒的病理生理学机制,这一观点首先在胆汁瘀积性瘙痒(cholestatic itch)中被提出，并被多方面的证据所支持。首先，已知几个 μ- 阿片样受体激动剂可以诱发瘙痒，特别是中枢给药后[38,39]。其次，在动物研究中发现胆汁瘀积与阿片能紧张性增加有关[40,41]。再次，阿片拮抗剂可以成功治疗胆汁瘀积性瘙痒[42,43]。研究显示中枢神经系统的病理变化可能介导胆汁瘀积性瘙痒，这一假说被这些研究结果所支持：胆汁瘀积小鼠脑组织中 μ 受体全面下调[44]；患有慢性胆汁瘀积的患者口服阿片受体拮抗剂，可以出现阿片类戒断样综合征[45]。

阿片类拮抗剂用于治疗尿毒症性瘙痒患者基于这样的假设，即内源性阿片肽也可能参与尿毒症性瘙痒的发病。随后 Peer 等施行的一项安慰剂对照的临床试验显示，口服 μ 受体拮抗剂纳曲酮治疗严重的尿毒症性瘙痒患者，所有患者瘙痒的症状明显减轻[6]。

据推测，表达于真皮细胞和淋巴细胞的 κ- 阿片类受体激活可能抑制瘙痒的感觉。因此，当这些受体未被充分刺激或 μ- 受体过度表达时，患者可能遭受更严重的瘙痒[Hiroo Kumagai，个人通讯]。基于这个假设，κ- 受体激动剂(纳夫拉非，nalfurafine)被尝试用于治疗慢性肾病相关瘙痒(见治疗选择)。考虑到上述相互矛盾的结果，阿片类物质系统在慢性肾病相关瘙痒的病理生理学方面是否有重要作用有待确定。

治疗选择

正如前文所述，慢性肾病相关瘙痒的治疗选择甚少。最重要的治疗方法归纳如下：
- 局部治疗
- 加巴喷丁
- 全身应用 μ- 阿片样受体拮抗剂和 κ 受体激动剂
- 具有抗炎作用的药物
- 光疗
- 针刺疗法
- 其他

局部使用他克莫司和 γ- 亚麻酸软膏

每日局部使用保湿润肤剂是最基本的治疗。

尽管没有恰当的对照研究，在润肤剂中添加清凉物质如薄荷醇被认为可进一步提高止痒的效果。

如前文所述，特应性皮炎患者皮损处外用他克莫司软膏，病症完全或部分缓解[46]。在一项初步研究中，我们报道了 3 例腹膜透析伴严重慢性肾病相关瘙痒的患者，患者每日外用 0.03% 的他克莫司软膏涂抹瘙痒最明显的区域两次，共持续 7 日，结果显示慢性肾病相关瘙痒症状显著改善[31]。在一项循证研究中，Kuypers 等应用他克莫司软膏治疗 25 例患者持续 6 周大获成功[47]。近期一项双盲、安慰剂对照研究显示，22 例接受血透治疗的尿毒症性瘙痒患者，对照组和实验组患者瘙痒强度都减轻了 80%[48]，显示他克莫司和安慰剂(基质软膏)之间疗效并无差异，作者无法解释安慰剂为何有如此高比例的、出乎意料的改善瘙痒的作用。值得注意的是，这项研究中他克莫司组或安慰剂组均未发生严重的不良反应。

Chen 等[49]应用含高浓度 γ 亚麻酸和必需脂肪酸的软膏治疗 17 例严重慢性肾病相关瘙痒的患者，结果显示该治疗能减轻瘙痒，作者推测该治疗作用可能是因为作为前列腺素前体的 γ 亚油酸具有抗炎特性。

μ- 阿片样受体拮抗剂

我们使用 μ- 阿片样受体拮抗剂(μ-opioid receptor antagonist) ——纳曲酮(naltrexone)，对一组血液透析或腹膜透析伴持续的、难治性瘙痒的患者开展了一项安慰剂对照、双盲、交叉设计的临床研究。在 422 例患者中，93 例患者有瘙痒症状，最终 23 例纳入研究。患者开始连续使用纳曲酮(50mg/d)或者安慰剂持续 4 周。每日通过视觉模拟量表(visual analogue scale，VAS)评估瘙痒严重程度，并每周进行一次详细评分[5]。

23 名患者中的 16 名患者完成了该研究。治疗期间，纳曲酮组瘙痒程度视觉模拟评分下降了 29.2%，每周评分下降了 17.6%；安慰剂组瘙痒程度视觉模拟评分下降了 16.9%，每周评分下降了 22.3%。纳曲酮和安慰剂组之间没有统计学意义。23 名患者中有 9 名患者在纳曲酮治疗期间出现了胃肠道副反应，而仅有 1 例患者在安慰剂治疗期间出现胃肠道副反应($P<0.005$)[5]。

Peer 等[6]的研究结果与我们的结果明显矛盾。

两项研究都是随机、安慰剂对照、双盲、交叉设计，而且不能从患者依从性、纳曲酮剂量方面来解释这种差异。两项研究仅仅在患者瘙痒严重程度方面存在差异。Peer 等主要关注瘙痒最严重的患者（平均 VAS 为 10），而我们的研究关注的是中等强度的瘙痒患者（平均 VAS 为 6）。该差异和其他因素，例如透析治疗模式、透析器材料、不同的生活方式、饮食习惯和环境因素，都可能是导致研究结果矛盾的原因。

κ- 阿片样受体激动剂

由于 κ- 阿片样受体主要介导 μ- 受体拮抗作用，而且 κ- 受体激动剂可抑制吗啡诱导的瘙痒，因此推测该物质能缓解瘙痒，其机制可能是通过抑制第一神经元传递的瘙痒冲动而作用于脊髓水平。

纳夫拉非

纳夫拉非（nalfurafine）是一种高选择性 κ- 阿片样受体激动剂。对总共 144 名患有慢性肾病相关瘙痒的血液透析患者进行的两项随机双盲和安慰剂对照研究的荟萃分析证实纳夫拉非有止痒作用。在这两项研究中，纳夫拉非通过血液透析途径给药，每周 3 次，共四周，可以证明纳夫拉非具有中等但显著的止痒作用[50]。在另一项随机、前瞻性、安慰剂对照的Ⅲ期临床研究中[51]，共 337 名血液透析伴瘙痒的患者每日口服盐酸纳夫拉非 $2.5\mu g$ 或 $5\mu g$，共 2 周，通过 VAS（0~100mm）评价瘙痒严重程度，使用纳夫拉非治疗 7 日后 VAS 分别降低 22（$5\mu g$）和 23（$2.5\mu g$）mm，而安慰剂对照组仅下降 13mm。然而与安慰剂组（16.2%）相比，纳夫拉非治疗组的药物不良反应（尤其是失眠）发生率明显高（$5\mu g$ 组为 35.1%，$2.5\mu g$ 组为 25%），而且，一旦停止治疗，药物的效果就会快速消失。

布托啡诺

布托啡诺（butorphenol）一种兼具 κ 受体激动和 μ 受体拮抗特性的药物——在慢性肾病相关瘙痒中的治疗作用仍有待阐明。Dwan 和 Yosipovitch 在"顽固性瘙痒"患者中使用该药物，结果令人满意[52]。

加巴喷丁和普瑞巴林

加巴喷丁是一种抗惊厥和作用于中枢的钙离子阻滞剂，已被证明可对神经性疼痛患者发挥疼痛调节作用。在 Gunal 等人的一项研究中，25 名接受血液透析的 CKD 相关瘙痒的患者口服加巴喷丁 300mg，每周 3 次，持续 4 周，具有安全且高效的减轻瘙痒作用。经过四周治疗，VAS 评分瘙痒从 8.4 降至 1.2[53]。另一项双盲、对照、交叉设计的研究纳入 34 名患者，口服加巴喷丁 100mg，每周 3 次，得到了类似的结果[54]。由于该药物耐受性很好，如果局部治疗无效，应将其视为治疗慢性肾病相关瘙痒的有效手段。

有一些报道称普瑞巴林可以减轻慢性肾病相关瘙痒。近期的一项试验对比研究了普瑞巴林（75mg，每周 2 次）、昂丹司琼、安慰剂的效果，普瑞巴林可以显著减轻瘙痒，而昂丹司琼或安慰剂没有显著效果[55]。另一篇论文认为，由于普瑞巴林良好的疗效和耐受性，对于加巴喷丁治疗反应差或不能耐受的透析患者可以转用普瑞巴林治疗[56]。

己酮可可碱

有研究提示慢性肾病相关瘙痒是由全身性微炎症介导的，我们研究了己酮可可碱在 7 例血液透析患者中的应用，这些慢性肾病相关瘙痒的患者对加巴喷丁或紫外线 B 光疗法治疗无反应。己酮可可碱是一种弱的肿瘤坏死因子 α（TNF-α）抑制剂，静脉注射 600mg，每周 3 次（每次透析结束时给药），持续 4 周。那些对其他药物没有响应的患者瘙痒几乎完全消失，而且在停止该治疗后这一作用持续至少 4 周。然而，由于治疗相关或无关的健康问题，4 名患者停止了治疗[57]。考虑到该药物在所选剂量下耐受性仅为中等，这种方法可能仅建议用于严重的难治性瘙痒。

沙利度胺

沙利度胺是目前用于移植物抗宿主反应和多发性骨髓瘤患者的免疫调节剂，抑制 TNF-α 的产生,因此可以治疗慢性肾病相关瘙痒[32]。一项安慰剂对照、交叉设计、随机双盲的研究显示,大约55%的难治性尿毒症瘙痒患者应用沙利度胺治疗后瘙痒症状有改善。除了抑制 TNF-α 外,中枢缓解作用可能是止痒有效的原因。

光疗法

一系列研究已证实光疗法治疗慢性肾病相关瘙痒的有效性,特别是宽谱 UVB 照射治疗。根据 Tan 等的一项荟萃分析提示,最有希望的疗法是 UVB 照射,而 UVA 似乎没有效果[58]。

最近的研究表明,窄谱 UVB 照射的副作用较少,治疗与使用宽谱 UVB 治疗一样有效。然而,在较新的研究中,无法验证窄谱 UVB 照射的有效性[59]。UVB 照射和长期全身免疫抑制后是否会导致皮肤恶性肿瘤的风险仍然存在争议,特别是在患有晚期疾病的免疫功能低下患者或计划在肾移植后接受免疫抑制治疗的患者中。因此,在开展 UVB 治疗前,应仔细评估患者。

针刺疗法

治疗慢性肾病相关瘙痒一个有趣的方法是针刺法。在 Duo 等开展的一项盲法研究中,对 6 名血液透析患者进行电针或假电刺激,评分法显示针刺治疗的患者瘙痒减轻率显著高于给予假电刺激的患者[60]。在另一项研究中,40 例慢性肾病相关瘙痒的患者接受针刺疗法,针刺曲池穴(LI11)或其他同侧 2cm 的非穴位处,每周 3 次,持续 1 个月。利用评分法观察瘙痒严重程度和范围、睡眠障碍的改善情况,研究发现在正确穴位进行针刺治疗的患者治疗结束时瘙痒显著减轻,最大值下降了 45 分[开始时、第 4 周、第 12 周后的值分别是 (38.3 ± 4.3) 分、(17.3 ± 5.5) 分、(16.5 ± 4.9) 分][61]。鉴于上述结果,针刺疗法至少在有经验的人手中可能是治疗慢性肾病相关瘙痒的有用工具。

总结

慢性肾病相关瘙痒的治疗仍然令人沮丧,挑战仍持续存在。除了局部治疗,加巴喷丁、免疫调节药物和 κ- 受体激动剂可能对严重瘙痒患者有帮助。在治疗方式选择上建议采用阶梯式策略,只要可能,应该首先从最安全、最有效的药物开始治疗。在极度严重患者,只要符合肾移植条件,可以将该患者列为"高度紧急"类以缩短他们等待肾移植的时间。多数情况下,成功的肾移植会彻底消除患者慢性肾病相关瘙痒[35]。表 33-1 归纳了可用于慢性肾病相关瘙痒的可选治疗手段。

表 33-1 慢性肾病相关瘙痒的治疗方法

	药物	剂量	注意事项	证据级别
选择 1	加巴喷丁	50~100mg/d,po	肾脏清除减少,相应降低剂量 无相互作用	I A
选择 2	普瑞巴林	2 × 75mg/ 周,po	肾脏清除减少,相应降低剂量 无相互作用	I B
选择 3	纳曲酮	50mg/d	类似戒断症状:谨慎增加剂量;疼痛、定向障碍	II b B
选择 4	纳夫拉非	2.5~5.0mg/d	在欧洲暂时未上市 睡眠障碍、恶心	I B
选择 5	光疗法和局部治疗(见正文)		其他全身治疗的补充	II b A-II b C

(翻译:李昌斌　审校:冰寒)

参考文献

1. Mettang T, Kremer AE. Uremic pruritus. Kidney Int. 2015;87(4):685–91.

2. Weisshaar E, Matterne U, Mettang T. How do nephrologists in haemodialysis units consider the symptom of itch? Results of a survey in Germany. Nephrol Dial Transplant Off Publ Eur Dial Transplant Assoc Eur Renal Assoc. 2009;24(4):1328–30.

3. Balaskas EV, Uldall RP. Erythropoietin treatment does not improve uremic pruritus. Perit Dial Int. 1992;12(3):330–1.

4. De Marchi S, Cecchin E, Villalta D, Sepiacci G, Santini G, Bartoli E. Relief of pruritus and decreases in plasma histamine concentrations during erythropoietin therapy in patients with uremia. N Engl J Med. 1992;326(15):969–74.

5. Pauli-Magnus C, Mikus G, Alscher DM, Kirschner T, Nagel W, Gugeler N, et al. Naltrexone does not relieve uremic pruritus: results of a randomized, double-blind, placebo-controlled crossover study. J Am Soc Nephrol JASN. 2000;11(3):514–9.

6. Peer G, Kivity S, Agami O, Fireman E, Silverberg D, Blum M, et al. Randomised crossover trial of naltrexone in uraemic pruritus. Lancet. 1996;348(9041):1552–4.

7. Ponticelli C, Bencini PL. Uremic pruritus: a review. Nephron. 1992;60(1):1–5.

8. Morvay M, Marghescu S. Skin changes in hemodialysis patients. Med Klin (Munich). 1988;83(16):507–10.

9. Gilchrest BA, Stern RS, Steinman TI, Brown RS, Arndt KA, Anderson WW. Clinical features of pruritus among patients undergoing maintenance hemodialysis. Arch Dermatol. 1982;118(3):154–6.

10. Weiss M, Mettang T, Tschulena U, Passlick-Deetjen J, Weisshaar E. Prevalence of chronic itch and associated factors in haemodialysis patients: a representative cross-sectional study. Acta Derm Venereol. 2015;95(7):816–21.

11. Young Jr AW, Sweeney EW, David DS, Cheigh J, Hochgelerenl EL, Sakai S, et al. Dermatologic evaluation of pruritus in patients on hemodialysis. N Y State J Med. 1973;73(22):2670–4.

12. Mettang T, Fritz P, Weber J, Machleidt C, Hubel E, Kuhlmann U. Uremic pruritus in patients on hemodialysis or continuous ambulatory peritoneal dialysis (CAPD). The role of plasma histamine and skin mast cells. Clin Nephrol. 1990;34(3):136–41.

13. Duque MI, Thevarajah S, Chan YH, Tuttle AB, Freedman BI, Yosipovitch G. Uremic pruritus is associated with higher kt/V and serum calcium concentration. Clin Nephrol. 2006;66(3):184–91.

14. Narita I, Alchi B, Omori K, Sato F, Ajiro J, Saga D, et al. Etiology and prognostic significance of severe uremic pruritus in chronic hemodialysis patients. Kidney Int. 2006;69(9):1626–32.

15. Pisoni RL, Wikstrom B, Elder SJ, Akizawa T, Asano Y, Keen ML, et al. Pruritus in haemodialysis patients: international results from the Dialysis Outcomes and Practice Patterns Study (DOPPS). Nephrol Dial Transplant. 2006;21(12):3495–505.

16. Schwab M, Mikus G, Mettang T, Pauli-Magnus C, Kuhlmann U. Urämischer Pruritus im Kindes- und Jugendalter. Monatszeitschrift Kinderheilkunde. 1999;137:232.

17. Hampers CL, Katz AI, Wilson RE, Merrill JP. Disappearance of "uremic" itching after subtotal parathyroidectomy. N Engl J Med. 1968;279(13):695–7.

18. Massry SG, Popovtzer MM, Coburn JW, Makoff DL, Maxwell MH, Kleeman CR. Intractable pruritus as a manifestation of secondary hyperparathyroidism in uremia. Disappearance of itching after sub total parathyroidectomy. N Engl J Med. 1968;279(13):697–700.

19. Stahle-Backdahl M, Hagermark O, Lins LE, Torring O, Hilliges M, Johansson O. Experimental and immunohistochemical studies on the possible role of parathyroid hormone in uraemic pruritus. J Intern Med. 1989;225(6):411–5.

20. Blachley JD, Blankenship DM, Menter A, Parker III TF, Knochel JP. Uremic pruritus: skin divalent ion content and response to ultraviolet phototherapy. Am J Kidney Dis. 1985;5(5):237–41.

21. Mettang T, Matterne U, Roth HJ, Weisshaar E. Lacking evidence for calcium-binding protein fetuin-A to be linked with chronic kidney disease-related pruritus (CKD-rP). NDT Plus. 2010;3(1):104–5.

22. Dimkovic N, Djukanovic L, Radmilovic A, Bojic P, Juloski T. Uremic pruritus and skin mast cells. Nephron. 1992;61(1):5–9.

23. Stockenhuber F, Kurz RW, Sertl K, Grimm G, Balcke P. Increased plasma histamine levels in uraemic pruritus. Clin Sci (Lond). 1990;79(5):477–82.

24. Dugas-Breit S, Schopf P, Dugas M, Schiffl H, Rueff F, Przybilla B. Baseline serum levels of mast cell tryptase are raised in hemodialysis patients and associated with severity of pruritus. J Dtsch Dermatol Ges. 2005;3(5):343–7.

25. Hiroshige K, Kabashima N, Takasugi M, Kuroiwa A. Optimal dialysis improves uremic pruritus. Am J Kidney Dis. 1995;25(3):413–9.

26. Yosipovitch G, Duque MI, Patel TS, Ishiuji Y, Guzman-Sanchez DA, Dawn AG, et al. Skin barrier structure and function and their relationship to pruritus in end-stage renal disease. Nephrol Dial Transplant. 2007;22(11):3268–72.

27. Szepietowski JC, Reich A, Schwartz RA. Uraemic xerosis. Nephrol Dial Transplant. 2004;19(11):2709–12.

28. Gilchrest BA, Rowe JW, Brown RS, Steinman TI, Arndt KA. Ultraviolet phototherapy of uremic pruritus. Long-term results and possible mechanism of action. Ann Intern Med. 1979;91(1):17–21.

29. Garssen J, Vandebriel RJ, de Gruijl FR, Wolvers DA, van Dijk M, Fluitman A, et al. UVB exposure-induced systemic modulation of Th1- and Th2-mediated immune responses. Immunology. 1999;97(3):506–14.

30. Rousseau Y, Haeffner-Cavaillon N, Poignet JL, Meyrier A, Carreno MP. In vivo intracellular cytokine production by leukocytes during haemodialysis. Cytokine. 2000;12(5):506–17.

31. Pauli-Magnus C, Klumpp S, Alscher DM, Kuhlmann U, Mettang T. Short-term efficacy of tacrolimus ointment in severe uremic pruritus. Perit Dial Int J Int Soc Perit Dial. 2000;20(6):802–3.

32. Silva SR, Viana PC, Lugon NV, Hoette M, Ruzany F, Lugon JR. Thalidomide for the treatment of uremic pruritus: a crossover randomized double-blind trial. Nephron. 1994;67(3):270–3.

33. McHugh SM, Rifkin IR, Deighton J, Wilson AB, Lachmann PJ, Lockwood CM, et al. The immunosuppressive drug thalidomide induces T helper cell type 2

(Th2) and concomitantly inhibits Th1 cytokine production in mitogen- and antigen-stimulated human peripheral blood mononuclear cell cultures. Clin Exp Immunol. 1995;99(2):160–7.

34. Suthanthiran M, Strom TB. Renal transplantation. N Engl J Med. 1994;331(6):365–76.

35. Altmeyer P, Kachel HG, Schafer G, Fassbinder W. Normalization of uremic skin changes following kidney transplantation. Hautarzt. 1986;37(4):217–21.

36. Virga G, Visentin I, La Milia V, Bonadonna A. Inflammation and pruritus in haemodialysis patients. Nephrol Dial Transplant. 2002;17(12):2164–9.

37. Kimmel M, Alscher DM, Dunst R, Braun N, Machleidt C, Kiefer T, et al. The role of micro-inflammation in the pathogenesis of uraemic pruritus in haemodialysis patients. Nephrol Dial Transplant. 2006;21(3):749–55.

38. Cousins MJ, Mather LE. Intrathecal and epidural administration of opioids. Anesthesiology. 1984;61(3):276–310.

39. Reiz S, Westberg M. Side-effects of epidural morphine. Lancet (London, England). 1980;2(8187):203–4.

40. Bergasa NV, Jones EA. The pruritus of cholestasis: potential pathogenic and therapeutic implications of opioids. Gastroenterology. 1995;108(5):1582–8.

41. Bergasa NV, Alling DW, Vergalla J, Jones EA. Cholestasis in the male rat is associated with naloxone-reversible antinociception. J Hepatol. 1994;20(1):85–90.

42. Bergasa NV, Alling DW, Talbot TL, Wells MC, Jones EA. Oral nalmefene therapy reduces scratching activity due to the pruritus of cholestasis: a controlled study. J Am Acad Dermatol. 1999;41(3 Pt 1):431–4.

43. Bergasa NV, Alling DW, Talbot TL, Swain MG, Yurdaydin C, Turner ML, et al. Effects of naloxone infusions in patients with the pruritus of cholestasis. A double-blind, randomized, controlled trial. Ann Intern Med. 1995;123(3):161–7.

44. Bergasa NV, Rothman RB, Vergalla J, Xu H, Swain MG, Jones EA. Central mu-opioid receptors are down-regulated in a rat model of cholestasis. J Hepatol. 1992;15(1–2):220–4.

45. Thornton JR, Losowsky MS. Opioid peptides and primary biliary cirrhosis. BMJ (Clinical Research Ed). 1988;297(6662):1501–4.

46. Gianni LM, Sulli MM. Topical tacrolimus in the treatment of atopic dermatitis. Ann Pharmacother. 2001;35(7–8):943–6.

47. Kuypers DR, Claes K, Evenepoel P, Maes B, Vanrenterghem Y. A prospective proof of concept study of the efficacy of tacrolimus ointment on uraemic pruritus (UP) in patients on chronic dialysis therapy. Nephrol Dial Transplant. 2004;19(7):1895–901.

48. Duque MI, Yosipovitch G, Fleischer Jr AB, Willard J, Freedman BI. Lack of efficacy of tacrolimus ointment 0.1 % for treatment of hemodialysis-related pruritus: a randomized, double-blind, vehicle-controlled study. J Am Acad Dermatol. 2005;52(3 Pt 1):519–21.

49. Chen YC, Chiu WT, Wu MS. Therapeutic effect of topical gamma-linolenic acid on refractory uremic pruritus. Am J Kidney Dis. 2006;48(1):69–76.

50. Wikstrom B, Gellert R, Ladefoged SD, Danda Y, Akai M, Ide K, et al. Kappa-opioid system in uremic pruritus: multicenter, randomized, double-blind, placebo-controlled clinical studies. J Am Soc Nephrol. 2005;16(12):3742–7.

51. Kumagai H, Ebata T, Takamori K, Muramatsu T, Nakamoto H, Suzuki H. Effect of a novel kappa-receptor agonist, nalfurafine hydrochloride, on severe itch in 337 haemodialysis patients: a Phase III, randomized, double-blind, placebo-controlled study. Nephrol Dial Transplant. 2010;25(4):1251–7.

52. Dawn AG, Yosipovitch G. Butorphanol for treatment of intractable pruritus. J Am Acad Dermatol. 2006;54(3):527–31.

53. Gunal AI, Ozalp G, Yoldas TK, Gunal SY, Kirciman E, Celiker H. Gabapentin therapy for pruritus in haemodialysis patients: a randomized, placebo-controlled, double-blind trial. Nephrol Dial Transplant. 2004;19(12):3137–9.

54. Razeghi E, Eskandari D, Ganji MR, Meysamie AP, Togha M, Khashayar P. Gabapentin and uremic pruritus in hemodialysis patients. Ren Fail. 2009;31(2):85–90.

55. Yue J, Jiao S, Xiao Y, Ren W, Zhao T, Meng J. Comparison of pregabalin with ondansetron in treatment of uraemic pruritus in dialysis patients: a prospective, randomized, double-blind study. Int Urol Nephrol. 2015;47(1):161–7.

56. Rayner H, Baharani J, Smith S, Suresh V, Dasgupta I. Uraemic pruritus: relief of itching by Gabapentin and Pregabalin. Nephron Clin Pract. 2013;122(3–4):75–9.

57. Mettang T, Krumme B, Bohler J, Roeckel A. Pentoxifylline as treatment for uraemic pruritus – an addition to the weak armentarium for a common clinical symptom? Nephrol Dial Transplant. 2007;22(9):2727–8.

58. Tan JK, Haberman HF, Coldman AJ. Identifying effective treatments for uremic pruritus. J Am Acad Dermatol. 1991;25(5 Pt 1):811–8.

59. Ko M, Yang J, Wu H, Hu F, Chen S, Tsai P, et al. Narrowband ultraviolet B phototherapy for patients with refractory uraemic pruritus: a randomized controlled trial. Br J Dermatol. 2011;165(3):633–9.

60. Duo LJ. Electrical needle therapy of uremic pruritus. Nephron. 1987;47(3):179–83.

61. Che-Yi C, Wen CY, Min-Tsung K, Chiu-Ching H. Acupuncture in haemodialysis patients at the Quchi (LI11) acupoint for refractory uraemic pruritus. Nephrol Dial Transplant. 2005;20(9):1912–5.

第34章 肝胆疾病

Wiebke Pirschel and Andreas E. Kremer

缩略语

5-HT,5- 羟色胺（血清素,serotonin）

ATX,自分泌运动因子（autotaxin）

CAR,结构性雄烷受体（constitutive androstane receptor）

CYP3A4,细胞色素 P450 单氧化酶,即 3A4（cytochrome P450 monooxygenases）

DCA,脱氧胆酸（deoxycholic acid）

ENPP,外核苷酸焦磷酸酶（ectonucleotide pyrophosphatase）

FXR,法尼酯 X 受体（farnesoid x receptor）

GPCR,G 蛋白耦联受体（G protein coupled receptor）

ICP,妊娠期肝内胆汁瘀积（intrahepatic cholestasis of pregnancy）

LCA,石胆酸（lithocholic acid）

LPA,溶血磷脂酸（lysophosphatidic acid）

MARS,分子吸附再循环系统（molecular adsorbent recirculating system）

（N)AFLD,（非）酒精性肝病[（non-)alcoholic fatty liver disease]

（N)ASH,（非）酒精性脂肪性肝炎[（non-)alcoholic steatohepatitis]

OCA,奥贝胆酸（obeticholic acid）

PAR2,蛋白酶激活受体 2（protease-activated receptor 2）

PBC,原发性胆汁性胆管炎（primary biliary cholangitis）

PSC,原发性硬化性胆管炎（primary sclerosing cholangitis）

PXR,孕烷 X 受体（pregnane X receptor）

QoL,生活质量（quality of life）

UDCA,熊去氧胆酸（ursodeoxycholic acid）

UV-B,中波紫外线（UVB）（ultraviolet light B）

引言

瘙痒可有严重的破坏性,可以是各种皮肤病和系统性疾病的症状[64,95,132],但也可以由药物引发,例如抗疟疾药氯喹或作为填充剂的羟乙基淀粉[105]。抗组胺药物对此类瘙痒无效,说明这些瘙痒并不依赖于组胺通路。慢性瘙痒是指病程长于 6 周的情况,许多情况是肝胆疾病的伴随症状,特别是胆汁瘀积性疾病[19,35,66,76]。此处所指的胆汁瘀积,可以是肝细胞分泌障碍引起的细胞胆汁瘀积,也可以是肝内胆管损伤所致的胆道胆汁瘀积,或者肝内或肝外胆道阻塞引起的胆道胆汁瘀积（表 34-1)[35,63]。本章重点讲述目前对于胆汁瘀积性瘙痒的了解,并总结有关循证和实验性的干预措施。

表 34-1　与瘙痒有关的肝胆疾病

	疾病
肝细胞胆汁淤积	妊娠期肝内胆汁瘀积
	雌激素、黄体酮或睾丸激素引起的胆汁瘀积
	毒素或其他药物引起的肝细胞胆汁瘀积
	良性复发肝内胆汁瘀积症
	进行性家族性肝内胆汁瘀积 1 型和 2 型
	慢性丙型肝炎

续表

疾病	
胆管细胞胆汁淤积	原发性胆管炎
	原发性和继发性硬化性胆管炎
	结节病
	ABCB4 缺陷(包括 PFIC3)
	AAlagille 综合征
	药物性小胆管病变
阻塞性胆汁淤积	胆石症
	原发性和继发性硬化性胆管炎
	IgG4 相关的胆管炎
	胆道闭锁
	良性胆管腺瘤
	胆小胆管癌
	肺门淋巴结病
	胰头癌

临床表现

不同肝胆疾病发生胆汁瘀积性瘙痒的患病率差异相当大。作为诊断性症状[40],妊娠期肝内胆汁瘀积(intrahepatic cholestasis of pregnancy,ICP)瘙痒是 25%~80% 的慢性瘀胆型肝脏疾病患者的首要症状,这类慢性瘀胆型肝脏疾病包括原发性胆汁性胆管炎(primary biliary cholangitis,PBC)和原发性硬化性胆管炎(primary sclerosing cholangitis,PSC),80% 的患者病程中的某一时刻都会发生瘙痒[13,51,62,110]。瘙痒在梗阻性胆汁瘀积症中较少见,据报道有 16% 的良性胆道阻塞(如胆总管结石)患者和高达 45% 的恶性阻塞(如胰头癌)患者会出现瘙痒[82]。慢性丙型肝炎病毒感染患者瘙痒的比例为 5%~15%[22,27,30],而慢性乙型肝、肠外营养诱发的胆汁阻塞、胆汁错构瘤、Caroli 综合征、先天性肝纤维化、酒精和(非)酒精性肝病[(N)AFLD]、酒精或(非)酒精性脂肪性肝炎[(N)ASH]即使存在胆汁瘀积,也很罕有瘙痒[19,41]。

除疲劳外,慢性瘙痒是肝胆疾病患者的主要问题,可显著降低患者的生活质量(QoL)[83]。瘙痒程度可能轻微,也可能会难以忍受,但确实会限制一些患者的日常生活活动,导致严重的睡眠剥夺、疲倦、情绪低落,甚至有自杀倾向。极少数情况下,顽固性瘙痒甚至可能成为肝移植的主要指标[36,37,49,89]。

胆汁瘀积性瘙痒的特点是有昼夜节律,患者在夜间和夜间早期的瘙痒程度最高[63],但需要指出的是,慢性瘙痒一般随夜间温度的升高而加重。在免疫性肝胆疾病中,瘙痒的易感部位是四肢,尤其是手掌和脚掌[13,100],尽管也有许多患者报告了全身性瘙痒。有些患者可能报告说抓挠几乎不能减轻瘙痒,还伴随着其他感觉,如刺痛和灼烧感。女性患者通常报告在月经周期前黄体酮期、妊娠晚期和激素替代治疗期间瘙痒加剧[9,63]。针对 335 例 PBC 患者的多因素分析发现,血清碱性磷酸酶和 Mayo 风险评分是瘙痒发生的独立指标[118]。Mayo 风险评分来自一个包含临床变量的方程,包括患者年龄、血清总胆红素、白蛋白、凝血酶原时间以及有无水肿或腹水。

与皮肤疾病(如特应性皮炎或银屑病)的瘙痒症相比,胆汁瘀积症患者没有可见的原发皮损。然而,剧烈的抓挠活动可能会导致继发性皮损,如皮肤抓痕和结节性痒疹[115]。虽然继发性皮损可能很难与原发皮肤病变区分开来,但如果没有使用抓挠工具,所谓的"蝴蝶征"可表明慢性瘙痒的原因并非源自皮肤。这种症状是指患者上半身背部很难用手接触到的、未受累的皮肤。此外,典型的(主要是晚期)慢性肝脏疾病的皮肤体征,如黄疸、蜘蛛痣、手掌红斑或灰指甲,可能有助于确定潜在的病因。

病理

近年来,对于啮齿动物急性和慢性瘙痒信号转导的受体和通路的认识加深了许多[26,69,70,81]。相比之下,人类皮肤瘙痒的潜在配体和受体在大多皮肤病和全身疾病中仍不明了[133]。同样,在很长一段时间里,肝胆系统疾病中瘙痒症的发病机制在很大程度上仍然会扑朔迷离。过去,尽管证据有限,各种物质(如组胺、5-羟色胺、胆盐、内源性阿片类物质和黄体酮代谢物)都被认为是潜在的胆汁瘀积致痒源。因此,也很可能说明这些物质并不是直接的神经元激活分子,但可能调节或敏化感觉神经元,从而增强瘙痒感觉。读者可以参考以前的综述[10,66]，以了解支持或反对这些物质的详细理由。直到最近，我们才发现溶血磷脂酸（LPA）是一种强大的神经元激活物质，在胆汁瘀积症中是潜在的致痒源[65]。胆汁瘀积性瘙痒的详细分子机制仍有待阐明。

胆盐

胆盐在胆汁瘀积期间会在机体内积累。健康人皮内注射超病理生理学水平的高浓度胆盐，可诱导瘙痒[60]。阴离子交换树脂可以与胆盐在肠腔内结合（当然也可以结合许多其他物质），从而改善皮肤瘙痒[33]。对于有些顽固性瘙痒的患者，进行大胆管狭窄扩张或鼻胆管引流后，瘙痒在数小时内就能迅速消退。由此可见，胆汁瘀积性瘙痒的原因可能是由全身循环和周围组织中胆盐浓度升高[54]。

然而，许多观察结果不支持胆盐在诱发瘙痒的观点，如：①并非每位胆汁瘀积性肝病患者和胆盐血浆浓度升高的患者都有瘙痒症状[87]；②最常见的慢性瘀胆型肝病——原发性胆汁瘀积性相关的瘙痒可见于多至80%的患者，但瘙痒与胆汁瘀积的程度和疾病的阶段无关，甚至在患者血清和外周组织中胆盐达到最高水平时，瘙痒消失；③尽管胆汁瘀积和胆盐水平持续升高，但瘙痒症状仍可改善[87,115]；④瘙痒的严重程度与循环和皮肤中胆盐浓度之间没有相关性[7,39,42]；⑤鼻胆管引流术后，PBC患者血清中胆酸盐水平基本不变，但瘙痒明显改善；⑥考来烯胺和降脂树脂Ⅱ号（colestipol）等阴离子交换树脂不仅能改善胆汁瘀积性肝病患者的瘙痒感，还能改善慢性肾衰竭和红细胞增多症患者的瘙痒感，而这些患者的瘙痒感与胆盐浓度升高无关。

胆盐通过核转录因子法尼酯X受体（farnesoid X receptor，FXR）或跨膜G蛋白耦联受体TGR5介导其作用[108]。通过与这些受体结合，胆盐能激活复杂的转录网络和细胞内级联信号通路。已证明在不同的病理生理状态下（包括胆汁瘀积、肝纤维化、非酒精性脂肪性肝炎和肝细胞性肝癌），FXR的激活具有多种有益的作用[86,124]。半合成的奥贝胆盐（obeticholate，即6-乙基鹅去氧胆酸，6-ethyl-chenodeoxycholate，OCA）是一种具有选择性的FXR配体，目前正在对患者进行几项临床试验研究。该药物在原发性胆道胆管炎中具有良好的抗胆汁瘀积作用，在非酒精性脂肪性肝炎中具有抗炎和抗纤维化作用，但在高剂量时尤其容易引起瘙痒[86]。然而，其机制仍不清楚。

最近的研究结果表明，TGR5可能在胆盐介导的瘙痒中发挥作用[3]。TGR5在肺、肝、胆囊等多种组织中均有表达，在小鼠背根神经节的肽能神经上也有表达[3]。事实上，皮内注射高浓度的去氧胆酸盐（deoxycholate，DCA）和石胆酸盐（lithocholate，LCA）可引起正常小鼠抓挠行为，在TGR5基因高阶小鼠中减弱，在TGR5转基因小鼠中升高[3]。同一课题组的研究表明，这些胆盐通过偶合瞬时受体电位受体锚蛋白1（transient receptor potential receptor ankyrin 1，TRPA1）激活神经元[74]。然而，胆盐的浓度在体外激活感觉神经元或在体内引发抓挠行为所需的水平远远超过胆汁瘀积性疾病，如在PBC或ICP中的水平。但不能排除某一亚群胆酸盐或其代谢物可直接或间接引起瘙痒，且这些代谢物的浓度与胆汁瘀积程度及空腹总血清胆汁酸浓度无关。总之，无论如何，胆盐在引起胆汁瘀积性瘙痒中的关键作用的证据很薄弱。

黄体酮代谢物

妊娠期肝内胆汁瘀积（intrahepatic cholestasis of pregnancy，ICP）是一种妊娠期特有的胆汁瘀积障碍，在妊娠后6个月，伴随着黄体酮代谢物和胆盐的增加，瘙痒出现[106]。有趣的是，使用熊去氧胆酸（ursodeoxycholic acid，UDCA）之前和之后，ICP患者中只有尿中黄体酮代谢物的水平与瘙痒的强度相关，没有一种胆盐代谢物显示出类似的相关性。此外，最近的研究表明，ICP患者与正常孕妇相比，血清中黄体酮的代谢物硫酸别孕烷二醇（5β-pregnan-3α,-20α-diol-3-sulfate）水平显著升高，而且与瘙痒强度相关[1]。此外，该物质在体外可以激活TGR5，在体内可以引起TGR5敲除小鼠的抓痒行为。因此，至少在ICP中，硫酸黄体酮类应作为瘙痒的潜在诱因进行进一步研究。

组胺

组胺是过敏反应的关键介质，也是强效致痒原。由于组胺水平在胆汁瘀积性瘙痒患者血清中升高,过去曾有讨论组胺是胆汁瘀积性瘙痒的介质。此外,胆盐能够从肥大细胞中释放组胺,尽管作用浓度非常高[102]。然而,抗组胺药物对胆汁瘀积性瘙痒效果最差。此外,在胆汁瘀积性瘙痒症患者中没有观察到典型的由组胺引起的皮肤病变,如荨麻疹。血清胰酶是肥大细胞活化的标志,胰酶已被证实可通过蛋白酶激活受体 2(protease-activated receptor 2,PAR2)诱导瘙痒[114]。最近的研究结果表明,胆汁瘀积性瘙痒患者胰蛋白酶浓度没有升高[65]。因此,组胺似乎不太可能在胆汁瘀积症的瘙痒中起作用。

内源性阿片类物质

内源性阿片类药物可能在胆汁瘀积性瘙痒的发病机制中有重要作用[9]。阿片类物质可能通过结合 μ- 阿片样受体,在正常个体以中枢作用模式诱发瘙痒[6]。有趣的是,血清内源性阿片类物质水平在一些胆汁瘀积性 PBC 患者中升高(尽管脑啡肽水平与瘙痒强度无关)[111],也在因胆管切除而胆汁瘀积的大鼠中升高[116]。内源性阿片类物质水平的升高可能是由于合成作用的增强或清除作用的减弱[53]。一些研究显示,几种 μ- 阿片样受体拮抗剂对瘀胆型患者瘙痒具有轻微的止痒作用,这些拮抗剂有纳洛酮、环丙甲羟二羟吗啡酮、纳美芬等[11,14,24,52,78,122,131]。阿片类激动剂经中枢给药,可剂量依赖性地诱导猴子抓挠面部[121]。将胆汁瘀积症患者的血浆提取物注射到猴子的脊髓背角后,也出现了类似的面部抓痕。相比之下,无瘙痒的胆汁瘀积症患者的血浆提取物不会加剧抓痒行为。虽然 μ- 阿片样拮抗剂可减弱瘙痒,但 κ- 阿片样拮抗剂可加剧小鼠瘙痒[56]。与这些结果一致,新型 κ- 阿片样受体激动剂纳夫拉非(nalfurafine)可改善尿毒症患者的外阴瘙痒[130],κ- 阿片样激动剂 trk-820[123] 和纳夫拉非[2] 可减少小鼠的急性和慢性瘙痒抓挠行为。因此,μ- 阿片样和 κ- 阿片样受体激动剂有协同镇痛,但对瘙痒的作用相反。因此,μ- 阿片样受体激动剂可能调节痒觉,但在肝胆疾病中不太可能是致痒原。

5- 羟色胺

5- 羟色胺能调节痛觉,可能在感知瘙痒中起

作用。5- 羟色胺(5-hydroxytryptamine,5-HT;又称"血清素")注射入皮肤引起瘙痒,推测可能是通过激活无髓 C 纤维起作用的[129]。几项临床研究调查了 5-HT3 受体拮抗剂奥坦西隆(ondansentrone)对胆汁淤滞症患者的止痒作用,但结果并不明确[91,109]。最近,5- 羟色胺再吸收抑制剂舍曲林(sertraline)被证明可以部分缓解胆汁瘀积症患者的瘙痒症状[80]。因此,5- 羟色胺对胆汁瘀积性瘙痒有作用,但不太可能是关键致痒原。

溶血磷脂酸

用瘙痒和非瘙痒性胆汁瘀积患者的血清以激活神经元细胞系,可以确定溶血磷脂酸(lysophosphatidic acid,LPA)是引发瘙痒的潜在物质[65]。LPA 是一种强效的神经元激活剂,可剂量依赖性地引起小鼠搔抓反应[48,65]。胞外 LPA 是由溶血磷脂酰胆碱(lysophosphatidylcholine,LPC)的胆碱基团被酶解而得,起到此作用的物质是具有溶血磷脂酶 D 活性的 ATX[85]。LPA 和 ATX 的浓度只在患有瘙痒的胆汁瘀积症患者中增加,而与潜在的疾病无关[65,67]。LPA 依赖于对血样的适当处理故测定数据不稳定,但 ATX 高度稳定,测定血清 ATX 活性是可靠的。此外,ATX 活性是迄今为止发现的唯一一种与瘙痒强度显著相关的血清参数[65]。此外,ATX 水平与各种(药物性和侵入性)治疗干预的有效性密切相关。值得注意的是,在接受 MARS 治疗或鼻胆管引流的患者瘙痒恢复后,ATX 活动也恢复到较高的基线水平[65,67]。提示 ATX 及其产物 LPA 在胆汁瘀积性瘙痒的发病机制中起重要作用。

治疗

缓解与胆汁瘀积性瘙痒的治疗措施应该包括对充分治疗可能导致瘙痒缓解的潜在肝胆疾病。在肝外恶性胆道梗阻中,支架植入术、鼻胆管或经皮引流术、胆道消化术或外科胆消化道吻合术通常能有效地缓解瘙痒[19]。在肝内胆汁瘀积症中,许多减轻或缓解瘙痒的治疗方法已得到了评估(表 34-2),下文将详细讨论。

表34-2 肝胆疾病性瘙痒的治疗建议

途径	药物／疗法 [a]	剂量	证据
	熊去氧胆酸 [b]	10~15mg/(kg·d),po	I/B1
1线	考来烯胺	4~16g/d,po	II-2/B1
2线	利福平	150~600mg/d,po	I/A1
3线	纳曲酮(环丙甲羟二羟吗啡酮)	25~50mg/d,po	I/B1
	纳洛酮	0.2μg/(kg·min),iv	I/B1
4线	舍曲林	75~100mg/d,po	II-2/C2
试验性治疗	苯扎贝特	400mg/d,po	II-2/B2
	加巴喷丁	300~3 000mg/d,po	II-2/C2
	苯巴比妥	2.5~5mg/d,po	I/B2
	奥坦西隆	4~24mg/d,po 4~8mg/d,iv	II/B2
	大麻类,如屈大麻酚	2.5~5mg/d,po	II-2/C2
	利多卡因	100mg/d,iv	II-1/B2
	UV-B 光疗		II-2/C2
	血浆分离		II-1/C2
	白蛋白透析(如 MARS)		II-1/C2
	血浆分离／阴离子吸收		II-1/C2
	鼻胆管引流		II-1/C2
	胆管分流		II-1/C2
最后的手段	肝移植		III/C2

证据类别说明 [c]

I. 随机对照研究

II-1. 非随机的对照试验

II-2. 人群或案例对照试验

II-3. 多时间序列、偶然的非对照事件

III. 专家意见、描述性流行病学资料

证据级别

(A) 高质量证据,进一步的研究非常难以改变结果

(B) 中等质量证据,进一步的研究可能影响当前的效果信心,也有可能改变估计的结果

(C) 低质量证据,进一步研究非常可能影响当前的效果信息,并很可能改变估计的结果。任何估计都不是很确定

推荐级别

1. 强烈推荐。影响推荐强度的因素包括证据的质量、对患者预期的、重要的结果和费用

2. 弱推荐。根据推荐者的偏好和观点可发生变化,或有更多的不确定性。推荐的确定性较低,费用或资源消耗较大

[a] 除考来烯胺外,所有治疗胆汁瘀积性瘙痒的推荐药物对妊娠期肝内胆汁瘀积都属于"超适应证使用"和证据分级。

[b] 妊娠肝内胆汁淤积症的推荐和证据分级。

[c] 推荐级别,依据是推荐评估和评价制度。

医疗和介入疗法的基本原理是：①对轻症，通过不能被人体吸收的阴离子交换树脂（如考来烯胺等）消除肝肠循环中的致痒原；对重症，用侵入性治疗方法，如鼻胆管和经皮引流、外部胆道分流；②通过利福平等肝脏生物转化机制的诱导剂，改变肝脏和/或肠道中可能存在的致痒原的代谢；③用 μ- 阿片类拮抗剂和选择性 5- 羟色胺再吸收抑制剂（selective serotonin reuptake inhibitor，SSRI），分别作用于内源性阿片能和 5- 羟色胺激活系统，调节中枢神经的痒和/或疼痛信号；或④如果瘙痒顽固，可通过阴离子吸收、血浆置换或体外白蛋白透析等侵入性方法从体循环中清除潜在的致痒原（表 34-2）[19,35]。值得注意的是，除考来烯胺外，所有治疗胆汁瘀积性瘙痒的推荐药物都是"超适应证使用"的。

瘙痒和疼痛一样，是一种主观症状，很难用客观的方法来量化。经验上，瘙痒的强度可能会暂时受到肠外或口服安慰剂的影响。因此，需要可靠的随机、安慰剂对照和双盲试验来验证新的止痒治疗策略。

应建议所有胆汁瘀积性瘙痒患者每日 2 次使用保湿和凉爽感的软膏（即含薄荷醇）。此外，应该建议剪短指甲，晚上戴棉质手套，以避免不必要的继发性皮肤损伤，使瘙痒 - 抓挠的恶性循环持续。

熊去氧胆酸

熊去氧胆酸（ursodeoxycholic acid，UDCA，Ursodiol）占人胆盐总量的 3%。作为一种药物口服给药，UDCA 使胆盐变成一种更亲水的混合物[8,97]。UDCA 是唯一被批准的原发性胆汁性胆管炎治疗药物：2/3 的用药患者还可以提高血清和肝脏化验指标，特别是减少胆汁瘀积发展为肝纤维化、肝硬化，降低并发症的频率，使疾病早期阶段使预期寿命正常化，可能延长移植后生存时间[23]。由于其抗胆汁瘀积作用，UDCA 也适用于其他胆汁瘀积性疾病的患者，如原发性硬化性胆管炎、妊娠期肝内胆汁瘀积、囊性纤维性相关肝病和小儿胆汁瘀积性疾病。UDCA 的有益作用机制主要是合成过程中的翻译后刺激、靶向并将关键转运蛋白插入肝细胞顶膜、胆汁解毒、对肝细胞和胆管细胞的抗凋亡作用，以及刺激胆管细胞分泌[17]。有趣的是，与安慰剂相比，UDCA 减少 PBC 或 PSC 患者的瘙痒

的效果证明尚不令人信服[46,75,117]。然而，在 PBC 和 PSC 中，均未见报道验证 UDCA 在胆汁瘀积性瘙痒中作用的恰当试验。对于患有妊娠期肝内胆汁瘀积（ICP）的女性来说，UDCA 是一种安全有效的治疗方法，不仅可以改善瘙痒症状，还可以改善孕妇的肝酶活性和妊娠时长[45,61,92]。

阴离子交换树脂

考来烯胺和降脂树脂 II 号是不可吸收的碱性大分子，在肠腔内结合阴离子和两亲性物质，包括胆盐，并阻止阴离子在末端回肠内再吸收。考来烯胺（或者降脂树脂 II 号）是治疗胆汁瘀积性瘙痒的一种有效的一线治疗方法[32,99]。起始剂量为每日 4g，可增至 16g。由于致痒原可能会在夜间积聚在胆囊内，因此在早餐前后服用 4g 剂量，可能会增强疗效。由于阴离子交换树脂会干扰几种药物的吸收，如 UDCA、地高辛、华法林、普萘洛尔、口服避孕药以及脂溶性维生素，因此必须在服用任何其他药物前至少 4h 服用。由于树脂的味道相对不佳而导致的依从性问题，可以建议患者将药物溶解在果汁中来改善。进一步的不良反应可能包括便秘和腹部不适。在最近的一项双盲、随机、安慰剂对照试验中，考来维仑（colesevelam）对胆盐的结合力高于考来烯胺脂（colestyramine），但在缓解瘙痒方面并不优于安慰剂[68]。这些结果对阴离子交换树脂作为一线治疗的作用提出了质疑，然而，与考来维仑相比，考来烯胺可能对肠内真正的致痒原有更高的结合力。

利福平

利福平是一种用于治疗分枝杆菌感染的半合成化合物。利福平除了抗菌特性外，还通过激活类固醇和异种生物受体——孕烷 X 受体（PXR），诱导肝内微粒体药物氧化细胞色素 P450 系统的酶，如 CYP3A4、CYP2D6 以及关键的膜转运蛋白，如结合出口泵 MRP2[71,79]。因此，该药物可以加速许多内源性和外源性化合物如激素、胆盐和药物的代谢和排泄。因此，利福平的止痒作用可能是由于其促进了致痒物质的代谢和胆汁分泌[79]。

一些早期的报告显示，利福平治疗期间，300~600mg/d[43,96] 和 10mg/（kg·d）剂量[5] 分别可

改善胆汁瘀积症患者的瘙痒症状。利福平对儿童慢性胆汁瘀积症也有效[31]。最近对前瞻性随机对照研究的荟萃分析显示,利福平是一种有效、安全的瘙痒症短期治疗药物[58,119]。在长期给药期间,观察到高达13%的患者在几周到几个月后出现肝毒性。

因此,如果用利福平治疗,则应定期监测血清转氨酶水平[98]。此外,应告知患者利福平会使尿液和眼泪等体液的颜色变成橘红色,这是一种良性作用,但有时令人害怕。

阿片拮抗剂

近20年来,多项临床试验证明阿片类拮抗剂对胆汁瘀积性瘙痒有改善作用[119]。这支持了内源性阿片类药物在胆汁瘀积性瘙痒发病机制中起关键作用的假说。阿片类拮抗剂,如纳洛酮[静脉滴注0.4mg,然后持续滴注0.2µg/(kg·min)][11,15]和纳曲酮(25~50m/d,口服)[24,78,120,131]显著减少了痒感和抓痒的行为。

如果阴离子交换树脂和利福平无效或不耐受,阿片类拮抗剂被视为三线疗法。非肠道给药的纳洛酮几乎不适合长期使用,应留作紧急治疗。两项随机、双盲、安慰剂对照试验证明,在减少瘙痒、改善疲劳和抑郁方面,纳曲酮比安慰剂更有效[120,131]。阿片类拮抗剂在长期治疗过程中耐受性良好,但推测可能是因为胆汁瘀积患者的阿片能作用增强,可能导致患者在治疗的最初几天出现严重的阿片类药物戒除反应。因此,阿片类拮抗剂应非常谨慎地从低剂量开始应用。换种方法,阿片类拮抗剂可与可乐定[122]联用,或者和亚治疗剂量静脉注射[如0.002µg/(kg·min)]纳洛酮共同,然后逐渐加到剂量,再切换到口服纳曲酮[55]。某些患者接受阿片类拮抗剂治疗后,瘙痒成功减轻,然后可能复发。这种现象可以解释为药物引起了µ-阿片样受体的上调,为了的预防这种现象,可每周中断治疗2日,例如在星期六和星期天停止给药[24]。

选择性5-羟色胺再吸收抑制剂

5-羟色胺(serotonin)是已知的痛觉介质[107],也可能在瘙痒信号传递中发挥作用,因为5-羟色胺能受体可调节阿片类镇痛抑制信号在大脑中的传输[59]。选择性5-羟色胺再吸收抑制剂舍曲林(sertraline)[21,80]和帕罗西汀(paroxetine)[134]也被报道可改善胆汁瘀积症和晚期癌症患者的瘙痒症状。因此,舍曲林推荐作为第4线治疗,剂量为75~100mg/d。

其他疗法

如果上述治疗策略无效或不能耐受,可用一些实验性药物和侵入性方法治疗难治性胆汁瘀积性瘙痒患者。其中几种治疗方法仅在少数患者中进行了评估,本章作以简要总结。

纤维酸类:小样本研究显示非诺贝特(fenofibrate)和贝扎非特(bezafibrate)在对UDCA响应不佳的PBC患者具有良好的抗胆汁瘀积作用。这类药物除了改善胆汁瘀积外,还能改善部分患者的瘙痒症状[72]。

加巴喷丁:是一种钙拮抗剂,被推荐作为治疗暴发性瘙痒的一线药物[84]。在对因各种肝胆疾病引起的胆汁瘀积性瘙痒症状患者的回顾性分析中,加巴喷丁显著改善了瘙痒强度[50]。止痒效果只能在几周后才能观察到,而且剂量应该慢慢增加。如果加巴喷丁不能被耐受,可用普瑞巴林替代。

免疫抑制剂对PBC的作用:一项前瞻性研究比较了两种药物的治疗,患者为未经所用药物治疗过的原发性胆汁性肝硬化者,碱性磷酸酶水平高于正常至少两倍最长达2年,用甲氨蝶呤和秋水仙碱治疗对血清肝指标、症状(如瘙痒)、组织学的影响。有趣的是,甲氨蝶呤不仅改善了肝脏检查相关血清学指标和一些组织学特征,而且还改善了瘙痒症状的主观评分[57]。在用UDCA标准治疗的PBC患者,加用甲氨蝶呤没有益处[29],但在UDCA之外使用布地奈德进行抗感染治疗被认为是一种未来的治疗策略[73,104],适用于那些对UDCA没有完全反应的PBC患者。未来,随机、安慰剂对照试验将能够揭示这一策略是否有助于影响PBC患者的瘙痒强度。

肝脏和肠道生物转化的诱导物:苯巴比妥是核受体CAR的配体,可诱导细胞色素P450家族的同工酶,类似于利福平。据报道苯巴比妥可缓解胆汁瘀积症患者的瘙痒,但在一项随机、对照、交叉研究中[4],苯巴比妥明显不如利福平。有小样本病例研究报道显示,其他肝酶诱导剂如氟美西诺(flumecinol)[125]和雄激素司他洛尔[128]可减轻胆汁瘀积症患者的瘙痒。然而,羟甲雄烷吡唑(stanozolol)可加重胆汁瘀积,限制了该药的使用。

麻醉药类:一项交叉安慰剂对照试验中,静脉滴注丙泊酚减轻了 10 例患者的胆汁瘀积性瘙痒[20]。丙泊酚可能抑制由内源性阿片样配体所调节的腹侧和背侧脊神经根,而不是通过镇静来止痒。此外,与安慰剂相比,静脉注射麻醉剂利多卡因(100mg)可改善少数 PBC 患者的瘙痒和疲劳[127]。

屈大麻酚(大麻,Marinol®):屈大麻酚(dronabinol)是半合成的 9- 四氢大麻酚(tetrahydrocannabinol,THC)类似物,大麻(cannabis sativa)的精神活性物质。3 例顽固性胆汁瘀积性瘙痒患者,每 8h 服用 5mg 屈大麻酚可减轻暂时性瘙痒、改善睡眠和抑郁[88]。有趣的是,在开放应用的观察中,局部应用大麻素受体激动剂 n- 棕榈酰乙醇酰胺能显著减少各种疾病的慢性瘙痒症状[112]。屈大麻酚改善瘙痒可能是由于阿片受体和大麻素受体在神经纤维上的相互作用。需要随机、双盲、安慰剂对照临床试验进一步的验证这些初步观察结果。

光疗:在皮肤上使用紫外线(UVB)光疗[25,34,47],或将明亮的光照射到眼睛上[12],可降低部分胆汁瘀积症患者瘙痒的强度。其机制尚不清楚,但有研究已经讨论了光照对皮肤中致痒原的修饰或皮肤对致痒原敏感性的改变。

清除致痒原:有报道一些有益的治疗方法如血浆分离[28]、分子吸附再循环系统(molecular adsorbent recirculating system,MARS)治疗[77,93,94]、血浆分离和离子吸收[101]、部分或全部胆汁外部分流[38,103,126]、儿童回肠分流[90]、儿童[113]和成人[18]鼻胆管引流等,用于治疗其他方法难以治疗的瘙痒。这些侵入性治疗的基本原理主要是从血浆和胆汁中去除致痒原。治疗明显(也是暂时)的成功,支持了胆汁瘀积时致痒原在血浆中积累并进行肠 - 肝循环的观点。然而,所有这些报告都必须谨慎解读,因为这些都不是安慰剂对照研究。所有这些治疗技术都是侵入性的,非常复杂,而且对于常规使用来说太贵了,所以这些技术只用于那些绝望的患者。

上述治疗无效的严重瘙痒患者,肝移植被认为是最终的选择[89]。移植成功的话,能够治愈潜在的疾病,并立即解决瘙痒。

表 34-2 列出了逐步升级的治疗方法建议,并总结了对胆汁瘀积患者瘙痒经验证有效的方法和试验性治疗方法。

(翻译:冰寒)

参考文献

1. Abu-Hayyeh S, Ovadia C, Lieu T, et al. Prognostic and mechanistic potential of progesterone sulfates in intrahepatic cholestasis of pregnancy and pruritus gravidarum. Hepatology. 2016;63:1287–98.
2. Akiyama T, Carstens MI, Piecha D, et al. Nalfurafine suppresses pruritogen- and touch-evoked scratching behavior in models of acute and chronic itch in mice. Acta Derm Venereol. 2015;95:147–50.
3. Alemi F, Kwon E, Poole DP, et al. The TGR5 receptor mediates bile acid-induced itch and analgesia. J Clin Invest. 2013;123:1513–30.
4. Bachs L, Pares A, Elena M, et al. Comparison of rifampicin with phenobarbitone for treatment of pruritus in biliary cirrhosis. Lancet. 1989;1:574–6.
5. Bachs L, Pares A, Elena M, et al. Effects of long-term rifampicin administration in primary biliary cirrhosis. Gastroenterology. 1992;102:2077–80.
6. Ballantyne JC, Loach AB, Carr DB. Itching after epidural and spinal opiates. Pain. 1988;33:149–60.
7. Bartholomew TC, Summerfield JA, Billing BH, et al. Bile acid profiles of human serum and skin interstitial fluid and their relationship to pruritus studied by gas chromatography-mass spectrometry. Clin Sci (Lond). 1982;63:65–73.
8. Batta AK, Salen G, Mirchandani R, et al. Effect of long-term treatment with ursodiol on clinical and biochemical features and biliary bile acid metabolism in patients with primary biliary cirrhosis. Am J Gastroenterol. 1993;88:691–700.
9. Bergasa NV. The pruritus of cholestasis. J Hepatol. 2005;43:1078–88.
10. Bergasa NV. The itch of liver disease. Semin Cutan Med Surg. 2011;30:93–8.
11. Bergasa NV, Alling DW, Talbot TL, et al. Effects of naloxone infusions in patients with the pruritus of cholestasis. A double-blind, randomized, controlled trial. Ann Intern Med. 1995;123:161–7.
12. Bergasa NV, Link MJ, Keogh M, et al. Pilot study of bright-light therapy reflected toward the eyes for the pruritus of chronic liver disease. Am J Gastroenterol. 2001;96:1563–70.
13. Bergasa NV, Mehlman JK, Jones EA. Pruritus and fatigue in primary biliary cirrhosis. Baillieres Best Pract Res Clin Gastroenterol. 2000;14:643–55.
14. Bergasa NV, Schmitt JM, Talbot TL, et al. Open-label trial of oral nalmefene therapy for the pruritus of cholestasis. Hepatology. 1998;27:679–84.
15. Bergasa NV, Talbot TL, Alling DW, et al. A controlled trial of naloxone infusions for the pruritus of chronic cholestasis. Gastroenterology. 1992;102:544–9.
16. Bergasa NV, Thomas DA, Vergalla J, et al. Plasma from patients with the pruritus of cholestasis induces opioid receptor-mediated scratching in monkeys. Life Sci. 1993;53:1253–7.
17. Beuers U. Drug insight: mechanisms and sites of

action of ursodeoxycholic acid in cholestasis. Nat Clin Pract Gastroenterol Hepatol. 2006;3:318–28.

18. Beuers U, Gerken G, Pusl T. Biliary drainage transiently relieves intractable pruritus in primary biliary cirrhosis. Hepatology. 2006;44:280–1.

19. Beuers U, Kremer AE, Bolier R, et al. Pruritus in cholestasis: facts and fiction. Hepatology. 2014;60:399–407.

20. Borgeat A, Wilder-Smith O, Mentha G, et al. Propofol and cholestatic pruritus. Am J Gastroenterol. 1992;87:672–4.

21. Browning J, Combes B, Mayo MJ. Long-term efficacy of sertraline as a treatment for cholestatic pruritus in patients with primary biliary cirrhosis. Am J Gastroenterol. 2003;98:2736–41.

22. Cacoub P, Poynard T, Ghillani P, et al. Extrahepatic manifestations of chronic hepatitis C. MULTIVIRC Group. Multidepartment virus C. Arthritis Rheum. 1999;42:2204–12.

23. Carey EJ, Ali AH, Lindor KD. Primary biliary cirrhosis. Lancet. 2015;386:1565–75.

24. Carson KL, Tran TT, Cotton P, et al. Pilot study of the use of naltrexone to treat the severe pruritus of cholestatic liver disease. Am J Gastroenterol. 1996;91:1022–3.

25. Cerio R, Murphy GM, Sladen GE, et al. A combination of phototherapy and cholestyramine for the relief of pruritus in primary biliary cirrhosis. Br J Dermatol. 1987;116:265–7.

26. Cevikbas F, Steinhoff M, Ikoma A. Role of spinal neurotransmitter receptors in itch: new insights into therapies and drug development. CNS Neurosci Ther. 2011;17:742–9.

27. Chia SC, Bergasa NV, Kleiner DE, et al. Pruritus as a presenting symptom of chronic hepatitis C. Dig Dis Sci. 1998;43:2177–83.

28. Cohen LB, Ambinder EP, Wolke AM, et al. Role of plasmapheresis in primary biliary cirrhosis. Gut. 1985;26:291–4.

29. Combes B, Emerson SS, Flye NL, et al. Methotrexate (MTX) plus ursodeoxycholic acid (UDCA) in the treatment of primary biliary cirrhosis. Hepatology. 2005;42:1184–93.

30. Cribier B, Samain F, Vetter D, et al. Systematic cutaneous examination in hepatitis C virus infected patients. Acta Derm Venereol. 1998;78:355–7.

31. Cynamon HA, Andres JM, Iafrate RP. Rifampin relieves pruritus in children with cholestatic liver disease. Gastroenterology. 1990;98:1013–6.

32. Datta DV, Sherlock S. Treatment of pruritus of obstructive jaundice with cholestyramine. Br Med J. 1963;1:216–9.

33. Datta DV, Sherlock S. Cholestyramine for long term relief of the pruritus complicating intrahepatic cholestasis. Gastroenterology. 1966;50:323–32.

34. Decock S, Roelandts R, Steenbergen WV, et al. Cholestasis-induced pruritus treated with ultraviolet B phototherapy: an observational case series study. J Hepatol. 2012;57:637–41.

35. EASL Clinical Practice Guidelines. Management of cholestatic liver diseases. J Hepatol. 2009;51:237–67.

36. Elias E. Liver transplantation. J R Coll Physicians Lond. 1993;27:224–32.

37. Elias E, Burra P. Primary biliary cirrhosis: symptomatic treatment. J Gastroenterol Hepatol. 1991;6:570–3.

38. Emerick KM, Whitington PF. Partial external biliary diversion for intractable pruritus and xanthomas in Alagille syndrome. Hepatology. 2002;35:1501–6.

39. Freedman MR, Holzbach RT, Ferguson DR. Pruritus in cholestasis: no direct causative role for bile acid retention. Am J Med. 1981;70:1011–6.

40. Geenes V, Williamson C. Intrahepatic cholestasis of pregnancy. World J Gastroenterol. 2009;15:2049–66.

41. Ghent CN, Bloomer JR. Itch in liver disease: facts and speculations. Yale J Biol Med. 1979;52:77–82.

42. Ghent CN, Bloomer JR, Klatskin G. Elevations in skin tissue levels of bile acids in human cholestasis: relation to serum levels and to pruritus. Gastroenterology. 1977;73:1125–30.

43. Ghent CN, Carruthers SG. Treatment of pruritus in primary biliary cirrhosis with rifampin. Results of a double-blind, crossover, randomized trial. Gastroenterology. 1988;94:488–93.

44. Gittlen SD, Schulman ES, Maddrey WC. Raised histamine concentrations in chronic cholestatic liver disease. Gut. 1990;31:96–9.

45. Glantz A, Reilly SJ, Benthin L, et al. Intrahepatic cholestasis of pregnancy: amelioration of pruritus by UDCA is associated with decreased progesterone disulphates in urine. Hepatology. 2008;47:544–51.

46. Gong Y, Huang Z, Christensen E, et al. Ursodeoxycholic acid for patients with primary biliary cirrhosis: an updated systematic review and meta-analysis of randomized clinical trials using Bayesian approach as sensitivity analyses. Am J Gastroenterol. 2007;102:1799–807.

47. Hanid MA, Levi AJ. Phototherapy for pruritus in primary biliary cirrhosis. Lancet. 1980;2:530.

48. Hashimoto T, Ohata H, Momose K. Itch-scratch responses induced by lysophosphatidic acid in mice. Pharmacology. 2004;72:51–6.

49. Heathcote EJ. Management of primary biliary cirrhosis. The American Association for the Study of Liver Diseases practice guidelines. Hepatology. 2000;31:1005–13.

50. Huesmann M, Huesmann T, Osada N, et al. Cholestatic pruritus: a retrospective analysis on clinical characteristics and treatment response. J Dtsch Dermatol Ges = J Ger Soc Dermatol: JDDG. 2013;11:158–68.

51. James O, Macklon AF, Watson AJ. Primary biliary cirrhosis – a revised clinical spectrum. Lancet. 1981;1:1278–81.

52. Jones EA, Bergasa NV. The pruritus of cholestasis and the opioid system. JAMA. 1992;268:3359–62.

53. Jones EA, Bergasa NV. The pathogenesis and treatment of pruritus and fatigue in patients with PBC. Eur J Gastroenterol Hepatol. 1999;11:623–31.

54. Jones EA, Bergasa NV. Evolving concepts of the pathogenesis and treatment of the pruritus of cholestasis. Can J Gastroenterol. 2000;14:33–40.

55. Jones EA, Neuberger J, Bergasa NV. Opiate antagonist therapy for the pruritus of cholestasis: the avoidance of opioid withdrawal-like reactions. QJM. 2002;95:547–52.

56. Kamei J, Nagase H. Norbinaltorphimine, a selective kappa-opioid receptor antagonist, induces an itch-associated response in mice. Eur J Pharmacol. 2001;418:141–5.

57. Kaplan MM, Schmid C, Provenzale D, et al. A prospective trial of colchicine and methotrexate in the treatment of primary biliary cirrhosis. Gastroenterology. 1999;117:1173–80.

58. Khurana S, Singh P. Rifampin is safe for treatment of pruritus due to chronic cholestasis: a meta-analysis of prospective randomized-controlled trials. Liver Int.

2006;26:943–8.

59. Kiefel JM, Cooper ML, Bodnar RJ. Serotonin receptor subtype antagonists in the medial ventral medulla inhibit mesencephalic opiate analgesia. Brain Res. 1992;597:331–8.

60. Kirby J, Heaton KW, Burton JL. Pruritic effect of bile salts. Br Med J. 1974;4:693–5.

61. Kondrackiene J, Beuers U, Kupcinskas L. Efficacy and safety of ursodeoxycholic acid versus cholestyramine in intrahepatic cholestasis of pregnancy. Gastroenterology. 2005;129:894–901.

62. Koulentaki M, Ioannidou D, Stefanidou M, et al. Dermatological manifestations in primary biliary cirrhosis patients: a case control study. Am J Gastroenterol. 2006;101:541–6.

63. Kremer AE, Beuers U, Oude-Elferink RP, et al. Pathogenesis and treatment of pruritus in cholestasis. Drugs. 2008;68:2163–82.

64. Kremer AE, Feramisco J, Reeh PW, et al. Receptors, cells and circuits involved in pruritus of systemic disorders. Biochim Biophys Acta. 1842;2014:869–92.

65. Kremer AE, Martens JJ, Kulik W, et al. Lysophosphatidic acid is a potential mediator of cholestatic pruritus. Gastroenterology. 2010;139:1008–18.

66. Kremer AE, Oude Elferink RP, Beuers U. Pathophysiology and current management of pruritus in liver disease. Clin Res Hepatol Gastroenterol. 2011;35:89–97.

67. Kremer AE, van Dijk R, Leckie P, et al. Serum autotaxin is increased in pruritus of cholestasis, but not of other origin, and responds to therapeutic interventions. Hepatology. 2012;56:1391–400.

68. Kuiper EM, van Erpecum KJ, Beuers U, et al. The potent bile acid sequestrant colesevelam is not effective in cholestatic pruritus: results of a double-blind, randomized, placebo-controlled trial. Hepatology. 2010;52:1334–40.

69. LaMotte RH, Dong X, Ringkamp M. Sensory neurons and circuits mediating itch. Nat Rev Neurosci. 2014;15:19–31.

70. LaMotte RH, Shimada SG, Sikand P. Mouse models of acute, chemical itch and pain in humans. Exp Dermatol. 2011;20:778–82.

71. LeCluyse EL. Pregnane X, receptor: molecular basis for species differences in CYP3A induction by xenobiotics. Chem Biol Interact. 2001;134:283–9.

72. Lens S, Leoz M, Nazal L, et al. Bezafibrate normalizes alkaline phosphatase in primary biliary cirrhosis patients with incomplete response to ursodeoxycholic acid. Liver Int: Off J Int Assoc Study Liver. 2014;34:197–203.

73. Leuschner M, Maier KP, Schlichting J, et al. Oral budesonide and ursodeoxycholic acid for treatment of primary biliary cirrhosis: results of a prospective double-blind trial. Gastroenterology. 1999;117:918–25.

74. Lieu T, Jayaweera G, Zhao P, et al. The bile acid receptor TGR5 activates the TRPA1 channel to induce itch in mice. Gastroenterology. 2014;147:1417–28.

75. Lindor KD. Ursodiol for primary sclerosing cholangitis. Mayo Primary Sclerosing Cholangitis-Ursodeoxycholic Acid Study Group. N Engl J Med. 1997;336:691–5.

76. Lindor KD, Gershwin ME, Poupon R, et al. Primary biliary cirrhosis. Hepatology. 2009;50:291–308.

77. Macia M, Aviles J, Navarro J, et al. Efficacy of molecular adsorbent recirculating system for the treatment of intractable pruritus in cholestasis. Am J Med.

2003;114:62–4.

78. Mansour-Ghanaei F, Taheri A, Froutan H, et al. Effect of oral naltrexone on pruritus in cholestatic patients. World J Gastroenterol. 2006;12:1125–8.

79. Marschall HU, Wagner M, Zollner G, et al. Complementary stimulation of hepatobiliary transport and detoxification systems by rifampicin and ursodeoxycholic acid in humans. Gastroenterology. 2005;129:476–85.

80. Mayo MJ, Handem I, Saldana S, et al. Sertraline as a first-line treatment for cholestatic pruritus. Hepatology. 2007;45:666–74.

81. McNeil B, Dong X. Peripheral mechanisms of itch. Neurosci Bull. 2012;28:100–10.

82. McPhedran NT, Henderson RD. Pruritus and Jaundice. Can Med Assoc J. 1965;92:1258–60.

83. Mells GF, Pells G, Newton JL, et al. Impact of primary biliary cirrhosis on perceived quality of life: the UK-PBC national study. Hepatology. 2013;58:273–83.

84. Mettang T, Kremer AE. Uremic pruritus. Kidney Int. 2015;87:685–91.

85. Moolenaar WH, Perrakis A. Insights into autotaxin: how to produce and present a lipid mediator. Nat Rev Mol Cell Biol. 2011;12:674–9.

86. Mudaliar S, Henry RR, Sanyal AJ, et al. Efficacy and safety of the farnesoid X receptor agonist obeticholic acid in patients with type 2 diabetes and nonalcoholic fatty liver disease. Gastroenterology. 2013;145:574–82.e1.

87. Murphy GM, Ross A, Billing BH. Serum bile acids in primary biliary cirrhosis. Gut. 1972;13:201–6.

88. Neff GW, O'Brien CB, Reddy KR, et al. Preliminary observation with dronabinol in patients with intractable pruritus secondary to cholestatic liver disease. Am J Gastroenterol. 2002;97:2117–9.

89. Neuberger J, Jones EA. Liver transplantation for intractable pruritus is contraindicated before an adequate trial of opiate antagonist therapy. Eur J Gastroenterol Hepatol. 2001;13:1393–4.

90. Ng VL, Ryckman FC, Porta G, et al. Long-term outcome after partial external biliary diversion for intractable pruritus in patients with intrahepatic cholestasis. J Pediatr Gastroenterol Nutr. 2000;30:152–6.

91. O'Donohue JW, Pereira SP, Ashdown AC, et al. A controlled trial of ondansetron in the pruritus of cholestasis. Aliment Pharmacol Ther. 2005;21:1041–5.

92. Palma J, Reyes H, Ribalta J, et al. Ursodeoxycholic acid in the treatment of cholestasis of pregnancy: a randomized, double-blind study controlled with placebo. J Hepatol. 1997;27:1022–8.

93. Pares A, Cisneros L, Salmeron JM, et al. Extracorporeal albumin dialysis: a procedure for prolonged relief of intractable pruritus in patients with primary biliary cirrhosis. Am J Gastroenterol. 2004;99:1105–10.

94. Pares A, Herrera M, Aviles J, et al. Treatment of resistant pruritus from cholestasis with albumin dialysis: combined analysis of patients from three centers. J Hepatol. 2010;53:307–12.

95. Paus R, Schmelz M, Biro T, et al. Frontiers in pruritus research: scratching the brain for more effective itch therapy. J Clin Invest. 2006;116:1174–86.

96. Podesta A, Lopez P, Terg R, et al. Treatment of pruritus of primary biliary cirrhosis with rifampin. Dig Dis Sci. 1991;36:216–20.

97. Poupon RE, Chretien Y, Poupon R, et al. Serum bile acids in primary biliary cirrhosis: effect of ursode-

oxycholic acid therapy. Hepatology. 1993;17:599–604.

98. Prince MI, Burt AD, Jones DE. Hepatitis and liver dysfunction with rifampicin therapy for pruritus in primary biliary cirrhosis. Gut. 2002;50:436–9.

99. Pusl T, Beuers U. Extrahepatic manifestations of cholestatic liver diseases: pathogenesis and therapy. Clin Rev Allergy Immunol. 2005;28:147–57.

100. Pusl T, Beuers U. Ursodeoxycholic acid treatment of vanishing bile duct syndromes. World J Gastroenterol. 2006;12:3487–95.

101. Pusl T, Denk GU, Parhofer KG, et al. Plasma separation and anion adsorption transiently relieve intractable pruritus in primary biliary cirrhosis. J Hepatol. 2006;45:887–91.

102. Quist RG, Ton-Nu HT, Lillienau J, et al. Activation of mast cells by bile acids. Gastroenterology. 1991;101:446–56.

103. Ramachandran P, Shanmugam NP, Sinani SA, et al. Outcome of partial internal biliary diversion for intractable pruritus in children with cholestatic liver disease. Pediatr Surg Int. 2014;30:1045–9.

104. Rautiainen H, Karkkainen P, Karvonen AL, et al. Budesonide combined with UDCA to improve liver histology in primary biliary cirrhosis: a three-year randomized trial. Hepatology. 2005;41:747–52.

105. Reich A, Stander S, Szepietowski JC. Drug-induced pruritus: a review. Acta Derm Venereol. 2009;89:236–44.

106. Reyes H, Sjovall J. Bile acids and progesterone metabolites in intrahepatic cholestasis of pregnancy. Ann Med. 2000;32:94–106.

107. Richardson BP. Serotonin and nociception. Ann N Y Acad Sci. 1990;600:511–9.

108. Schaap FG, Trauner M, Jansen PL. Bile acid receptors as targets for drug development. Nat Rev Gastroenterol Hepatol. 2014;11:55–67.

109. Schworer H, Hartmann H, Ramadori G. Relief of cholestatic pruritus by a novel class of drugs: 5-hydroxytryptamine type 3 (5-HT3) receptor antagonists: effectiveness of ondansetron. Pain. 1995;61:33–7.

110. Sherlock S, Scheuer PJ. The presentation and diagnosis of 100 patients with primary biliary cirrhosis. N Engl J Med. 1973;289:674–8.

111. Spivey JR, Jorgensen RA, Gores GJ, et al. Methionine-enkephalin concentrations correlate with stage of disease but not pruritus in patients with primary biliary cirrhosis. Am J Gastroenterol. 1994;89:2028–32.

112. Stander S, Reinhardt HW, Luger TA. Topical cannabinoid agonists. An effective new possibility for treating chronic pruritus. Hautarzt. 2006;57:801–7.

113. Stapelbroek JM, van Erpecum KJ, Klomp LW, et al. Nasobiliary drainage induces long-lasting remission in benign recurrent intrahepatic cholestasis. Hepatology. 2006;43:51–3.

114. Steinhoff M, Neisius U, Ikoma A, et al. Proteinase-activated receptor-2 mediates itch: a novel pathway for pruritus in human skin. J Neurosci. 2003;23:6176–80.

115. Swain MG. Pruritus and lethargy in the primary biliary cirrhosis patient. In: Neuberger J, editor. Primary biliary cirrhosis. Eastbourne: West End Studios; 1999. p. 75–81.

116. Swain MG, Rothman RB, Xu H, et al. Endogenous opioids accumulate in plasma in a rat model of acute cholestasis. Gastroenterology. 1992;103:630–5.

117. Talwalkar JA, Lindor KD. Primary biliary cirrhosis. Lancet. 2003;362:53–61.

118. Talwalkar JA, Souto E, Jorgensen RA, et al. Natural history of pruritus in primary biliary cirrhosis. Clin Gastroenterol Hepatol. 2003;1:297–302.

119. Tandon P, Rowe BH, Vandermeer B, et al. The efficacy and safety of bile Acid binding agents, opioid antagonists, or rifampin in the treatment of cholestasis-associated pruritus. Am J Gastroenterol. 2007;102:1528–36. Epub 2007 Mar 31.

120. Terg R, Coronel E, Sorda J, et al. Efficacy and safety of oral naltrexone treatment for pruritus of cholestasis, a crossover, double blind, placebo-controlled study. J Hepatol. 2002;37:717–22.

121. Thomas DA, Willams GM, Iwata K, et al. Effects of central administration of opioids on facial scratching in monkeys. Brain Res. 1992;1–2:315–7.

122. Thornton JR, Losowsky MS. Opioid peptides and primary biliary cirrhosis. BMJ. 1988;297:1501–4.

123. Togashi Y, Umeuchi H, Okano K, et al. Antipruritic activity of the kappa-opioid receptor agonist, TRK-820. Eur J Pharmacol. 2002;435:259–64.

124. Trauner M, Baghdasaryan A, Claudel T, et al. Targeting nuclear bile acid receptors for liver disease. Dig Dis. 2011;29:98–102.

125. Turner IB, Rawlins MD, Wood P, et al. Flumecinol for the treatment of pruritus associated with primary biliary cirrhosis. Aliment Pharmacol Ther. 1994;8:337–42.

126. van der Woerd WL, Kokke FT, van der Zee DC, et al. Total biliary diversion as a treatment option for patients with progressive familial intrahepatic cholestasis and Alagille syndrome. J Pediatr Surg. 2015;50:1846–9.

127. Villamil AG, Bandi JC, Galdame OA, et al. Efficacy of lidocaine in the treatment of pruritus in patients with chronic cholestatic liver diseases. Am J Med. 2005;118:1160–3.

128. Walt RP, Daneshmend TK, Fellows IW, et al. Effect of stanozolol on itching in primary biliary cirrhosis. Br Med J (Clin Res Ed). 1988;296:607.

129. Weisshaar E, Ziethen B, Gollnick H. Can a serotonin type 3 (5-HT3) receptor antagonist reduce experimentally-induced itch? Inflamm Res. 1997;46:412–6.

130. Wikstrom B, Gellert R, Ladefoged SD, et al. Kappa-opioid system in uremic pruritus: multicenter, randomized, double-blind, placebo-controlled clinical studies. J Am Soc Nephrol. 2005;16:3742–7. Epub 2005 Oct 26.

131. Wolfhagen FH, Sternieri E, Hop WC, et al. Oral naltrexone treatment for cholestatic pruritus: a double-blind, placebo-controlled study. Gastroenterology. 1997;113:1264–9.

132. Yosipovitch G, Bernhard JD. Clinical practice. Chronic pruritus. N Engl J Med. 2013;368:1625–34.

133. Yosipovitch G, Greaves MW, Schmelz M. Itch. Lancet. 2003;361:690–4.

134. Zylicz Z, Krajnik M, Sorge AA, et al. Paroxetine in the treatment of severe non-dermatological pruritus: a randomized, controlled trial. J Pain Symptom Manag. 2003;26:1105–12.

第 35 章　内分泌疾病

Andreas E. Kremer and Elke Weisshaar

缩略语

MEN2A，多发性内分泌肿瘤 2A 型（multiple endocrine neoplasia type 2A）

PTH，甲状旁腺激素（parathyroid hormone）

TNF，肿瘤坏死因子（tumor necrosis factor）

引言

慢性瘙痒可由多种内分泌疾病引起[14]。患有糖尿病、甲状腺和甲状旁腺疾病、神经性畏食症、类癌综合征或 2 型多发性内分泌肿瘤的患者可能会主诉瘙痒。导致这些疾病瘙痒的潜在机制在很大程度上仍是个谜。治疗选择是有限的，到目前为止还没有进行临床研究，以解决这些内分泌紊乱的瘙痒感。

糖尿病

糖尿病是最常见的内分泌疾病，其特征是多达 70% 患者具有各种皮肤表现和皮肤病[20,32]。由于免疫防御机制的改变，糖尿病患者容易患与瘙痒相关的皮肤病，如细菌感染（如毛囊炎）和真菌病（如癣和念珠菌病）[28]。糖尿病患者的瘙痒是否普遍比非糖尿病患者更常见，目前尚有争论[30]。在两个独立的、有数百名糖尿病患者的大型队列中，与非糖尿病对照组相比，仅有至多 3% 的患者出现瘙痒[7,20]。然而，在最近对 385 例 2 型糖尿病患者的研究中，27.5% 患者患有全身性瘙痒[12]。在这一队列中，餐后血糖水平较高与全身瘙痒发生率具有较高相关性[12]。值得注意的是，据报道，局部瘙痒，特别是外阴和肛门瘙痒，多达 18% 的糖尿病患者[20]可能至少部分由局部念珠菌病或皮肤癣感染引起。在科威特的另一项研究中，瘙痒被描述为 49% 糖尿病患者的第二常见症状；尽管本研究没有说明是否存在局部或全身性瘙痒。Scribner 报道了一个有趣的发现，他认为在没有原发性头皮疾病的情况下，持续性头皮瘙痒与糖尿病有关。控制糖尿病后，所有患者的瘙痒症状都得到了完全缓解[22]。糖尿病患者的瘙痒可能部分是由皮肤干燥引起的，因为润肤剂已被证明可以改善瘙痒的严重程度[24]。导致糖尿病慢性瘙痒的分子机制仍不清楚。然而，升高的葡萄糖水平会导致身体中各种结构（其中包括神经元）的非酶糖化。糖尿病患者通常表现为神经病变，主要是远端对称性多发性神经病，伴有异常、疼痛、灼伤或刺痛感，很少出现瘙痒。在糖尿病大鼠模型中，最近发现背根神经节的大麻素（cannabinoid，cb）1 受体表达降低[33]。有人推测，与瘙痒相关的糖尿病性神经病是由于大麻素的神经保护作用丧失所致。

甲状腺疾病

据报道，高达 11% 的甲状腺功能亢进患者出现瘙痒，尤其是那些因长期未能治疗的格雷夫斯病（Graves disease）而导致甲状腺毒症的患者[3,19]。导致甲状腺功能亢进瘙痒的病理生理机制尚不清楚。有人认为，过量的甲状腺素可能由于组织代谢增加而激活激肽，或由于温暖和血管扩张而降低瘙痒感知阈值[13]。瘙痒也可能由慢性荨麻疹引起，这是由潜在的甲状腺免疫功能紊乱引起的。值得注意的是，高达 12% 的慢性荨麻疹患者患有自身免疫性甲状腺疾病[15]。局部或全身性瘙痒感可见于甲状腺功能减退患者,但不被视为常见并发症。瘙痒很可能是由皮肤干燥引起的,因为大多数患者对润肤剂都有响应[30]。干性皮肤瘙痒可能是由致瘙痒细胞因子如肿瘤坏死因子(tumor necrosis factor,TNF)的诱导而引起的[27]。

甲状旁腺疾病

瘙痒可能是原发性甲状旁腺功能亢进的症状;然而,主要是在尿毒症患者继发性甲状旁腺功能亢进的病例中进行瘙痒的研究(另见尿毒症瘙痒)。这些患者的继发性甲状旁腺功能亢进是由于:①维生素 D 在肾脏转化为其活性形式的过程中减少;以及②磷酸盐循环水平升高,导致体内形成不溶性磷酸钙而引起的。尿毒症患者甲状旁腺次全切除术可部分或完全缓解瘙痒[6,17]。此外,在尿毒症瘙痒患者中发现甲状旁腺激素(parathyroid hormone,PTH)的水平比没有尿毒症的患者高[25]。然而,PTH 似乎不是引起瘙痒的原因,因为:①尿毒症患者皮肤活检的免疫组织化学检查结果中 PTH 呈阴性;②继发性甲状旁腺功能亢进患者没有出现瘙痒;③增加的 PTH 水平并不总是与瘙痒相关,以及④ PTH 水平与瘙痒严重程度无关[4,5,25]。因此,缺乏明确的证据表明甲状旁腺功能亢进和尿毒症中 PTH 在瘙痒的发病机制中起着直接作用。

血色病

遗传性血色病是一种常见的常染色体隐性代谢疾病,其特征是身体各器官中的铁积累[31]。文献[9,11,21]中仅报道了少数病例,这表明全身性瘙痒在这些患者中属于非常罕见的并发症。与血色病有关的瘙痒发病机制尚不清楚,但可能是由于皮肤中的铁离子或铁沉积物直接刺激瘙痒性皮肤,从而激活肥大细胞释放瘙痒介质。

神经性食欲缺乏

近 20 年前,有人建议将饥饿相关的瘙痒视为饮食失调的临床症状[8]。事实上,神经性畏食症患者中有 16%~58% 出现瘙痒[18,26]。在这些患者中,可以看到体重指数和瘙痒强度之间的相关性,并且瘙痒在体重恢复后得到了显著改善[18]。皮肤干燥被认为是饥饿相关瘙痒的致病机制,在近 60% 的神经性畏食症患者中观察到皮肤干燥[26]。

乳糜泻

乳糜泻是由机体对小麦和其他谷物麸质蛋白中的麦胶蛋白糖蛋白的自身免疫反应引起的。这种疾病伴随着胃肠道的变化,导致吸收不良相关的变化,如缺铁性贫血、维生素缺乏和继发性甲状旁腺功能亢进(由于钙和维生素 D 吸收减少)。此外,乳糜泻与其他疾病有关,如疱疹样皮炎和原发性胆汁性胆管炎(primary biliary cholangitis,PBC),尽管其潜在机制尚不清楚[23]。乳糜泻患者可出现全身性瘙痒,这可归因于各种因素,包括铁缺乏、继发性甲状旁腺功能亢进或相关疾病,如皮炎、疱疹和 PBC[1]。有趣的是,在患有乳糜泻相关性胆管炎的患者中,在开始无麸质蛋白饮食后,瘙痒症得到了缓解,并且肝脏血清检测结果出现改善[16,23]。因此,免疫细胞释放的促瘙痒细胞因子可能会引起这些患者的瘙痒感。

神经内分泌肿瘤

神经内分泌肿瘤(类癌)是一组源自神经内分泌细胞系统的恶性肿瘤。类癌主要局限于胃肠道,中肠神经内分泌肿瘤(空肠、回肠、阑尾和腔)患者可出现类癌综合征。临床症状包括水肿、皮疹和由肿瘤释放 5- 羟色胺和其他血管活性化合物引起的低血压。局部或全身性瘙痒可能是该综合征的伴随症状。

多发性内分泌肿瘤 2A 型(MEN2A)

多发性内分泌肿瘤 2A 型(sipple 综合征,MEN2A)是一种遗传性疾病,以甲状腺髓样癌、嗜铬细胞瘤和原发性甲状旁腺功能亢进为特征。在某些情况下,这种综合征与苔藓样淀粉样变和感觉异常有关。一些研究报告 MEN2A 家族主要局限性瘙痒发生在背部对称或跨越中线部位。在临床或实验室诊断确定之前,所有受累及的家庭成员都出现了瘙痒[2,29]。在并非 MEN2A 综合征的胰岛素瘤病例中也报告了全身性瘙痒[10]。

（翻译：周炳荣）

参考文献

1. Bolotin D, Petronic-Rosic V. Dermatitis herpetiformis. Part I. Epidemiology, pathogenesis, and clinical presentation. J Am Acad Dermatol. 2011;64:1017–24; quiz 25–6.
2. Bugalho MJ, Limbert E, Sobrinho LG, et al. A kindred with multiple endocrine neoplasia type 2A associated with pruritic skin lesions. Cancer. 1992;70:2664–7.
3. Caravati Jr CM, Richardson DR, Wood BT, et al. Cutaneous manifestations of hyperthyroidism. South Med J. 1969;62:1127–30.
4. Carmichael AJ, McHugh MM, Martin AM, et al. Serological markers of renal itch in patients receiving long term haemodialysis. Br Med J. 1988;296:1575.
5. Cho YL, Liu HN, Huang TP, et al. Uremic pruritus: roles of parathyroid hormone and substance P. J Am Acad Dermatol. 1997;36:538–43.
6. Chou FF, Ho JC, Huang SC, et al. A study on pruritus after parathyroidectomy for secondary hyperparathyroidism. J Am Coll Surg. 2000;190:65–70.
7. Greenwood AM. A study of the skin in 500 cases of diabetes. JAMA. 1927;89:774–6.
8. Gupta MA, Gupta AK, Voorhees JJ. Starvation-associated pruritus: a clinical feature of eating disorders. J Am Acad Dermatol. 1992;27:118–20.
9. Hamilton DV, Gould DJ. Generalized pruritus as a presentation of idiopathic haemochromatosis. Br J Dermatol. 1985;112:629.
10. King NK, Siriwardana HP, Coyne JD, et al. Intractable pruritus associated with insulinoma in the absence of multiple endocrine neoplasia: a novel paraneoplastic phenomenon. Scand J Gastroenterol. 2003;38:678–80.
11. Kluger N, Raison-Peyron N, Rigole H, et al. Generalized pruritus revealing hereditary haemochromatosis. Acta Derm Venereol. 2007;87:277.
12. Ko MJ, Chiu HC, Jee SH, et al. Postprandial blood glucose is associated with generalized pruritus in patients with type 2 diabetes. Eur J Dermatol. 2013;23:688–93.
13. Krajnik M, Zylicz Z. Pruritus in advanced internal diseases. Pathogenesis and treatment. Neth J Med. 2001;58:27–40.
14. Kremer AE, Feramisco J, Reeh PW, et al. Receptors, cells and circuits involved in pruritus of systemic disorders. Biochim Biophys Acta. 2014;1842:869–92.
15. Leznoff A, Josse RG, Denburg J, et al. Association of chronic urticaria and angioedema with thyroid autoimmunity. Arch Dermatol. 1983;119:636–40.
16. Logan RF, Ferguson A, Finlayson ND, et al. Primary biliary cirrhosis and coeliac disease: an association? Lancet. 1978;1:230–3.
17. Massry SG, Popovtzer MM, Coburn JW, et al. Intractable pruritus as a manifestation of secondary hyperparathyroidism in uremia. Disappearance of itching after subtotal parathyroidectomy. N Engl J Med. 1968;279:697–700.
18. Morgan JF, Lacey JH. Scratching and fasting: a study of pruritus and anorexia nervosa. Br J Dermatol. 1999;140:453–6.
19. Mullin GE, Eastern JS. Cutaneous signs of thyroid disease. Am Fam Physician. 1986;34:93–8.
20. Neilly JB, Martin A, Simpson N, et al. Pruritus in diabetes mellitus: investigation of prevalence and correlation with diabetes control. Diabetes Care. 1986;9:273–5.
21. Nestler JE. Hemochromatosis and pruritus. Ann Intern Med. 1983;98:1026.
22. Scribner M. Diabetes and pruritus of the scalp. JAMA. 1977;237:1559.
23. Sedlack RE, Smyrk TC, Czaja AJ, et al. Celiac disease-associated autoimmune cholangitis. Am J Gastroenterol. 2002;97:3196–8.
24. Seite S, Khemis A, Rougier A, et al. Importance of treatment of skin xerosis in diabetes. J Eur Acad Dermatol Venereol JEADV. 2011;25:607–9.
25. Stahle-Backdahl M, Hagermark O, Lins LE, et al. Experimental and immunohistochemical studies on the possible role of parathyroid hormone in uraemic pruritus. J Intern Med. 1989;225:411–5.
26. Strumia R, Varotti E, Manzato E, et al. Skin signs in anorexia nervosa. Dermatology. 2001;203:314–7.
27. Tsai JC, Feingold KR, Crumrine D, et al. Permeability barrier disruption alters the localization and expression of TNF alpha/protein in the epidermis. Arch Dermatol Res. 1994;286:242–8.
28. Tseng HW, Ger LP, Liang CK, et al. High prevalence of cutaneous manifestations in the elderly with diabetes mellitus: an institution-based cross-sectional study in Taiwan. J Eur Acad Dermatol Venereol JEADV. 2015;29:1631–5.
29. Verga U, Fugazzola L, Cambiaghi S, et al. Frequent association between MEN 2A and cutaneous lichen amyloidosis. Clin Endocrinol (Oxf). 2003;59:156–61.
30. Weisshaar E, Dalgard F. Epidemiology of itch: adding to the burden of skin morbidity. Acta Derm Venereol. 2009;89:339–50.
31. Yen AW, Fancher TL, Bowlus CL. Revisiting hereditary hemochromatosis: current concepts and progress. Am J Med. 2006;119:391–9.
32. Yosipovitch G, Hodak E, Vardi P, et al. The prevalence of cutaneous manifestations in IDDM patients and their association with diabetes risk factors and microvascular complications. Diabetes Care. 1998;21:506–9.
33. Zhang F, Hong S, Stone V, et al. Expression of cannabinoid CB1 receptors in models of diabetic neuropathy. J Pharmacol Exp Ther. 2007;323:508–15.

第 36 章 血液疾病相关性瘙痒症（包括水源性瘙痒症）

Christelle Le Gall-Ianotto and Laurent Misery

患病率和发病率

评估每种血液系统恶性肿瘤中慢性瘙痒（chronic pruritus，CP）患病率的流行病学研究较少，发病率数据可能因不同研究而异。

淋巴样疾病

在慢性淋巴细胞增生性肿瘤中，如慢性淋巴细胞白血病（chronic lymphocytic leukemia，CLL）、非霍奇金淋巴瘤（non-Hodgkin lymphomas，NHL）和霍奇金淋巴瘤（Hodgkin lymphomas，HL）或 CTCL 中，患者经常会有瘙痒的主诉，而在浆细胞疾病或淋巴浆细胞淋巴瘤中报道较少。因此，据报道，在霍奇金病患者中有 10%~50% 发生慢性瘙痒[1-3]。根据 Rubenstein 和 Duvic 的回顾性研究，伴有皮肤病的霍奇金病患者中，慢性瘙痒的患病率约为 19%[4]。在非霍奇金病中，15%~30% 的患者出现过全身性瘙痒[5,6]。

与 T 细胞白血病或淋巴瘤相比，CLL 患者的皮肤病变远并不常见，但仍有高达 25% 的 CLL 患者出现过全身性瘙痒[7,8]。

虽然全身性瘙痒症在华氏巨球蛋白血症（Waldenstrom macroglobulinemia，WM）中有少数病例报道，且其可作为多发性骨髓瘤（multiple myeloma，MM）发病的前兆，但是其患病率相关数

据仍缺失[9-11]。值得注意的是施尼茨勒综合征，这是一种慢性荨麻疹，伴有单克隆 IgM 人免疫球蛋白病，1/3 的患者会出现瘙痒症。10%~15% 的该病患者在发病后的 10~20 年里进展为淋巴组织增殖性疾病（淋巴瘤，MM，少数病例为 WM）[9,12]。

髓系疾病

在髓系肿瘤中，瘙痒常常发生于嗜酸性粒细胞增多症（hypereosinophilic syndrome，HES）、骨髓增生异常综合征（MDS）、骨髓增殖性肿瘤（MPN）或肥大细胞疾病中。因此，难以忍受的持续性瘙痒是 HES 的主要症状[13,14]。尽管 69% 的患者被报道有皮肤病学表现，但瘙痒症的确切患病率尚不清楚[15]。

在 MPN 中，即真性红细胞增多症（polycythemia vera，PV）、原发性血小板增多症（essential thrombocythemia，ET）和骨髓纤维化（myelofibrosis，MF），瘙痒症仍然是最常见的症状，但其发病率因研究而异：PV 为 5%~69%，ET 为 3%~46%，而 MF 为 16%~54%[16-19]。

此外，据报道，瘙痒是慢性粒 - 单核细胞白血病（chronic myelomonocytic leukemia，CMML）、急性髓细胞性白血病（acute myelogenous leukemia，AML）或慢性髓细胞性白血病（chronic myelogenous leukemia，CML）的副肿瘤征[20-22]。

最后，据报道瘙痒症是 MDS 较少见的皮肤表现，可能是潜在疾病的第一征兆[23,24]。

临床特征

非特异性瘙痒症的临床特征

　　许多皮肤病变被报道与血液疾病相关(表36-1)。在极少数情况下瘙痒症发生在疾病期间,但更多情况下,瘙痒是血液系统恶性肿瘤的前兆,并且可能提前数月或数年发生于疾病典型临床症状[18,22,25,26]。通常,当恶性肿瘤得到充分治疗时,瘙痒症可能会随之消失,瘙痒症再次出现也可能预示肿瘤的复发。然而,尽管对血液疾病进行了较好的治疗(如在 PV 中,即使在将红细胞数量恢复到正常状态后),仍然伴有瘙痒症的血液病患者并不少见[27]。

表 36-1　关于伴瘙痒症和血液疾病的皮肤副肿瘤综合征的报道

瘙痒副肿瘤综合征	相关的血液疾病
副肿瘤性天疱疮	WM,NHL,CLL
莱泽 - 特雷拉综合征	NHL,MM,AML,MGUS
暂时性棘层松解性皮肤病	AML,B 细胞淋巴瘤
施尼茨勒综合征	淋巴瘤,MM,WM
播散性环状肉芽肿	CMML,HL,NHL
水源性瘙痒	MPN,ALL,NHL,MDS,HES
夜间全身性瘙痒症	HL,NHL

　　ALL,急性淋巴细胞白血病(acute lymphoblastic leukemia);AML,急性髓细胞性白血病(acute myelogenous leukemia);CLL,慢性淋巴细胞白血病(chronic lymphocytic leukemia);CMML,慢性粒 - 单核细胞白血病(chronic myelomonocytic leukemia);HES,慢性粒 - 单核细胞白血病(hypereosinophilic syndrome);HL,霍奇金淋巴瘤(Hodgkin lymphoma);MDS,骨髓增生异常综合征(myelodysplastic syndrome);MM,多发性骨髓瘤(multiple myeloma);MGUS,意义不明确的单克隆人免疫球蛋白病(monoclonal gammopathy of undetermined significance);MPN,骨髓增殖性肿瘤(myeloproliferative neoplasms);NHL,非霍奇金淋巴瘤(non-Hodgkin lymphoma);WM,华氏巨球蛋白血症(Waldenström macroglobulinemia)。

　　瘙痒症通常以轻度局部症状开始于躯干和 / 或四肢比如腿部,并且迅速累及全身以至无法忍受[11,28-31]。严重的夜间全身性瘙痒症通常发生在霍奇金病患者[4,32],时常表现为强烈的灼烧感,更

为常见的表现是鱼鳞病样皮肤变化或新的湿疹病变[4,25,33]。HL 患者饮酒后可出现受累淋巴结周边瘙痒的局部综合征[34]。

　　播散性环状肉芽肿伴随严重的瘙痒症也与淋巴瘤(霍奇金病和 NHL)和 MDS(CMML)相关[20,35]。

　　大约 80% 的 B 细胞淋巴组织增殖性疾病(42% 的 NHL 和 29% 的 CLL)以及 WM 中少数患者可能与副肿瘤性天疱疮相关,表现为严重瘙痒和躯干、四肢和口腔区域的多形性病变,包括大疱和红斑或疣状靶样丘疹或斑块[7,28,36,37]。有趣的是,这些病变可能发生在疾病诊断前数月或在病程中[28,29,38]。

　　莱泽 - 特雷拉征(Leser-Trélat sign,一种突然出现或增加瘙痒性多发脂溢性角化病)可见于 21% 的淋巴增殖性疾病患者[39]。因此,一些在 NHL,MM,AML 和 MGUS 病例中的意义已经被报道[40-43]。

　　暂时性棘层松解性皮肤病(Grover disease,格罗弗病)或一过性棘层松解性皮肤病,有自限性瘙痒和丘疹性皮疹,通常发生于躯干上半部和四肢的近端;它与 8% 的血液疾病病例有关,比如 6% 的 AML 和 B 细胞淋巴瘤[44-46]。然而,格罗弗病和血液恶性肿瘤是否直接共存尚不清楚,部分学者推测该病可能与化疗药物的汗液排出有关[47,48]。

水源性瘙痒症

　　水源性瘙痒症(aquagenic pruritus,AP)是一种在接触任何温度的水(淋浴游泳池、海水、出汗)后数分钟就会发生的瘙痒,且没有任何可见的皮肤损伤。主要(和通常首发)累及部位是腿和手臂。手掌、脚底和头皮通常是不累及的,黏膜也不受累及。瘙痒感在接触水后 2~15min 开始,持续时间为 10~120min。

　　传统意义上,水源性瘙痒症是 PV(30%~50% 的患者)的临床特征。然而,30%~65%ET 或原发性或 PV/ET 转化 MF 患者也报道存在瘙痒症,但术语"水源性"仅用于两本发表刊物中[1,6,19,49-51]。因此,尚无精确的 ET 和 MF 相关瘙痒临床特征[50,51]。此外,水源性瘙痒症并非 MPN 专有,一些报道显示其与 ALL 或 NHL、MDS 和 HES 等其他疾病也有相关[24,52-54]。

　　水源性瘙痒症可能是一种轻微的病症,可以观察到普通人群的患病率为 4.5%。该病通常在

30 岁之前初发,但也许多患者在老年阶段首次发病。男性比女性具有更高的易感性(性别比 =1.4)。平均发病年龄为 40 岁。由于缺乏随机对照研究,治疗方法几乎没有可比较讨论的余地。

水痛症(aquadynia)非常罕见,可能是水源性瘙痒症的并发症之一。临床表现相同,但疼痛代替了瘙痒。治疗采用普萘洛尔、可乐定或局部外用辣椒素。目前仍无与血液疾病的相关报道。

预后和生活质量

关于慢性瘙痒对患者的恶性肿瘤进展和 / 或生存预后影响的数据很少。在 MPN 中,瘙痒的存在与患者生存率的增加或降低无关[19,55]。动脉血栓形成是 PV 患者最重要的并发症,然而,慢性瘙痒与较低的动脉血栓形成风险相关[55]。

在 HL 中,单独的瘙痒似乎不能加重对患者的诊断,但是有其他"B"症状(体重减轻、疲劳、发烧、夜间出汗)相关严重瘙痒症患者的预后较差[2,56]。

无论如何,所有研究都认为慢性瘙痒严重影响了血液系统恶性肿瘤患者的生活质量。超过 40% 伴有慢性瘙痒的患者生活质量受到了影响,他们认为慢性瘙痒是他们疾病中最麻烦的方面,因为其对睡眠、社交活动、性生活和精神生活都有很大影响[17,57]。

实验室检查

由于不明原因的慢性瘙痒可能是血液疾病诊断前数月或数年的初始症状,因此难以处理以及明确病因。例如,由水引起的瘙痒可能提示潜在的 MPN、MDS 或 T 细胞淋巴瘤,而与寒战,疲劳,"B"症状(体重减轻、发热等)相关的夜间全身性瘙痒会增加霍奇金淋巴瘤的可能性。因此,在任何未明确病因的慢性瘙痒的患者中,完整的病史和全面的身体检查是至关重要的。实验室和临床检查应包括:

—详细询问瘙痒症的出现情况;使用经过验证的问卷可能会有所帮助[58]

—全血细胞计数(blood cell count,BCC)、氧饱和度、PO 水平

—诸如 CT 或磁共振对脾脏的检查以诊断 MPN,对腹部和胸部的检查以诊断淋巴瘤

—淋巴结的检查

—如果 BCC 异常,进行骨髓细胞核型检查

—如果存在皮肤病变,应行组织学检查

如果这些检查没有诊断出潜在的血液疾病,仍然强烈建议每年常规检测 BCC 和胸部 X 线监测患者情况。事实上,有许多报道显示,咨询不明原因的水源性瘙痒的患者,可能会发生 MPN,但也可能发生 CTCL 或 MDS,但没有血液异常[59-61]。

发病机制

与血液疾病相关的慢性瘙痒的发病机制仍不清楚。以下部分总结了在此类恶性肿瘤中可能在 CP 中发挥作用的不同假说和通路。一些学者认为,瘙痒症的临床表现可能反映了正常免疫系统与恶性前体细胞或恶性转化细胞释放产物之间持续的免疫反应[25]。白细胞肽酶、白三烯、缓激肽、组胺的释放、IgE 的分泌水平和皮肤沉积物中细胞因子的水平等几个因素可能导致淋巴瘤和髓系疾病的瘙痒[62-65]。对于恶性单克隆人免疫球蛋白病,皮肤损伤与免疫球蛋白重链或轻链的沉积有关,如华氏巨球蛋白血症中的 IgM[9,66]。

组胺是过敏反应中的关键介质和强效的致痒原,在血液系统恶性肿瘤相关瘙痒中起着核心作用。因此,PV 相关的水源性瘙痒症患者,在接触水之前组胺水平升高和皮肤肥大细胞的出现脱颗粒,并随水暴露时间延长而升高[63,65,67]。尽管如此,并没有发现组胺水平与瘙痒严重程度之间有相关性[68]。此外,由于缺少风团和充血,以及抗组胺药的疗效欠佳,组胺的作用可能不如前面所说的那么重要。近年来,由于证据表明非组胺依赖性瘙痒症中,C 纤维参与了慢性瘙痒的外周传递[69,70],组胺的争议性进一步被强化,其在血液系统疾病相关瘙痒症传导中的作用仍有待进一步阐明。无论如何,即使组胺的作用不那么明显,仍然不可否认肥大细胞的参与[65,68]。

与健康受试者相比,水处理后胆碱酯酶活性的增强提示乙酰胆碱在 AP 发病机制中的作用[71]。

一些学者提出由于血液病引起的免疫缺陷可

能诱导一些细胞因子的产生增加,从而导致免疫应答的改变(过度增殖和/或恶性细胞活化),其特征在于皮肤免疫细胞的侵润[23,72]。因此,细胞因子可能在瘙痒症的发病中发挥着重要作用。

在 AD 的发病中,有两种亚型 T 细胞,即产生 IL-17 的细胞和调节性 T 细胞(regulatory T cells, Tregs),在一例 MDS 相关性瘙痒症中被诱发激活[23,73]。有趣的是,IL-17 被发现刺激促炎细胞因子的产生,如 IL-6 和 IL-8[74],这些因子与 HL 和 NHL 中的瘙痒调节密切相关[75,76];相反,在 PMF 相关瘙痒症中的作用尚未得到证实。然而,在一项报道了 566 名伴有或不伴有瘙痒症的原发性 MF 患者的 20 种促炎细胞因子血浆水平的研究中,作者发现瘙痒症的发病不一定与促炎细胞因子有关,但可能涉及粒细胞来源的或影响粒细胞生成的分子[19]。

最近,在病理状态(特应性皮炎、结节性痒疹)下,Th2 细胞来源的细胞因子 IL-31 和瘙痒调节之间存在着一个的新关联,它提示 IL-31 在副肿瘤性瘙痒症发病机制中的潜在作用。因此,在 NHL 中,IL-31 与瘙痒症高度相关,并且在患有非 CML 的 MPN 的患者中可以检测到肥大细胞释放更高水平的 IL-31[65,77]。然而,虽然越来越多的研究着眼于 IL-31 在淋巴瘤中如何诱导瘙痒的精确分子机制,

但关于 IL-31 在其他血液疾病中瘙痒发病机制中确切作用的数据仍缺失[78,79]。

内源性阿片类药物系统与慢性系统性瘙痒的发病有关,并可能在血液系统疾病相关性瘙痒中发挥重要作用,如丁帕醇(一种 κ- 阿片类激动剂和 μ- 拮抗剂)治疗 NHL 瘙痒症的疗效或用纳曲酮(一种 μ- 拮抗剂)缓解 AP[59,80,81]。

在 MPN 相关 AP 的特定患者中,瘙痒似乎与 JAK2V617F 纯合突变相关,*JAK2V617F* 突变是一种几个生长因子受体的酪氨酸激酶 JAK2 转导信号的功能获得性突变[50,82]。皮耶里等人表明瘙痒症在该突变阳性的 PV 患者中最明显,这表明循环中活化的嗜碱性粒细胞数量增加是潜在的致病因素。嗜碱性粒细胞释放的细胞因子可以促进其他炎症细胞的募集和激活,如中性粒细胞、肥大细胞或嗜酸性粒细胞[64]。

治疗

治疗血液疾病相关慢性瘙痒症的首要策略是对潜在恶性肿瘤予以治疗。在许多情况下,一些特定疗法(表 36-2)可有效缓解瘙痒症。然而,这些

表 36-2 血液系统疾病及其经典治疗的简化分类

	淋系恶性肿瘤	治疗
急性	急性淋巴细胞白血病	化疗,皮质激素
慢性	淋巴细胞疾病:	
	慢性淋巴细胞白血病	化疗;抗 CD20 单抗;抗 CD52 单抗;BTK 或 BCR 抑制剂
	B 细胞淋巴瘤	化疗,肾上腺皮质激素;抗 CD30 单抗
	低级别非霍奇金淋巴瘤	
	高级别非霍奇金淋巴瘤	
	霍奇金淋巴瘤	
	其中 T 细胞淋巴瘤为皮肤 T 细胞淋巴瘤(塞扎里综合征);蕈样肉芽肿	PUVA;体外光照治疗;抗 CD52 单抗;HDAC 抑制剂
	浆细胞疾病和淋巴浆细胞性淋巴瘤:	
	意义不明的单克隆丙球蛋白病	无
	华氏巨球蛋白血症	化疗,肾上腺皮质激素
	多发性骨髓瘤	化疗;蛋白酶体抑制剂;沙利度胺;来那度胺;泊马度胺

续表

淋系恶性肿瘤		治疗
髓系恶性肿瘤		
急性	急性髓细胞性白血病	化疗;抗 CD33 单抗
慢性	骨髓增生异常综合征	生长因子,输血;HDAC 抑制剂
	骨髓增殖性肿瘤:	
	真性红细胞增多症	羟基脲;聚乙二醇化干扰素 α;阿那格雷;哌泊溴烷,白消安,鲁索利替尼
	原发性血小板增多症	
	骨髓纤维化(MF;原发性 MF、PV 或 ET 转化的 MF)	
	慢性髓细胞性白血病	酪氨酸激酶抑制剂
	嗜酸性粒细胞增多症	酪氨酸激酶抑制剂.;肾上腺皮质激素;抗组胺药
	肥大细胞增多症	c-kit 抑制剂
	MDS/MPN:	羟基脲;HDAC 抑制剂
	慢性粒 - 单核细胞白血病	
	青少年髓单核细胞白血病	

针对瘙痒症的疗法仍缺乏随机对照的数据。遗憾的是,许多患者的瘙痒症仍然难治。例如,在 MPN 中,即使在红细胞恢复到正常后,瘙痒可能仍持续存在[18,27]。由于对该慢性瘙痒机制的误解,针对这种瘙痒仍没有特定的疗法。因此,如果瘙痒持续,应该根据欧洲慢性瘙痒指南推荐的联合或逐步症状治疗方法进行尝试[32]。以下部分讲述了文献中可用于血液恶性肿瘤中难治性 CP 的不同对症治疗方法,但这些数据多基于病例报道、监测数据或小样本数据。

精神类药物

抗组胺药

抗组胺药是慢性瘙痒症治疗的最常用处方药,但该药的疗效各异,与安慰剂效应没有明显差别。H1 抗组胺药比如羟嗪经常无效,但由于它们的镇静作用,已经报道对瘙痒症有改善[83]。H2 抗组胺药如西咪替丁对淋巴瘤和 PV 相关瘙痒症有效[84-86]。但是,在许多情况下,抗组胺剂治疗瘙痒症并不比常规的安慰剂更有效。

沙利度胺

沙利度胺及其毒性较低的衍生物雷利度胺,已成为血液疾病治疗中一个有趣的部分。然而,由于雷利度胺可引起瘙痒,沙利度胺可作为治疗性药物用于控制与 HL 相关的严重慢性瘙痒症[87,88]。

抗癫痫药

普瑞巴林是一种类似于加巴喷丁的抗癫痫药物,但最近才出现。有人建议将其作为治疗 AP 的一种可行性药物[89]。

米氮平

米氮平是一种与去甲肾上腺素结合,特异性靶向 5- 羟色胺的抗抑郁药和靶向 H1 的抗组胺药。据报道,它是治疗淋巴瘤相关难治性瘙痒症的一种有效的替代疗法[57,90]。

选择性 5- 羟色胺再吸收抑制剂

已经发现 SSRI、帕罗西汀和氟西汀的止痒作用在 PV 的许多病例中是有效的[83,91]。相比之下,它们对淋巴瘤中慢性瘙痒的疗效更具争议性。

Zylick 等表明这些药物对霍奇金淋巴瘤相关的耐药的慢性瘙痒是无效的,而在验证研究中,Stander 等发现帕罗西汀和氟伏沙明在 NHL 和 HL 中的有效作用[92,93]。有趣的是,该小组证明这些药物对皮肤淋巴瘤没有反应。无法解释这些药物反应的差异。止痒效果从治疗开始到起效需要 2~3 周[92]。

皮质类固醇(GC)(局部和 / 或全身)

淋巴瘤相关慢性瘙痒通常采用全身性泼尼松治疗(40mg/d,3 周内逐渐减量),在某些情况下无疑有一定疗效[8,94]。局部应用作为补充或在全身治疗后可能有一定作用[25,36]。但全身性 GC 应谨慎使用,并在严重的慢性瘙痒患者中用作短期治疗(少于 2 周)[32]。

阿片类药物受体激动剂和拮抗剂

阿片类药物受体拮抗剂如 μ- 阿片受体拮抗剂,纳曲酮(口服 50~100mg/d)可缓解 PV 相关的 AP[59]。布托啡诺(一种 κ- 阿片类激动剂和 μ- 拮抗剂)已被证明能缓解 NHL 中难治性瘙痒症(3~4mg/d)[80]。

阿瑞匹坦

阿瑞匹坦是一种止吐药,用于治疗严重的化疗后恶心和呕吐。该药物是神经激肽受体 1 的高选择性拮抗剂,该受体是 P 物质的特异性受体,P 物质是一种神经肽,在瘙痒的诱导和维持中起着关键作用[95]。近年来,阿瑞匹坦已被作为一种有效抗癫痫药物,用于 CTCL 和霍奇金淋巴瘤,口服剂量为 80~125mg/d[33,96]。需要进一步的对照试验来阐明该药物是否可以作为治疗其他瘙痒相关血液疾病中 CP 的有效替代。

紫外线光疗

据报道,光照疗法(UVB 和 UVA)在控制对少数其他全身治疗无效的血液病(HES、MPN、MDS)相关的慢性瘙痒症有一定的作用[14,97]。因此,窄谱紫外线 B(narrow band ultraviolet B,NB-UVB)可使 PV 和 HES 诱导的瘙痒患者的 AP 获得完全缓解[14,97]。但报道只有 1 例霍奇金淋巴瘤伴慢性瘙痒的患者治疗有效[98]。最推荐的选择是:在初始方案中,NB-UVB 每周照射两到三次[99]。口服补骨脂素光化学疗法(psoralen photochemotherapy,PUVA)也常常能使慢性瘙痒获得完全缓解[100,101]。关于 HES,据报道 PUVA 联合全身性治疗(GC、抗组胺药、IFN)效果更好,而其中联合全身性皮质类固醇治疗效果最佳[102]。遗憾的是,这种治疗在治疗中止后似乎不会维持长期缓解效果。因此,反复多疗程的紫外线光疗需要权衡利弊。

其他治疗方法

一些疗法还是非常有趣的,如孟鲁斯特(白三烯受体拮抗剂)、经皮神经电刺激、局部辣椒素、考来烯胺、苯塞啶(具备抗组胺药和抗 5- 羟色胺的特性)和普萘洛尔(β 肾上腺素受体)[103-108]。

色甘酸作为肥大细胞的稳定剂,在两名霍奇金淋巴瘤患者中产生了止痒作用[109,110]。

结论

慢性瘙痒症是许多血液系统恶性肿瘤的一个表现症状,其患病率和发病率肯定被低估。无皮肤病的慢性瘙痒患者必须多年定期评估潜在的血液疾病。仍缺乏对血液病慢性瘙痒的临床特征、发病机制、病因和 / 或症状治疗有效性的研究和随机性临床试验。为了更好地治疗慢性瘙痒患者,了解慢性瘙痒的发病机制必须成为一个重要的课题。

(翻译:张文君、杨平平 审校:冰寒)

参考文献

1. Weisshaar E, Weiss M, Mettang T, Yosipovitch G, Zylicz Z. Paraneoplastic itch: an expert position statement from the Special Interest Group (SIG) of the International Forum on the Study of Itch (IFSI). Acta Derm Venereol. 2015;95(3):261–5.

2. Gobbi PG, Attardo-Parrinello G, Lattanzio G, Rizzo SC, Ascari E. Severe pruritus should be a B-symptom in Hodgkin's disease. Cancer. 1983;51(10):1934–6.

3. Roif M, Miller EB, Kneller A, Landau Z. Unusual

manifestations of Hodgkin's disease. Isr Med Assoc J IMAJ. 2003;5(1):62–3.

4. Rubenstein M, Duvic M. Cutaneous manifestations of Hodgkin's disease. Int J Dermatol. 2006;45(3):251–6.

5. Kumar SS, Kuruvilla M, Pai GS, Dinesh M. Cutaneous manifestations of non-Hodgkin's lymphoma. Indian J Dermatol Venereol Leprol. 2003;69(1):12–5.

6. Radossi P, Tison T, Vianello F, Dazzi F. Intractable pruritus in non-Hodgkin lymphoma/CLL: rapid response to IFN alpha. Br J Haematol. 1996;94(3):579.

7. Chung VQ, Moschella SL, Zembowicz A, Liu V. Clinical and pathologic findings of paraneoplastic dermatoses. J Am Acad Dermatol. 2006;54(5):745–62; quiz 763–6.

8. Robak E, Robak T. Skin lesions in chronic lymphocytic leukemia. Leuk Lymphoma. 2007;48(5):855–65.

9. Lipsker D, Veran Y, Grunenberger F, Cribier B, Heid E, Grosshans E. The Schnitzler syndrome. Four new cases and review of the literature. Medicine (Baltimore). 2001;80(1):37–44.

10. Zelicovici Z, Lahav M, Cahane P. Pruritus as a presentation of myelomatosis. Br Med J. 1977;2(6095):1154.

11. Paredes-Suárez C, Fernández-Redondo V, Blanco MV, Sánchez-Aguilar D, Toribio J. Multiple myeloma with scleroderma-like changes. J Eur Acad Dermatol Venereol JEADV. 2005;19(4):500–2.

12. Carlioz R, Haas C, Jaubert F, Allouche C, Lowenstein W, Le Jeunne C, et al. Waldenström's disease with diffuse large immunoblastic cell lymphoma and chronic urticaria. Ann Med Interne. 1989;140(1):51–2.

13. Plötz SG, Hüttig B, Aigner B, Merkel C, Brockow K, Akdis C, et al. Clinical overview of cutaneous features in hypereosinophilic syndrome. Curr Allergy Asthma Rep. 2012;12(2):85–98.

14. Gattringer C, Müller H, Steurer M, Steger C, Ratzinger G. Narrowband UVB therapy for the treatment of pruritus in hypereosinophilic syndrome: clinical report and review of the literature on phototherapy. J Am Acad Dermatol. 2012;67(5):e210–3.

15. Gotlib J. World Health Organization-defined eosinophilic disorders: 2014 update on diagnosis, risk stratification, and management. Am J Hematol. 2014;89(3):325–37.

16. Mesa RA, Niblack J, Wadleigh M, Verstovsek S, Camoriano J, Barnes S, et al. The burden of fatigue and quality of life in myeloproliferative disorders (MPDs): an international Internet-based survey of 1179 MPD patients. Cancer. 2007;109(1):68–76.

17. Emanuel RM, Dueck AC, Geyer HL, Kiladjian J-J, Slot S, Zweegman S, et al. Myeloproliferative neoplasm (MPN) symptom assessment form total symptom score: prospective international assessment of an abbreviated symptom burden scoring system among patients with MPNs. J Clin Oncol Off J Am Soc Clin Oncol. 2012;30(33):4098–103.

18. Saini KS, Patnaik MM, Tefferi A. Polycythemia vera-associated pruritus and its management. Eur J Clin Invest. 2010;40(9):828–34.

19. Vaa BE, Wolanskyj AP, Roeker L, Pardanani A, Lasho TL, Finke CM, et al. Pruritus in primary myelofibrosis: clinical and laboratory correlates. Am J Hematol. 2012;87(2):136–8.

20. Hinckley MR, Walsh SN, Molnár I, Sheehan DJ, Sangueza OP, Yosipovitch G. Generalized granuloma annulare as an initial manifestation of chronic myelomonocytic leukemia: a report of 2 cases. Am J Dermatopathol. 2008;30(3):274–7.

21. Garg A, Kundu RV, Plotkin O, Aronson IK. Annular elastolytic giant cell granuloma heralding onset and recurrence of acute myelogenous leukemia. Arch Dermatol. 2006;142(4):532–3.

22. Zirwas MJ, Seraly MP. Pruritus of unknown origin: a retrospective study. J Am Acad Dermatol. 2001;45(6):892–6.

23. Hagiwara A, Fujimura T, Furudate S, Kambayashi Y, Numata Y, Haga T, et al. Generalized granulomatous dermatitis accompanied by myelodysplastic syndrome. Acta Derm Venereol. 2014;94(2):223–4.

24. Khalifa N, Singer CRJ, Black AK. Aquagenic pruritus in a patient associated with myelodysplasia and T-cell non-Hodgkin's lymphoma. J Am Acad Dermatol. 2002;46(1):144–5.

25. Kapilin U, Thestrup-Pedersen K, Steiniche T, Lomholt H. Skin markers for Hodgkin's disease. Acta Derm Venereol. 2005;85(4):345–6.

26. Reamy BV, Bunt CW, Fletcher S. A diagnostic approach to pruritus. Am Fam Physician. 2011;84(2):195–202.

27. Finelli C, Gugliotta L, Gamberi B, Vianelli N, Visani G, Tura S. Relief of intractable pruritus in polycythemia vera with recombinant interferon alfa. Am J Hematol. 1993;43(4):316–8.

28. Shamsudin N, Chang CC. Diffuse large B-cell lymphoma presenting with extensive cutaneous infiltration. Singapore Med J. 2012;53(9):e198–200.

29. Vècsei A, Attarbaschi A, Krammer U, Mann G, Gadner H. Pruritus in pediatric non-Hodgkin's lymphoma. Leuk Lymphoma. 2002;43(9):1885–7.

30. Wiednig M, Beham-Schmid C, Kranzelbinder B, Aberer E. Clonal mast cell proliferation in pruriginous skin in hypereosinophilic syndrome. Dermatol Basel Switz. 2013;227(1):67–71.

31. Yosipovitch G. Chronic pruritus: a paraneoplastic sign. Dermatol Ther. 2010;23(6):590–6.

32. Weisshaar E, Szepietowski JC, Darsow U, Misery L, Wallengren J, Mettang T, et al. European guideline on chronic pruritus. Acta Derm Venereol. 2012;92(5):563–81.

33. Villafranca JJA, Siles MG, Casanova M, Goitia BT, Domínguez AR. Paraneoplastic pruritus presenting with Hodgkin's lymphoma: a case report. J Med Case Reports. 2014;8:300.

34. Stadie V, Marsch WCH. Itching attacks with generalized hyperhydrosis as initial symptoms of Hodgkin's disease. J Eur Acad Dermatol Venereol JEADV. 2003;17(5):559–61.

35. Barksdale SK, Perniciaro C, Halling KC, Strickler JG. Granuloma annulare in patients with malignant lymphoma: clinicopathologic study of thirteen new cases. J Am Acad Dermatol. 1994;31(1):42–8.

36. Lorente-Lavirgen AI, López-López R, Baquero-Sánchez E, Pulpillo-Ruiz A, De Zulueta-Dorado T, Conejo-Mir J. Pruritic nodules and plaques on the arms with blisters in a patient with chronic lymphocytic leukemia. Int J Dermatol. 2014;53(3):277–9.

37. Perera GK, Devereux S, Mufti G, Salisbury J, Creamer D. PNP with Waldenström's macroglobulinaemia. Clin Exp Dermatol. 2005;30(1):27–9.

38. Bickle K, Roark TR, Hsu S. Autoimmune bullous dermatoses: a review. Am Fam Physician. 2002;65(9):1861–70.

39. Bonvalet D, Foldes C, Civatte J. Cutaneous manifestations in chronic lymphocytic leukemia. J Dermatol Surg Oncol. 1984;10(4):278–82.

40. Ellis DL, Yates RA. Sign of Leser-Trélat. Clin Dermatol. 1993;11(1):141–8.

41. Yavasoglu I, Kadikoylu G, Bolaman Z. The Leser-Trelat sign is associated with acute myeloid leukemia. Ann Hematol. 2011;90(3):363.

42. Hu S, Granter SR, Haynes HA, Miller DM. Skin spicules: a newly described paraneoplastic phenomenon associated with a marginal zone B-cell lymphoma. J Am Acad Dermatol. 2009;60(5):852–5.

43. Bork K, Böckers M, Pfeifle J. Pathogenesis of paraneoplastic follicular hyperkeratotic spicules in multiple myeloma. Follicular and epidermal accumulation of IgG dysprotein and cryoglobulin. Arch Dermatol. 1990;126(4):509–13.

44. Paul C, Fermand JP, Flageul B, Caux F, Duterque M, Dubertret L, et al. Hyperkeratotic spicules and monoclonal gammopathy. J Am Acad Dermatol. 1995;33(2 Pt 2):346–51.

45. Desch JK, Smoller BR. The spectrum of cutaneous disease in leukemias. J Cutan Pathol. 1993; 20(5):407–10.

46. Davis MD, Dinneen AM, Landa N, Gibson LE. Grover's disease: clinicopathologic review of 72 cases. Mayo Clin Proc. 1999;74(3):229–34.

47. Fujita Y, Sato-Matsumura KC, Ohnishi K. Transient acantholytic dermatosis associated with B symptoms of follicular lymphoma. Clin Exp Dermatol. 2007;32(6):752–4.

48. Zhu HJ, Clark LN, Deloney LA, McDonald JE. Grover disease (transient acantholytic dermatosis) in acute myeloid leukemia on FDG PET/CT. Clin Nucl Med. 2014;39(2):e173–5.

49. Weaver J, Bergfeld WF. Grover disease (transient acantholytic dermatosis). Arch Pathol Lab Med. 2009;133(9):1490–4.

50. Scherber R, Dueck AC, Johansson P, Barbui T, Barosi G, Vannucchi AM, et al. The Myeloproliferative Neoplasm Symptom Assessment Form (MPN-SAF): international prospective validation and reliability trial in 402 patients. Blood. 2011;118(2):401–8.

51. Vannucchi AM, Antonioli E, Guglielmelli P, Rambaldi A, Barosi G, Marchioli R, et al. Clinical profile of homozygous JAK2 617V>F mutation in patients with polycythemia vera or essential thrombocythemia. Blood. 2007;110(3):840–6.

52. Barosi G, Bergamaschi G, Marchetti M, Vannucchi AM, Guglielmelli P, Antonioli E, et al. JAK2 V617F mutational status predicts progression to large splenomegaly and leukemic transformation in primary myelofibrosis. Blood. 2007;110(12): 4030–6.

53. Ratnaval RC, Burrows NP, Marcus RE, Norris PG. Aquagenic pruritus and acute lymphoblastic leukaemia. Br J Dermatol. 1993;129(3):348–9.

54. McGrath JA, Greaves MW, Warin AP. Aquagenic pruritus and myelodysplastic syndrome. Am J Hematol. 1991;37(1):63.

55. Newton JA, Singh AK, Greaves MW, Spry CJ. Aquagenic pruritus associated with the idiopathic hypereosinophilic syndrome. Br J Dermatol. 1990;122(1):103–6.

56. Gangat N, Strand JJ, Lasho TL, Li C-Y, Pardanani A, Tefferi A. Pruritus in polycythemia vera is associated with a lower risk of arterial thrombosis. Am J Hematol. 2008;83(6):451–3.

57. Cavalli F. Rare syndromes in Hodgkin's disease. Ann Oncol Off J Eur Soc Med Oncol ESMO. 1998;9 Suppl 5:S109–13.

58. Demierre M-F, Taverna J. Mirtazapine and gabapentin for reducing pruritus in cutaneous T-cell lymphoma. J Am Acad Dermatol. 2006;55(3):543–4.

59. Weisshaar E, Gieler U, Kupfer J, Furue M, Saeki H, Yosipovitch G, et al. Questionnaires to assess chronic itch: a consensus paper of the special interest group of the International Forum on the Study of Itch. Acta Derm Venereol. 2012;92(5):493–6.

60. Ingber S, Cohen PD. Successful treatment of refractory aquagenic pruritus with naltrexone. J Cutan Med Surg. 2005;9(5):215–6.

61. Xifra A, Carrascosa JM, Ferrándiz C. Narrow-band ultraviolet B in aquagenic pruritus. Br J Dermatol. 2005;153(6):1233–4.

62. Spelman L, Dicker T. Aquagenic pruritus relieved by tight fitting clothing. Australas J Dermatol. 2001; 42(2):146.

63. Nowicki A, Woźniak K, Krajnik M. Understanding the purpose of treatment and expectations in patients with inoperable lung cancer treated with palliative chemotherapy. Contemp Oncol Pozn Pol. 2015;19(4):333–7.

64. Abdel-Naser MB, Gollnick H, Orfanos CE. Aquagenic pruritus as a presenting symptom of polycythemia vera. Dermatol Basel Switz. 1993; 187(2):130–3.

65. Pieri L, Bogani C, Guglielmelli P, Zingariello M, Rana RA, Bartalucci N, et al. The JAK2V617 mutation induces constitutive activation and agonist hypersensitivity in basophils from patients with polycythemia vera. Haematologica. 2009;94(11):1537–45.

66. Ishii T, Wang J, Zhang W, Mascarenhas J, Hoffman R, Dai Y, et al. Pivotal role of mast cells in pruritogenesis in patients with myeloproliferative disorders. Blood. 2009;113(23):5942–50.

67. Daoud MS, Lust JA, Kyle RA, Pittelkow MR. Monoclonal gammopathies and associated skin disorders. J Am Acad Dermatol. 1999;40(4):507–35; quiz 536–8.

68. Gilbert HS, Warner RR, Wasserman LR. A study of histamine in myeloproliferative disease. Blood. 1966;28(6):795–806.

69. Jin X, Zhao W, Kirabo A, Park SO, Ho WT, Sayeski PP, et al. Elevated levels of mast cells are involved in pruritus associated with polycythemia vera in JAK2V617F transgenic mice. J Immunol Baltim Md 1950. 2014;193(2):477–84.

70. Andersen HH, Elberling J, Arendt-Nielsen L. Human surrogate models of histaminergic and non-histaminergic itch. Acta Derm Venereol. 2015;95(7):771–7.

71. Akiyama T, Tominaga M, Takamori K, Carstens MI, Carstens E. Roles of glutamate, substance P, and gastrin-releasing peptide as spinal neurotransmitters of histaminergic and nonhistaminergic itch. Pain. 2014;155(1):80–92.

72. Bircher AJ, Meier-Ruge W. Aquagenic pruritus. Water-induced activation of acetylcholinesterase. Arch Dermatol. 1988;124(1):84–9.

73. Davis MD, Perniciaro C, Dahl PR, Randle HW, McEvoy MT, Leiferman KM. Exaggerated arthropod-bite lesions in patients with chronic lymphocytic leukemia: a clinical, histopathologic, and immunopathologic study of eight patients. J Am Acad Dermatol. 1998;39(1):27–35.

74. Nomura T, Kabashima K, Miyachi Y. The panoply of αβT cells in the skin. J Dermatol Sci. 2014;76(1):3–9.

75. Yao Z, Painter SL, Fanslow WC, Ulrich D, Macduff

BM, Spriggs MK, et al. Human IL-17: a novel cytokine derived from T cells. J Immunol Baltim Md 1950. 1995;155(12):5483–6.

76. Biggar RJ, Johansen JS, Smedby KE, Rostgaard K, Chang ET, Adami H-O, et al. Serum YKL-40 and interleukin 6 levels in Hodgkin lymphoma. Clin Cancer Res Off J Am Assoc Cancer Res. 2008;14(21):6974–8.

77. Lee HL, Eom H-S, Yun T, Kim H-J, Park W-S, Nam B-H, et al. Serum and urine levels of interleukin-8 in patients with non-Hodgkin's lymphoma. Cytokine. 2008;43(1):71–5.

78. Singer EM, Shin DB, Nattkemper LA, Benoit BM, Klein RS, Didigu CA, et al. IL-31 is produced by the malignant T-cell population in cutaneous T-Cell lymphoma and correlates with CTCL pruritus. J Invest Dermatol. 2013;133(12):2783–5.

79. Cevikbas F, Kempkes C, Buhl T, Mess C, Buddenkotte J, Steinhoff M. Role of interleukin-31 and oncostatin M in itch and neuroimmune communication. In: Carstens E, Akiyama T, editors. Itch: mechanisms and treatment [internet]. Boca Raton: CRC Press; 2014. [cité 27 févr 2015]. Disponible sur: http://www.ncbi.nlm.nih.gov/books/NBK200913/.

80. Möbs M, Gryzik S, Haidar A, Humme D, Beyer M, Vandersee S. Analysis of the IL-31 pathway in Mycosis fungoides and Sézary syndrome. Arch Dermatol Res. 2015;307(6):479–85.

81. Dawn AG, Yosipovitch G. Butorphanol for treatment of intractable pruritus. J Am Acad Dermatol. 2006;54(3):527–31.

82. Yosipovitch G, Carstens E, McGlone F. Chronic itch and chronic pain: analogous mechanisms. Pain. 2007;131(1–2):4–7.

83. Tefferi A, Lasho TL, Schwager SM, Strand JS, Elliott M, Mesa R, et al. The clinical phenotype of wild-type, heterozygous, and homozygous JAK2V617F in polycythemia vera. Cancer. 2006;106(3):631–5.

84. Diehn F, Tefferi A. Pruritus in polycythaemia vera: prevalence, laboratory correlates and management. Br J Haematol. 2001;115(3):619–21.

85. Easton P, Galbraith PR. Cimetidine treatment of pruritus in polycythemia vera. N Engl J Med. 1978;299(20):1134.

86. Roberts DL. Cimetidine for pruritus related to systemic disorders. Br Med J. 1980;280(6211):405.

87. Weick JK, Donovan PB, Najean Y, Dresch C, Pisciotta AV, Cooperberg AA, et al. The use of cimetidine for the treatment of pruritus in polycythemia vera. Arch Intern Med. 1982;142(2):241–2.

88. Bonkowski J, Vermeulen LC, Kolesar JM. The clinical utility of lenalidomide in multiple myeloma and myelodysplastic syndromes. J Oncol Pharm Pract Off Publ Int Soc Oncol Pharm Pract. 2010;16(4):223–32.

89. Gonçalves F. Thalidomide for the control of severe paraneoplastic pruritus associated with Hodgkin's disease. Am J Hosp Palliat Care. 2010;27(7):486–7.

90. Ehrchen J, Ständer S. Pregabalin in the treatment of chronic pruritus. J Am Acad Dermatol. 2008;58(2 Suppl):S36–7.

91. Davis MP, Frandsen JL, Walsh D, Andresen S, Taylor S. Mirtazapine for pruritus. J Pain Symptom Manage. 2003;25(3):288–91.

92. Tefferi A, Fonseca R. Selective serotonin reuptake inhibitors are effective in the treatment of polycythemia vera-associated pruritus. Blood. 2002;99(7):2627.

93. Ständer S, Schneider SW, Weishaupt C, Luger TA, Misery L. Putative neuronal mechanisms of sensitive skin. Exp Dermatol. 2009;18(5):417–23.

94. Zylicz Z, Krajnik M, van Sorge AA, Costantini M. Paroxetine in the treatment of severe non-dermatological pruritus: a randomized, controlled trial. J Pain Symptom Manage. 2003;26(6):1105–12.

95. Wang H, Yosipovitch G. New insights into the pathophysiology and treatment of chronic itch in patients with end-stage renal disease, chronic liver disease, and lymphoma. Int J Dermatol. 2010;49(1):1–11.

96. Ständer S, Luger TA. NK-1 antagonists and itch. Handb Exp Pharmacol. 2015;226:237–55.

97. Torres T, Fernandes I, Selores M, Alves R, Lima M. Aprepitant: evidence of its effectiveness in patients with refractory pruritus continues. J Am Acad Dermatol. 2012;66(1):e14–5.

98. Baldo A, Sammarco E, Plaitano R, Martinelli V, Monfrecola. Narrowband (TL-01) ultraviolet B phototherapy for pruritus in polycythaemia vera. Br J Dermatol. 2002;147(5):979–81.

99. Kaptanoglu AF, Oskay T. Ultraviolet B treatment for pruritus in Hodgkin's lymphoma. J Eur Acad Dermatol Venereol JEADV. 2003;17(4):489–90.

100. Cozzani E, Iurlo A, Merlo G, Cattaneo D, Burlando M, Pierri I, et al. Essential thrombocythemia: the dermatologic point of view. Clin Lymphoma Myeloma Leuk. 2015;15:739–47.

101. Goodkin R, Bernhard JD. Repeated PUVA treatment of aquagenic pruritus. Clin Exp Dermatol. 2002;27(2):164–5.

102. May LP, Kelly J, Sanchez M. Hypereosinophilic syndrome with unusual cutaneous manifestations in two men with HIV infection. J Am Acad Dermatol. 1990;23(2 Pt 1):202–4.

103. van den Hoogenband HM, van den Berg WH, van Diggelen MW. PUVA therapy in the treatment of skin lesions of the hypereosinophilic syndrome. Arch Dermatol. 1985;121(4):450.

104. Tinegate H, McLelland J. Transcutaneous electrical nerve stimulation may improve pruritus associated with haematological disorders. Clin Lab Haematol. 2002;24(6):389–90.

105. Herman-Kideckel SM, Binkley K. Successful treatment of aquagenic pruritus with montelukast. J Cutan Med Surg. 2012;16(3):151–2.

106. Lotti T, Teofoli P, Tsampau D. Treatment of aquagenic pruritus with topical capsaicin cream. J Am Acad Dermatol. 1994;30(2 Pt 1):232–5.

107. Chanarin I, Szur L. Letter: relief of intractable pruritus in polycythaemia rubra vera with cholestyramine. Br J Haematol. 1975;29(4):669–70.

108. Fitzsimons EJ, Dagg JH, McAllister EJ. Pruritus of polycythaemia vera: a place for pizotifen? Br Med J (Clin Res Ed). 1981;283(6286):277.

109. Nosbaum A, Pecquet C, Bayrou O, Amsler E, Nicolas JF, Bérard F, et al. Treatment with propranolol of 6 patients with idiopathic aquagenic pruritus. J Allergy Clin Immunol. 2011;128(5):1113.

110. Leven A, Naysmith A, Pickens S, Pottage A. Sodium cromoglycate and Hodgkin's pruritus. Br Med J. 1977;2(6091):896.

第37章 恶性肿瘤

Elke Weisshaar

引言

瘙痒是一种在恶性肿瘤相对罕见的症状[19]。现已观察到各种不同的病因机制,从肿瘤直接浸润、远处转移、副肿瘤炎症性皮肤病到副肿瘤皮肤病[19,21]。但对这类瘙痒的发病机制和病理生理学却知之甚少。最近的研究提示瘙痒与细胞因子、嗜酸性粒细胞等介质相关,但是这仅限于血液病和淋巴瘤中发生的瘙痒(参见第36章)。

副肿瘤性瘙痒(paraneoplastic itch,PI)属于肿瘤相关性瘙痒。据报道,这类瘙痒在淋巴细胞肿瘤中很常见,而很少见于实体肿瘤疾病[17,19,21]。一般来说,PI属于罕见症状。但是,在真性红细胞增多症和淋巴瘤等恶性血液病中,PI的发生率相对较高(参见第36章),其他疾病的PI则相对罕见。关于此症状的流行病学数据不足,所以其真实发生率尚不清楚[19]。以往的研究表明,医生忽略了在肿瘤和在临终关怀医院也可以观察到的瘙痒症状[21]。在许多情况下,PI只是未被识别,患者既没有描述,又没有诊断检测方法,而且其症状与许多其他疾病相似[21]。"副肿瘤性瘙痒"特别兴趣小组(special interest group,SIG)将PI定义为一种感觉瘙痒,它既不是由局部存在的肿瘤细胞引起的,也不是由肿瘤治疗引起的,而是对肿瘤或血液学恶性肿瘤的一种系统(非局部)反应。它通常随着肿瘤疾病的缓解而消失,也可随着肿瘤的复发而复发。PI既可以是单一症状,也可伴随不同临床和病理生理症状出现[21]。

综上所述,恶性肿瘤引起的瘙痒有以下几种原因:第一,可能与潜在的恶性肿瘤有关;第二,可能是恶性肿瘤侵袭的结果;第三,可能与潜在的恶性肿瘤治疗方案有关[1]。

流行病学

很少有研究调查癌症中的瘙痒患病率[19]。淋巴瘤似乎是与瘙痒相关的最常见的恶性肿瘤(参见第9章和第36章),但据估计,瘙痒导致的恶性肿瘤在瘙痒患者中占据不到10%的比例[19,21]。与非洲国家相比,在西方国家恶性肿瘤相关的瘙痒似乎更为常见。这可能可以解释为:在非洲国家,其他病因引起的瘙痒几乎没有系统性的瘙痒症状,并且恶性肿瘤降低了平均寿命和生存率[18]。

Kilic等人的一项流行病学研究分析了最近诊断为恶性肿瘤的700名患者的皮肤病变和症状,发现5.9%的患者有全身瘙痒症状。患者多数没有特定的皮肤病,但是都有非特异性的皮疹,伴有或者不伴有丘疹和表皮脱落。在引起瘙痒的肿瘤中,最常见的是胃肠道肿瘤和恶性血液疾病[7]。

在姑息治疗的晚期恶性肿瘤患者中,瘙痒的发生率低于1%,但不全是PI。发病率较低可能是因为患者不都是死于临终关怀医院,而且住在临终关怀医院的实体肿瘤患者通过化疗和放疗也可能得到了很好的缓解[21]。

先前的研究已知,瘙痒的患病率因癌症的类型不同而异。对不明原因瘙痒症状患者作长期随访,发现这类患者与没有瘙痒症状的人群罹患恶性肿瘤的数量大致相同[19,21]。然而,最近一项针对8 744名慢性瘙痒患者的队列研究表明,不伴有皮肤变化的慢性瘙痒症状是血液病和胆道恶性肿瘤的危险因素[4]。作者认为,恶性肿瘤的筛查应限于胆管和血液学恶性肿瘤的评估[4]。一项丹麦的全国队列研究,基于注册的数据评估了住院患者和门诊患者瘙痒诊断与癌症发病率之间的关系[6]。1 年绝对患癌风险为 1.63%。在瘙痒患者中,血液病和各种实体癌的发生率均比预期高 13%。尤其是血液癌,其中霍奇金淋巴瘤最为明显[6]。然而,这项研究无法区分急性和慢性瘙痒。

皮肌炎(dermatomyositis,DM)是一种自身免疫性皮肤病,与结肠癌、卵巢癌和乳腺癌有关。瘙痒是皮肌炎患者的常见症状[23],但目前尚无证据显示瘙痒与恶性肿瘤发生发展相关。不同人种皮肌炎的临床表现不同,中国皮肌炎患者患鼻咽癌的风险较大[23]。

最近有关于瘙痒在皮肤癌中的论述[8,11,22],表明是由局部皮肤对恶性肿瘤的反应引起的。一项针对 478 名非黑素瘤皮肤癌(non-melanoma skin cancer,NMSC)患者的研究显示,其中 43.5% 的鳞状皮肤癌患者和 33.4% 的基底细胞癌患者有瘙痒症状[11]。临床病理研究显示,瘙痒发生率为 36.9%,疼痛发生率为 28.2%。此现象表明,瘙痒来自皮肤的上层,而疼痛来自更深层。疼痛与溃疡有关,而瘙痒则与之无关[22]。由于 NMSC 在美国和几个欧洲国家的发病率迅速增加,因此对这个话题的研究非常重要。

然而,对于某些类型的瘙痒是否与癌症存在显著的关联,还缺乏进一步的研究[19]。考虑到人口状况,随着老年人比例的增加,患癌症的可能性也在增加。本章将重点讨论癌症中的瘙痒,包括所有方面,除了血液病中的瘙痒,包括血液病恶性肿瘤,详见第 36 章。

临床表现与诊断

准确的病史、皮肤和全身检查、实验室检测以及技术 / 放射诊断对瘙痒的诊断具有重要意义(参见第 11 章)。必须触诊肝脏、肾脏、脾脏、淋巴结、盆腔和直肠。未明的全身瘙痒可能与恶性肿瘤有关,瘙痒可能早于恶性肿瘤症状数年[10]。有趣的是,有研究表明,皮肤病引起的全身瘙痒比全身性疾病引起的瘙痒更常见[18]。最重要的是在检查皮肤病变时要区分原发性和继发性损害。根据瘙痒研究国际论坛所提出的分类方法来区分瘙痒,主要为三种临床表现[16]。恶性肿瘤性瘙痒,无论是急性还是慢性,经常会导致人工皮肤抓痕,但皮肤也可能表现为正常的外观。在某些癌症中必须考虑副肿瘤性皮肤病(表 37-1)。NMSC 要考虑原发性皮肤病变,需要进行检查,如皮肤镜和皮肤活检等。

表 37-1 有瘙痒表现的副肿瘤性皮肤病以及其相关的恶性肿瘤

副肿瘤综合征	相关的恶性肿瘤
巴泽克斯综合征(副肿瘤性肢端角化症)	头颈部癌、上气道癌、消化道癌(喉癌、食管癌、咽喉癌)
Lesser-Trélat(脂溢性角化病)	消化道腺癌
皮肌炎	结肠癌、乳腺癌、卵巢癌、鼻咽癌
恶性黑棘皮症	胃肠癌

改编自 Weisshaar 等[21]。

如果患者的特征有助于瘙痒症患者系统病因的诊断,这将对临床医生非常有帮助。继发性划伤的分布和类型无法提示潜在的病因[13]。如前所述,也没有临床特征可以让临床医生将患者划分为高风险患者[18]。根据这项研究,系统性疾病的患者与皮肤病瘙痒患者相比,前者年龄较大,有傍晚和夜间间歇性瘙痒,并且有更多的伴随症状,如失眠、虚弱和头晕。

实验室检查取决于临床鉴别诊断,而鉴别诊断根据患者的病史和临床检查得出。故而要根据患者的病史、体格检查和鉴别诊断,进行血液检查、皮肤活检和放射学检查。恶性肿瘤的筛查应重点关注血液和胆道恶性肿瘤。如果对瘙痒的评估没有找出任何原因,那么需要定期对患者进行重新评估,例如一年一次。

当实验室检查结果提示考虑内科疾病时,可能需要进一步的诊断(参见第 11 章)。应评估具体症状(如在面部瘙痒的情况下,通过脑 CT 排除大脑肿瘤)来决定进一步检查,包括放射检查如胸部 X 线、胸部和腹部器官计算机断层摄影(computer tomography,CT)或磁共振成像;超声检查(如腹部、淋巴结、甲状腺超声);内镜检查;骨髓活检。

治疗

治疗重点在于对潜在恶性肿瘤的治疗,包括

对伴随症状的局部和系统药物治疗（Weisshaar[20]，也见本节关于治疗的第 3 部分）。一些特定的系统性治疗方法也可用于恶性疾病瘙痒的治疗，见第 49、50、51 和 53 章。多种药物治疗、高龄、多种并发症和药物耐受性可削弱晚期癌症患者全身药物治疗效果，并产生更大的毒性[3]。

选择性 5- 羟色胺再吸收抑制剂（selective serotonin reuptake inhibitors，SSRI）如帕罗西汀（5~20mg/d）、舍曲林（25~50mg/d）和氟伏沙明（25~100mg/d）可用于治疗副肿瘤性瘙痒（Zylicz[24,25]，Stander[14]，参见第 51 章）。一项随机安慰剂对照试验显示帕罗西汀（20mg/d）能显著降低 PI。米氮平（15mg/d）可能是一种有用的全身药物，用于缓解与潜在恶性肿瘤相关的瘙痒，特别是在夜间效果好，但最近有报道称晚期癌症患者对米氮平不耐受[2,3,5,9]。多塞平 50mg/d 全身用药可用于治疗癌症引起的瘙痒，但目前还没有这种临床试验[20]。经过批准用于治疗严重的化疗后恶心和呕吐的神经激肽受体拮抗剂，如口服阿瑞匹坦 80~125mg/d，被报道可用于单一实体肿瘤的止痒[15]。κ- 阿片激动剂和 μ- 阿片激动剂显示对 PI 有止痒作用，加巴喷丁、普雷加巴林和沙利度胺有个案报道（Phan[12]，参见第 49 和 50 章）。

全身治疗应辅以局部治疗，从保湿霜到特定的局部治疗，例如在抓痕处使用抗菌药。皮肤干燥症也需要治疗。虽然用抗抑郁药治疗癌症瘙痒的方法已存在多年，且目前欧洲治疗瘙痒的指南[20]也推荐如此，但是在过去的几年里还没有进行过对照研究。

晚期恶性疾病患者有包含疼痛在内的多种症状。疼痛的治疗有时会引起或加剧瘙痒。目前还没有针对这种情况的标准治疗方法[21]。上述治疗方法大多不适用于严重晚期肿瘤患者，因为吞咽（药片的）功能可能受损。在这些情况下，有必要静脉注射药物，但却无法推荐特定药物。可尝试应用抗组胺药、皮质类固醇、托烷司琼（tropisetrone，一种 5- 羟色胺受体拮抗剂）和阿瑞匹坦（aprepitant）[21]。

结论

癌症中瘙痒的总体患病率和发生率仍不清楚。没有研究调查相应的临床特征如质量、严重程度和病程等。其程度可能从轻微到非常严重。癌症中的瘙痒尚未得到必要的关注，这是因为缺乏调查研究，或者是因为它比其他形式的瘙痒发病率要低。最近的数据显示，超过 1/3 的非黑素瘤皮肤癌患者身上出现瘙痒。在未来，通过研究了解更多关于癌症瘙痒的知识很有价值。

（翻译：施歌　审校：冰寒）

参考文献

1. Chiang HC, Huang V, Cornelius LA. Cancer and itch. Semin Cutan Med Surg. 2011;30:107–12.
2. Davis MP, Frandsen JL, Walsh D, Andresen S, Taylor S. Mirtazapine for pruritus. J Pain Symptom Manag. 2003;25:288–91.
3. Davis MP, Kirkova J, Lagman R, Walsh D, Karafa M. Intolerance to mirtazapine in advanced cancer. J Pain Symptom Manag. 2011;42:e4–7.
4. Fett N, Haynes K, Propert KJ, Margolis DJ. Five-year malignancy incidence in patients with chronic pruritus: a population-based cohort study aimed at limiting unnecessary screening practises. J Am Acad Dermatol. 2014;70:651–8.
5. Hundley JL, Yosipovitch G. Mirtazapine for reducing nocturnal itch in patients with chronic pruritus a pilot study. J Am Acad Dermatol. 2004;50(6):889–91.
6. Johannesdottir SA, Farkas DK, Vinding GR, Pedersen L, Lamberg A, Sorensen HT, et al. Cancer incidence among patients with a hospital diagnosis of pruritus: a nationwide Danish cohort study. Br J Dermatol. 2014;171:839–46.
7. Kilic A, Gul U, Soylu S. Skin findings in internal malignant diseases. Int J Dermatol. 2007;46:1055–60.
8. Kwatra SG, Mills KC, Zeitany A, Pearce DJ, Williford PM, D'Agostino Jr RB, Yosipovitch G. Pain and non-melanoma skin cancer in transplant patients. J Am Acad Dermatol. 2012;67:1387–8.
9. Lee JJ, Giroud SD, Carlberg VM, Mostaghimi A. Effective use of mirtazapine for refractory pruritus associated with carcinoma en cuirasse. BMJ Support Palliat Care. 2014. doi:10.1136/bmjspcare-2014-000790. pii: bmjspcare-2014-000790, [Epub ahead of print].
10. Lober CW. Should the patient with generalized pruritus be evaluated for malignancy? J Am Acad Dermatol. 1988;19:350–2.
11. Mills KC, Kwatra SG, Feneran AN, Pearce DJ, Williford PM, D'Agostino RB, Yosipovitch G. Itch and pain in nonmelanoma skin cancer: pain as an important feature of cutaneous squamous cell carcinoma. Arch Dermatol. 2012;148:1422–3.
12. Phan NQ, Lotts T, Antal A, Bernhard JD, Ständer S. Systemic kappa opioid receptor agonists in the treatment of chronic pruritus: a literature review. Acta Derm Venereol. 2012;92:555–60.
13. Sommer F, Hensen P, Böckenholt B, et al. Underlying diseases and co-factors in patients with severe chronic

pruritus: a 3-year retrospective study. Acta Derm Venereol. 2007;87:510–6.

14. Ständer S, Böckenholt B, Schürmeyer-Horst F, Weishaupt C, Heuft G, Luger TA, Schneider G. Treatment of chronic pruritus with the selective serotonin re-uptake inhibitors paroxetine and fluvoxamine: results of an open-labeled, two-arm proof-of-concept study. Acta Derm Venereol. 2009;89:45–51.

15. Ständer S, Siepmann D, Herrgott I, Sunderkotter C, Luger TA. Targeting the neurokinin receptor 1 with aprepitant: a novel antipruritic strategy. PLoS ONE. 2010;5, e10968.

16. Ständer S, Weisshaar E, Mettang T, Szepietowski JC, Carstens E, Ikoma A, Bergasa NV, Gieler U, Misery L, Wallengren J, Darsow U, Streit M, Metze D, Luger TA, Greaves MW, Schmelz M, Yosipovitch G, Bernhard JD. Clinical classification of itch: a position paper of the International Forum for the study of itch. Acta Derm Venereol. 2007;87(4):291–4.

17. Weisshaar E. Intractable chronic pruritus in a 67-year-old man. Acta Derm Venereol. 2008;88:488–90.

18. Weisshaar E, Apfelbacher CJ, Jäger G, et al. Pruritus as a leading symptom – clinical characteristics and quality of life in German and Ugandan patients. Br J Dermatol. 2006;55:957–64.

19. Weisshaar E, Dalgard F. Epidemiology of itch: adding to the burden of skin morbidity. Acta Derm Venereol. 2009;89:339–50.

20. Weisshaar E, Szepietowski JC, Darsow U, et al. European guideline on chronic pruritus. Acta Derm Venereol. 2012;92:563–81.

21. Weisshaar E, Weiss M, Mettang T, Yosipovitch G, Zylicz Z. Paraneoplastic itch: an expert position statement from the Special Interest Group (SIG) of the International Forum on the Study of Itch (IFSI). Acta Derm Venereol. 2015;95(3):261–5.

22. Yosipovitch G, Mills KC, Nattkemper LA, Feneran A, Tey HL, Lowenthal BM, Pearce DJ, Williford PM, Sangueza OP, D'Agostino Jr RB. Association of pain and itch with depth of invasion and inflammatory cell constitution in skin cancer: results of a large clinico-pathologic study. JAMA Dermatol. 2014;150: 1160–6.

23. Yosipovitch G, Tan A, LoSicco K, Manabat CG, Kannagra A, Carroll C, Chan YH, Ng P, Jorizzo J. A comparative study of clinical characteristics, work-up, treatment, and association to malignancy in dermatomyositis between two tertiary skin centers in the USA and Singapore. Int J Dermatol. 2013;52:813–9.

24. Zylicz Z, Krajnik M, van Sorge AA, Constantini M. Paroxetine in the treatment of severe non-dermatological pruritus: a randomized, controlled trial. J Pain Symptom Manag. 2003;26:1105–12.

25. Zylicz Z, Smits C, Krajnik M. Paroxetine for pruritus in advanced cancer. J Pain Symptom Manag. 1998;16:121–4.

第 38 章　瘙痒的疾病负担

Florence Dalgard, Jörg Kupfer, and Laurent Misery

负担

疾病负担是健康问题带来的影响,通过经济成本、发病率、死亡率或其他指标衡量。它通常以质量调整生命年(quality-adjusted life years,QALY)或残疾调整生命年(disability-adjusted life years,DALY)来量化,两者都量化了因疾病而损失的生命数(years lost due to disease,YLD)。一个 DALY 可认为是失去了 1 年的健康生活,整体疾病负担可以被认为是当前健康状况和理想的健康状况(不经历疾病和残疾活到老)之间的差距[1-3]。疾病的环境心理负担被定义为"可归因于环境因素的 DALY 的数量"[3]。通过这些量值能够比较疾病负担,并预测卫生干预措施的可能影响。

到目前为止,除了用于大疱性表皮松解症外,还没有用过这种方法来研究瘙痒的负担[4]。最近,美国的一项研究评估本国瘙痒的负担为 17 594 004.00 美元 / 年和 48 134 569 DALY[5],而欧洲的研究正在进行中[6]。现已有许多关于生活质量、压力和心理因素的数据。

瘙痒和生活质量

对生活质量的研究也很重要,因为它们反映了患者的需求[7]。随着皮肤科专用和通用生活质量调查问卷的开发和使用,对皮肤病患者主观报告结果的研究越来越多,反映了皮肤症状对患者情感、日常活动、工作和人际关系的影响[8-13]。皮肤病学的生活质量研究有助于证明皮肤状况的负担,如瘙痒。全球疾病负担近期研究表明,皮肤问

题是导致非致死性疾病负担的第四大原因,瘙痒是主要问题之一[14]。

在医学文献中,慢性瘙痒患者的生活质量损害常伴有心理损害。瘙痒对生活质量的影响已经得到了广泛研究,其中主要是关于慢性瘙痒。通常,瘙痒是特定疾病的症状之一,如特应性皮炎、银屑病或荨麻疹。慢性或急性瘙痒对患者睡眠、社交生活、性生活和精神生活都有重要影响,甚至每时每刻都有影响,从而很大程度上改变患者的生活。

一项有关欧洲皮肤病患者常见皮肤状况负担的大型流行病学研究纳入了 4 995 名患者[15]。研究表明,报告瘙痒的患者与未报告瘙痒的患者相比,EQ5D(一种通用方法)的局限性更大,对 DLQI(皮肤生活质量指数)的影响更大,其比例为 60% 比 25%。

在世界各地的研究中,瘙痒患者的生活质量存在差异。健康相关生活质量(health-related quality of life,HRQoL)测量对瘙痒症患者很重要,但可能并不适用于所有种族。与德国患者相比,乌干达湿疹患者的受累程度较轻[16]。慢性瘙痒的 HRQoL 损害随着瘙痒程度的加重而加重[17]。这种关系不一定是线性关系,而是取决于身体部位、应对能力和个性等多种因素[18,19]。最近的一项研究表明,手部湿疹患者显著受到不同程度瘙痒的影响,尤其是年轻人[20]。同样,在 200 例血液透析患者中,终末期肾衰竭患者的总体生活质量也有明显的下降[21]。肿瘤性瘙痒患者的生活质量有待了解,这也说明了满足患者需求的重要性[22]。

瘙痒普遍存在于患者和一般人群中,并影响生活质量。一项针对 1.8 万多名成年人的社区调查显示,瘙痒对幸福指数和生活质量有显著影

响[23]。报告瘙痒的人与没有报告瘙痒的人相比，工作、休闲和社交生活受到显著影响，从而总体幸福感明显较差。另一项基于 6 000 人的人群研究调查了影响慢性瘙痒患者生活质量的因素[24]。该研究发现，年龄、种族、个性、瘙痒持续时间和严重程度都是影响生活质量的重要因素。

最近引入了一种新的、有前景的生活质量和瘙痒评估工具[25]，显然，需要进行更多的研究从各方面评估患者主观报告的瘙痒，以便在个人层面和社区层面阐明瘙痒的负担。持续研究患者主观报告的结果，对于瘙痒患者的能够得到卫生保健资源的合理分配和优先排序非常重要。

心理功能和心理因素

瘙痒也与心理变量有关。在这种情况下，必须区分两类研究：

相关研究：研究瘙痒、个性和抑郁之间的关系

个性是指人们思考、行为和感受的方式。人与人之间的个性特征因外向性、神经质、自觉性、开放性、随和性（agreeableness，和他人愉快相处的个性倾向）等的程度而不同[26]。

一些久远的研究发现高度发痒的特应性皮炎（atopic dermatitis，AD）患者的特定人格特质：与健康对照组相比会更加焦虑、神经质、抑郁和有敌意，在处理愤怒和敌意方面有更多的问题[27-30]。但这些结果大多无法重复。因此，并没有特别发现某种特定人格是否与更严重的瘙痒有关[31]，即使是在患有结节性痒疹[32]或精神性瘙痒[33]等疾病的患者中也没有发现。

但个人特质与瘙痒之间存在一些微弱的联系。

自我意识中有一个方面被证明与主观的瘙痒强度有关：受试者越关注他们身体意识的变化，他们就感觉实验诱导的瘙痒强度[34]越大。此外，在 AD 患者身上发现瘙痒程度和神经质评分之间也稍微相关。

其他研究发现瘙痒和抑郁得分之间正相关。相较于抑郁量表打分低的患者，抑郁量表打分高

的患者，瘙痒程度的打分也高[31,35,36]。在另一项研究中，据皮肤患者报告，神经质和瘙痒之间存在着微弱的联系。神经质方面打分较高的患者，瘙痒强度值和瘙痒的频率都较高[37]。在另一项针对慢性荨麻疹患者的研究中，"愤怒状态"是瘙痒程度的显著预测因子，而"抑郁"是银屑病患者瘙痒程度的预测因子。

尽管如此，焦虑和抑郁是瘙痒的结果，也是瘙痒和抓挠的加重因素。在 2/3 以上的特应性皮炎患者中，身心因素在引发瘙痒发作和瘙痒发作的严重程度中起着重要作用。焦虑和无助，以及抓挠的行为反应被认为是可能的恶化因素[19]。相反，接纳度似乎与较低的瘙痒强度和较低的心理压力相关[39]。

瘙痒对生活质量的负面影响会对精神生活产生影响，但是在相关研究中，瘙痒的作用与其他皮肤疾病的作用并没有作特别区分[40]。在瘙痒患者和健康对照组的相关性研究中，患者的平均抑郁水平明显高于对照组[41]。在患有皮肤病的患者中，应对瘙痒的方式对其心理疾病的发病率有很大影响[42]。在一项对 4 000 多名皮肤病门诊患者进行的精神疾病共病问卷调查中，30% 的瘙痒症患者合并有精神疾病[43]。另一方面，超过 70% 的住院瘙痒症患者有一到六种相关的精神疾病[38]。

实验研究或前瞻性研究中增强瘙痒感的心理变量

一项组胺针刺试验评估了认知评价模式对瘙痒和风团反应强度的影响。被要求用相关术语思考的志愿者对刺痛测试的反应不如那些被我们刻意渲染疼痛的志愿者反应强烈[44]。

在最近发表的一项研究表明由影视内容引起的负面情绪使健康女性的瘙痒强度增强[45]。此外，在银屑病患者中，搔抓和焦虑与 4 周后自评瘙痒增加有关，但仅发生在高日常压力的时间[46]。

另一项研究确定，在 AD 患者身上用实验诱导瘙痒，人格特质和抑郁可作为瘙痒的预测因子。在抑郁方面得分高的患者比那些没有抑郁症状的患者更容易产生瘙痒感。

此外，在 AD 患者中，通过随和性和公众自我意识，可以预测超过 50% 的诱发性搔抓运动的差异：不受欢迎且同时在公众自我意识上得高分的

患者与那些不太关心别人对他们看法的患者相比[47]，搔抓运动的数量更多。在另一项针对银屑病患者的研究中也有非常相似的结果。公众自我意识与诱发性瘙痒呈正相关，而随和性与之呈负相关[47]。相比之下，在健康对照组中，这些研究中没有发现人格与诱发性瘙痒和搔抓之间的显著关联[47,48]。

综合人格特质与瘙痒关系的研究，我们可以重新认为人格特质可能是引起严重瘙痒的重要因素。精神性并发症在第 40 章作了详细讨论。

瘙痒与应激压力

众所周知，压力和心理因素能够引起瘙痒（参见第 41 章）。但最重要的是，在各种情况下它们都能调节瘙痒。对应激反应的神经内分泌学和神经免疫学的深入研究，加深了我们对这些现象的理解[49]。由于压力会导致许多介质的释放，这些介质（主要是阿片肽类）导致应激后瘙痒加剧。许多慢性皮肤病患者认为外界压力与他们的皮肤病之间存在着一定的关系，大量的研究证实了这一点。虽然目前还没有这方面的前瞻性研究，但一些实验和横断面研究表明，压力因素可以影响瘙痒[19]。例如，感知到的压力会影响健康受试者辨别瘙痒刺激的能力[50]。在一般人群和皮肤疾病患者中，生活中的重大和次要事件已被证明与较高程度的瘙痒有关[51-53]。与低反应因素相比，高应激反应因素（患者认为自己的疾病严重程度与应激密切相关）相关的瘙痒更频繁、搔抓 - 瘙痒循环更厉害，这表明应激因素对不同亚群患者的瘙痒症状可能有不同的影响[54,55]。应激后许多介质可能会增强瘙痒[56]。其中，β2- 肾上腺素受体通过诱导皮肤中的促炎因子如 TNF-α 介导慢性应激后的瘙痒性超敏反应[57]。感知到的应激压力对瘙痒的影响也可以通过心理因素来理解：这种影响由特定的瘙痒相关应对策略来调节[58]。

另一方面，瘙痒是压力的一大原因。尽管如此，瘙痒带来的压力一直没有得到很好的评估，而是一直通过心理学间接评估瘙痒的后果和瘙痒对生活质量的影响。

结论

瘙痒的负担是巨大的，虽然这还没有被很好地被认识到。情感维度（而不是感觉维度）可能是瘙痒相关心理疾病最重要的预测指标[59]。瘙痒与心理因素的相互作用是多方面的，两者的关系是复杂的、相互的[60]。这表明，社会心理支持和以及有时进行心理治疗，对于瘙痒患者是必要的，而且经常是有效的[61]（参见第 54 章）。

（翻译：施歌　审校：冰寒）

参考文献

1. Prüss-Ustün A, Corvalán C. Preventing disease through healthy environment: towards an estimate of the environmental burden of disease.Quantifying environmental health impacts. World Health Organization.
2. Kay D, Prüss A, Corvalán C. Methodlogy fo assessment of environmental burden of disease. ISEE session on environmental burden of disease. Buffalo; 2000.
3. Prüss-Üstün A, Mathers C, Corvalán C, Woodward A. Assessing the environmental burden of disease at national and local levels: introduction and methods, WHO Environmental Burden of Disease Series, vol. 1. Geneva: World Health Organization; 2003.
4. Snauwaert JJL, Yuen WY, Jonkman MF, Moons P, Naulaers G, Morren MA. Burden of itch in epidermolyis bullosa. Br J Dermatol. 2014;171:73–8.
5. Hagstrom EL, Patel S, Karimkhani C, Boyers LN, Williams HC, Hay RJ, Weinstock MA, Armstrong AW, Dunnick CA, Margolis DJ, Dellavalle RP. Comparing cutaneous research funded by the US National Institutes of Health (NIH) with the US skin disease burden. J Am Acad Dermatol. 2015;73: 383–91.
6. Ständer S, Zeidler C, Riepe C, Steinke S, Fritz F, Bruland P, Soto-Rey I, Storck M, Agner T, Augustin M, Blome C, Dalgard F, Evers Aw, Garcovich S, Gonçalo M, Lambert J, Legat Fj, Leslie T, Misery L, Raap U, Reich A, Şavk E, Streit M, Serra-Baldrich E, Szepietowski J, Wallengren J, Weisshaar E, Dugas M. European eadv network on assessment of severity and burden of pruritus (PruNet): first meeting on outcome tools. J Eur Acad Dermatol Venereol; Sep 15 Epub.
7. Valery PC, Powell E, Moses N, et al. Systematic review: unmet supportive care needs in people diagnosed with chronic liver disease. BMJ Open. 2015;5:e007451.
8. Moberg C, Alderling M, Meding B. Hand eczema and quality of life: a population-based study. Br

J Dermatol. 2009;161:397–403.

9. Finlay AY. The burden of skin disease: quality of life, economic aspects and social issues. Clin Med. 2009;9:592–4.

10. Finlay AY. Quality of life measurement in dermatology: a practical guide. Br J Dermatol. 1997;136:305–14.

11. Chren MM. The Skindex instruments to measure the effects of skin disease on quality of life. Dermatol Clin. 2012;30:231–6, xiii.

12. Ofenloch RF, Diepgen TL, Weisshaar E, et al. Assessing health-related quality of life in hand eczema patients: how to overcome psychometric faults when using the dermatology life quality index. Acta Derm Venereol. 2014;94:658–62.

13. Ofenloch RF, Weisshaar E, Dumke AK, et al. The Quality of Life in Hand Eczema Questionnaire (QOLHEQ): validation of the German version of a new disease-specific measure of quality of life for patients with hand eczema. Br J Dermatol. 2014;171:304–12.

14. Hay RJ, Johns NE, Williams HC, et al. The global burden of skin disease in 2010: an analysis of the prevalence and impact of skin conditions. J Invest Dermatol. 2014;134:1527–34.

15. Dalgard FJ, Gieler U, Tomas-Aragones L, et al. The psychological burden of skin diseases: a cross-sectional multicenter study among dermatological out-patients in 13 European countries. J Invest Dermatol. 2015;135:984–91.

16. Weisshaar E, Apfelbacher C, Jager G, et al. Pruritus as a leading symptom: clinical characteristics and quality of life in German and Ugandan patients. Br J Dermatol. 2006;155:957–64.

17. Warlich B, Fritz F, Osada N, et al. Health-related quality of life in chronic pruritus: an analysis related to disease etiology, clinical skin conditions and itch intensity. Dermatology. 2015;31(3):253–9.

18. Janowski K, Steuden S, Bogaczewicz J. Clinical and psychological characteristics of patients with psoriasis reporting various frequencies of pruritus. Int J Dermatol. 2014;53:820–9.

19. Verhoeven EW, de Klerk S, Kraaimaat FW, et al. Biopsychosocial mechanisms of chronic itch in patients with skin diseases: a review. Acta Derm Venereol. 2008;88:211–8.

20. Ruppert L, Apfelbacher C, Molin S, et al. Itching in patients with chronic hand eczema: data from the CARPE registry. Dermatology. 2014;229:146–53.

21. Susel J, Batycka-Baran A, Reich A, et al. Uraemic pruritus markedly affects the quality of life and depressive symptoms in haemodialysis patients with end-stage renal disease. Acta Derm Venereol. 2014;94:276–81.

22. Beynon T, Radcliffe E, Child F, et al. What are the supportive and palliative care needs of patients with cutaneous T-cell lymphoma and their caregivers? A systematic review of the evidence. Br J Dermatol. 2014;170:599–608.

23. Dalgard F, Svensson A, Holm JO, et al. Self-reported skin morbidity among adults: associations with quality of life and general health in a Norwegian survey. J Investig Dermatol Symp Proc. 2004;9:120–5.

24. Carr CW, Veledar E, Chen SC. Factors mediating the impact of chronic pruritus on quality of life. JAMA Dermatol. 2014;150:613–20.

25. Krause K, Kessler B, Weller K, et al. German version of itchy QoL: validation and initial clinical findings.

Acta Derm Venereol. 2013;93:562–8.

26. Caspi A, Roberts BW, Shiner RL. Personality development: stability and change. Ann Rev Psychol. 2005;56:453–84.

27. White A, Horne Dj De L, Varigos GA. Psychological profile of the atopic eczema patient. Australas J Dermatol. 1990;31:13–6.

28. Al-Ahmar HF, Kurban AK. Psychological profile of patients with atopic dermatitis. Br J Dermatol. 1976;95:373–7.

29. Ginsburg IH, Prystowksy JH, Kornfeld DS, Wolland H. Role of emotional factors in adults with atopic dermatitis. Int J Dermatol. 1993;32:656–60.

30. Jordan JM, Whitlock FA. Emotions and the skin: the conditioning of scratch responses in cases of atopic dermatitis. Br J Dermatol. 1972;86:574–85.

31. Conrad R, Geiser F, Haidl G, Hutmacher M, Liedtke R, Wermter F. Relationship between anger and pruritus perception in patients with chronic idiopathic urticaria and psoriasis. J Eur Acad Dermatol Venereol. 2008;22:1062–9.

32. Schneider G, Hockmann J, Stander S, Luger TA, Heuft G. Psychological factors in prurigo nodularis in comparison with psoriasis vulgaris: results of a case-control study. Br J Dermatol. 2006;154:61–6.

33. Misery L. Psychogenic pruritus or functional itch disorder. Expert Rev Dermatol. 2008;3:49–53.

34. van Laarhoven AIM, Kraaimaat FW, Wilder-Smith OH, Evers AWM. Role of attentional focus on bodily sensations in sensitivity to itch and pain. Acta Derm Venereol. 2010;90:46–51.

35. Chrostowska-Plak D, Reich A, Szepietowski JC. Relationship between itch and psychological status of patients with atopic dermatitis. J Eur Acad Dermatol Venereol. 2013;27:239–42.

36. Gupta MA, Gupta AK, Schork NJ, Ellis CN. Depression modulates pruritus perception: a study of pruritus in psoriasis, atopic dermatitis, and chronic idiopathic urticaria. Psychosom Med. 1994;56:6–40.

37. Verhoeven EWM, Kraaimaat F, Duller P, et al. Cognitive, behavioral, and physiological reactivity to chronic itching: analogies to chronic pain. Int J Behav Med. 2006;13:237–43.

38. Schneider G, Driesch G, Heuft G, Evers S, Luger TA, Stander S. Psychosomatic cofactors and psychiatric comorbidity in patients with chronic itch. Clin Dermatol. 2006;31:762–7.

39. Evers AW, Lu Y, Duller P, Van Der Valk PG, Kraaimaat FW, van de Kerkhof PC. Common burden of chronic skin diseases? Contributors to psychological distress in adults with psoriasis and atopic dermatitis. Br J Dermatol. 2005;152:1275–81.

40. Gieler U, Niemeier V, Brosig B, Kupfer J. Psychosomatic aspects of pruritus. Dermatol Psychosom. 2002;3:6–13.

41. Sheehan-Dare RA, Henderson MJ, Cotterill JA. Anxiety and depression in patients with chronic urticaria and generalized pruritus. Br J Dermatol. 1990;123:769–74.

42. van Os-Medendorp H, Eland-De Kok PCM, Grypdonck M, Bruinzeel-Koomen CAFM, Ros WJG. Prevalence and predictors of psychosocial morbidity in patients with chronic pruritic skin diseases. J Eur Acad Dermatol Venereol. 2006;20:810–7.

43. Picardi A, Abeni D, Melchi CE, Pasquini P. Psychiatric morbidity in dermatological outpatients. An issue to be recognized. Br J Dermatol. 2000;143:983–91.

44. Scholz OB, Hermanns N. Krankheitsverhalten und Kognitionen beeinflussen die Juckreiz-Wahrnehmung von Patienten mit atopischer Dermatitis. Z Klin Psychol. 1994;23:127–35.

45. van Laarhoven A, Walker AL, Wilder-Smith OH, Kroeze S, van Riel PLCM, van de Kerkhof PCM, et al. Role of induced negative and positive emotions in sensitivity to itch and pain in women. Br J Dermatol. 2012;167:262–9.

46. Verhoeven EWM, Kraaimaat FW, de Jong EMGJ, Schalkwijk J, van de Kerkhof PCM, Evers AWM. Individual differences in the effect of daily stressors on psoriasis: a prospective study. Br J Dermatol. 2009;161:295–9.

47. Schut C, Bosbach S, Gieler U, Kupfer J. Personality traits, depression and itch in patients with atopic dermatitis in an experimental setting: a regression analysis. Acta Derm Venereol. 2014;94:20–5.

48. Schut C, Muhl S, Reinisch K, Claßen A, Jäger R, Gieler U, Kupfer J. Agreeableness and self-consciousness as predictors of induced scratching and itch in patients with psoriasis. Int J Behav Med. 2015. doi:10.1007/s12529-015-9471-5.

49. Paus R, Schmelz M, Biro T, Steinhoff M. Frontiers in pruritus research: scratching the brain for more effective itch therapy. J Clin Invest. 2006;116:1174–85.

50. Edwards AE, Shellon WV, Wright ET, Dignam TF. Pruritic skin diseases, psychological stress and the itch sensation. A reliable method for the induction of experimental pruritus. Arch Dermatol. 1976;112:339–43.

51. Gupta MA, Gupta AK, Kirby S, Weiner HK, Mace TM, Schork NJ. Pruritus in psoriasis: a prospective study of some psychiatric and dermatologic correlates. Arch Dermatol. 1988;124:1052–7.

52. Gupta MA, Gupta AK. Stressful major life events are associated with a higher frequency of cutaneous sensory symptoms: an empirical study of non-clinical subjects. J Eur Acad Dermatol Venereol. 2004; 18:560–5.

53. Dalgard F, Svensson A, Sundby J, Dalgard OS. Self-reported skin morbidity and mental health. A population survey among adults in a Norwegian city. Br J Dermatol. 2005;153:145–9.

54. Niemeier V, Nippesen M, Kupfer J, Schill WB, Gieler U. Psychological factors associated with hand dermatoses: which subgroup needs additional psychological care ? Br J Dermatol. 2002;146:1031–7.

55. Zachariae R, Zachariae A, Blomqvist K, Davidsson S, Molin L, Mork C. Self-reported stress reactivity and psoriasis-related stress of Nordic psoriasis sufferers. J Eur Acad Dermatol Venereol. 2004;18:27–36.

56. Grandgeorge M, Misery L. Mediators of the relationship between stress and itch. Exp Dermatol. 2015;24:334–5.

57. Peng XY, Huang Y, Wang XL, Cao LF, Chen LH, Luo WF, Liu T. Adrenergic β2-receptor mediates itch hypersenistivity following heterotypic chronic stress in rats. Neuroreport. 2015;26:1003–10.

58. Schut C, Weik U, Tews N, Gieler U, Deinzer R, Kupfer J. Coping as a mediator of the relationship between stress and itch in patients with atopic dermatitis: a regression and mediation analysis. Exp Dermatol. 2015;24:148–50.

59. Zachariae R, Zachariae COC, Lei U, Pedersen AF. Affective and sensory dimensions of pruritus severity: associations with psychological symptoms and quality of life in psoriasis patients. Acta Derm Venereol. 2008;88:121–7.

60. Mazeh D, Melamed Y, Cholostoy A, Aharonovitzch V, Weizman A, Yosipovitch G. Itching in the psychiatric ward. Acta Derm Venereol. 2008;88:128–31.

61. Schut C, Mollanazar Nk, Kupfer J, Gieler U, Yosıpovitch G. Pscyhological interventions in the treatment of chronic itch. Acta Derm Venereol. 2016;96(2):157–61.

第39章　心理学方法

Laurent Misery and Gudrun Schneider

我真地抓了自己,我可以肯定地说,不了解持续瘙痒的人根本不知道什么是地狱……

瘙痒被定义为"引起搔抓欲望的令人不快的感觉"[1],是皮肤病学的主要功能体征之一,也是本专业的特有名词[2]。瘙痒存在于皮肤和一些黏膜,并影响所在部位的功能,但并不产生可视病变。最后,不管是否被感知,这种感觉都一直存在大脑里。作为一种有意识的感觉,它将皮肤和大脑结合在一起:"没有大脑,就没有瘙痒"[3]。因此,瘙痒有主观的一面。这个主观信号存在于大脑,生理、心理和语言层面。正是这种多元性,才能形成躯体和心灵之间的联系。瘙痒的复杂性可以使用"不愉快"和"欲望"来表达,这两个词具有生理和心理的双重意义。这就是为何皮肤可以成为一个人躯体和精神表达的起点和终点的原因,它是一个盲端,这对于瘙痒而言是独有的。作为结果,瘙痒形成一个恶性循环,对患者的社会、职业、情感和精神生活形成重大影响。生活的主题变成了瘙痒:"……在一个人自我的边缘,在一个人的皮肤上,患者不仅表现出他的身份,他与他人的联系以及他与时间的关系,还有他的人性"[4]。

皮肤、瘙痒和心理之间的联系:诊断的辅助方法

国际瘙痒研究论坛(International Forum for the Study of Itch,IFSI)利用皮肤的临床研究提供了一种针对慢性瘙痒症的特定分类方法(参见第40章《心身和精神状况》),根据皮损的存在与否来指出皮肤的病变,并将原发性伤害(即由皮肤病本身引起)与继发性伤害(由患者造成或维持的)区分开来[5]。在此分类中,瘙痒和精神之间的联系明确存在于三组中的两组:有和没有瘙痒的临床表现。这并不意味着第一组患者(炎症皮肤的瘙痒)不受心理影响。患者可能会被瘙痒的"不愉快"和无法抑制的抓挠所折磨而不能自控。

由此可见,身体和精神之间的这种紧密联系使临床工作复杂化,医生需要整合临床经验和观察,以及患者的感受,以便最好地了解症结所在[6]。

这就是为什么患者和医生之间的关系可以建立在皮肤病和心理(心理或精神)疾病的特殊联系上。为了更清楚地研究瘙痒,我们将躯体和精神的这种统一体分开分类。根据 Sylvie Consoli 的分类[6],Laurent Misery 和 Myriam Chastaing[7]以病史及其发病机制作为分类标准,将该病分为四类:

1. 由以前存在的皮肤病引起的心理障碍:皮肤病的症状或慢性发展扰乱了患者的心理平衡,可能导致抑郁或焦虑。在某些皮肤病中,比如特应性皮炎,瘙痒可能是其病程加重的因素。瘙痒代表着一种额外的不适和痛苦,以及一种无力感,这种无力感使患者感到:在每次发作或疾病发展期间,如果不屈服瘙痒、通过一直搔抓来获得满足感,简直就无计可施。

2. 与皮肤病有关的心理问题:患者患有心理障碍,导致令人不快的皮肤感觉或使自己的皮肤受伤。

因此,在出现特殊的皮肤感觉的情况下,我们发现患者的身体成为其表达精神痛苦的部位。没有明显临床疾病起源的瘙痒[8,9](如瘙痒性功能疾病)会使医生和患者都十分苦恼不安(参见第41章,心理性瘙痒)。一些患者注重自己的外表,了解很多病因方面的理论,而当医生们小心翼翼

221

地为了缓解病情给予多种治疗方法时,患者时常感到绝望崩溃。有时,精神性瘙痒症(psychogenic pruritus)可能相对于器质性瘙痒症(organogenic pruritus)占主导地位——例如水源瘙痒症[参见第36章,血液病相关的瘙痒症(包括水源性瘙痒症)]。

44岁的玛丽安娜,每次淋浴都要遵循一成不变的仪式,为了与水对抗,她要先作长期的心理、逻辑和身体准备,并精心安排自己从水里出来的过程,试图通过这些强迫性的过程检查点来排解剧烈的瘙痒。她淋浴后会独自待着,以便于搔抓,有时可长达几个小时。因此她产生了一种恐惧,往往一想起洗澡就预示着瘙痒时身体和心理上的痛苦,于是极力想要回避。在她开始心理治疗时,她强调说瘙痒发作往往是在她感觉对周围环境失去控制的时候,尤其是她与丈夫发生冲突时。她害怕她丈夫的言语和身体虐待;在面对可能发生的事情,以及她最怕的事情时,她使用"被吞没""被毁灭"这些词表达了一种巨大的痛苦。因此,她试图让自己和他人之间保持距离,再也没有长久的亲密关系,而正是由瘙痒产生了这种既必要、又无法忍受的距离。

在老年人中(参见第43章,女阴瘙痒症),"老年性"瘙痒,可能有许多躯体层面的解释,如皮肤干燥,也可能是独居、失去亲友间的联系和社交孤独的表现[6]。一旦有这种情况,应该立刻监测,尤其是任何其他器质性或精神疾病的衰老前的女性,因为她们很有可能出现寄生虫病妄想症[4,10-12]。这种走向衰老的背景,特别需要关注,也需要医患之间的联系[6]。医生们发现自己听到的关于精神困扰的抱怨和身体上的抱怨一样多。

此外,生殖器瘙痒症(参见第43章,女阴瘙痒症)可能是对性病或癌症的恐惧,这种恐惧常常与让患者感到内疚或羞耻的性经历有关[6]。尤其是肛门瘙痒,可能重新始于一种真正的躯体疾病,但在强迫症患者身上,表现出抑郁,并有焦虑的成分[6,13]。

对于皮肤科医生来说,将瘙痒归于心理问题仍然是困难的。攻击自己的皮肤、攻击自己,是一种更难以置信的伤害,因为这看起来是自愿和有意识的行为,比如皮肤抓痕就是这种情况。

24岁的玛乔莉刮伤了自己的手、前臂和脸。她不能忍受皮痂,而寻求恢复皮肤光滑的方法。哪怕一次不明显的搔抓或者对自身侵害的纠正,每一次搔抓都会留下比之前更明显的印记。她愿意承认自己无法接受挫折,无法容忍改变或有人侵入自己的世界。她把感受到的这些攻击转化为这些创伤,伴随着空虚和悲伤的情绪。她在休息的日子里,在晚上,在无聊的时候,特别是通过工作也不能填补她的心灵空虚的时候,她开始攻击她的皮肤。瘙痒和刺激汇集成一个动作(搔抓),一种弥漫的极度痛苦流动着,然后吞没了她。

3. 受心理因素影响的皮肤病:患者患有皮肤病,伴有复杂的病理生理状况,包括心理疾病。激素和神经递质(第三类)在本病的发病过程中起着重要作用,具有调节机体免疫和皮肤细胞的特性[14]。皮肤病部分或全部由心理问题引起的患者(第2组和第3组)也可能伴有与皮肤病变相关的心理问题(第1组)。

心理障碍和瘙痒性皮肤病可能紧密相关[6],比如银屑病、特应性皮炎或慢性荨麻疹[15]:

19岁的梦娜,因为特别严重的荨麻疹发作要求皮肤科紧急会诊。她很痛苦,以至不得不半夜去求诊。她马上把这次的发作与最近的家庭状况联系起来了。事实上,她害怕她的哥哥即将从监狱获释,因为他不仅在口头上而且在身体上威胁她。他批评莫娜在审判期间没有支持他,莫娜感到被自己十分崇拜的哥哥背叛并感到失望。她既表达了对哥哥暴力的恐惧,也表达了不屈服的愿望。她痛苦地等待着可能发生的事情。

4. 皮肤病和心理疾病之间没有明显的联系。

这种分类让临床可能有一些参考点,因为这些参考点在求诊期间并没有立即表现得很明显。从这个角度来看,瘙痒症是一种更难以掌握的疾病,因为它的描述、强度及其对患者生活的影响仍然是主观的。这种特殊性拷问着皮肤在精神功能中的位置,以及在患者分类上的地位。

皮肤、瘙痒和心理:一段多版本的历史

皮肤和大脑同起源于外胚层,从胚胎发育开始,它们就联系在一起。这是人身体发育和功能不可避免的联合的第一个标志,生理上如此,精神上亦然。皮肤是关系生活的重要器官,覆盖于体表,起着保护和调节的作用,既有社会方面的作用,也

有情感方面的作用,就像大脑通过与他人互动来给自己定位一样。

精神分析学是建立在无意识的基础上的关于主体及其心理功能的理论,是在20世纪初提出的关于皮肤和心理之间的类比和可能的联系的第一个假说。最初是奥地利神经病学家的西格蒙德·弗洛伊德(Sigmund Freud)详细阐述了一种保护系统,即"防护盾",旨在过滤外界的刺激,这些刺激达到一定强度会危害身体[16]。对他来说,这个系统的形状就像身体上的一个包膜:首先是感觉器官,然后是皮肤。

此外,体表、感觉和触觉经验通过自我的构建,在个人的心理健康中发挥优势作用:"自我是最重要的一个物理自我,不仅仅是一个表面,它本身就是一个表面的投影"[17,18]。在1972年的英译本中,他补充道:"自我最终来自身体的感觉,主要来自那些来自身体表面的感觉。因此,它可以被认为是心理在身体表面的投影,而且,正如我们上面所说,它代表着心理器官的表面。"

事实上,自我是一种权威,目的是检查心理上的刺激,并且阻止那些可能来自外部的侵害。因此,它具有一种功能,即作为外部感知和内部心理之间的边界。它扮演着一个过滤接口的角色,能够精确定位和区分什么属于内部世界,什么属于外部世界,并且识别来自内部(不愉快的情绪或感觉)和外部的攻击,以保护自己不受它们的伤害,而接受一些令人满意的要素(如感知)。

因此,表面、相互作用、保护和过滤的概念具有生理和心理意义。

这些东西通过母亲和婴儿之间的第一次互动而扎根。因此,美国行为学家和心理学家Harry F. Harlow利用猴子进行的研究[19]表明,在婴儿对母亲的依恋中,温柔而温暖的肌肤接触起着重要的作用。这种令人满意的体验是一种安慰,是建立自信和内心安全感的基础。正是基于这种体验,孩子可以走向社会、融入社会。

20世纪50年代,英国精神病学家、精神分析学家约翰·鲍尔比(John Bowlby)提出了儿童依恋理论,强调了在婴儿出生后最初几年与母亲接触的重要性[20]。的确,这五个因素似乎有助于建立一种令人满意的联系:牢固的托举、温暖的拥抱、温柔的触摸、微笑的回应,以及在护理过程中动作信号和感觉信号的互动。这使基本的安全感在孩子心里扎根,以满足他对被保护的需要。因此,在孩子的早期生活中,与最亲密的母亲的互动似乎对他心理结构的基础起着至关重要的作用。

后来,儿科医生、精神分析学家唐纳德·W.威尼康特(Donald W. Winnicott)通过母亲参与婴儿与外部世界的关系,扩展了这种想法[21]。由于身体和情感上的不成熟,婴儿必须依靠母亲,母亲正确地扮演着"保护盾牌"的角色(见上文)。因此,她承担了界面和过滤的功能,保护婴儿不受外部太过强烈感知的影响,这些强烈感知可能会被视为侵犯,直到孩子获得生理上的成熟,才让他/她自己完成这一过程。因此,当母亲适当地停止这一保护功能时,孩子可以逐渐地把他的皮肤和感觉器官作为有效的界面来保护他自己免受太强烈的刺激。来自外部的"防护罩"系统就可以变成内部的。正是在这个过程中,婴儿向他周围的世界敞开了心扉,能够将令人满意的体验内在化。正是他在感知母亲这一避风港的体验与自己的探索世界的体验中来回穿梭,让他把自己和母亲区分开来,变得独立自主[22]。因此,母亲是孩子和外部世界之间的最初传递者,是他的"外部皮肤",当她能令人满意地发挥作用时,帮助孩子逐渐认识到自己的身体极限,并且一点一点地构建他内心的安全感,自信地向外部世界走去。

法国心理学家、精神分析学家迪迪埃·安齐厄(Didier Anzieu)将皮肤的功能及其心理表征结合在一起,阐述并提出了"皮肤自我"的概念:"我所说的皮肤自我,是指儿童的自我在其发展的早期阶段,通过对身体表面的体验,将自己表现为一个包含心理内容的自我[23]"。皮肤,一种表面的覆盖物,具有心理上的意义,因此被设想为一个包膜,实现不同的功能,折射出它在生理层面上的功能:

— "袋子"或容器的功能,收集婴儿在哺乳,护理和洗澡时所感受到的优良和可靠的物体。

— "界面"的功能,将内与外分隔开来,建立起一种保护屏障,抵御生物或物质的侵略。

—与他人建立有意义的关系的"场所"和"沟通手段"的功能,以及他们留下的痕迹的"刻字表面"。

通过早期的触觉、和谐的互动和安心的依恋关系,从与母亲"共享肌肤"开始,宝宝逐渐将自己的肌肤作为有效的表面,给予宝宝自信和安全。

但当这一过程不能完全发生时,皮肤自我和

皮肤的某些功能的扭曲就会挑战主体的极限。在这种情况下,瘙痒的发生可以被认为是一种外部和内部的攻击,可能会破坏皮肤和心理屏障,成为焦虑的来源或表现。

(翻译:施歌)

参考文献

1. Misery L, Brenaut E, Le Garrec R, Abasq C, Genestet S, Marcorelles P, et al. Neuropathic pruritus. Nat Rev Neurol. 2014;10:408–16.
2. Misery L. La peau neuronale – Les nerfs à fleur de peau. Paris: Ellipses; 2000.
3. Misery L. Le prurit: des avancées physiopathologiques considérables. Med Sci. 2014;30:1123–8.
4. Consoli SG, Consoli SM. Psychanalyse, Dermatologie, Prothèses – D'une Peau à l'autre. Paris: PUF; 2006.
5. Ständer S, Weisshaar E, Mettang T, et al. Clinical classification of itch: a position paper of the International Forum for the Study of Itch. Acta Derm Venereol. 2007;87:291–4.
6. Consoli SG. Psychiatrie et dermatologie. Encycl Méd Chir Dermatologie, 98–874-A-10. Paris: Elsevier; 2001.
7. Misery L, Chastaing M. Joint consultation by a psychiatrist and a dermatologist. Dermatol Psychosom. 2003;4:160–4.
8. Ständer S, Weisshaar E, Mettang T, Streit M, Darsow U, Schneider G, Metze D, Schmeltz M. Klinische Klassifikation von chronischem Pruritus. Hautartzt. 2006;57:390–4.
9. Misery L, Alexandre S, Dutray S, et al. Functional itch dis- order or psychogenic pruritus: suggested diagnosis criteria from the French psychodermatology group. Acta Derm Venereol. 2007;87:341–4.
10. Dubreuil A, Hazif-Thomas C. Prurit et psychisme chez la personne âgée, interactions et intrications. Rev Gériatr. 2004;29:319–27.
11. Freundenmann RW, Lepping P, Huber M, Dieckmann S, Bauer-Dubau K, Ignatius R, Misery L, Schollhammer M, Harth W, Taylor RE, Bewley AP. Delusional infestation and the specimen sign: a European multicentre study in 148 consecutive cases. Br J Dermatol. 2012;167:247–51.
12. Consoli SG. La parasitophobie existe-t-elle encore aujourd'hui? Dermatol Prat. 2007;306:3–4.
13. Zuccati G, Lotti T, Mastrolorenzo A, Rapaccini A, Tiradritti L. Pruritus ani. Dermatol Ther. 2005;18:355–62.
14. Misery L. Are biochemical mediators the missing link between psychosomatics and dermatology? Dermatol Psychosom. 2001;2:178–83.
15. Gupta MA, Gupta AK. Depression modulates pruritus preception, a study of pruritus in psoriasis, atopic dermatitis and chronic idiopathic urticaria. Ann NY Acad Sci. 1999;885:394–5.
16. Freud S. "Au-delà du principe de plaisir" ["Beyond the Pleasure Principle"] (1920). Essais de psychanalyse. Paris: Payot; 1981. p. 43–115.
17. Freud S. "Le Moi et le Ça" ["The Ego and the Id"] (1923). Essais de psychanalyse. Paris: Payot; 1981. p. 230–239.
18. Consoli SG. Le moi-peau. Med Sci. 2006;22:197–200.
19. Harlow HF. The nature of love. Am Psychol. 1958;13:673–85.
20. Bowlby J. "L'attachement" ["Attachment"]. Attachement et perte, Tome 1 [Attachment and Loss. Vol. I. Paris: PUF; 1978.
21. Winnicott DW. "La préoccupation maternelle primaire" [The primary maternal preoccupation] (1956). De la pédiat- rie à la psychanalyse [Through Pediatrics to Psychoanalysis]. Paris: Payot; 1969. p. 285–91.
22. Winnicott DW. "Le développement affectif primaire" ["Primary Emotional Development"] (1945). De la pédiatrie à la psychanalyse [Through Pediatrics to Psychoanalysis]. Paris: Payot; 1969. p. 57–71.
23. Le AD. Moi-peau. Paris: Dunod; 1985.

第40章　心身方面与精神疾病

Gudrun Schneider

精神方面

皮肤和中枢神经系统都来源于外胚层,功能密切相关。通俗而言,"皮肤是心灵的镜子"。

不容忽视的精神方面

皮肤是一个可以与外界交流的器官,并且在个人发展和整个人生的社会交往中发挥着重要作用。它对触觉冲动和情绪刺激的反应十分敏感。(如因羞愧而脸红,因害怕而脸色苍白等。)

在儿童时期,来自皮肤的感受刺激对于细胞的生长和中枢神经系统的发育有着非常重要的作用。这一点在动物实验和未成年孩子身上都得到了验证。婴儿慢性瘙痒性皮炎影响其触觉:例如,患有神经性皮炎的婴儿可因某些刺激(如温度升高、父母的抚摸和拥抱)引起瘙痒,但健康的婴儿乐于接受这些刺激。所以当患儿因感受到这些刺激而哭闹时,父母会认为自己这些行为并不受欢迎,但他们本该这样做。瘙痒也会引起睡眠紊乱,从而导致注意力不集中,成绩下滑,较明显的皮损会招致嘲笑、侮辱,从而影响个人的自信心、职业和伴侣的选择。因此,慢性瘙痒对于躯体感知的发育、与外界的交流等等都有很大的影响。

研究状况

皮肤疾病的心身问题已经久有报道。1933年,Sack 在其文章《皮肤与心理》中提出了身心皮肤病学,另外很多文章用病例从临床方面进行了阐述,并从精神动因和精神分析学("轶闻阶段")来部分解释。随后出现了阶段性的大样本对照系统研究,部分采用了心理测量工具,近来也出现了很多心理生理学和神经影像学研究。

除了医学因素外,其他因素也可能在慢性瘙痒中发挥作用,强有力的证据是,瘙痒可以"传染":它可以在患有慢性瘙痒症的患者中诱发,也可经精神和视觉刺激在健康对照中诱发[1-6]。

大多关于慢性瘙痒性皮肤病精神因素的内容亦适用于特应性皮炎[见相关综述[7]]。目前已证实多因素发病机制及遗传体质。

个性方面

据报道,神经性皮炎患者有显著的个性特征:神经质、焦虑和抑郁、激越增加、压力应对不足。这亦可能发生在其他心身疾病中,并不仅限于神经性皮炎。瘙痒所致压力、可见的皮肤改变以及疾病发生在前,可推论某些性格特征可能是疾病所致而非病因,且与疾病进展相互影响。大体而言,神经性皮炎所有患者并无特定个性类型,然而,存在显著的心理学亚群。

研究表明焦虑抑郁的情绪[2,8]或某些特定的人格特征如"神经质",更易出现负面情绪[9,10],亲和力低、自我意识过强[11]及自我效能偏低[12],这与特应性皮炎、银屑病患者及健康对照组人群瘙痒以及搔抓程度增加有关。透析患者中存在抑郁但基线状态无或仅轻度瘙痒者在随后随访的 2.5 年中出现严重瘙痒的危险度增加 1.6 倍[13]。

生活事件与应激

在20世纪60年代"生活事件研究"是一个"重大"生活事件的总和的简单研究模型,而不考虑事件或人物是否导致疾病,在20世纪七八十年代,研究强调了事件的主观经历、个性特征的作用和相关社会支持。

在健康人群样本中,过去 6 个月中主要生活事件数量与皮肤感觉症状密切相关:其中 69.3% 表现为瘙痒,其中 59.5% 出现在头皮[14]。表现为生活事件负担和心理应激的心理应激源也是加重瘙痒性皮肤病的重要因素,影响特应性皮炎和银屑病的瘙痒程度[15-20]。

在研究[21]中,心理应激增加与 24h 后特应性皮炎症状加重密切相关;然而,皮肤疾病加重后的 24h 可出现主观心理应激增加,提示恶性循环存在,其中心理社会应激可与皮肤疾病互为因果。

迄今为止最大的特应性皮炎样本为阪神地震(1995 年 1 月 17 日)后的 1 457 名患者。受灾严重区域 A 中 38% 的患者以及中度受灾区域 B 中 34% 的患者出现了疾病加重,而对照区域仅 7%。区域 A 中 63%、区域 B 中 48% 以及未受灾区域中 19% 人群出现地震相关的主观应激。多元逻辑回归分析结果提示主观应激是皮肤疾病加重的最佳预测因子[17]。

心理生理学和精神神经免疫学方面

过去 20 年的研究有了很多与皮肤疾病包括瘙痒性皮肤病相关的心理生理和假神经免疫学发现[22]。压力和皮肤病变之间的关系由不同的神经内分泌、免疫和营养调节机制介导。一些机制已知,但更多是未知。在豚鼠体内可由经典条件刺激组胺释放,压力可增强其效果[23]。组胺对人类皮肤的作用明显受认知影响:经组胺针刺实验包括戏剧化情况处理(即组胺诱导的瘙痒超出控制和始料未及),90% 特应性皮炎患者出现瘙痒和 / 或风团增多;且瘙痒引起搔抓。除了关注瘙痒之外,意识到去处理和控制瘙痒与减少搔抓行为更为相关,而非患者主诉的瘙痒严重程度[24]。

社会和个人行为方面

特殊的皮肤应激因素包括瘙痒以及肉眼可见皮损形态造成的外观损伤。

皮损易被触及,因此,行为层面(抓挠、擦伤、过度或忽视必要的皮肤护理)可能导致新皮损并使疾病过程复杂化。反应性搔抓通常是自发且无法控制的。短期内搔抓可以缓解瘙痒,而长期而言,搔抓可进一步损伤皮肤,引起瘙痒加剧及皮肤疾病加重。很多患者着重注意瘙痒,使得意识增强,加剧感受,再一次形成瘙痒和搔抓动作的恶性循环。多认为"痒 - 抓循环"是失控及无助的表现,常伴沮丧和明显的负罪感。从调节的角度,搔抓可立即改善瘙痒,也可缓解紧张,因此负作用常不被重视。在社交冲突时,患者可通过搔抓来缓解紧张感;这些条件可为真实或预料场景,均可能成为搔抓的条件刺激。搔抓具有负面影响,长期而言使得皮损增多,并不能有效影响搔抓行为。

躯体性和心理性因素均可诱发瘙痒;中枢神经和精神因素在主观感知中起着决定性作用,尤其是在应对瘙痒出现动作反应即搔抓行为时。这些因素使我们能够将瘙痒(与疼痛类似)称为一种心身 - 身心现象。对于每一个患者,必须评估躯体性和心理性因素的相关性及其联系在慢性瘙痒和搔抓行为持续存在和发展中的作用。

精神状况

表 40-1 为慢性瘙痒患者不同精神性疾病的系统分类。

表 40-1　瘙痒相关心理疾病

A.　**心理疾病引起的慢性瘙痒**

　A1.　躯体形式的瘙痒[ICD-10(DSM-Ⅳ):F45.0(300.81),f45.1(300.82),f45.8(300.81)]

　A2.　瘙痒合并精神分裂症[ICD-10:F20.x;dsm-iv:295.x]

　A3.　习惯性和冲动异常出现自发搔抓伴或不伴瘙痒,未特指[ICD-10:F63.9;第 4 版:312.30];做作性障碍[ICD-10:F68.1;dsm-iv:300.xx);强迫性失常[F42.1;dsm-iv:300.3)

B.　**多因素引起的瘙痒,其发生和过程可能较大程度受精神因素影响,如特应性皮炎、慢性荨麻疹、结节性痒疹**[ICD-10:F54;dsm-iv:316;与其他分类疾病有关的心理和行为因素]

C.　**慢性瘙痒导致心理疾病**
例如对严重应激和适应障碍的反应[ICD-10:f43;dsm-iv:309,抑郁症[ICD-10:f32]。x,F33。x,F34.1;dsm-iv:296。xx,300.4,311),焦虑障碍[ICD-10:F40]。x,F41.x;dsm-iv:300.2x 300.01)

D.　**A-C 每一种独立心理和心身疾病均可能共发;其本身即可使处理瘙痒变得复杂,从而影响疾病的进程**(如人格障碍、器质性和精神分裂症性精神病患者的依从性问题等)

慢性瘙痒是精神疾病的一种症状

有一种潜在的心理疾病症状表现即为瘙痒(也可能还有其他主诉)和/或皮肤的其他问题(表 40-1,A1-A3 部分),而无可引起瘙痒的器质性疾病。

躯体障碍(表 40-1,A1 部分)特征是持续的身体症状,如皮肤瘙痒或灼热感,求治需求强烈,但无阳性检查结果,且医生也持续确认症状非身体疾病所能解释。同时,存在社会心理负担,亦可诱发且持续这些症状。该病可为单一症状(仅瘙痒)或多种症状(瘙痒伴其他身体不适但无法用器质性病变解释)。

精神分裂和妄想症(表 40-1,A2 部分)患者认为自己有皮肤病,如幻触,瘙痒感或幻想寄生虫感染导致瘙痒。

伴或不伴瘙痒的自发搔抓(表 40-1,A3 部分):在人为疾病中,若主要症状是刺激、进一步的恶化和/或出现躯体和心理症状则需要治疗。真正假象疾病引起的皮肤损伤是无意识发生的,通常不认为是且需与"副假象"鉴别;在后一种情况下,患者意识到自己行为可损伤皮肤,承认损伤但无法停止。在这种情况下的过度搔抓("神经官能症性表皮剥脱")可以根据 ICD-10 分类归为冲动失控。患有严重强迫症类精神障碍的患者,尤其强迫性的洗涤行为,可以导致皮肤干燥及损伤,出现湿疹和表面感染,并出现瘙痒症状。

多因素诱导的瘙痒,其发病和病程可很大程度上受精神因素的影响

诊断性分类中"与精神和个人行为因素相关的其他分类疾病"用以记录在躯体疾病中具有重要作用的心理和行为,在 ICD-10 分类至其他章节(如特应性皮炎、慢性荨麻疹、结节性痒疹等)。精神应激因素往往会持续一段时间(如担忧、情感冲突、预期恐惧、应激、依从问题),但尚不足以诊断另一个独立心理疾病。精神应激影响可部分经精神神经学联系来解释(如神经性皮炎、银屑病),部分经行为层面来解释(参考上文"研究状况"部分)。临床现象可见,但确切机制未完全明了。

心理疾病是对慢性瘙痒的反应

无论慢性瘙痒是否伴有皮肤病变,均可引起较大的社会心理负担,由于并不危及生命故常被低估。慢性瘙痒作为一种社会心理应激源,需要去处理个人的发生机制,也可能加重患者负担。因此,在处理疾病、抑郁症、焦虑、性功能障碍等问题时的相关临床问题会出现[25]。这些需要适时诊治。

并发于心理疾病精

普通人群调查显示 20%~25% 的人患有心理疾病,即在一些瘙痒患者中可同时患有心理疾病,使得处理瘙痒困难,且影响疾病进程(如人格障碍、躯体性或精神分裂症性精神疾病患者的依从性问题等)。并发的心理问题亦需诊断和治疗。

瘙痒患者心理疾病的发生频率

我们进行过一项调查,在 109 例以瘙痒为主要症状的皮肤科住院患者中,超过 70% 的患者同时罹患最高 6 种精神病学/心身疾病,提示在该人群中精神疾病的高患病率[26]。其他研究者也发现心理疾病的高患病率,在常规住院皮肤病患者比门诊患者更明显[27,28]。

我们的研究中超 60% 患者接受了心理治疗或精神治疗,超 50% 的患者被建议依据不同精神疾病接受治疗。与此形成对比的是,几乎 90% 的患者并无心理治疗经历,109 名患者中仅 9 人接受过 5 个疗程以上的心理治疗。

治疗方法

在一项旨在调查皮肤病发病与生活事件之间关系的研究中,仅单一精神干预治疗就显示了良好效果,64 名患者中 40 名患者皮肤症状在数周内得到改善。其中 10 名非典型痒疹患者中 8 名经治后症状好转[29]。

针对皮肤病患者的特殊行为治疗项目包括

心理教育、应激训练、社交能力训练、放松技巧等。这些项目旨在更好地应对这种疾病，帮助患者消除对失控的恐惧，并打破"痒 - 抓"循环通常在门诊或住院患者中作为团体项目进行。在特应性皮炎患者中进行的对照研究证实这些方法有效且可行；与单一皮肤科治疗相比，联合治疗在改善皮肤症状及社会心理指标方面更有效。

已经有一些在皮肤科门诊或住院患者中开展的心理动力学治疗。一项针对 40 例神经性皮炎住院患者综合治疗的前后评估结果显示疗效甚佳[7]。

皮肤疾病常与心理疾病并发，心理因素亦可诱发和参与维持慢性瘙痒，而皮肤病患者部分心理治疗有效。故需要在皮肤科增加心身和精神类会诊和联络服务。

（翻译：许阳）

参考文献

1. Niemeier V, Kupfer J, Gieler U. Observations during an itch-inducing lecture. Dermatol Psychosom. 2000;1 suppl 1:15–8.
2. Ogden J, Zoukas S. Generating physical symptoms from visual cues: an experimental study. Psychol Health Med. 2009;14(6):695–704.
3. Papoiu AD, Wang H, Coghill RC, Chan YH, Yosipovitch G. Contagious itch in humans: a study of visual 'transmission' of itch in atopic dermatitis and healthy subjects. Br J Dermatol. 2011;164(6):1299–303.
4. Lloyd DM, Hall E, Hall S, McGlone FP. Can itch-related visual stimuli alone provoke a scratch response in healthy individuals? Br J Dermatol. 2013;168(1):106–11.
5. Ward J, Burckhardt V, Holle H. Contagious scratching: shared feelings but not shared body locations. Front Hum Neurosci. 2013;7:122–3.
6. Schut C, Grossman S, Gieler U, Kupfer J, Yosipovitch G. Contagious itch: what we know and what we would like to know. Front Hum Neurosci. 2015;9:57–62.
7. Schneider G, Gieler U. Die Haut als Spiegel der Seele. Psychosomatische Dermatologie – aktueller Forschungsstand. Z Psychosom Med Psychother. 2001;47:307–31.
8. Schut C, Bosbach S, Gieler U, Kupfer J. Personality traits, depression and itch in patients with atopic dermatitis in an experimental setting: a regression analysis. Acta Derm Venereol. 2014;94(1):20–5.
9. Holle H, Warne K, Seth AK, Critchley HD, Ward J. Neural basis of contagious itch and why some people are more prone to it. Proc Natl Acad Sci U S A. 2012;109(48):19816–21.
10. Carr CW, Veledar E, Chen SC. Factors mediating the impact of chronic pruritus on quality of life. JAMA Dermatol. 2014;150(6):613–20.
11. Schut C, Muhl S, Reinisch K, Claßen A, Jäger R, Gieler U, Kupfer J. Agreeableness and self-consciousness as predictors of induced scratching and itch in patients with psoriasis. Int J Behav Med. 2015;22:726–34.
12. Dalgard F, Stern R, Lien L, Hauser S. Itch, stress and self-efficacy among 18-year-old boys and girls: a Norwegian population-based cross-sectional study. Acta Derm Venereol. 2012;92(5):547–52.
13. Yamamoto Y, Hayashino Y, Yamazaki S, Akiba T, Akizawa T, Asano Y, Saito A, Kurokawa K, Miyachi Y, Fukuhara S, J-DOPPS Research Group. Depressive symptoms predict the future risk of severe pruritus in haemodialysis patients: Japan Dialysis Outcomes and Practice Patterns Study. Br J Dermatol. 2009;161(2):384–9.
14. Gupta MA, Gupta AK. Stressful major life events are associated with a higher frequency of cutaneous sensory symptoms: an empirical study of non-clinical subjects. J Eur Acad Dermatol Venereol. 2004;18:560–5.
15. Gupta MA, Gupta AK, Kirkby S, Weiner HK, Mace TM, Schork NJ, Johnson EH, Ellis CN, Voorhees JJ. Pruritus in psoriasis. A prospective study of some psychiatric and dermatologic correlates. Arch Dermatol. 1988;124:1052–7.
16. Stangier U, Gieler U. Somatoforme Störungen in der Dermatologie. Psychotherapie. 1997;2:91–101.
17. Kodama A, Horikawa T, Suzuki T, Ajiki W, Takashima T, Harada S, Ichihashi M. Effect of stress on atopic dermatitis: investigation in patients after the great Hanshin earthquake. J Allergy Clin Immunol. 1999;104:173–6.
18. Gieler U, Niemeier V, Brosig B, Kupfer J. Psychosomatic aspects of pruritus. Dermatol Psychosom. 2002;3:6–13.
19. Mitschenko AV, Lwow AN, Kupfer J, Niemeier V, Gieler U. Atopic dermatitis and stress? How do emotions come into skin? Hautarzt. 2008;59:314–8.
20. Oh SH, Bae BG, Park CO, Noh JY, Park IH, Wu WH, Lee KH. Association of stress with symptoms of atopic dermatitis. Acta Derm Venereol. 2010;90:582–8.
21. King RM, Wilson GV. Use of a diary technique to investigate psychosomatic relations in atopic dermatitis. J Psychosom Res. 1991;35:697–706.
22. Buske-Kirschbaum A, Geiben A, Hellhammer D. Psychobiological aspects of atopic dermatitis: an overview. Psychother Psychosom. 2001;70:6–16.
23. Dark K, Peeke HVS, Ellman G, Salfi M. Behaviorally conditioned histamine release. Prior stress and the conditionability and extinction of the response. Ann N Y Acad Sci. 1987;496:578–82.
24. Scholz OB, Hermanns N. Krankheitsverhalten und Kognitionen beeinflussen die Juckreiz-Wahrnehmung von Patienten mit atopischer Dermatitis. Z Klin Psychol. 1994;23:127–35.
25. Niemeier V, Winckelsesser T, Gieler U. Hautkrankheit und Sexualität. Eine empirische Studie zum Sexualverhalten von Patienten mit Psoriasis vulgaris und Neurodermitis im Vergleich mit Hautgesunden. Hautarzt. 1997;48:629–33.
26. Schneider G, Driesch G, Heuft G, Evers S, Luger TA, Ständer S. Psychosomatic cofactors and psychiatric comorbidity in patients with chronic itch. Clin Exp

Dermatol. 2006;31:762–7.

27. Gupta MA, Gupta AK. Depression and suicidal ideation in dermatology patients with acne, alopecia areata, atopic dermatitis and psoriasis. Br J Dermatol. 1998;139:846–50.

28. Picardi A, Abeni D, Melchi CF, Puddu P, Pasquini P. Psychiatric morbidity in dermatological outpatients: an issue to be recognized. Br J Dermatol. 2000;143:983–91.

29. Capoore HS, Rowland-Payne CME, Goldin D. Does psychological intervention help chronic skin conditions? Postgrad Med J. 1998;74:662–4.

第 41 章　心因性瘙痒

Laurent Misery

由于患者焦虑或医生无合适诊断,心因性瘙痒常被错误地认为是特发性瘙痒。想想电影 Nani Morretti:"Caro diaro"！过快诊断或误诊可引起患者严重的心理和医学问题。

一些皮肤科医生有时会争论心因性瘙痒(psychcgenic pruritas),但是多数都同意将其视为一种特殊疾病,这也被大多数关于瘙痒的综述所引用。然而,在 2015 年 8 月,PubMed 检索心因性瘙痒这一关键词时,只有 56 篇相关文献。

众所周知,心理因素往往会增强躯体感觉,如瘙痒和疼痛[1]。Fried[2]认为,无论是心因性瘙痒还是器质性瘙痒,都不是以纯粹的形式存在的。大多数瘙痒患者患有躯体疾病,心理因素如抑郁可调影响症状。然而,有一些仅存在躯体疾病,另一些则是心因性瘙痒。

定义及诊断

法国心理皮肤病学组(French Psycho-Dermatology Group,FPDG)建议将心因性瘙痒定义为"以瘙痒为主要症状,心理因素在瘙痒的触发、强度、恶化及持续中具有明显作用的一种疾病",并且建议优先选择"功能性瘙痒(functional itch disorder,FID)"[3]。这一定义包含了十项诊断标准(表 41-1)。其中,三个标准是必要条件,七个标准是选择性条件。诊断功能性瘙痒,需要符合三个必要标准以及至少七个选择性标准中的三个。

使用精确的定义来避免误诊非常重要。FID并非一类特发性瘙痒:需要结合阴性标准(无躯体原因)和阳性标准(临床特征、与心理疾病或应激生活事件的关联)。在个人层面,患者需要合适的

表 41-1　功能性瘙痒(或心因性瘙痒)诊断标准(法国心理皮肤病学组)

3 条必要标准

无原发皮损的局部或全身瘙痒(没有原发皮损)

慢性瘙痒(>6 周)

无躯体原因

7 条选择性标准中的 3 条:

瘙痒症的出现与可能产生心理影响的一件或几件事件之间有时间关系

与应激相关的瘙痒强度改变

昼夜改变

在休息或不活动时明显

心理疾病相关

能被精神类药物改善的瘙痒

能被心理治疗改善的瘙痒

摘自 Acta Derm Venereol 2007;87:341-4。

诊断;在整体层面,采用诊断标准的临床和生理病理学研究才有可能更好的理解 FID。

关于"心因性瘙痒症"的命名,FPDG 还讨论了其他可能性,如"非器质性瘙痒""心身性瘙痒""躯体形式瘙痒""与心理因素有关的瘙痒疾病"以及"功能性瘙痒"。FPDG 更倾向于使用术语"功能性疾病",而"躯体形式障碍"则暗含精神病学的定义,大家一致认为功能性瘙痒症既没有躯体的诊断,也没有精神病学的潜在诊断,尽管内部的心理冲突是可能的。另一方面,功能性障碍含有在医学角度的一个定义,即未能发现躯体原因,但是相关的精神障碍或疾病可能存在。当诊断功能性瘙痒时,不一定会发现症状或精神疾病发作前的相关心理冲突,但可能在诊断之后发现。国际瘙痒研究论坛

230

(the International Forum for Studies on Itch,IFSI) 使用"躯体形式瘙痒"一词[4]。欧洲瘙痒指南支持使用"躯体形式瘙痒",方便国际使用,并避免使用"心因性"这一词[5]。这一讨论可能并不是很重要,这些词都与心理因素为主要原因的瘙痒有关。

国际分类与类似疾病

关于精神疾病的国际分类,ICD-10 中没有提到心因性瘙痒,但在诊断为"其他躯体形式的疾病"(F45.8)伴有痛经、吞咽困难、心因性颈部僵硬及磨牙症中提及瘙痒。这些疾病可归为躯体形式障碍,躯体形式障碍可归入更广泛的类别"神经性疾病、压力相关疾病和躯体形式障碍"。

皮肤科医生相信心因性瘙痒的事实,因为他们知道患有这种病的患者。一项研究报告称,一个专门研究心身皮肤病的大学医院皮肤科门诊患者,根据近似第四版《精神疾病诊断和统计手册》(DSM-Ⅳ)[6]中的定义,6.5% 都患有"躯体形式瘙痒"。然而,精神科医生认为这是一种非常罕见的疾病,因为这些患者倾向于见皮肤科医生。"心因性瘙痒"一词在 DSM-Ⅳ 中并没被采用,但可存在DSM-Ⅳ 的以下三种诊断中:

—未分化躯体障碍(300.81):一种或几种躯体症状,无任何医学或精神疾病可解释这些持续大于等于 6 个月的症状存在或强度。这种症状并非故意自我诱导或模拟的。

—与心理因素相关的疼痛疾病(307.80):心理因素在疼痛的触发、强度、恶化或持续存在中起关键作用。

—未指明的躯体形式障碍(300.82):所有不符合任何特定躯体形式疾病的诊断标准,并有躯体形式症状的疾病。

—"转换障碍"(300.11):"无法解释的影响自主运动或感觉功能的症状或缺陷,表明存在神经或其他一般医疗状况。心理因素被认为与这些症状或缺陷有关。"

第五版的《精神疾病诊断与统计手册》(*Diagnostic and Statistical Manual of Mental Disorders*,DSM-5)采用躯体症状和相关疾病替代了躯体形式疾病,并修改了诊断标准减少了躯体形式疾病之间的重叠,理清了边界,更好地反映复杂

的生理和心理健康之间的界限。

DSM-5 定义了一种"躯体症状疾病(somatic symptom disorder,SSD)",其特征是躯体症状能令人痛苦或导致功能严重紊乱,并且出现关于这些症状的过度且不恰当的想法、感情和行为。诊断为 SSD,患者必须具有持续性症状(通常至少持续 6 个月)。

DSM-Ⅳ 中已经去除了躯体化障碍、疑病症、疼痛疾病和未分化躯体形态障碍,许多(但不是全部)被诊断为这些疾病之一的患者现在可以被诊断为SSD。DSM-Ⅳ 对躯体化障碍的诊断需要来自四个症状组中的特定数量的主诉,而 SSD 标准不再需要。然而,躯体症状必须非常令人痛苦或影响日常生活,并必须伴有过度的思虑、感情和行为。

DDSM-Ⅳ 标准中另一个关键变化是,虽然医学上无法解释的症状是 DSM-Ⅳ 中许多疾病的一个关键特征,但 SSD 的诊断并不要求躯体症状在医学上无法解释。换句话说,症状可能与其他疾病有关,也可能无关。伴随 SSD 标准的 DSM-Ⅳ 叙述性文本描述警告,不可以因仅仅无法找到医学原因而诊断患者患有精神疾病。此外,无论躯体症状是否具有医学上的解释,个体仍然必须满足其余的标准才能被诊断为 SSD。虽然存在争议,但这一新的 SSD 分类和诊断已被临床研究[7]和长期讨论证实有用。关于瘙痒,SSD 既包括心因性瘙痒,也包括躯体性瘙痒,且瘙痒程度不一。

从临床角度看,心因性瘙痒属于一类疾病,我们建议将其称为"功能性黏膜皮肤病"或"躯体形式的黏膜皮肤病",如皮肤心因性疼痛或感觉异常、外阴痛、口痛、舌痛、头皮痛和反应性 / 敏感性 / 易激惹皮肤[8]。这些疾病类似于其他非黏膜皮肤领域的疾病,如心因性疼痛、心因性咳嗽和肠易激综合征[9]。纤维肌痛症和多种化学敏感[10]也可加入医学上无法解释的躯体症状(medically unexplained physical symptoms,MUPS)的诊断大家族[11,12]。

精神皮肤病分类(相关的皮肤和心理疾病)已将无实质病变的瘙痒归入"皮肤感觉相关的心理疾病"[13]、"功能性皮肤和黏膜疾病"[14]或"含有强烈的心理因素的疾病"[15]。

鉴别诊断

心因性瘙痒症的鉴别诊断包括:心因性荨麻

疹、心因性皮肤划痕症和自残性皮损（self-inflicted lesions，SISL）[16]。将心因性皮肤剥脱[17]、人工皮炎和所有其他自身造成的皮损[16]与心因性瘙痒区分开是非常有趣的工作。SISL与冲动、强迫或其他精神病理机制相关，但无痒或者瘙痒并非搔抓的主要原因。相反，心因性瘙痒与瘙痒幻觉有关，患者感觉瘙痒，且为主要主诉。

还需与所有其他引起瘙痒的原因相鉴别。在一些患者中，躯体性瘙痒可能与心因性瘙痒有关。

发病机制

已经有研究描述了瘙痒的选择性通路[18]。在大脑中，当瘙痒发生时，感觉、运动和情感区域同时被激活[19-22]。因此，瘙痒的新定义可以是"一种主要同侧补充运动区和顶叶下部激活伴随对侧前皮质激活的感觉；可导致搔抓。"[23]，这反映了一个事实"痒的是大脑，不是皮肤"[24]。大脑在瘙痒发病过程中具有重要作用，这证实了在每一例瘙痒患者[25]中都可能存在一种心理因素，且可能是一种特定的心因性瘙痒[24]。精神因素可诱导瘙痒[26]。阿片类药物[27]和其他神经递质，如乙酰胆碱[28]，可能与该现象有关。

为什么有心因性瘙痒或其他瘙痒原因的人搔抓更多，导致皮肤神经增生和瘙痒更多，即有没有其他可能性？搔抓可暂时抑制痒感，然后出现外周和中枢敏化[24,29-31]。搔抓释放炎症介质使痒感受器敏化（外周敏化），而这种慢性皮肤炎症加速脊髓和大脑处理瘙痒，导致触觉诱导瘙痒（中枢敏化）。瘙痒中枢敏化的存在提高了我们对心因性瘙痒的理解。

所有读者都知道一种常见的"传染性瘙痒"。播放人们搔抓患处皮肤或虫咬皮肤的视频可引起健康人和慢性瘙痒患者的痒感。传染性瘙痒的潜在过程尚未完全明了。据推测，当我们模仿行为和/或负性情感时，人类镜像神经元活跃。[32]

精神病理学

从精神病理学角度看，自我-皮肤（Moi-peau）[33]、躯体精神分裂[11]和应对[34]的概念非常有用。

自我-皮肤指的是一个幻想的现状：儿童在早期阶段基于身体表面经历表述自己为"我"，并持续一生。在母亲的照顾下，孩子幻想着与母亲分享：一侧是母亲（Mio-peau的外层），另一侧是孩子（Mio-peau的内层）。当孩子将获得自己的本我-皮肤的时候，这两层必须逐渐分开[35]。然而，本我依然部分由皮肤确定。这一理论有助于理解为什么心理冲突会转化为皮肤症状。

DSM-Ⅳ中，分裂被定义为意识、记忆、对环境的认知和感知综合功能的破坏。心理症状与躯体形式分裂象关。瘙痒是一种躯体形式分裂的症状，即使轻度分裂也在其发生中具有作用[11]。

应对被广泛接受为"以行动为导向和内在精神的努力，以管理（即掌握、容忍、减少、最小化）环境和内部需求，以及这些需求间的冲突，这些需求会占用或超过一个人的资源。"应对可能具有以下两种功能之一：解决问题和情绪调节[36]。应对可能是特应性皮炎患者中应激和瘙痒的中介[34]。

压力

不熟悉心理学概念的躯体学家可能认为，心因性瘙痒可能与愉悦有关。一些精神分析学家认为瘙痒可能是一种心理自慰。和疼痛一样，瘙痒代表的是痛苦，而不是愉悦，尽管搔抓有时能带来愉悦的感觉。瘙痒，包括心因性瘙痒，造成相当大的生理和心理痛苦，对生活质量产生不利影响，并诱发精神疾病[25,37,38]。

这显然是不令人愉快的。痒/抓/痒是一个恶性循环。研究显示瘙痒不会引起快感体验，但搔抓可以[29]。搔抓激活快感大脑区域，释放阿片类物质，从而引发瘙痒！最近一项研究[26]表明，在关于瘙痒的公共讲座中，仅视觉刺激就可以诱发瘙痒和搔抓。因此瘙痒不仅会传染给患者，也会传染给他们周围的人！

诊断的确立

为避免误诊，诊断心因性瘙痒需要诊断标准（表41-1）。此外，如果患者被告知瘙痒是心理因素引起，一些患者可能会无意中对自己的瘙痒感到内疚。为了预防这种情况,对于首诊没有皮肤疾病的瘙痒患者即需要讨论该诊断的可能。经过临床、生物学和放射学检查和问诊后,可更好地了解他们,也可更自然地推断或确认该诊断。重要的是要向患者解释,不必对瘙痒自责,对于经客观与很多疾病进行鉴别诊断后确诊的心因性瘙痒患者治疗需要全面的治疗方案。患者需要被告知,并感到自己的痛苦被真的理解了。

治疗

目前尚无心因性瘙痒症治疗的临床研究。Fried[2]实施了一个有趣的三级层面的方法:皮损层面、情感层面和认知层面。对所有患者的搔抓性皮损和痒疹均进行治疗。情感层面的治疗则是加强医患之间交流、情感支持及进行个性化心理分析、心理治疗、催眠或行为治疗。使患者认知疾病、无罪恶感,了解正确洗涤以及替代搔抓的行为(治疗教育)。

精神药理学药物有一定疗效,且不良反应在可接受范围内,包括:羟嗪、多塞平和 5- 羟色胺吸收拮抗剂(氟西汀、舍曲林、帕罗西汀、西酞普兰、氟伏沙明、依他普仑)[39]。精神药理学药物适用于该类瘙痒治疗,且在未来应对同时有抑郁或焦虑的瘙痒可能亦有效。

(翻译:许阳)

参考文献

1. Gieler U, Niemeier V, Brosig B, Kupfer J. Psychosomatic aspects of pruritus. Dermatol Psychosom. 2002;3:6–13.
2. Fried RG. Evaluation and treatment of "psychogenic" pruritus and self-excoriation. J Am Acad Dermatol. 1994;30:993–9.
3. Misery L, Alexandre S, Dutray S, Chastaing M, Consoli SG, Audra H, et al. Functional itch disorder or psychogenic pruritus: suggested diagnosis criteria from the French psychodermatology group. Acta Derm Venereol. 2007;87(4):341–4.
4. Stander S, Weisshaar E, Mettang T, Szepietowski JC, Carstens E, Ikoma A, et al. Clinical classification of itch: a position paper of the International Forum for the Study of Itch. Acta Derm Venereol. 2007;87(4):291–4.
5. Weisshaar E, Szepietowski JC, Darsow U, Misery L, Wallengren J, Mettang T, et al. European guideline on chronic pruritus. Acta Derm Venereol. 2012;92(5):563–81.
6. Stangier U, Gieler U. Somatoforme Störungen in der Dermatologie. Psychotherapie. 1997;2:91–101.
7. Dimsdale JE, Creed F, Escobar J, Sharpe M, Wulsin L, Barsky A, et al. Somatic symptom disorder: an important change in DSM. J Psychosom Res. 2013;75:223–8.
8. Misery L, Myon E, Martin N, Consoli SG, Boussetta S, Nocera T, et al. Sensitive skin: psychological effects and seasonal changes. J Eur Acad Dermatol Venereol. 2007;21:620–8.
9. Misery L. Are pruritus and scratching the cough of the skin? Dermatology (Basel, Switzerland). 2008;216(1):3–5.
10. Barnig C, Kopferschmitt MC, de Blay F. Syndrome d'hypersensibilité chimique multiple: phsyiopathologie et clinique. Rev Fr Allergol Immunol Clin. 2007;47:250–2.
11. Gupta MA, Gupta AK. Medically unexplained cutaneous sensory symptoms may represent somatoform dissociation: an empirical study. J Psychosom Res. 2006;60:131–6.
12. Richardson RD, Engel CC. Evaluation and management of medically uneplained physical symptoms. Neurologist. 2004;10:18–30.
13. Misery L, Chastaing M. Joint consultation by a psychiatrist and a dermatologist. Dermatol Psychosom. 2003;4:160–4.
14. Consoli SG, editor. Psychiatrie et dermatologie. Paris: Elsevier; 2001.
15. Koblenzer CS. Psychosomatic concepts in dermatology. Arch Dermatol. 1983;119:501–12.
16. Gieler U, Consoli SG, Tomás-Aragones L, Linder DM, Jemec GB, Poot F, et al. Self-inflicted lesions in dermatology: terminology and classification – a position paper from the European Society for Dermatology and Psychiatry (ESDaP). Acta Derm Venereol. 2013;93:4–12.
17. Misery L, Chastaing M, Touboul S, Callot V, Schollhammer M, Young P, et al. Psychogenic skin excoriations: diagnostic criteria, semiological analysis and psychiatric profiles. Acta Derm Venereol. 2012;92(4):416–8.
18. Misery L, Brenaut E, Le Garrec R, Abasq C, Genestet S, Marcorelles P, et al. Neuropathic pruritus. Nat Rev Neurol. 2014;10(7):408–16.
19. Darsow U, Drzezga A, Frisch M, Munz F, Weilke F, Bartenstein P, et al. Processing of histamine-induced itch in the human cerebral cortex: a correlation analysis with dermal reactions. J Invest Dermatol. 2000;115(6):1029–33.
20. Drzezga A, Darsow U, Treede RD, Siebner H, Frisch M, Munz F, et al. Central activation by histamine-induced itch: analogies to pain processing: a correlational analysis of O-15 H2O positron emission tomography studies. Pain. 2001;92(1–2):295–305.
21. Mochizuki H, Tashiro M, Kano M, Sakurada Y, Itoh M, Yanai K. Imaging of central itch modulation in the human brain using positron emission tomography. Pain. 2003;105(1–2):339–46.
22. Walter B, Sadlo MN, Kupfer J, Niemeier V, Brosig B, Stark R, et al. Brain activation by histamine prick test-induced itch. J Invest Dermatol. 2005;125(2):380–2.
23. Savin JA. How should we define itching? J Am Acad Dermatol. 1998;39(2 Pt 1):268–9.
24. Paus R, Schmelz M, Biro T, Steinhoff M. Frontiers in

pruritus research: scratching the brain for more effective itch therapy. J Clin Invest. 2006;116:1174–85.

25. van Os-Medendorp H, Eland-de Kok PC, Grypdonck M, Bruijnzeel-Koomen CA, Ros WJ. Prevalence and predictors of psychosocial morbidity in patients with chronic pruritic skin diseases. J Eur Acad Dermatol Venereol. 2006;20(7):810–7.

26. Niemeier V, Kupfer J, Gieler U. Observations during an itch-inducing lecture. Dermatol Psychosom. 1999;1 suppl 1:15–9.

27. Krishnan A, Koo J. Psyche, opioids, and itch: therapeutic consequences. Dermatol Ther. 2005;18:314–22.

28. Arnold LM, Auchenbach MB, McElroy SL. Psychogenic excoriation. Clinical features, proposed diagnostic criteria, epidemiology and approaches to treatment. CNS Drugs. 2001;15:351–9.

29. Ikoma A, Steinhoff M, Stander S, Yosipovitch G, Schmelz M. The neurobiology of itch. Nat Rev. 2006;7(7):535–47.

30. Stander S, Schmelz M. Chronic itch and pain – similarities and differences. Eur J Pain (London, England). 2006;10(5):473–8.

31. Yosipovitch G, Greaves MW, Schmelz M. Itch. Lancet. 2003;361:690–4.

32. Schut C, Grossman S, Gieler U, Kupfer J, Yosipovitch G. Contagious itch: what we know and what we would like to know. Front Hum Neurosci. 2015;9:57.

33. Anzieu D. Le moi-peau. Paris: Bordas; 1985.

34. Schut C, Weik U, Tews N, Gieler U, Deinzer R, Kupfer J. Coping as mediator of the relationship between stress and itch in patients with atopic dermatitis: a regression- and mediation analysis. Exp Dermatol. 2015;24:148–50.

35. Consoli SG. The "Moi-peau". Med Sci (Paris). 2006;22(2):197–200.

36. Grandgeorge M, Misery L. Mediators of the relationship between stress and itch. Exp Dermatol. 2015;24:334–5.

37. Schneider G, Driesch G, Heuft G, Evers S, Luger TA, Stander S. Psychosomatic cofactors and psychiatric comorbidity in patients with chronic itch. Clin Exp Dermatol. 2006;31(6):762–7.

38. Misery L, Finlay AY, Martin N, Boussetta S, Nguyen C, Myon E, et al. Atopic dermatitis: impact on the quality of life of patients and their partners. Dermatology (Basel, Switzerland). 2007;215:123–9.

39. Shaw RJ, Dayal S, Good J, Bruckner AL, Joshi SV. Psychiatric medications for the treatment of pruritus. Psychosom Med. 2007;69:970–8.

第 42 章　儿童瘙痒症

Claire Abasq-Thomas，Matthieu Gréco，and Laurent Misery

皮肤是幼儿进行交流的重要器官,幼年自我发展核心围绕着身体的感觉和体验展开。甚至到成年,部分自我状态仍然映射到皮肤,正常自我状态的破坏就会导致皮肤症状。儿童慢性瘙痒症会影响心理健康,因而值得重视[1,2]。

关于瘙痒发病初始年龄的数据很少。伤害性神经通路和调节因子在妊娠的最后 3 个月就开始出现了(在臀位出生或吸引器助产的孩子中内源性阿片含量增加的比例升高)。

目前尚无标准化的方法来记录儿童慢性瘙痒。对于年龄较大(>6 岁)儿童,瘙痒的严重程度、持续时间和强度可以使用不同量表进行测量,例如视觉模拟量表(visual analogue scale,VAS),数值评分量表(numerical rating scale,NRS)或口头量表[3]。

儿童瘙痒症的病因和治疗在一定程度上与成人基本一致。此外,针对儿童特发性瘙痒病例的病因分析和成人瘙痒病评估相同。然而,儿童瘙痒性疾病存在较多特殊性以及特应性皮炎在儿童的发病部位比较特殊,因而,单列此章来阐述儿童瘙痒症的病因分析。

瘙痒相关的遗传性皮肤病

鱼鳞病：舍格伦 - 拉松综合征[4]

这种遗传性鱼鳞病的特点是剧烈而持续的瘙痒。舍格伦 - 拉松综合征(Sjögren-Larsson syndrome)为常染色体隐性遗传,其发病与 17 号染色体编码长链脂肪酸醇脱氢酶的基因突变有关。患者出生时,皮肤较厚,外观呈苔藓状,通常伴灰色鳞屑。主要发生于大的褶皱部位、颈部和脐周。婴儿期开始皮肤发展为鱼鳞状外观,在大褶皱处最为明显,面中部不受累。通常伴有严重的红斑。

除皮肤病变外,临床还表现为下肢痉挛性麻痹(上肢程度较小),这种现象在 3 岁左右变得明显,同时可能伴有精神障碍和偶发抽搐。也可能出现其他异常,包括:生长迟缓、体小、畸形、多发性骨骼发育不良、牙齿发育异常、耳朵位置低和视网膜变性。神经损伤和精神异常呈进行性发展,最终致死。

组织病理学检查显示角化过度伴部分区域角化不全。表皮棘层乳头样增生,颗粒层轻度增生,可伴角栓形成。真皮血管周围细胞浸润。在电子显微镜下,鳞状和颗粒状细胞以及角质细胞的细胞质中可观察到层状包含体。

据证明,使用齐留通(zileuton,一种口服 5- 脂氧合酶抑制剂)治疗可有效控制此综合征瘙痒症状[5]。

Netherton 综合征

这种遗传性皮肤病是一种常染色体隐性疾病,是编码 LEKTI-1 蛋白的 SPINK5 基因突变(功能丧失)所致,LEKTI-1 是一种作用于炎症通路的丝氨酸蛋白酶抑制剂。LEKTI-1 缺乏会导致激肽释放酶相关肽酶 5(KLK5)和 KLK7 活性不受控制,并继续活化 PAR2,从而触发生成重要的原 Th2 细胞因子 TSLP(thymic stromal lymphopoietin,胸腺基质淋巴细胞生成素)[6,7]。TSLP 是一种重要的瘙痒诱导因子。

本综合征的临床表现为:伴随剧烈瘙痒的重度假性特应性皮炎病变合并头发异常(短而稀疏)。

头发异常往往表现为套叠样脆发(竹节样发),较为少见的是结节性脆发。新生婴儿的可能有红皮病,会继发电解质紊乱,从而使临床表现比较复杂。在较大的儿童中,高度瘙痒的皮肤病变表现为更特殊的外观,即双边状边缘的蛇形、多环形和游走性红斑块(环鱼鳞病)。如果皮损严重到一定程度可导致生长障碍。在青春期,病变可能会部分缓解。一旦并发症得到治疗,预期寿命不受影响。

本病的治疗主要目标是控制并发症:高钠血症和生长迟缓,这与皮肤屏障受损引起的水分和热量流失有关。局部润肤剂治疗有重要作用,但不得含有角蛋白溶解剂,因为它们可能会加剧皮肤损伤。局部使用钙调神经磷酸酶抑制剂可有效缓解瘙痒症状,但由于全身使用会导致吸收显著增加,因此必须谨慎使用[8,9]。

大疱性表皮松解症

大疱性表皮松解症(epidermolysis bullosa,EB)是一类遗传性结缔组织疾病,可引起皮肤和黏膜水疱。本病是由于表皮和真皮之间的锚固缺陷导致皮肤脆弱易擦伤。本病严重程度从轻度到致命不等。瘙痒是 EB 患者的常见症状,甚至可能比疼痛和皮肤破损更让人烦恼,因而也更为重要。瘙痒会干扰睡眠。瘙痒加剧的因素包括伤口愈合期、皮肤干燥、感染的伤口、压力、干热和潮热[9,10]。

痒疹型大疱性表皮松解症(epidermolysis bullosa pruriginosa)是一种罕见的营养不良性表皮松解症的临床亚型,其特征是剧烈的瘙痒症,从而导致皮肤增生、苔藓样变和搔抓导致的痒疹样斑块和结节。有一项研究表明,这种亚型通常是由甘氨酸替代引起的,并且已有报道谷氨酰胺向精氨酸的一些错义突变[11]。但是,在这种特别瘙痒的 DEB 类型中,没有明确的基因型表型相关性。

此外,常见的瘙痒性皮肤病亦可与 EB 并发,例如 AD、虱子感染、病毒感染、肿瘤和荨麻疹,并可引起或加重瘙痒。

遗传性胆汁瘀积症

像成人一样,儿童瘙痒症的病因分析需要排除肝胆汁瘀积症。然而,儿童胆汁瘀积症有特定原因。大多数遗传性胆汁瘀积症在新生儿期已经发现,其诊断常在瘙痒出现之前已经确定,瘙痒不会出现在出生 5 个月之内。

Alagille 综合征通常伴有胆汁瘀积继发的严重瘙痒。该综合征占新生儿胆汁瘀积疾病的 10%~15%(每 100 000 胎中有 1 例)。本病临床特征主要包含五条标准:特殊面容(前额膨出,下颌角小而尖)、角膜后胚胎环、"蝶翅"型椎骨异常、肺动脉干周围型狭窄和由小叶间肝管稀疏引起的慢性胆汁瘀积。当这五个标准中的至少三个符合时,即可作出诊断。肝管稀疏的定义是在肝尸检中至少检查 10 个完整的 Kiernan 空隙,超过 50% 的 Kiernan 空隙中缺乏可见的肝导管。本病病情进展并不确定,也可能会从青少年开始[12]。

进行性家族性肝内胆汁瘀积症(progressive familial intrahepatic cholestases,PFIC)是常染色体隐性遗传疾病,有三种类型。在前两型(PFIC1 和 PFIC2)中,尽管血清中 GGT 的活性始终正常,但胆汁瘀积往往始于新生儿期,并在几个月后出现剧烈瘙痒,PFIC3 与前两者不同,通常在生命后期开始,并常因合并门静脉高压症和继发肝功能损伤变得复杂。尽管肝管正常,伴有血清 GGT 活性增加和导管增生,但瘙痒为中度且不稳定。考虑治疗的方法仍是肝移植,但是某些 PFIC 的儿童可以通过熊去氧胆酸或外部胆源性衍生物治疗而受益[13]。

事实证明,使用利福平治疗可有效控制儿童胆汁瘀积性瘙痒[14]。对于患有 PFIC 和 Alagille 综合征且没有肝衰竭的患儿,如有顽固性瘙痒,部分内部胆道分流似乎是肝移植的有效替代方法[15]。

目前,有几项随机对照研究正在进行,这些试验将研究胆汁酸转运蛋白抑制剂的抗瘙痒疗效[16]。

红细胞生成性卟啉症

暴露在阳光下几分钟后会出现剧烈瘙痒(或疼痛)。红细胞卟啉症(erythropoietic protoporphyria)是常染色体显性遗传模式,但是其表达是多变的。其特征在于血红素合成酶活性降低。原卟啉在具有血红素生物合成活性的所有细胞(造血细胞和肝细胞)中均增加。

临床症状主要由早年反复皮肤光敏发作,并导致不同程度的皮肤萎缩性后遗症。有 75% 的病例在 5 岁之前发病。光敏可以由日光诱发,偶尔由人造光源导致。光敏在冬天、在薄雾笼罩的天空下也会发生,甚至在玻璃遮挡下暴露后也会出现。光线暴露最初数分钟内,就会出现剧烈的瘙痒、灼热感或皮肤疼痛。约 10h 内,面部和手背会出现片状假性荨麻疹样皮损。偶尔会发生足部瘀斑。大约 25% 的病例在 1~3 日后出现水疱和大疱。继而出现小的结痂性溃疡。

本病后遗症程度各异。可能散发,更幸运的无后遗症。多数情况,可见额部、鼻子和双脸颊分布的杯状瘢痕,呈现"橘皮样"外观。皮肤可发黄、硬化或增厚。鼻背和耳翼可出现干性湿疹表现,手上出现疣状丘疹。常见甲营养不良:甲半月缺失,甲呈蓝灰色。黏膜不受影响。通常生长发育良好,且成年期后皮肤症状会自发改善。主要并发症是胆石症,可能在 20 岁之前出现并伴有肝硬化,但肝硬化可能突然发生并很快导致死亡。

诊断需要通过生物学检查。约 10% 到 30% 的循环红细胞在 400nm 光激发下呈橙红色荧光,并且其红细胞生成性原卟啉的含量升高(是正常的十倍)。

Costello 综合征和心血管面部皮肤综合征

Costello 综合征(Costello syndrome,CS)和心血管面部皮肤综合征(cardiofaciocutaneous syndrome,CFCS)都是先天性疾病,涉及 Ras-MAPK 通路,表现出多种表型重叠。CFCS 和 CS 共有特征为皮肤异常、包括角质层松弛、卷发、瘙痒和多汗症[17]。

Ⅰ型神经纤维瘤病

1 型神经纤维瘤病是一种常染色体显性疾病,全世界发病率大约为 1/3 000 人。主要的诊断特征是咖啡牛奶斑、神经纤维瘤、皮肤褶皱裂隙、虹膜 Lisch 结节、视神经胶质瘤和骨发育不良。即使在同一个家系中,NF1 的临床表现也大不相同。约 20% 的患者出现瘙痒。这是儿童病情严重程度的一项指标[18]。通过单因素分析,儿童中存在面神经丛神经纤维瘤或瘙痒均和死亡率显著相关。在 40 名合并瘙痒的 NF1 患者中,其中 52.5% 瘙痒位于神经纤维瘤区域。瘙痒虽为中等程度,但严重影响患者生活质量[19]。

瘙痒症的系统性病因

对儿童瘙痒症个例病因分析评估的方法与成人瘙痒症相同。

儿童皮肤瘙痒的系统性病因,在文献中极少报道。最近有报道两例儿童(14 岁)出现严重瘙痒最后确诊为霍奇金病[20]。

肛桡部瘙痒也发生于各年龄段[21]。对于持续性的局部瘙痒症,如果找不到瘙痒的原发皮肤疾病,建议进行详细的神经系统检查。可以通过神经影像学检查诊断髓内肿瘤[22]。

儿童获得性瘙痒性皮肤病

特应性皮炎[23]

特应性湿疹是一种以瘙痒为特征的皮肤疾病,所有患者都会瘙痒。然而,通常瘙痒只有在 4~6 个月大的婴儿才能确证,因为到此月龄婴儿才学会搔抓。

特应性皮炎是儿童最常见的炎症性皮肤病。其病因是多重因素,具有多基因遗传性,特别是合并了丝聚蛋白基因突变。环境因素常与遗传因素联合作用致病。本病存在以 IgE 升高为特点的免疫失调,但最重要的是,多种细胞因子共同作用使得 Th1/Th2 失衡。最终,角质形成细胞分泌 TSLP,TSLP 直接作用于感觉神经元上的 TRPA1 阳性亚单位,进一步触发剧烈的瘙痒行为[7]。

皮肤病变通常在 3 月龄之后出现,好发于四肢和面部的突出部位,面中部则较少累及。表现为境界不清的红斑,伴鳞屑,偶有水疱和渗出。随着持续生长,皮肤病也会继续发展,在皮炎发作间期皮肤很少能完全正常。皮肤干燥症经常会持续存在。在 1 岁之后,症状会发生变化,皮损主要发生在褶皱部位。皮肤非常干燥,而且如果皮疹呈慢性,常常可见搔抓后继发性苔藓样变。3~4 岁后,皮肤症状会自发改善。但是,患儿皮肤仍然存在皮肤干燥。在这个年龄段将会出现呼吸道症状(哮喘和鼻炎等)。有时,特应性皮炎持续存在,对患者社交产生重大影响。

了解特应性皮炎的某些特殊临床类型很重要,例钱币状湿疹,其皮损界限清楚,偶见增厚性皮损,比较难治,并且常常与传染性皮肤病相混淆。在特应性皮炎的背景下也经常看到婴幼儿丘疹性荨麻疹。瘙痒仍然是各种特应性皮炎临床类型的主要症状。

无论特应性皮炎的严重程度如何,局部治疗都是必不可少的。对于适当的局部治疗,很少有皮损会对治疗抵抗。治疗失败的最常见原因是不愿局部使用皮质类固醇。一线治疗是在局部类固醇应用的基础上,结合简单的卫生和饮食原则,以及常规使用润肤剂。润肤剂实际上可以减轻皮肤干燥,并在改善瘙痒症中起重要作用,如果瘙痒不及时治疗通常就会出现炎症皮损。如果出现对局部类固醇药物产生抗药性或依赖性,局部钙调神经磷酸酶抑制剂应用被证明是非常有效的,特别是在控制瘙痒方面,这归功于其选择性作用于神经元[24]。目前几乎没有报道婴儿口服 1 型抗组胺药(AH1)的临床有效性研究。口服非镇静类 AH1 临床疗效与镇静类 AH1 镇静剂类似,并且与安慰剂没有很大差异[25]。因此,急性期不需要常规口服抗组胺药。预防和打破瘙痒 - 抓挠循环至关重要。特应性皮炎的严重程度与儿童焦虑水平的升高有关,并且特应性皮炎患者更倾向去抓挠,这是因为患者的焦虑水平较高。除对因和对症治疗外,还应考虑行为治疗以避免抓挠[26]。

对于严重的类型,可能需要使用光疗或全身免疫抑制剂治疗,例如环孢素。未来的靶向疗法正逐渐出现,如 4 型组胺受体拮抗剂、白介素 31 拮抗剂、白介素 4~13 拮抗剂、抗 NGF 和 NK1R 拮抗剂[27]。

在极少数情况下,特应性皮炎是一组综合征的一部分症状(乔布 - 巴克利综合征、维斯科特 - 奥尔德里奇综合征等)。如果存在相关的临床体征,尤其是反复的细菌感染,需要迅速形成专家意见。Netherton 综合征也需要考虑(参见上文)。

荨麻疹[28,29]

荨麻疹皮损的特点是活动性、瘙痒性和一过性丘疹。在较小孩子身上,容易表现为瘀斑样。

当水肿到达真皮或皮下组织的深部时,病变表现为坚硬和苍白的肿胀,多表现为疼痛而不是瘙痒,并且可能持续 48~72h。这是深部荨麻疹,也

称为血管性水肿。约 50% 的患者表现同时存在上述两种类型。因此,瘙痒是荨麻疹常见的核心症状。相反,在孤立的血管性水肿可能完全没有瘙痒。应该排查引起儿童面部血管性水肿的饮食诱因。还必须通过检查 C1 酯酶抑制剂的数量或功能,以排除遗传性血管神经性水肿。

对于儿童荨麻疹,我们需要熟知如何根据临床症状识别出一种慢性婴儿荨麻疹综合征:慢性婴儿神经皮肤和关节(chronic infantile neurological cutaneous and articular,CINCA)综合征、高 IgD 综合征、Mückle-Wells 综合征和 Still 病。值得注意的是,CINCA 综合征表现出的荨麻疹是非瘙痒性的。

荨麻疹皮疹持续超过 6 周,则定义为慢性荨麻疹。儿童的慢性荨麻疹比较少见而且没有特征性。儿童荨麻疹对儿童心理影响巨大,尤其是学业上;可能还会影响生活质量,并引起儿童和父母的焦虑。儿童慢性荨麻疹预后良好。在一项纳入 4~15 岁儿童的研究中发现,症状出现后 1 年、3 年和 5 年的缓解率分别为 18.5%、54% 和 67.7%。目前未发现明确的缓解预测因素[30]。

当面临儿童荨麻疹病例时,需要系统地询问儿童及其父母相关诱因和加重因素并加以研究,主要强调以下几点:

- 家庭史和个人史(过敏、荨麻疹和一般疾病)
- 发病时间和病程
- 服用的任何药物(阿司匹林和非甾体抗炎药,如布洛芬、可卡因和其他促进组胺释放药物)
- 饮食习惯(过量摄入组胺释放剂)
- 接触性荨麻疹的可能性(尤其是气球和游泳帽中的乳胶)
- 引发物理性荨麻疹的环境(力量、摩擦、压力、热、冷、水、暴露于阳光和振动)
- "压力"作为一种加重症状的因素
- 伴随有一般疾病的症状。如果风团持续时间超过 24h,轻度瘙痒,提示荨麻疹性血管炎,特别合并较重皮损,尤其是皮损呈紫癜性。儿童荨麻疹还需要和多形性红斑、肥大细胞增多症和类天疱疮的大疱前期进行鉴别

儿童慢性荨麻疹的评估和治疗与成人类似,只是某些药物对儿童没有 MA(marketing authorisation,上市许可证)。在过去的几年中,国际指南已经深刻地改变了我们对慢性荨麻疹患者的治疗方法,其中,与之前推荐的与不同组胺受体拮抗剂的联

合治疗不同,目前一般推荐方案增加了第二代的非镇静类 H-1 受体拮抗剂,可使用剂量高达四倍标准。大约一年前,奥马利珠单抗(omalizumab)注册用于成人慢性自发性荨麻疹。重组单克隆抗体奥马利珠单抗在儿童期仅对严重哮喘和鼻炎进行了干预研究。到目前为止,还没有一项针对儿童荨麻疹的随机对照研究[31]。

甲羟戊酸激酶缺乏症[32]

在某些病例中,儿童不明原因的复发性发热寻找原发病因需要考虑系统性自身免疫性疾病,例如为甲羟戊酸激酶缺乏症(mevalonate kinase deficiency,MKD),是由甲羟戊酸激酶基因(MVK)突变引起,既往本病因其血清 IgD 水平的特征性升高而被称为"高 IgD 综合征"[33]。该综合征始于儿童期,超过 1/3 的病例是遗传性的(可能是通过常染色体隐性遗传)。本综合征会出现荨麻疹发作,其发作时伴不同程度瘙痒,可持续 3~7 日不等,发作频率高度可变(一周一次到一年两次),发作时症状由丘疹发展至红斑,有时为点状、环状、无局部化脓的皮下结节或黏膜损伤(2/3 的病例伴随阿弗他口炎)。可出现 40℃ 以上的发热,伴有寒战、关节痛或大关节的非破坏性对称性关节炎、腺样体肥大、偶尔肝脾肿大、腹痛(伴有腹泻、呕吐、偶尔表现为假性外科腹痛)。

Mückle-Wells 综合征[34,35]

Muckle-Wells 综合征(MWS)是一种罕见的常染色体显性遗传病,属于一组周期性发热综合征。它是冷凝蛋白相关周期综合征(cryopyrin-associated periodic syndrome,CAPS)疾病谱的一部分,但只是偶见在于非白种人的报道,特点是儿童期开始出现的反复发作的自限性发热、荨麻疹、关节痛、肌痛和结膜炎。进行性感觉神经性耳聋和淀粉样变是两种晚期并发症。MWS 是由 NLRP3 基因的功能获得突变引起的,NLRP3 基因编码蛋白质冷凝蛋白(cryopyrin),冷凝蛋白参与调节促炎症细胞因子产生[35]。

儿童银屑病[36]

瘙痒症状严重影响生活质量[37]。银屑病中大约 15% 的病例在 10 岁之前发病。儿童银屑病中,女孩比男孩更好发,而且有一半有家族史。儿童银屑病的表现形式和成人有所不同,表现在个体症状和形态因素有区别。婴儿银屑病的诊断有一些微妙的问题。最后,还要强调一下,使用生长激素治疗(特纳综合征,Turner syndrome)的儿童银屑病发病率较高。

成人银屑病的各种表现也会发生于儿童。儿童期发病的银屑病似乎并不是成年期间心血管和代谢并发症发生频率较高的危险因素[38]。

但是,有些银屑病类型更好发于儿童。点滴状银屑病就是儿童期好发,是最常见的初发表现。点滴状银屑病经常发生于鼻咽感染之后,偶发于疫苗接种之后。点滴状银屑病起病快,皮损形态单一常伴发热。急性起病后,皮损趋于稳定,数周或数月后消退。此类型在抗生素治疗后可以好转,某些病例甚至可以治愈。这是唯一可以治愈的银屑病类型。钱币状银屑病由先前的银屑病皮损发展而来,在躯干部位常呈环形外观。棘状银屑病在儿童中也较为常见:表现为肘部和膝盖上的斑块、毛囊部位粗糙角化,和毛发苔藓或毛发红糠疹的鉴别诊断比较棘手。这些各种各样的临床表现都可出现瘙痒症状。

在大多数情况下,病情较轻,可以用乳霜(皮质类固醇、维生素 D)治疗。但是,极少数儿童患有中度至重度银屑病,需要使用环孢素或甲氨蝶呤等药物,有些儿童还需要注射新型生物制剂,例如抗 TNF(肿瘤坏死因子)药物。

肥大细胞增多症[39]

肥大细胞增多症的定义是肥大细胞在一个或多个组织中的异常聚集。单纯的皮肤肥大细胞增多症与全身系统性肥大细胞增多症完全不同。肥大细胞增多症主要见于"白种人",性别比例为 1,近 2/3 的病例为儿童,常表现为单纯的皮肤形式。几乎 67% 的患者在青春期完全或部分消退[40]。

泛发性瘙痒常常伴随着皮损一过性发作和充血;偶见永久性瘙痒。约 50% 的肥大细胞增多症症状随着皮损病程延长而改善。瘙痒的程度取决于皮肤肥大细胞增多症的类型。在色素性荨麻疹中,瘙痒是 33%~46% 的患者的主要症状。在弥漫性皮肤肥大细胞增多症患者中,往往瘙痒非常剧烈。是否存在无永久性皮损的弥漫性皮肤肥大细胞增多症仍有争议，报道中有 6 例皮肤瘙痒，真皮中肥大细胞显著增加[41]。

针对肥大细胞增多症瘙痒症状的治疗除了避免促进肥大细胞脱颗粒的因素外，还依赖于抗 H1 抗组胺药，通常与抗 H2 抗组胺药联合使用。抗组胺药是通过肥大细胞受体阻断介质释放的一线治疗药物。酮替芬（ketotifen）似乎对瘙痒有效。口服克罗莫格酸钠（sodium cromoglycate 可做成安瓿用于饮用）是一种肥大细胞膜稳定剂，可以治疗儿童的消化系统症状，剂量为 400mg/d，也可以治疗瘙痒。最后，白三烯抑制剂（孟鲁司特，montelukast）也可用于治疗瘙痒。

丘疹性荨麻疹

丘疹性荨麻疹的定义是：对叮咬或叮咬昆虫的过敏反应而引起的瘙痒性丘疹、水疱和风团，呈慢性或反复发作[42]。丘疹性荨麻疹主要发生在 2~10 岁的儿童，家长往往不承认虫咬病史，因为只有孩子自己搔抓皮损，而且家里也不一定有宠物。昆虫叮咬引起的过敏反应主要与寄生在猫狗身上的跳蚤或蚊子叮咬相关。Hwang 等人的研究表明，现代城市化为床上虫子提供了茁壮成长的理想环境。在这些人口稠密的地方，虫子在住所、酒店和公寓等频繁传播和繁殖[43]。局部外用强效类固醇对单个皮损有效。据报道抗组胺药亦可以缓解。

儿童发疹性疾病[44]

儿童发疹性疾病常呈多态性。伴有不同程度的瘙痒症状。病因多种多样，大多数是病毒性的，但也可能和细菌或药物相关。

水痘的特征是特殊的发疹性瘙痒性水疱。本病由水痘带状疱疹病毒（VZV）导致，传染性比较强，好发于 2~10 岁儿童。潜伏期为 14~16 日，随后是很短的侵入期（24h），表现为全身不适，体温为 38℃ 左右。实际上，侵入期也很可能是隐匿的。皮疹初发时为红色斑疹，24h 内出现直径约 1mm 到几毫米的水疱，皮损境界清楚，疱液清亮。水疱将在 24~48h 内干涸。水疱变成褐色结痂。大约在第 8~10 日，结痂会脱落，一般不会留下瘢痕，除非是继发感染或无意间摩擦过。皮损首发于面部和

胸部，然后蔓延到头皮、手掌和脚底。皮疹会连续两三波发出，引起体温略升高。可伴有颊黏膜、结膜或咽喉部黏膜疹和散发淋巴结炎，特别是颈部淋巴结。水痘会在 10~15 日后痊愈。水痘常用治疗是完全对症处理，通过抗组胺药镇静止痒和外用消毒剂或收敛剂以避免继发感染。如果发生继发感染，那就需要抗生素治疗。如果免疫抑制的儿童发生水痘，如果可能的话，免疫抑制治疗必须短期暂停，同时迅速予以系统用阿昔洛韦进行抗病毒治疗。

带状疱疹相当于水痘带状疱疹病毒感染的复发，初发感染表现为水痘。不太可能发生于婴儿，儿童也罕见发病。在免疫缺陷的个体重常会发生。皮损发作表现以一种严格局限于单侧的放射状节段分布红斑斑块，表面覆有小水疱并融合成大疱。疼痛通常在儿童身上并不强烈，几天内就会消失。偶尔会出现不疼痛但是瘙痒。可能伴轻微发热和淋巴结疼痛。皮肤可分布于多个解剖节段。唯一容易出问题的是影响到三叉神经的，特别是眼带状疱疹。本病皮疹是特征性的，诊断主要依据临床表现。然而，在皮损出现之前，或者只有散在皮损，抑或没有任何相关疼痛只有瘙痒这一功能性症状，诊断可能会有疑问。如果怀疑带状疱疹，可以通过 PCR 检测水疱中的病毒。在非免疫抑制的儿童中，治疗仅限于对皮损进行消毒和止痛。而在免疫抑制的儿童中，需要像治疗重症水痘一样使用抗病毒药物。

病毒性发疹性红斑与不同程度的瘙痒相关（麻疹、风疹、E-B 病毒、巨细胞病毒、人类疱疹病毒 6 型、肠道病毒、细小病毒 B19 等）。瘙痒症状也常见于猩红热。

瘙痒症状可能是某些药疹的关键因素。皮疹可发生在用药后的 7~24 日，但如果服用已致敏药物，则发病周期非常短（1~3 日）。所有皮疹类型包括麻疹样、玫瑰疹样和猩红热样红斑都可能发生，而瘙痒有时可能是首发症状。药疹可能由任何类型的药物引起。然而，引起药疹最常见的原因是：青霉素（没有任何相关的副作用，尤其是与儿童单核细胞增多症相关的副作用）、磺胺类药物、抗惊厥药和非甾体抗炎药。停药后药物疹症状就会迅速消退。诊断根据可能性大小进行排除诊断。只有再激发实验才能正式确定致敏药物，但可能会发生危险，因为试验结果阴性并不能排除诊断。

疥疮

疥疮在所有国家均有发生,特别是社会最底层人民。发展中国家的儿童更易受感染,平均患病率为 5%~10%(世界卫生组织,2005)。疥疮的主要症状是剧烈的瘙痒和体表疥螨钻过皮肤形成的皮疹。婴幼儿疥疮具有特征性的临床特点。Boralevi等发现婴儿更易于复发、形成结节,并会出现四肢、面部和头皮受累的情况,婴儿疥疮需要特别的护理[45]。一般认为全身瘙痒及其夜间加重是疥疮的主要症状。此外,人们认识到,共同家庭成员或接触者都出现瘙痒或瘙痒性皮疹也是一个很好的疥疮诊断标准。然而,近 20% 的婴儿和儿童主要表现为日间瘙痒,仅有一半的病例存在家庭或接触者共同瘙痒。另外,10% 的婴儿甚至没有瘙痒。因此,这些特征的缺乏不应该排除疥疮的诊断,至少在西方国家是这样。

治疗疥疮颇有挑战性,其基础治疗是为患者及其家属提供的杀疥螨药物,以及地毯和床上用品的消杀去污。

蛲虫病 / 蠕形住肠蛲虫 / 蛲虫[46]

夜间肛门瘙痒是小儿肠道寄生虫病的基本病理学表现,可引起搔抓性皮疹,并可引起失眠和噩梦。在小女孩,有时会出现外阴瘙痒,或者伴有白带的外阴阴道炎和膀胱炎。

蛲虫病(oxyuriasis)是一种世界性的蠕虫病。其可以通过吃被脏手送到嘴里的鸡蛋、吸吮物品或手指或通过食物而感染。在患儿盲肠中可发现有 1cm 长的白色线虫。雌性蛲虫在夜间通过结肠在肛门缝产卵,从而引起肛门瘙痒。

治疗以口服氟苯达唑(flubendazole)为主,结合卫生措施:洗手、剪指甲、洗内衣、全家人同时治疗。

花斑糠疹[47]

这种非常常见的皮肤癣菌病,由马拉色菌引起,但嗜脂酵母型马拉色菌很少引起瘙痒。对花斑糠疹(pityriasis versicolor,PV)患者的瘙痒的描述不尽一致。在 200 名患者中,有 44 名(22%)患者伴有瘙痒。PV 中瘙痒的发生率跟皮损累及程度无关[48]。瘙痒症状可能有好发受累部位(脂溢区)和易感因素,如阳光照射、洗澡和出汗。然而,毛囊性皮损容易出现瘙痒。在青少年和年轻人中,PV 更常见于儿童,特别是来自热带地区的儿童。临床皮肤科检查可见界限清楚圆形斑片,直径在 2mm 至数十毫米之间,颜色均匀,搔抓后出现脱屑。色素减退在日晒后非常明显。色素增加在某种程度上还是很明显的:皮损是麖皮色到深棕色不同,偶尔有红斑。可观察到点滴状、五彩纸屑状、钱币状、斑块状、斑片状及混合性病变。胸部顶部、肩部、手臂和颈部最常受累。Wood 灯检查可发现大的皱褶(腹股沟、尺骨和腘窝),头皮也会受累。热带地区的儿童,面部更容易受累。

局部使用咪唑类和环吡酮胺治疗早期和局限性病变。治疗后,色素减退需日光暴露一段时间后才能重新着色。

儿童自身免疫性大疱病

大疱性类天疱疮[49]

虽然大疱性类天疱疮(bullous pemphigoid)主要发生于老年人,但可以累及任何年龄段的人群,特别是儿童。和成年人一样,瘙痒症状通常非常明显。儿童类天疱疮最常见的累及部位是口腔黏膜、手掌、脚底和面部。

疱疹样皮炎[50]

这是一种非常瘙痒的疾病,特征是丘疹水疱样皮疹,受累部位对称分布,随时间进展。典型病例初发症状为皮肤上的瘙痒或疼痛的灼烧感。随后出现荨麻疹性红斑和水疱性病变,水疱体积小且疱壁很快会破溃。少见的症状是慢性荨麻疹斑块或丘疹和不同程度的湿疹样苔藓样变。皮损分布对称,这在难鉴别的病例中是一个重要标志。皮损发生部位按照频率的降序排列:四肢伸侧、肘部和膝盖、臀部较多,头皮、颈背、骶骨区和肩部的较少,面部几乎不发。皮疹最先发生在手掌。黏膜病变并不少见,以口腔水疱性牙龈炎为主,多为紫癜性和糜烂性。临床检查和问诊必须寻找消化道症状,虽然比较少见。在至少 5% 的病例中发现有腹泻和吸收不良。疱疹样皮炎(herpetiform dermatitis)与小肠消化不良有关。这两种疾病有相同的发病机制。都有感染（腺病毒）诱发机制。疱疹样皮炎与某些Ⅰ、Ⅱ类 HLA 抗原密切相关。约 80% 的病例中发现了 B8HLA 抗原和 DR3 抗原。这些和与 DQ 区关联很强。小肠消化不良也与 HLAⅡ类抗原相关。治疗方式主要是氨苯砜和无麸质饮食。

儿童线状 IgA 皮肤病[51]

儿童线状 IgA 皮肤病和成人线状 IgA 皮肤病的定位目前尚不明确：是不同的疾病还是同一种疾病病理的不同年龄阶段。儿童的临床表现和经典表型相差别较大。此病通常始于儿童的第二阶段，无性别差异，通常累及口周和会阴区。皮疹非常瘙痒，而且通常表现为水疱。水疱排列成疱疹样隆起样或玫瑰花环样。躯干和四肢最常累及；相反，黏膜累及是不确定的，一旦累及，症状会很严重。与谷蛋白性肠病和 HLA-B8-DR3 单倍型的相关性不如疱疹样皮炎常见。免疫病理学方面与成人相同，表明成人和儿童的靶抗原是一致的。经过治疗，该病预后良好，平均在 2 年内缓解。据报道，在一些患者中，这种疾病需要更长的时间（达到缓解长达 10 年）。自然缓解是可能的。该病的一线治疗是氨苯砜。

儿童获得性大疱性表皮松解症[52]

在幼儿中有本病的罕见病例报道。在临床上，往往以黏膜病变为主。严重类型可出现非常广泛的表皮剥落。营养不良的瘢痕进展可导致治疗困难，然而长期康复预后似乎好于成人。瘙痒在急性发作期很常见，而在慢性类型比较罕见[28]。

儿童光线性皮肤病

种痘样水疱病[53]

种痘样水疱病（hyrdoa vacciniforme，HV）是一种少见的发病机制不清的儿童光敏性疾病。此前，人们已经认识到此病有两种形式：经典的 HV 和严重的 HV 样发疹性皮疹。严重的或非典型的发疹性皮疹特征是曝光部位和光保护部位的溃疡性皮损、面部水肿、发热和全身并发症，如肝损伤和血液学异常。根据 2008 年世界卫生组织淋巴瘤分类，这些非典型性 HV 被重新归类为 HV 样淋巴瘤。典型的 HV 主要发生在幼童，其特征是在阳光照射

区域反复出现丘疹水疱。红斑性水疱丘疹呈脐状，中心坏死，1~2 周内愈合，有水痘样瘢痕。口腔黏膜受累也有报道。在阳光照射后 6h 内出现轻度灼伤、刺痛或瘙痒很常见，同时轻度结膜炎或角膜炎并不少见。典型 HV 的病理生理学尚不清楚，但 EBER 对 HV 患者 EBV+T 淋巴细胞的检测有力地支持了 EBV 感染的相关性。当皮疹脱落时，会留下凹陷的斑状瘢痕。病变的数目差别很大。

种痘样水疱病的病程变化是特征性的，持续 1~3 周，和日光照射的频率相关。病程是长期慢性的。皮疹每年都会复发，具体跟阳光暴露相关。在某些情况下，全年可都能会发生皮疹。通常，在青春期后皮疹发作变得越来越少，严重程度也逐渐降低，常常直到 20~30 岁才最终消失，遗留永久性瘢痕，有时候为严重性瘢痕。

解剖病理学检查显示，早期皮疹可见表皮和邻近真皮的局灶性坏死，形成水疱或大疱，真皮可见淋巴组织细胞浸润。直接免疫荧光阴性。需要检测尿、粪和红细胞中卟啉的含量以排除卟啉症。光生物学激发试验研究证明：只有在 48h 后重复使用大剂量的 UVA（30~50J/cm²），才能获得阳性测试结果。光保护通常无效，β-胡萝卜素和合成抗疟药也是如此。使用光疗（UVB）可获得最佳效果。

有人认为，夏季水疱病是种痘样水疱病的一种轻症，而有人认为则是多形性日光疹的临床表现之一，因为它在女孩中更常见，并且很少留疤或仅留散在瘢痕。

幼年春季光线性皮肤病或春季发疹性耳部皮肤病[54]

本病临床上瘙痒感常不明显，取而代之的是灼热感，常累及 5~12 岁的儿童，男童更好发，这跟耳部头发被剪掉有关。幼年春季光线性皮肤病似乎是由日光暴露和寒冷共同诱发。皮疹发作表现为丘疹 - 水肿 - 水疱，或直接出现水疱。也有例外时呈大疱。皮疹选择性发生在耳郭边缘、耳屏和反螺旋上。幼年春季光线性皮肤病的双极型表现为手背和腕部伸侧的哑铃形皮疹。皮损在这些位置表现为多形性红斑。病程进展良性。病变在两周左右自发消失，不留任何后遗症。唯一可能的并发症是继发感染。每年春季复发的情况并不罕见，在经过两三次发作后会逐渐自愈。

解剖病理学检查可见表皮坏死伴有严重剥脱。很少有光生物学激发试验阴性的病例。必须排除种痘样水疱病、红细胞生成性卟啉症和多形性日光疹,这些疾病亦可局限在耳部或表现为双极型。

除了预防外,治疗还要戴上耳罩、结合局部外用类固醇,缩短病程。

儿童多形性日光疹[55]

在多形性日光疹中,瘙痒发生在发疹之前数个小时。30%~60% 的病例出现烧灼感。偶尔会出现无皮疹的瘙痒症状。没有皮疹的瘙痒症反复出现是多形性日光疹的轻症,有时被称为"光化性瘙痒症"。

多形性阐述了临床表现的多种形式:乳头状、斑块状(假性荨麻疹)、指状("多形性假性红斑样")和出血性。鳞屑、角化过度、苔藓样化或瘢痕不是本病的原发皮损,但可以是继发皮疹,与搔抓有关。皮疹主要发生在身体的裸露部位,尤其是面部、额头、颧骨和耳后区域,这是发疹的特征性表现。通常情况下,曝光较少的区域不受累,例如眼眶区域、上唇边缘和下颌三角区域。颈线通常受累,上肢伸侧和手背也常累及。皮疹可能扩散到腿的伸侧和脚的后部,这取决于经常穿的衣物,部分原因是 UVA 可透过患者的衣物。

本病可始发于任何年龄,但是多数在 10~30 岁,在青春期之前达到高峰。疾病发生的环境因素是诊断的要素之一。皮疹常发生于春天,当第一缕阳光出现的时候就发生(70% 的情况)。有时候,也发生在夏季的头几个月。本病可在正常生活情况下发作,多云或晴朗的天气均可。本病对长波敏感,这解释了为何隔着玻璃也能诱发皮疹。诱发皮疹的暴露持续时间从十分钟到几小时不等。在患病个体中,辐照会触发光产物的形成(内源性光过敏原),刺激引起皮肤细胞介导的免疫反应,从而产生皮疹。

该病的远期病程是慢性的,可影响正常生活。尽管瘙痒会在几天之内消失,但是皮疹在没有暴露的情况下,可持续 2~3 周。在整个晴天期间,任何进一步的日光暴露都会使皮疹复发。从长远来看,本病平均会在 10 年内保持每年复发。可能会自发改善,但疾病通常会进展,皮疹逐渐蔓延至光保护区域,并且日光暴露阈值越来越低,每年复发时间越来越早。

重复光激发试验可以诱发皮疹。为了避免强烈的光毒性反应掩盖光敏反应,应每两天以全光谱 2~3MED 的剂量进行照射。

光化性痒疹(Actinic Prurigo,AP)

已有报道两种具有明显临床特征相似性的疾病,第一种发生在美洲印第安人中,第二种发生在"高加索人"中,但是比较罕见。

美洲印第安人的光化性痒疹[56]

这是一种特发性光线性皮肤病,在加拿大的印第安人、哥伦比亚高原的智利印第安人和墨西哥的梅蒂斯人群(Metis populations)中有发现。光化性痒疹通常是家族性的,因此也被称为遗传性多形性日光疹,女孩更多见(70%),尤其是在社会贫困人口中。本病与某些 HLA 组有显著相关性。

皮疹始于 10 岁之前,并逐渐发展,直到成年后才永久存在。皮疹主要表现为痒疹和湿疹样皮疹,主要发生在夏季身体暴露部位,但也可以在光保护部位区域发生,甚至在冬天持续存在。超过 85% 的病例发现合并上唇唇炎,还经常合并结膜炎和眉毛脱落。

白人光化性痒疹[57]

以前称为 Hutchinson 夏季痒疹,在临床和流行病学上与前述疾病不同。本病很少见,似乎与家族性无关,也和社会经济状况无关。合并特应性皮炎的病例占到 10%~40%,并选择性地累及儿童(80% 的病例在 10 岁之前发生),特别是女孩。

在临床上,皮疹表现为苔藓样斑块和痒疹,留下非常难看的点状瘢痕。典型病例会影响鼻子的远端和唇炎,但不影响眉尾。皮疹主要发生在夏季人体曝光区域,但也可能影响未曝光区域并持续到冬季,这使人们一度质疑光的实际作用。青春期通常会有所改善。

多色光敏测试(polychromatic phototest)可以诱发病变和 UVA 光敏测试。AP 急性期的组织学与多形性日光疹完全类似。鉴别诊断需考虑光敏性特应性皮炎。

痤疮和表皮剥脱性痤疮

大约 1/3 的痤疮患者会有瘙痒[58]。痤疮治疗后瘙痒通常可以缓解。但是,面部表皮剥脱(可能合并其他剥脱性皮炎,也可能没有)在痤疮皮疹清除后可能持续存在。

表皮剥脱性痤疮是一种自身损伤造成的皮损(self-inflicted lesion,SISL),它与精神病理学证候群的相关性更高[59]。

儿童瘙痒的治疗

瘙痒症状的基本治疗将取决于病因学诊断,通常是特应性皮炎或水痘。对于炎症性发作和瘙痒都很强烈时,局部外用类固醇可能是有效的,并且要一开始就应使用以减轻孩子的症状。有时,强效的Ⅲ类外用类固醇会使新生婴儿或红皮病患儿发生全身性吸收,这是不容忽视的。该治疗的有效性依病因而异。特应性皮炎患儿的红皮病和瘙痒症状通常对类固醇反应良好,而 Netherton 综合征或免疫缺陷性疾病伴发的红皮病和瘙痒症,通常对类固醇产生依赖性或类固醇无效。在某些特应性皮炎中,有证据表明局部外用钙调神经磷酸酶抑制剂可更有效地控制瘙痒。

润肤膏通常对瘙痒改善明显,特别是在干燥症的情况下。如果出现严重的脱屑或鱼鳞病,则必须每日多次使用。

镇静类抗组胺药(右氯苯那敏、羟嗪)可用于瘙痒合并睡眠障碍。然而,新一代抗组胺药(从1岁开始的地氯雷他定糖浆,从6岁开始的左西替利嗪片剂)应优先用于荨麻疹。

应持续进行生活质量评估,同时考虑患者和护理人员的负担,并用于解决儿科患者未满足的临床需求[26]。

在过去的十年中,临床和实验研究确定了慢性瘙痒症的新机制,确定了广泛的特定治疗目标。特别是针对炎症性皮肤病和肝胆疾病的慢性瘙痒症,当前的药理学发展非常有希望。

婴儿从4~6个月大时才开始会抓挠,但这并不意味着瘙痒在此之前不存在,因此也需要考虑对其进行治疗。

(翻译:王佩茹 审校:冰寒)

参考文献

1. Tey HL, Wallengren J, Yosipovitch G. Psychosomatic factors in pruritus. Clin Dermatol. 2013;31(1):31–40.
2. Consoli SG. The "Moi-peau". Méd Sci MS. 2006;22(2):197–200.
3. Wahlgren C-F. Children's rating of itch: an experimental study. Pediatr Dermatol. 2005;22(2):97–101.
4. Lacour M. Update on Sjögren-Larsson syndrome. Dermatol Basel Switz. 1996;193(2):77–82.
5. Willemsen MA, Lutt MA, Steijlen PM, Cruysberg JR, van der Graaf M, Nijhuis-van der Sanden MW, et al. Clinical and biochemical effects of zileuton in patients with the Sjögren-Larsson syndrome. Eur J Pediatr. 2001;160(12):711–7.
6. Hovnanian A. Netherton syndrome: skin inflammation and allergy by loss of protease inhibition. Cell Tissue Res. 2013;351(2):289–300.
7. Wilson SR, Thé L, Batia LM, Beattie K, Katibah GE, McClain SP, et al. The epithelial cell-derived atopic dermatitis cytokine TSLP activates neurons to induce itch. Cell. 2013;155(2):285–95.
8. Saif GB, Al-Khenaizan S. Netherton syndrome: successful use of topical tacrolimus and pimecrolimus in four siblings. Int J Dermatol. 2007;46(3):290–4.
9. Danial C, Adeduntan R, Gorell ES, Lucky AW, Paller AS, Bruckner A, et al. Prevalence and characterization of pruritus in epidermolysis bullosa. Pediatr Dermatol. 2015;32(1):53–9.
10. Snauwaert JJL, Yuen WY, Jonkman MF, Moons P, Naulaers G, Morren MA. Burden of itch in epidermolysis bullosa. Br J Dermatol. 2014;171(1):73–8.
11. Vivehanantha S, Carr RA, McGrath JA, Taibjee SM, Madhogaria S, Ilchyshyn A. Epidermolysis bullosa pruriginosa: a case with prominent histopathologic inflammation. JAMA Dermatol. 2013;149(6):727–31.
12. Lykavieris P, Hadchouel M, Chardot C, Bernard O. Outcome of liver disease in children with Alagille syndrome: a study of 163 patients. Gut. 2001;49(3):431–5.
13. van Mil SWC, Houwen RHJ, Klomp LWJ. Genetics of familial intrahepatic cholestasis syndromes. J Med Genet. 2005;42(6):449–63.
14. Cynamon HA, Andres JM, Iafrate RP. Rifampin relieves pruritus in children with cholestatic liver disease. Gastroenterology. 1990;98(4):1013–6.
15. Ramachandran P, Shanmugam NP, Sinani SA, Shanmugam V, Srinivas S, Sathiyasekaran M, et al. Outcome of partial internal biliary diversion for intractable pruritus in children with cholestatic liver disease. Pediatr Surg Int. 2014;30(10):1045–9.
16. Lecha M. Erythropoietic protoporphyria. Photodermatol Photoimmunol Photomed. 2003;19(3):142–6.
17. Morice-Picard F, Ezzedine K, Delrue M-A, Arveiler B, Fergelot P, Taïeb A, et al. Cutaneous manifestations in Costello and cardiofaciocutaneous syndrome: report of 18 cases and literature review. Pediatr Dermatol. 2013;30(6):665–73.
18. Khosrotehrani K, Bastuji-Garin S, Riccardi VM, Birch P, Friedman JM, Wolkenstein P. Subcutaneous neurofibromas are associated with mortality in neurofibromatosis 1: a cohort study of 703 patients. Am J Med Genet A. 2005;132A(1):49–53.
19. Brenaut E, Nizery-Guermeur C, Audebert-Bellanger S, Ferkal S, Wolkenstein P, Misery L, et al. Clinical characteristics of pruritus in neurofibromatosis 1.

Acta Dermatol Venereol. 2016;96:398–399.

20. Amy de la Bretèque M, Bilan P, Galesowski A, Chevallier B, Drouot D, Sigal M-L, et al. Two cases of severe pruritus revealing Hodgkin's disease in children. Ann Dermatol Vénéréol. 2014;141(12):765–8.

21. Mirzoyev SA, Davis MDP. Brachioradial pruritus: Mayo Clinic experience over the past decade. Br J Dermatol. 2013;169(5):1007–15.

22. Soltani-Arabshahi R, Vanderhooft S, Hansen CD. Intractable localized pruritus as the sole manifestation of intramedullary tumor in a child: case report and review of the literature. JAMA Dermatol. 2013;149(4):446–9.

23. Proceedings of the consensus conference on the management of atopic dermatitis in children. Ann Dermatol Vénéréol. 2005;132 Spec No 1:1S5–290.

24. Pereira U, Boulais N, Lebonvallet N, Pennec JP, Dorange G, Misery L. Mechanisms of the sensory effects of tacrolimus on the skin. Br J Dermatol. 2010;163(1):70–7.

25. van Zuuren EJ, Apfelbacher CJ, Fedorowicz Z, Jupiter A, Matterne U, Weisshaar E. No high level evidence to support the use of oral H1 antihistamines as monotherapy for eczema: a summary of a Cochrane systematic review. Syst Rev. 2014;3:25.

26. Metz M, Wahn U, Gieler U, Stock P, Schmitt J, Blume-Peytavi U. Chronic pruritus associated with dermatologic disease in infancy and childhood: update from an interdisciplinary group of dermatologists and pediatricians. Pediatr Allergy Immunol Off Publ Eur Soc Pediatr Allergy Immunol. 2013;24(6):527–39.

27. Ständer S, Weisshaar E, Raap U. Emerging drugs for the treatment of pruritus. Expert Opin Emerg Drugs. 2015;20(3):515–21.

28. Agence Nationale d'Accréditation et d'Evaluation en Santé, Societé Française de Dermatologie. Management of chronic urticaria. Recommendations (long text). French Society of Dermatology. National Agency for Health Accreditation and Evaluation. Ann Dermatol Vénéréol. 2003;130(Spec No 1):1S182–92.

29. Zuberbier T, Bindslev-Jensen C, Canonica W, Grattan CEH, Greaves MW, Henz BM, et al. EAACI/GA2LEN/EDF guideline: management of urticaria. Allergy. 2006;61(3):321–31.

30. Chansakulporn S, Pongpreuksa S, Sangacharoenkit P, Pacharn P, Visitsunthorn N, Vichyanond P, et al. The natural history of chronic urticaria in childhood: a prospective study. J Am Acad Dermatol. 2014;71(4):663–8.

31. Ulrich W. Anti-IgE for chronic urticaria – are children little adults after all? Pediatr Allergy Immunol Off Publ Eur Soc Pediatr Allergy Immunol. 2015;26(6):488–9.

32. Bader-Meunier B, Venencie PY, Vieillefond A, Le Touze P, Dommergues JP. Hypergammaglobulinemia D and familial urticaria in children. Ann Dermatol Vénéréol. 1996;123(6–7):398–400.

33. Stoffels M, Simon A. Hyper-IgD syndrome or mevalonate kinase deficiency. Curr Opin Rheumatol. 2011;23(5):419–23.

34. Muckle TJ, Wells M. Urticaria, deafness, and amyloidosis: a new heredo-familial syndrome. Q J Med. 1962;31:235–48.

35. Abdulla MC, Alungal J, Hawkins PN, Mohammed S. Muckle-Wells syndrome in an Indian family associated with NLRP3 mutation. J Postgrad Med. 2015;61(2):120–2.

36. Léauté-Labrèze C. Treatment of childhood psoriasis. Ann Dermatol Vénéréol. 2001;128(3 Pt 1):286–90.

37. Gånemo A, Wahlgren C-F, Svensson Å. Quality of life and clinical features in Swedish children with psoriasis. Pediatr Dermatol. 2011;28(4):375–9.

38. Mahé E, Maccari F, Beauchet A, Lahfa M, Barthelemy H, Reguiaï Z, et al. Childhood-onset psoriasis: association with future cardiovascular and metabolic comorbidities. Br J Dermatol. 2013;169(4):889–95.

39. Valent P, Horny HP, Escribano L, Longley BJ, Li CY, Schwartz LB, et al. Diagnostic criteria and classification of mastocytosis: a consensus proposal. Leuk Res. 2001;25(7):603–25.

40. Méni C, Bruneau J, Georgin-Lavialle S, Le Saché de Peufeilhoux L, Damaj G, Hadj-Rabia S, et al. Paediatric mastocytosis: a systematic review of 1747 cases. Br J Dermatol. 2015;172(3):642–51.

41. Legrain V, Taïeb A, Bioulac-Sage P, Maleville J. Diffuse cutaneous mastocytosis without permanent lesion. Ann Dermatol Vénéréol. 1994;121(8):561–4.

42. Demain JG. Papular urticaria and things that bite in the night. Curr Allergy Asthma Rep. 2003;3(4):291–303.

43. Hwang SW, Svoboda TJ, De Jong IJ, Kabasele KJ, Gogosis E. Bed bug infestations in an urban environment. Emerg Infect Dis. 2005;11(4):533–8.

44. Mansouri S, Aractingi S. Erythema. Diagnostic orientation. Rev Prat. 1997;47(8):891–6.

45. Boralevi F, Diallo A, Miquel J, Guerin-Moreau M, Bessis D, Chiavérini C, et al. Clinical phenotype of scabies by age. Pediatrics. 2014;133(4):e910–6.

46. Van Onselen J. Childhood infestations: prevention and eradication. J Fam Health Care. 2014;24(4):24–8.

47. Gupta AK, Batra R, Bluhm R, Boekhout T, Dawson TL. Skin diseases associated with Malassezia species. J Am Acad Dermatol. 2004;51(5):785–98.

48. Kaushik A, Pinto HP, Bhat RM, Sukumar D, Srinath MK. A study of the prevalence and precipitating factors of pruritus in pityriasis versicolor. Indian Dermatol Online J. 2014;5(2):223–4.

49. Nemeth AJ, Klein AD, Gould EW, Schachner LA. Childhood bullous pemphigoid. Clinical and immunologic features, treatment, and prognosis. Arch Dermatol. 1991;127(3):378–86.

50. Hall RP. Dermatitis herpetiformis. J Invest Dermatol. 1992;99(6):873–81.

51. Zone JJ. Clinical spectrum, pathogenesis and treatment of linear IgA bullous dermatosis. J Dermatol. 2001;28(11):651–3.

52. Wojnarowska F, Marsden RA, Bhogal B, Black MM. Chronic bullous disease of childhood, childhood cicatricial pemphigoid, and linear IgA disease of adults. A comparative study demonstrating clinical and immunopathologic overlap. J Am Acad Dermatol. 1988;19(5 Pt 1):792–805.

53. Gupta G, Man I, Kemmett D. Hydroa vacciniforme: a clinical and follow-up study of 17 cases. J Am Acad Dermatol. 2000;42(2 Pt 1):208–13.

54. Requena L, Alegre V, Hasson A. Spring eruption of the ears. Int J Dermatol. 1990;29(4):284–6.

55. Draelos ZK, Hansen RC. Polymorphic light eruption in childhood. Clin Pediatr (Phila). 1985;24(12):692–5.

56. Fusaro RM, Johnson JA. Hereditary polymorphic light eruption of American Indians: occurrence in non-Indians with polymorphic light eruption. J Am Acad Dermatol. 1996;34(4):612–7.

57. Lane PR, Hogan DJ, Martel MJ, Reeder B, Irvine

J. Actinic prurigo: clinical features and prognosis. J Am Acad Dermatol. 1992;26(5 Pt 1):683–92.

58. Reich A, Trybucka K, Tracinska A, Samotij D, Jasiuk B, Srama M, et al. Acne itch: do acne patients suffer from itching? Acta Derm Venereol. 2008;88(1):38–42.

59. Gieler U, Consoli SG, Tomás-Aragones L, Linder DM, Jemec GBE, Poot F, et al. Self-inflicted lesions in dermatology: terminology and classification – a position paper from the European Society for Dermatology and Psychiatry (ESDaP). Acta Derm Venereol. 2013;93(1):4–12.

第43章 女阴瘙痒症

Micheline Moyal-Barracco

定义

女阴瘙痒症或外阴瘙痒症是一种发生于外阴部位的瘙痒不适感,需搔抓来解痒。在外阴门诊,大约36%~45%的患者有这种症状[22,69]。瘙痒的程度不尽相同。尽管病因不清,女阴瘙痒症的症状通常傍晚或夜间加重,在大小便或性交时碰触外阴亦可加重。搔抓可能会引起外阴糜烂破溃从而造成灼痛。在这种情况下,患者通常认为疼痛继发于搔抓,而不是原发症状。事实上,瘙痒的确与疼痛不同,后者通常不会引起搔抓的冲动。有关瘙痒和疼痛病因分析并不相同,因而区分两者非常必要。实际上,瘙痒总能找到相关疾病的皮损。相反,外阴疼痛常常缺乏相关异常皮损,又称外阴痛症,在外阴专科,高达52%的转诊病患是外阴疼痛患者[14,22]。

临床诊断方法

女阴瘙痒症不是一种疾病,而是一种症状,病因多数是良性疾病,有时是恶性疾病。必须建立病因学诊断,以合适的方式告知患者病因并给予有效治疗。

年龄

女阴瘙痒症的病因各不相同[1]。现有文献无法根据患者的年龄准确地预测和指示外阴瘙痒的病因及其患病率。在青春期前患者,非特异性刺激性皮炎是外阴瘙痒的最常见原因[53]。在年轻成年人中,念珠菌病是瘙痒的常见病因,而在绝经后妇女中,炎症性疾病占主导地位(表43-1)。

表43-1　女阴瘙痒症主要病因按照年龄分类

青春期前女孩	接触性刺激性皮炎
	蛲虫病
	特应性皮炎
	硬化性苔藓
成人 <50	念珠菌病
	单纯性苔藓
	硬化性苔藓
	银屑病
	扁平苔藓
	普通 VIN
成人 >50	硬化性苔藓
	扁平苔藓
	普通 VIN
	Paget 病
	分化型 VIN

病史采集

一旦确定外阴瘙痒症,询问以下方面问题可能有助于确定诊断方向。

1. 发病进程

外阴瘙痒可能是急性、慢性或复发性的(表43-2)。急性外阴瘙痒最常见于感染,少数见于接触性皮炎或药疹。慢性外阴瘙痒主要与炎症性皮肤病有关,更常见于外阴上皮内瘤变或 Paget 病。复发性瘙痒的原因更多是感染(主要是念珠菌病),而不是炎症、肿瘤或过敏性疾病。

表 43-2　**女阴瘙痒症主要病因根据病程分类**

急性（如起病急、病程短）

　真菌感染

　接触性皮炎

　疱疹（前驱症状）

慢性（持续并持久）

　硬化性苔藓

　扁平苔藓

　单纯性苔藓

　银屑病

　鳞状上皮内瘤变

　Paget 病

反复发作（交替性的静息和发作）

　真菌感染

　接触性皮炎（如果反复接触致敏物质）

　疱疹

　炎症性皮肤病

　固定药疹

2. 后遗症

女阴瘙痒症可能存在局部后遗症，一般后遗症和性心理后遗症。划伤可能引起疼痛、线性抓痕或皮肤增厚（慢性单纯性苔藓）。反过来，皮肤增厚可能是导致瘙痒（瘙痒 - 搔抓 - 瘙痒）的原因。女阴瘙痒可能在傍晚或夜里更加强烈。患者可以夜间痒醒，导致失眠和疲劳。反过来，失眠和疲劳又可能使瘙痒更加强烈和持久。女阴瘙痒症，特别是复发性或慢性患者可能引起心理羞耻、羞怯，继发感染或失去女性的感觉，这些都会影响患者的性健康。

3. 既往治疗方法及疗效

既往治疗（主要是抗真菌治疗和局部皮质类固醇）的效果可能有助于确定病因分析的方向。医生对患者提供的信息数据解读时要注意一些问题：

——当患者说治疗"无效"时，她可能意味着疾病没有通过治疗得到明确治愈。因此，应该请患者明确瘙痒症状在接受治疗时是否得到控制，或者一旦停止治疗是否会再次出现瘙痒。

——抗真菌治疗后症状改善不一定就是真菌感染。

——局部皮质类固醇治疗后症状的改善不排除真菌感染。

——对于念珠菌病相关瘙痒，抗真菌治疗通常至少在短时间内可以缓解瘙痒。

4. 卫生习惯

虽然经常将女阴瘙痒归因于卫生习惯，但卫生习惯并不是成人女阴瘙痒症的常见原因。相对而言，在女孩中，与卫生习惯不良相关的非特异性刺激性皮炎和低雌激素且脆弱的外阴皮炎较为常见[53]。

5. 既往史

应仔细询问家族史或既往炎症性皮肤疾病史（银屑病、特应性皮炎、扁平苔藓）和既往真菌感染或人乳头状瘤病毒感染病史，因为所有这些疾病都可能是导致瘙痒的原因。

体检

外阴检查是诊断过程的重要环节。可能通过"扩阴器"诊断的唯一疾病是念珠菌病发作[26]。理想情况下，患者应在妇科检查台上进行检查。放大灯很有帮助。需要清除外阴表面的所有白带，以便彻底检查外阴表面。

1. 部位

瘙痒的部位可以指导诊断。例如，涉及整个前庭的瘙痒性红斑表明存在外阴阴道念珠菌病；大阴唇毛发部位的瘙痒病变常与慢性单纯性苔藓或银屑病有关，较少见于 Paget 病或外阴上皮内瘤变。

当病变看起来不明显时，要求患者指出瘙痒部位有助于诊断。在单侧病变的情况下，对外阴两侧的对比检查有助于更好地观察病变。

2. 皮损的特征

女性瘙痒症皮损主要是红色或白色。病变的颜色有助于确定诊断方向（表 43-3）。

3. 相关的非外阴处皮损

检查除了外阴之外的区域可能发现重要的异常线索：如果怀疑外阴银屑病或扁平苔藓，可以在皮肤、指甲、头发或口腔内发现诊断线索。

实验室检查

实验室检查可用于评估诊断，特别是在慢性或复发性瘙痒的情况下。

表 43-3 女阴瘙痒症根据皮损颜色分析病因

	常见疾病	罕见疾病
红色皮损	念珠菌病	鳞状细胞 VIN[*]
	慢性单纯性苔藓	Paget 病
	银屑病	疱疹(前驱期)
	扁平苔藓	滴虫病
		接触性皮炎
		股癣
白色皮损	硬化性苔藓	鳞状细胞 VIN[*]
	慢性单纯性苔藓	Paget 病
深色皮损	慢性单纯性苔藓	阴虱
		鳞状细胞 VIN[*]
		固定药疹

[*]VIN 外阴上皮内瘤变。

1. 寻找感染源

根据临床症状和体征进行感染源的特定检测(参见"感染"部分)

2. 细胞学

细胞学在外阴疾病中几乎没有用。Tzanck 试验可以快速确定疱疹(见下文),但更常使用 PCR 或培养。

3. 组织活检

组织活检有助于确诊炎症性皮肤疾病或外阴上皮内瘤变。活检取材部位,病变的描述以及初步诊断都应该提供给病理医生。外阴活检要在局部麻醉下进行。含有利多卡因和丙胺卡因(EMLAcream®)的乳膏用在外阴(阴道口)黏膜侧,可在 10min 内达到满意的麻醉效果。

在外阴的其他部位,需要注射利多卡因或含有肾上腺素的利多卡因。通常使用直径 4mm 的环钻来取材。可通过压迫方式止血,亦可使用电灼术或局部止血药如硝酸银、硫酸铁(Monsel 溶液)或氯化铝。病理科医生的结论需要和临床特征相符。

4. 斑贴试验

如果怀疑接触性皮炎,需要进行斑贴试验。如结果阳性需要讨论其临床相关性。如结果阴性则不能排除接触性皮炎,有两个原因:①皮炎可能由刺激而非过敏引起;②斑贴试验是在背部或上肢进行的,这两个区域不能再现外阴的特定潮湿和摩擦环境[78]。

外阴瘙痒的主要病因

感染性疾病

1. 真菌病

(1) 念珠菌病

最常见的外阴真菌病是念珠菌病。在欧洲,据官方数据统计,参与综合互联网调查的妇女有 29%~44% 在其一生中至少报告了一次医疗机构诊断的阴道念珠菌感染[19]。约 90% 以上的外阴阴道念珠菌病(vulvovaginal candidosis,VVC)由白色念珠菌导致[20,54]。非白色念珠菌病主要由光滑念珠菌(Candida Glabrata)导致,大多数发生在绝经后妇女、糖尿病和免疫抑制的女性[43]。

瘙痒症通常伴发灼热和性交困难。阴道分泌物不一定存在且无特异性[26]。外阴念珠菌病主要表现为弥漫性的内膜红斑,可能与压力(阴唇皱襞、阴唇系带)和水肿有关。大阴唇和会阴的内侧可能是红色对称性脓疱或脓性皮疹发生的部位。在念珠菌病发作期间,伴侣可能患龟头包皮炎。然而,念珠菌性龟头包皮炎更常与糖尿病相关,而不是与女伴性交传染而来[37]。

前述文献中报告过一次阴道念珠菌感染的女性中,有超过 1/5 报告在 12 个月内,念珠菌感染发作超过 4 次,这也定义为复发性外阴阴道念珠菌病(recurrent vulvovaginal candidosis,RVVC)[19]。RVVC 的病理生理学机制尚不完全清楚。易感因素包括抗生素使用、未控制的糖尿病、避孕药(特别是高雌激素水平)、宫内节育器、性交、遗传因素和压力[43,49,67]。

念珠菌病的诊断主要依赖于病史、临床症状和体征。但是,如果对治疗有抵抗或怀疑复发性念珠菌病(需要长期抗真菌治疗),应通过显微镜直接检查和培养确认诊断。标本采集需要在症状出现时,且近期以及当下没有抗真菌治疗。当观察到对称的会阴部红斑疹时,将分别采集阴道和外阴标本。在湿性固定或氢氧化钾处理的标本中发现假芽酵母和芽殖酵母被认为是病原菌的一个特征。阴道分离的样本中很少见白色念珠菌的耐药株,因而临床中无须进行药敏试验[46]。

短期局部或口服唑类抗真菌药物可有效治疗外阴阴道念珠菌病。治疗方法可有使用阴道乳膏或栓剂,或者单次 150mg 的氟康唑口服。通过口服或阴道内途径给药的抗真菌药物在临床治愈率方面没有统计学上的显著差异[48]。

如果 RVVC 定义为每年四次或更多次症状发作,治疗有两种选择:每次发作时治疗时间延长(如局部治疗 7~14 日或每次口服氟康唑 150mg,72h 口服一次,总共三次(第 1、4 和 7 日);或进行诱导治疗,单次规范治疗后序贯每周 1 次氟康唑 150mg 或局部连续治疗至少 6 个月[67]。抑制性抗真菌维持治疗很有效,但大约 5% 的病例发生了突发症状性外阴阴道炎[66]。然而,在停止预防性治疗时,30%~50% 的女性将在 3~4 个月内反复发生 VVC[66]。性伴侣的治疗似乎没有影响复发率[62]。

(2) 外阴皮肤癣菌病比较罕见。这类皮肤癣菌病主要由红色毛癣菌(*Trichophyton rubrum*)、表皮癣菌(*Epidermophyton floccosum*)、须癣毛癣菌(*Trichophyton mentagrophytes*)引起。当红斑性鳞屑或脓疱性外阴皮疹具有特征性的中央消退和边缘清晰的鳞屑性皮疹时,需要考虑皮肤癣菌病。深部组织受累可能出现结节性或丘疹脓疱等非典型皮损;这些被称为 Majocchi 肉芽肿,可能是局部皮质类固醇的反复应用或全身免疫抑制所诱发[3,7]。皮肤癣菌病可通过直接镜检和真菌培养确诊,真菌检查取样部位可以从外阴病变采集,非外阴部位亦可采集例如腹股沟、足部和趾甲等。治疗可以是局部用药(咪唑类)或毛囊受累时全身系统给药(特比萘芬)。

2. 寄生虫感染

(1) 阴虱病

阴虱(*Phthirus pubis*)感染外阴的毛发部分(阴阜和大阴唇)。身体其他毛发浓密的地方也可累及:四肢、胸部、胡须、腋窝、眉毛、眼睑等,感染途径通常是密切的身体接触[70],并导致瘙痒和表皮剥脱。寄生虫临床表现为位于毛干底部的微小(1mm)锈斑。卵形灰色虱卵(nits)横向附着在头发上。阴虱咬伤部位可能出现蓝色斑点。应同时检查相关的性传播感染性疾病。推荐的治疗方案包括 0.5% 马拉硫磷乳液、1% 的氯菊酯和 0.2% 的苯醚菊[58]。床上用品和衣物的消毒去污要求温度高于 50℃。

(2) 蛲虫(pinworm)或"丝虫"是由一种名为蠕形住肠蛲虫(*Enterobius vermicularis*)的小线虫引起的。它是美国最常见的蛲虫感染。学龄儿童的感染率最高。这种感染是肛门瘙痒的主要原因。然而,蛲虫是青春期前女孩外阴瘙痒的典型病因。在

粪便或肛门边缘或外阴上可见蛲虫,看起来是像蠕虫一样小(1/2 英寸大小)的白线。在没有可见的活蠕虫的情况下,用透明胶带测试将可以找到蠕形住肠蛲虫的卵。一线治疗包括口服给予甲苯咪唑或阿苯达唑,然后在 2 周后再给予第二剂。所有家庭成员应同时接受治疗[5]。

(3) 疥疮是由体外接触传播的外寄生虫疥螨(*Sarcoptes scabiei*)诱发的皮肤感染[24]。疥疮可引起外阴瘙痒,有时可见大阴唇的结痂及结节。通常,瘙痒还涉及身体的其他部位,特别是手指缝合腹部手腕,可观察到典型的穿凿隧道(线状丘疹或水疱)。最常用的治疗方法是 5% 外用氯菊酯和口服伊维菌素[44]。即使无症状,也需要同时治疗密切接触者。治疗前 2 日内使用的所有衣服和床上用品应在高温(>50℃)下清洗杀虫。患者应接受性传播感染的常规检查。

(4) 滴虫病是由原生动物寄生虫阴道毛滴虫(*Trichomonas vaginalis*)引起的常见性传播疾病[42,61]。表现为外阴瘙痒、灼痛和性交困难,可合并泡沫状臭味的黄绿色阴道分泌物。外阴阴道黏膜均匀呈红色,有时呈典型的"草莓"外观。实验室检查包括直接显微镜检查、培养和分子检测。甲硝唑(单剂量口服 2g 或每日 1g,持续 7 日)是最常用的治疗方法。应该同时治疗性伴侣,并应筛查患者和其性伴的性传播感染。

(5) 生殖器血吸虫病(*Schistosomia Haematobium*)主要累及子宫颈和阴道。津巴布韦农村妇女的生殖器血吸虫病可见外阴瘙痒和颜色异常的恶臭分泌物[34]。

3. 病毒感染

(1) 虽然生殖器疱疹主要是疼痛性溃疡的病因,但外阴瘙痒可能是疱疹感染的前驱症状。因此,如果在灼烧感之前出现局部瘙痒的反复发作,需怀疑疱疹。每次发作持续时间从 2~10 日不等。可通过 PCR 或培养证实 2 型或 1 型单纯疱疹病毒(*Herpes simplex virus*,HSV)的存在,通过刮擦或擦拭水疱或溃疡性新鲜(<48h)病变取得标本。无论使用何种技术(培养或 PCR),阴性结果都不能排除疱疹的诊断。使用抗病毒药物进行局部治疗临床获益非常小。口服阿昔洛韦、伐昔洛韦或泛昔洛韦等抗病毒治疗是主要治疗方案。这些药物虽然有临床获益,但既不会根除潜伏病毒,也不会影响停药后复发的风险、频率或严重程度。全身抗病毒药

物可用作单次发作治疗(第一次临床发作或复发均可),亦可作为频繁复发感染的抑制性治疗。

(2) 骶骨带状疱疹前驱期可能是单侧外阴瘙痒的病因。一旦皮损变成水疱和溃疡,疼痛比瘙痒更突出。此外,在疱疹后神经痛中,瘙痒可能与疼痛有关[21]。

(3) 传染性软疣是一种常见的痘病毒感染,可累及儿童和成人。在成人中,这种感染被认为是性传播疾病。外阴病变主要发生在大阴唇的毛状部分,可见小的(小于 5mm)粉红色的脐状丘疹。病变通常是无症状的,但在炎症情况下可能会发痒,通常在自发消退之前。有几种治疗选择(0.5% 鬼臼毒素、5% 咪喹莫特、液氮冷冻、刮除等)。没有任何一项干预措施的疗效是确定的[73]。需要筛查共存的性传播感染。

4. 细菌感染

(1) 细菌性阴道病是最常见的阴道感染,可以无症状或有臭味的分泌物。通常和瘙痒或灼烧感无关。

(2) A 组链球菌(Group A Streptococcus, GAS)可能导致会阴部感染,其特征为瘙痒、疼痛和会阴红色斑疹,可能伴随直肠和 / 或阴道出血、外阴阴道炎或咽喉炎。会阴部 GAS 感染主要发生在儿童,但成人也可受累[76]。阿莫西林是有效的儿童 GAD 一线治疗药物[9]。

炎症性皮肤病

1. 慢性单纯性苔藓[51,52]

慢性单纯性苔藓(lichen simplex chronicus, LSC)的经典解释是对长期搔抓的一种反应。瘙痒往往会使皮肤变厚,而皮肤变厚又是瘙痒的一个原因(瘙痒 - 搔抓 - 瘙痒循环周期)。LSC 主要累及外阴的皮肤(大阴唇、会阴、阴阜的毛发部分)。皮损呈粉红色、白色或深色(图 43-1)。表皮剥脱及毛发断裂往往是由于搔抓造成的。大阴唇和小阴唇的内侧较少累及;如有累及,皮肤增厚的地方呈浅白色。常合并肛门 LSC。外阴的 LSC 可以是"原发性"(即没有相关的皮肤病),也可以是"继发性"的,是特应性皮炎[39]或银屑病的临床表现之一。如果是继发性的,既往病史和外阴皮损的特征表现有助于鉴别诊断。外用皮质类固醇是治疗的主要方法(表 43-4)。经常复发。

2. 银屑病

在皮肤科因活动期非外阴银屑病就诊的女性患者中,有 23.7% 的女性同时存在外阴性银屑病[82]。外阴银屑病常伴瘙痒和灼热感。病变主要累及有毛的外阴皮肤(大阴唇外侧、阴阜、大阴唇前连合)。病变通常是双侧的,有时对称。最常见特征为界限清晰的红黄色斑疹或略微凸起的斑块(图 43-2)。由于病变部位遮盖的程度不一,皮损的

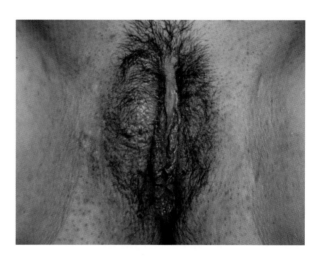

图 43-1 慢性单纯性苔藓。右侧大阴唇呈红色并有所增厚

表 43-4 局部皮质类固醇治疗炎性瘙痒性外阴皮肤疾病(基于专家经验而非对照临床试验)

皮肤疾病	一线治疗	维持治疗	复发
单纯性苔藓	I 类激素,qd,共 3 周	II 类激素,qd,共 3 周,然后每周 2 次 3,共 2 个月	I/II 类激素:发作期每日 1 次,共 15 日;或重新开始整个疗程治疗(一线治疗 + 维持治疗)
银屑病	I/II 类激素,qd,共 3 周	II 类激素,qd,共 3 周,然后每周 2 次 3,共 2 个月	I/II 类激素:发作期每日 1 次,共 15 日;或重新开始整个疗程治疗(一线治疗 + 维持治疗)
硬化性苔藓	I/II 类激素,qd,共 3 个月	II 类激素,每周 2 次,共 9 个月	重新开始整个疗程治疗(一线治疗 + 维持治疗)
扁平苔藓	I/II 类激素,qd,共 3 个月	II 类激素,每周 2 次,共 9 个月	重新开始整个疗程治疗(一线治疗 + 维持治疗)

局部皮质类固醇效力:I 类,超强效,轻微;II/III 类,强效;IV/V 类,中效;VI/VII 类,弱效(此处为 OMS 分类体系)。

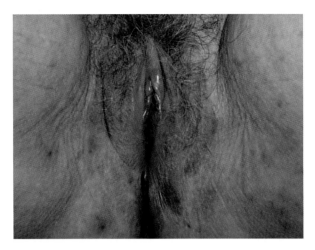

图 43-2 银屑病:皮损界限清楚,散在鳞屑性红斑累及大阴唇、腹股沟和会阴部

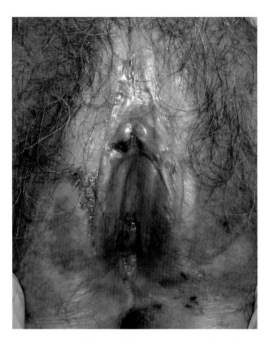

图 43-3 硬化性苔藓:瓷白色斑和瘢痕(阴蒂内陷,小阴唇结构缺失)伴随瘀斑(紫红色斑片)

鳞屑或多或少。约 64.9% 的外阴银屑病患者同时存在非外阴银屑病皮损[30]。既往银屑病个人病史或银屑病家族史有助于确诊。外用皮质类固醇(表43-4)和保湿霜是外阴银屑病的一线治疗。本病病程慢性,可反复发作。

3. 硬化性苔藓

硬化性苔藓(lichen sclerosus,LS)是一种炎症性自身免疫性疾病[11],发生于遗传易感女性[60]。LS 是外阴诊所咨询最常见的就诊原因之一。本病最常影响绝经后妇女,但年轻人和女孩也会发生。外阴瘙痒和性交困难是成人外阴硬化性苔藓(vulvar lichen sclerosus,VLS)的典型症状,而年轻女孩则表现为瘙痒、排尿困难、出血和便秘[27]。无症状 VLS 的发生率尚不清楚。VLS 首先累及无毛发的外阴皮肤:小阴唇、阴蒂、大阴唇的内侧。也可能累及会阴和肛门缘。大约 10% 的患者存在非外阴皮肤受累。外阴 LS 的主要皮损为白斑、萎缩和结构异常(瘢痕)[16,45,79](图 43-3)。这些皮肤异常在每个患者都不尽相同。瓷白色斑可以是局灶的,也可能是弥漫的,但都呈现经典的光泽样。萎缩有时候是造成皮肤和黏膜菲薄皱纹的原因。结构异常(瘢痕形成)是由粘连(即邻近的黏膜粘连)引起的。

粘连表现为阴蒂内陷(罕见伴随假性囊肿[16]),小阴唇缩小和小阴唇后联合粘连造成性交困难。VLS 存在几种临床变异类型:大疱型、色素沉着型、瘀斑性型、白变型。大约 60% 的外阴鳞状细胞癌与硬化性苔藓相关[4]。然而,VLS 进展为癌症的风险很低(低于 5%)[10]。VLS 相关的鳞状细胞癌的前期是分化的外阴上皮内瘤变、上皮不典型增生和 HPV 相关的外阴上皮内瘤变[29]。这些癌前病变大多数是白斑病,其定义为增厚、凸起的白色斑块,难以刮掉。外用皮质类固醇是 VLS 的主要治疗方法(表 43-4)[33],可迅速缓解瘙痒,并使白斑逐渐减少甚至完全消退。然而,瘢痕是不可逆的。虽然在一份论文中提出局部皮质类固醇可以预防鳞状细胞癌及癌前病变,但其具体作用仍有待证实[36]。极少数患者具有手术指征,即:小阴唇后联合或前部白斑粘连对局部激素抵抗,造成阴蒂假性囊肿,其影响外观困扰患者或者假性囊肿发炎。本病建议长期随访。

4. 扁平苔藓

与硬化性苔藓一样,扁平苔藓(lichen planus,LP)也是一种慢性炎症性、自身免疫性皮肤黏膜疾病,常累及生殖黏膜[35]。外阴扁平苔藓(vulvar lichen planus,VLP)的皮损形态变化多端[45]。非糜烂性 VLP 很容易辨识:紫红色平顶小丘疹、环状分布、呈蕨类图案样、炎症后色素沉着都是典型特征,皮损可伴随瘙痒或者无症状。糜烂性或萎缩性外阴扁平苔藓(erosive or atrophic vulvar lichen planus,EVLP)更为常见,其临床病理诊断标准目前已达成一致[64,65]:主要位于后前庭的糜烂性或红色萎缩性界限清楚的斑块;黏膜部位可见白色条纹有时呈网状;由粘连引起的结构改变(瘢痕),类似 VLS(图 43-4)。其主要症状是烧灼感和性交困难。瘙痒通常不是首要表现。组织病理不一定特别典型。但是,组织病理有助于排除外阴上皮内瘤变。糜烂性或萎缩性扁平苔藓不仅可累及外阴,也可累及阴道及口腔、食管、眼睛等黏膜部位。皮肤、头皮、外耳或指甲受累也有助于确诊[35]。虽然有效的证据强度很低[8],实际上,局部外用强效皮质类固醇是 VLP 的一线治疗方法[41,64,65]。局部强效皮质类固醇可控制外阴瘙痒和糜烂,但对瘢痕无效。在阴道,局部皮质类固醇可以控制炎症和糜烂,但对引起性交不适和性交出血的粘连无效。手术分离外阴或阴道粘连可能有用。然而,性功能障碍可能会使手术结果打折扣[68],阴道皮损复发常见。局部外用皮质类固醇替代疗法的有效性尚未确定。长期随访是指尽早发现并发症,如 VIN 或鳞状细胞癌,这两者都是 VLS 的罕见并发症。

5. 外阴接触性皮炎

是由外部因素引起的炎症,刺激性皮炎为主而过敏性比较少见[57]。此病是女阴瘙痒的典型病因。尿液或卫生产品(如洗涤不良或过于频繁使用的肥皂)可能会引起刺激性瘙痒和烧灼感,通常皮疹对称,其特征是干燥的皱纹,有时是糜烂性红斑。外阴皮疹经常延伸到邻近区域(会阴、肛门、大腿内侧)。过敏性外阴皮炎主要与局部治疗(特康唑、苯佐卡因)或含有香料或防腐剂的卫生产品有关[18,50]。过敏性外阴皮炎通常是对称的,并且经常延伸到邻近区域(会阴、肛门、大腿内侧)。皮疹表现为瘙痒性或烧灼性的红色湿疹样斑块,伴水疱或表面渗出,边界欠清。斑贴试验和病史记录有助于识别致敏原物质。有关斑贴试验阳性的结果要讨论其相关性:产品的斑贴试验阳性并不一定意味着该产品是瘙痒性皮疹的原因。相反,斑贴试验结果阴性不能排除过敏性皮炎。治疗首先停用刺激物或致敏物质。局部皮质类固醇有助于减少瘙痒,灼热和皮疹持续时间。

6. 女阴瘙痒症的罕见皮肤病因

福克斯 - 福代斯病(Fox-Fordyce disease)是罕见的顶泌汗腺炎性疾病[81],要影响青少年或年轻妇女,可能会出现于激光脱毛后[23]。瘙痒是其主要症状,通常在经前期更为明显。病变位于顶泌汗腺丰富的区域(大阴唇、阴阜、会阴、腋窝、乳晕),表现为均一、光滑,肉色至红褐色围绕毛囊的质硬丘疹。外用皮质类固醇是一线治疗。如过瘙痒症局部外用皮质类固醇抵抗,可用其他几种治疗方法:局部或口服类视黄醇,局部外用抗生素(克林霉素、红霉素),局部外用免疫抑制剂(吡美莫司、他克莫司),激光,肉毒素注射,口服避孕药。

外阴汗管瘤是汗腺的良性肿瘤[13]。表现为多发的均一性小丘疹(直径几毫米),呈肉色至红褐色不等,好发于大阴唇上。尽管通常无症状,有可能会引起瘙痒[32,47],在月经、怀孕或口服避孕药时会加剧。

有症状的外阴性汗管瘤的治疗包括切除、电切术、激光和冷冻疗法。

Hailey-Hailey 病也称为家族性慢性良性天疱疮,是一种罕见的常染色体显性遗传疾病,具有不完整的外显率。组织病理可见表皮内棘层细胞松解,其角质细胞黏附缺陷主要是继发于钙泵蛋白 ATP2C 功能障碍[17]。本病常在成年期首次发病。皮疹伴瘙痒且疼痛(灼痛感),通常累及褶皱部位(腹股沟、腋窝),胸部和会阴部及外阴。皮疹表现为红斑伴发水疱和裂隙。有时继发感染可引起异味。皮损常会有蜜痂。热、摩擦和感染都是皮疹加

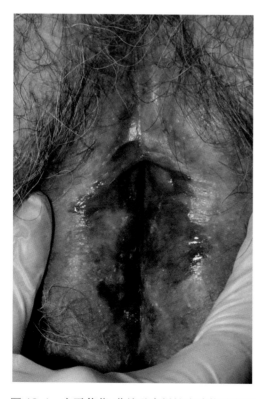

图43-4　扁平苔藓:萎缩及糜烂性皮肤伴随瘢痕

重的因素。据报道,在外阴 Hailey-Hailey 病的背景下发生了几例鳞状细胞癌[77]。穿着凉爽舒适的衣服有助于减轻热、摩擦和出汗。治疗主要包括局部外用皮质类固醇和局部或全身性抗生素。二线治疗包括磨皮、二氧化碳激光气化磨皮、肉毒杆菌毒素注射[25]。

外阴上皮内瘤变

1. 鳞状细胞外阴上皮内瘤变主要分为两个亚型[2,56,63]

(1) 普通外阴上皮内瘤变(vulvar intraepithelial neoplasia,VIN)也被称为高分化鳞状上皮内瘤变[2],与高危型人乳头瘤病毒(HPV)感染有关,主要是16 型或 18 型。累及表皮全层。在 40~44 岁和75~79 岁有两个发病高峰[71]。有 60% 的普通 VIN病例会发痒[74]。这种病在临床上表现多形性[56],皮损单发或多发,数量可多可少,有时可融合并覆盖外阴大部分区域,皮损呈凸起或扁平,可为红色、白色、色素性或多色性,表面光滑或呈疣状(图43-5),皮损通常境界清晰。总体来说进展为鳞状细胞癌的风险较低(<5%)[75]。高龄、多发性皮损、免疫抑制和吸烟均为鳞状细胞癌的危险因素[15,71,74]。主要的治疗选择是手术切除、冷冻疗法、激光气化和咪喹莫特。复发率从 18% 到 30% 不等[15,75]。随访不仅将重点放在外阴上,还应将重点放在子宫颈、阴道和肛门上,因为 VIN 通常是多灶性 HPV感染的一部分。

(2) 高分化 VIN,比普通 VIN 少得多,累及老年患者(平均年龄:67 岁)[71]。这类 VIN 与 HPV无关,但常发生硬化性苔藓和扁平苔藓这两种慢性瘙痒性外阴皮肤病。在组织学上,其特征是表皮基底层和基底上层的不典型性。高分化 VIN 表现为抵抗局部皮质类固醇治疗的白斑或红斑,耐药区域可能特别痒。本病发生鳞状细胞癌的风险要比普通 VIN 高[72]。治疗的主要手段是手术切除[56]。

2. Paget 病[12]

外阴是乳房外 Paget 病(Paget disease)最好发的部位。这种罕见的外阴恶性肿瘤主要累及 65 岁以上的绝经后妇女。外阴 Paget 病(vulvar Paget disease,VPD)是上皮内腺癌。很少进展为侵袭性或伴有恶性肿瘤[80]。相关的恶性肿瘤主要位于VPD 部位(潜在腺癌)或与外阴相邻的部位:肛门直肠腺癌[31]、尿道上皮样癌[38]。91% 的 VPD 患者存在慢性瘙痒[59]。烧灼和渗出是较罕见的症状。诊断的平均时间约为 2 年[59],因为病变可能很细微或具有迷惑性。VPD 病变主要累及大阴唇。皮疹表现为界限清晰的红斑,其上可能散布着糜烂或白色丘疹(图 43-6),范围可大可小。主要的治疗选

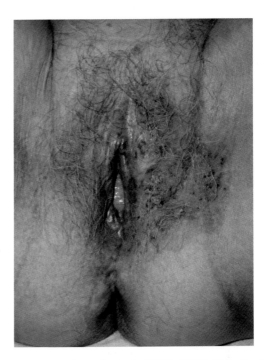

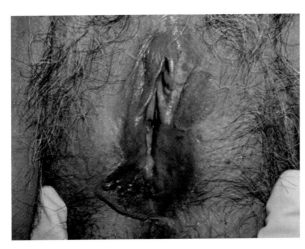

图 43-5 常见的 HPV 相关外阴上皮内瘤样变。临床特征呈多态性:界限清楚的色素性(右侧),粉红色或白色(左侧)斑块

图 43-6 Paget 病:一名 70 岁女性出现慢性的红斑,表面点状糜烂,边界清晰

择是手术和咪喹莫特[41]。由于肉眼病变与微观病变之间缺乏一致性，手术的复发率为 30%~40%[55]。长期仔细的外阴随访将有助于发现皮疹早期浸润和复发。

特发性女阴瘙痒症

大多数时候，女阴瘙痒症可找到可见的病因。然而，也可能找不到可见病因。如果在患者有症状的情况下没有可见病变（请参考上文如何进行适当的临床外阴检查），则可以诊断为特发性女阴瘙痒症。这种情况也可能被列为外阴痛的罕见亚型，以对症治疗为主。

（翻译：王佩茹　审校：冰寒）

参考文献

1. Bohl TG. Overview of vulvar pruritus through the life cycle. Clin Obstet Gynecol. 2005;48:786–807.
2. Bornstein J, Bogliatto F, Haefner HK, Stockdale CK, Preti M, Bohl TG, Reutter J, ISSVD Terminology Committee. The 2015 International Society for the Study of Vulvovaginal Disease (ISSVD) Terminology of Vulvar Squamous Intraepithelial Lesions. J Low Genit Tract Dis. 2016;20(1):11–4.
3. Bougrine A, Villeneuve-Tang C, Bouffard D, Rouleau D, Chartier S. Kerion of the vulva caused by Trichophyton mentagrophytes. J Cutan Med Surg. 2014;18(3):206–9.
4. Carlson JA, Ambros R, Malfetano J, Ross J, Grabowski R, Lamb P, Figge H, Mihm Jr MC. Vulvar lichen sclerosus and squamous cell carcinoma: a cohort, case control, and investigational study with historical perspective; implications for chronic inflammation and sclerosis in the development of neoplasia. Hum Pathol. 1998;29:932–48.
5. Centers for Disease Control and Prevention. Pinworms. Available at http://www.cdc.gov/parasites/pinworm/epi.html. Accessed 17 June 2013.
6. Centers for Disease Control and Prevention. 2015 STD Treatment Guidelines – Genital HSV Infections http://www.cdc.gov/std/tg2015/herpes.html. Accessed 4 June 2015.
7. Chang SE, Lee DK, Choi JH, Moon KC, Koh JK. Majocchi's granuloma of the vulva caused by Trichophyton mentagrophytes. Mycoses. 2005;48(6):382–4.
8. Cheng S, Kirtschig G, Cooper S, Thornhill M, Leonardi-Bee J, Murphy R. Interventions for erosive lichen planus affecting mucosal sites. Cochrane Database Syst Rev. 2012;(2):CD008092.
9. Clegg HW, Giftos PM, Anderson WE, Kaplan EL, Johnson DR. Clinical perineal streptococcal infection in children: epidemiologic features, low symptomatic recurrence rate after treatment, and risk factors for recurrence. J Pediatr. 2015;167(3):687–93.
10. Cooper SM, Gao XH, Powell JJ, Wojnarowska F. Does treatment of vulvar lichen sclerosus influence its prognosis? Arch Dermatol. 2004;140:702–6.
11. Cooper SM, Ali I, Baldo M, et al. The association of lichen sclerosus and erosive lichen planus of the vulva with autoimmune disease: a case-control study. Arch Dermatol. 2008;144:1432–5.
12. Delport ES. Extramammary Paget's disease of the vulva: an annotated review of the current literature. Australas J Dermatol. 2013;54(1):9–21.
13. Dereli T, Turk BG, Kazandi AC. Syringomas of the vulva. Int J Gynaecol Obstet. 2007;99:65–6.
14. Edgardh K. Experiences with a special vulvar clinic in Oslo. Tidsskr Nor Laegeforen. 2005;125(8):1026–7.
15. Fehr MK, Baumann M, Mueller M, Fink D, Heinzl S, Imesch P, Dedes K. Disease progression and recurrence in women treated for vulvovaginal intraepithelial neoplasia. J Gynecol Oncol. 2013;24(3):236–41.
16. Fistarol SK, Itin PH. Diagnosis and treatment of lichen sclerosus: an update. Am J Clin Dermatol. 2013;14:27–47.
17. Foggia L, Hovnanian A. Calcium pump disorders of the skin. Med Genet C Semin Med Genet. 2004;131C:20–31.
18. Foote CA, Brady SP, Brady KL, Clark NS, Mercurio MG. Vulvar dermatitis from allergy to moist flushable wipes. J Low Genit Tract Dis. 2014;18(1):E16–8.
19. Foxman B, Muraglia R, Dietz JP, Sobel JD, Wagner J. Prevalence of recurrent vulvovaginal candidiasis in 5 European countries and the United States: results from an internet panel survey. J Low Genit Tract Dis. 2013;17(3):340–5.
20. Gonçalves B, Ferreira C, Alves CT, Henriques M, Azeredo J, Silva S. Vulvovaginal candidiasis: epidemiology, microbiology and risk factors. Crit Rev Microbiol. 2015;21:1–23.
21. Griffin JR, Davis MD. Amitriptyline/Ketamine as therapy for neuropathic pruritus and pain secondary to herpes zoster. J Drugs Dermatol. 2015;14(2):115–8.
22. Hansen A, Carr K, Jensen JT. Characteristics and initial diagnoses in women presenting to a referral center for vulvovaginal disorders in 1996–2000. J Reprod Med. 2002;47(10):854–60.
23. Helou J, Maatouk I, Moutran R, Obeid G. Fox-Fordyce-like disease following laser hair removal appearing on all treated areas. Lasers Med Sci. 2013;28(4):1205–7.
24. Hicks MI, Elston DM. Scabies. Dermatol Ther. 2009;22(4):279–92.
25. Ho D, Jagdeo J. Successful botulinum toxin (onabotulinumtoxinA) treatment of Hailey-Hailey disease. J Drugs Dermatol. 2015;14(1):68–70.
26. Hoffstetter S, Barr S, LeFevre C, Gavard JA. Telephone triage: diagnosis of candidiasis based upon self-reported vulvovaginal symptoms. J Low Genit Tract Dis. 2012;16(3):251–5.
27. Jensen LS, Bygum A. Childhood lichen sclerosus is a rare but important diagnosis. Dan Med J. 2012;59:A4424.
28. Johnston C, Corey L. Current concepts for genital herpes simplex virus infection: diagnostics and pathogenesis of genital tract shedding. Clin Microbiol Rev. 2016;29(1):149–61.
29. Jones RW, Sadler L, Grant S, et al. Clinically identifying women with vulvar lichen sclerosus at increased risk of squamous cell carcinoma: a case-control study. J Reprod Med. 2004;49:808–11.

30. Kapila S, Bradford J, Fischer G. Vulvar psoriasis in adults and children: a clinical audit of 194 cases and review of the literature. J Low Genit Tract Dis. 2012;16(4):364–71.

31. Karam A, Dorigo O. Increased risk and pattern of secondary malignancies in patients with invasive extra-mammary Paget disease. Br J Dermatol. 2014;170(3):661–71.

32. Kavala M, Can B, Zindanci I, Kocatürk E, Türkoğlu Z, Büyükbabani N, Koç M. Vulvar pruritus caused by syringoma of the vulva. Int J Dermatol. 2008;47(8):831–2.

33. Kirtschig G, Becker K, Günthert A, Jasaitiene D, Cooper S, Chi CC, Kreuter A, Rall KK, Aberer W, Riechardt S, Casabona F, Powell J, Brackenbury F, Erdmann R, Lazzeri M, Barbagli G, Wojnarowska F. Evidence-based (S3) Guideline on (anogenital) Lichen sclerosus. J Eur Acad Dermatol Venereol. 2015;29(10):e1–43.

34. Kjetland EF, Kurewa EN, Ndhlovu PD, Midzi N, Gwanzura L, Mason PR, Gomo E, Sandvik L, Mduluza T, Friis H, Gundersen SG. Female genital schistosomiasis—a differential diagnosis to sexually transmitted disease: genital itch and vaginal discharge as indicators of genital Schistosoma haematobium morbidity in a cross-sectional study in endemic rural Zimbabwe. Trop Med Int Health. 2008;13(12):1509–17.

35. Le Cleach L, Chosidow O. Clinical practice. Lichen Planus N Engl J Med. 2012;366(8):723–32.

36. Lee A, Bradford J, Fischer G. Long-term management of adult vulvar lichen sclerosus: a prospective cohort study of 507 women. JAMA Dermatol. 2015;151(10):1061–7.

37. Lisboa C, Costa AR, Ricardo E, Santos A, Azevedo F, Pina-Vaz C, Rodrigues AG. Genital candidosis in heterosexual couples. J Eur Acad Dermatol Venereol. 2011;25(2):145–51.

38. Lu B, Liang Y. Pagetoid spread of bladder urothelial carcinoma to the vagina and vulva. J Low Genit Tract Dis. 2015;19(1):e13–6.

39. Lynch PJ. Lichen simplex chronicus (atopic/neuro-dermatitis) of the anogenital region. Dermatol Ther. 2004;17:8–19.

40. Machida H, Moeini A, Roman LD, Matsuo K. Effects of imiquimod on vulvar Paget's disease: a systematic review of literature. Gynecol Oncol. 2015;139(1):165–71.

41. Manousaridis I, Manousaridis K, Peitsch WK, Schneider SW. Individualizing treatment and choice of medication in lichen planus: a step by step approach. J Dtsch Dermatol Ges. 2013;11:981–91.

42. Meites E, Gaydos CA, Hobbs MM, Kissinger P, Nyirjesy P, Schwebke JR, Secor WE, Sobel JD, Workowski KA. A review of evidence-based care of symptomatic trichomoniasis and asymptomatic trichomonas vaginalis infections. Clin Infect Dis. 2015;61 Suppl 8:S837–48.

43. Mendling W, Brasch J, Cornely OA, Effendy I, Friese K, Ginter-Hanselmayer G, Hof H, Mayser P, Mylonas I, Ruhnke M, Schaller M, Weissenbacher ER. Guideline: vulvovaginal candidosis (AWMF 015/072), S2k (excluding chronic mucocutaneous-candidosis). Mycoses. 2015;58 Suppl 1:1–15.

44. Monsel G, Chosidow O. Management of scabies. Skin Therapy Lett. 2012;17(3):1–4.

45. Moyal-Barracco M, Wendling J. Vulvar dermatosis. Best Pract Res Clin Obstet Gynaecol. 2014;28(7):946–58.

46. Nagashima M, Yamagishi Y, Mikamo H. Antifungal susceptibilities of Candida species isolated from the patients with vaginal candidiasis. J Infect Chemother. 2016;22(2):124–6.

47. Nibhoria S, Tiwana KK, Yadav A. Vulvar syringoma: a rare case report. J Clin Diagn Res. 2014;8(8):FD06.

48. Nurbhai M, Grimshaw J, Watson M, et al. A. Oral versus intra-vaginalimidazole and triazole anti-fungal treatment of uncomplicated vulvovaginal candidiasis (thrush). Cochrane Database Syst Rev. 2007;(4):CD002845.

49. Nyirjesy P, Sobel JD. Genital mycotic infections in patients with diabetes. Postgrad Med. 2013;125(3):33–46.

50. O'Gorman SM, Torgerson RR. Allergic contact dermatitis of the vulva. Dermatitis. 2013;24(2):64–72.

51. O'Keefe RJ, Scurry JP, Dennerstein G, et al. Audit of 114 non-neoplastic vulvar biopsies. Br J Obstet Gynaecol. 1995;102:780–6.

52. Ozalp SS, Telli E, Yalcin OT, Oge T, Karakas N. Vulval pruritus: the experience of gynaecologists revealed by biopsy. J Obstet Gynaecol. 2015;35(1):53–6.

53. Paek SC, Merritt DF, Mallory SB. Pruritus vulvae in prepubertal children. J Am Acad Dermatol. 2001;44(5):795–802.

54. Paulitsch A, Weger W, Ginter-Hanselmayer G, Marth E, Buzina W. A 5-Year (2000–2004) epidemiological survey of Candida and noncandida yeasts species causing vulvovaginal candidiasis in Graz. Austria Mycoses. 2006;49:471–5.

55. Pierie JP, Choudry U, Muzikansky A, Finkelstein DM, Ott MJ. Prognosis and management of extramammary Paget's disease and the association with secondary malignancies. J Am Coll Surg. 2003;196(1):45–50.

56. Preti M, Scurry J, Marchitelli CE, Micheletti L. Vulvar intraepithelial neoplasia. Best Pract Res Clin Obstet Gynaecol. 2014;28(7):1051–62.

57. Schlosser BJ. Contact dermatitis of the vulva. Dermatol Clin. 2010;28(4):697–706.

58. Scott GR, Chosidow O, IUSTI/WHO. European guideline for the management of pediculosis pubis, 2010. Int J STD AIDS. 2011;22(6):304–5.

59. Shaco-Levy R, Bean SM, Vollmer RT, Jewell E, Jones EL, Valdes CL, Bentley RC, Selim MA, Robboy SJ. Paget disease of the vulva: a study of 56 cases. Eur J Obstet Gynecol Reprod Biol. 2010;149(1):86–91.

60. Sherman V, McPherson T, Baldo M, et al. The high rate of familial lichen sclerosus suggests a genetic contribution: an observational cohort study. J Eur Acad Dermatol Venereol. 2010;24:1031–4.

61. Sherrard J, Ison C, Moody J, Wainwright E, Wilson J, Sullivan A. United Kingdom National Guideline on the Management of Trichomonas vaginalis 2014. Int J STD AIDS. 2014;25(8):541–9.

62. Shihadeh AS, Nawafleh AN. The value of treating the male partner in vaginal candidiasis. Saudi Med J. 2000;21(11):1065–7.

63. Sideri M, Jones RW, Wilkinson EJ, Preti M, Heller DS, Scurry J, Haefner H, Neill S. Squamous vulvar intraepithelial neoplasia: 2004 modified terminology, ISSVD Vulvar Oncology Subcommittee. J Reprod Med. 2005;50(11):807–10.

64. Simpson RC, Thomas KS, Leighton P, Murphy R. Diagnostic criteria for erosive lichen planus affecting the vulva: an international electronic-Delphi consensus exercise. Br J Dermatol. 2013;169(2):337–43.

65. Simpson RC, Thomas KS, Murphy R. Vulval erosive lichen planus: a qualitative investigation of U.K. clini-

cian views and principles of management. Br J Dermatol. 2013;169(1):226–7.

66. Sobel JD, Wiesenfeld HC, Martens M, Danna P, Hooton TM, Rompalo A, Sperling M, Livengood 3rd C, Horowitz B, Von Thron J, Edwards L, Panzer H, Chu TC. Maintenance fluconazole therapy for recurrent vulvovaginal candidiasis. N Engl J Med. 2004;351(9):876–83.

67. Sobel JD. Recurrent vulvovaginal candidiasis. Am J Obstet Gynecol. 2016;214(1):15–21.

68. Suzuki V, Haefner HK, Piper CK, O'Gara C, Reed BD. Postoperative sexual concerns and functioning in patients who underwent lysis of vulvovaginal adhesions. J Low Genit Tract Dis. 2013;17(1):33–7.

69. Tan AL, Jones R, Mcpherson G, Rowan D. Audit of a multidisciplinary vulvar clinic in a gynecologic hospital. J Reprod Med. 2000;45(8):655–8.

70. Varela JA, Otero L, Espinosa E, et al. Phthirus pubis in a sexually transmitted diseases unit: a study of 14 years. Sex Transm Dis. 2003;30:292–6.

71. van de Nieuwenhof HP, Massuger LF, van der Avoort IA, Bekkers RL, Casparie M, Abma W, van Kempen LC, de Hullu JA. Vulvar squamous cell carcinoma development after diagnosis of VIN increases with age. Eur J Cancer. 2009;45(5):851–6.

72. van de Nieuwenhof HP, Bulten J, Hollema H, Dommerholt RG, Massuger LF, van der Zee AG, de Hullu JA, van Kempen LC. Differentiated vulvar intraepithelial neoplasia is often found in lesions, previously diagnosed as lichen sclerosus, which have progressed to vulvar squamous cell carcinoma. Mod Pathol. 2011;24(2):297–305.

73. van der Wouden JC, van der Sande R, van Suijlekom-Smit LW, Berger M, Butler CC, Koning S. Interventions for cutaneous molluscum contagiosum. Cochrane Database Syst Rev. 2009;(4):CD004767.

74. van Esch EM, Dam MC, Osse ME, Putter H, Trimbos BJ, Fleuren G, van der Burg SH, van Poelgeest MI. Clinical characteristics associated with development of recurrence and progression in usual-type vulvar intraepithelial neoplasia. Int J Gynecol Cancer. 2013;23(8):1476–83.

75. van Seters M, van Beurden M, de Craen AJ. Is the assumed natural history of vulvar intraepithelial neoplasia III based on enough evidence? A systematic review of 3322 published patients. Gynecol Oncol. 2005;97(2):645–51.

76. Verkaeren E, Epelboin L, Epelboin S, Boddaert N, Brossier F, Caumes E. Recurrent Streptococcus pyogenes genital infection in a woman: test and treat the partner! Int J Infect Dis. 2014;29:37–9.

77. von Felbert V, Hampl M, Talhari C, Engers R, Megahed M. Squamous cell carcinoma arising from a localized vulval lesion of Hailey-Hailey disease after tacrolimus therapy. Am J Obstet Gynecol. 2010;203(3):e5–7.

78. Wakashin K. Sanitary napkin contact dermatitis of the vulva: location-dependent differences in skin surface conditions may play a role in negative patch test results. J Dermatol. 2007;34:834–7.

79. Wallace HJ. Lichen sclerosus and atrophicus. Trans St John's Hop Dermatol Soc. 1971;57:9–30.

80. Wilkinson EJ, Brown HM. Vulvar Paget disease of urothelial origin: a report of three cases and a proposed classification of vulvar Paget disease. Hum Pathol. 2002;33(5):549–54.

81. Yost J, Robinson M, Meehan SA. Fox-Fordyce disease. Dermatol Online J. 2012;18(12):28.

82. Zamirska A, Reich A, Berny-Moreno J, Salomon J, Szepietowski JC. Vulvar pruritus and burning sensation in women with psoriasis. Acta Derm Venereol. 2008;88(2):132–5.

第 44 章　通用原则和指南

Sonja A. Grundmann and Sonja Ständer

通用原则和指南

过去几年中,瘙痒的研究有了显著进展。仅在十年以前,对于慢性瘙痒的管理还没有标准建议。关于瘙痒机制的教育、相关疾病的病理生理学机制有了更好的理解后,国内和国际学界才发展出了合理的诊断和检查方法。

慢性瘙痒是一种复杂的多因素综合征,很多因素会妨碍治疗的优化。起初的治疗使用抗组胺药,而对症状的控制需要个体化处理。根据不同的病理学发现,瘙痒可能继发于多种疾病,但都表现为慢性的过程和病情的顽固。发现瘙痒背后的疾病原因至关重要,这样才可能根据不同疾病调整方案,实现对因治疗,特别是在一些情况复杂的患者身上,如儿童、老人、有先发疾病的患者、过敏、共用药,或怀孕的情况。在皮肤病,瘙痒通常伴有典型的皮损,经常需要皮肤科会诊。但是,多数患者不管有没有皮损,都需要多科室协作,因为系统性疾病、心理性疾病、服用药物等都可以导致症状的持续。规范的病史询问和查体可以帮助缩小鉴别诊断的范围。

目前的治疗方案包括一系列局部外用或系统性疗法。除了要减轻瘙痒,寻找到瘙痒背后的疾病并给予针对性治疗十分重要。以患者为中心的护理已经极大程度地简化了,因为治疗共识已经提供了循序渐进的、合理的治疗方法。

本章着眼于瘙痒的一般治疗原则。建立一种可以完美覆盖所有瘙痒疾病的简单止痒方案是不可能的,各种特定的疾病需要的特定止痒方案,这些内容在本书的其他章节中论述。

一般治疗原则

成功治疗慢性瘙痒包括两个原则:①缓解瘙痒的症状;②治疗原发疾病。如果诊断过程很耗时,那么及早开始对症治疗很重要,这可以阻止神经系统的敏化及瘙痒的慢性化。所以,即使还不知道瘙痒的原因,启动止痒治疗也是重要的。有些一般原则对于治疗不管什么原因的瘙痒都有帮助,其目的是通过即时或长期治疗方法,缓解瘙痒或者停止"瘙痒 - 搔抓"循环。

第一,患者必须避免激发或加重瘙痒的因素。医生必须给患者建议一般的缓解瘙痒方法,以临时缓解瘙痒,患者可以在白天晚上瘙痒的时候自行实施这些方法。所有诱因和有害的治疗如冰或酒精敷,或者致敏的酊剂都应该作以评估或者避免接触。加强患者宣教有助于达到更好的治疗效果。有效的外用治疗方法对于各种形式的瘙痒治疗都十分重要。但是,当一种疗法需要每日重复多次应用时,患者不依从的比例很高,特别是儿童、老人或残疾人[1]。

被破坏的皮肤屏障必须要通过基本的治疗予以恢复,因此对慢性瘙痒应第一时间使用合适的保湿剂。虽然这并不会在任何时候都有效,但它是成功干预治疗的重要环节。需要选择合适的输送体系(急性期或搔抓的皮损用乳液或乳霜,慢性阶段或者干燥可以用膏剂);相应地,可以维持表皮特性的现代乳霜急性和慢性瘙痒都可以使用。搔抓也是一种诱发和维持"瘙痒 - 搔抓"循环的因素,因此必须用合适的止痒方法予以制止。局部外用类固醇激素可以减少瘙痒,有助于停止搔抓、促进搔抓导致的皮损愈合。有些患者无法控制冲动或自发性搔抓，需要通过宣教使之控制搔抓行为。为抑制出汗诱发的瘙痒，建议护肤措施可以包括温水淋浴、使用保湿剂。

用乳液（如含有薄荷醇的）使皮肤降温，有助于减轻瘙痒。应用亲水性润肤剂、使用油性的沐浴用品洗澡可以改善皮肤干燥。有报道局部外用麻醉剂（聚多卡醇）对某些瘙痒有效。亦可考虑一些非特异性的方法如针灸。

在升级治疗措施前，应优先考虑仔细诊断，并对原发疾病进行治疗。如果瘙痒仍然持续，有必要用联合或者序贯疗法，循序渐进地对症治疗。在其他对因治疗起效前，应用抗组胺药物（如西替利嗪、氯雷他定）作为辅助治疗可能有帮助。若有不能控制的局部瘙痒，亦可把短时间局部外用类固醇激素作为第一时间的处理措施，不过这只对炎症性疾病导致的瘙痒有效。然而，外用钙调磷酸酶抑制剂类（应用于特应性皮炎是超说明书用药）在炎症性皮肤病越来越受到关注，也可建议使用。挑选治疗方法时，必须根据瘙痒的严重程度、对副作用的期望值、患者的一般情况逐步渐进治疗。如果外用治疗失败或患者不依从，应当启动系统治疗。肌体治疗之外，精神支持也可能有助于打破"瘙痒-搔抓"恶性循环。

本类疾病的治疗通常耗时甚久，因此需要长期通盘考虑。耗时也是以往治疗受挫、中断、患者压力持续较大的常见原因，特别是在瘙痒的原因未知的时候。因此，应当仔细与患者讨论额外的诊断与治疗，与患者达到最大可能的共识、增强患者的依从性，特别是需要很长的疗程时。

还应必须考虑的是慢性瘙痒并不是一些外用或系统治疗方法批准的适应证，因此使用的时候要写清"超说明书用药"，需要患者签署知情同意书。特别是系统治疗时，要仔细告知患者可能的副作用。应用阿片样受体抑制剂、抗组胺类镇静剂（应当避免）、抗痉挛剂时，应当告知患者：这些药物可能会影响驾驶时的警觉性与判断力。如果计划超说明书用药，取得专业的瘙痒疾病中心的合作将有很大的帮助，同时对患者也很有好处。

事实上，针对各种亚型的瘙痒患者可以提供合理的外用和系统治疗组合方案。选择何种方案，应当基于引起瘙痒的疾病病史。但一些通用原则多数情况下还是有帮助的，因此应当予以遵循（表 44-1）。评估患者的各种情况很重要，包括年龄、曾患病史、治疗史、瘙痒的性质与强度，这样才可以展开个性化的治疗方案。

表 44-1 治疗慢性瘙痒的一般措施

避免

导致皮肤干燥的因素，如干燥的气候、高温（如桑拿）、酒精敷、冰袋、频繁地洗浴

接触刺激性物质（如乳酸依沙吖啶、洋甘菊、茶树油等）

兴奋、紧张、消极的压力

特应症患者：避免接触可能加重瘙痒的空气源性致敏原（如室内灰尘和室内尘螨）

使用

温和的、非碱性洗涤产品、保湿乳液和沐浴油

沐浴时间不超过 20min

皮肤病患者：皮肤接触水后，应擦干皮肤，不要揉搓，因为揉搓可能会导致受损和发炎的皮肤恶化

透气性好的软质服装，如棉质、含银纤维的纺织品

每日使用保湿霜，尤其是淋浴和沐浴后

能缓解症状的外用药物，特别是可缓解夜间瘙痒的乳霜/乳液/喷雾剂，含有尿素、樟脑、薄荷醇、聚多卡醇、单宁的制剂

湿敷降温，或含脂肪-水的材料湿敷，微温水短时间淋浴

放松技巧

自律训练，放松疗法

教育

应对搔抓-瘙痒的恶性循环

教育培训项目，例如为患有自闭症的儿童提供培训

修订后的 Sk2 指南和欧洲指南[2,3]。

从经验上看，根据治疗方法，1~2 周也许可以看到效果（如免疫抑制剂有快速止痒效果，而抗抑郁药也许需要长达 12 周）。如果瘙痒已被控制，治疗也不能立即终止。用药应当逐步减量（>4 周），以避免复发。

逐步治疗路线

为使每位患者的治疗效果最优化，可以使用联合治疗、序贯治疗或逐步渐进治疗方法（表 44-2 总结了治疗步骤和联合治疗方法）。

根据病因，治疗可以是针对原发皮肤疾病的治疗、避免接触致敏源、中止用药、特定的内科或神经精神治疗，直至对肿瘤的治疗。针对引发瘙痒的疾病治疗常常可以缓解瘙痒，即使有些患者还

表 44-2　慢性瘙痒的系性渐进治疗

第一步

　　一般治疗,特别是应用保湿剂进行基础治疗

　　启动对症治疗:系统应用非镇静性 H1 受体阻滞剂抗组胺和外用类固醇激素

第二步

　　对症、对因,调整治疗方案

第三步

　　对于原因不明的瘙痒或第一、第二步治疗无效的情况,可以外用或局部对症治疗,即:用辣椒素、钙调神经磷酸酶抑制剂、μ- 阿片样受体抑制剂(如环丙甲羟二羟吗啡酮)、抗痉挛剂(如加巴喷丁、普加巴林)、紫外线光疗法、免疫抑制剂(如环孢素、甲氨蝶呤)

　　每一步都应当进行的联合治疗

　　诊断和治疗原发性疾病

一般基础治疗

　　如果有睡眠障碍:应用镇静剂、三环抗抑郁药或神经松弛剂

　　精神身体相关的护理、行为治疗(以纠正搔抓行为)

　　搔抓后的破损皮肤:应用抗感染剂、局部外用皮质类固醇

　　修订后的 Sk2 指南和欧洲指南[2,3]。

是需要额外的止痒治疗。此外,重复感染的皮肤病或搔抓产生的继发性皮损可能需要使用抗感染药物。关于其他各种疾病引起的慢性瘙痒该如何治疗,本书的其他章节会详细讲述。对于因中度到重度瘙痒前来就诊的患者,使用渐进治疗方法有望能有效地控制瘙痒。

费用

当前,合理的治疗应当考虑费用问题。总而言之,循序渐进的治疗方法结合一般原则,再加上特异性疗法是有用的。但是,治疗也可能由于患者负担不起皮肤护理用品和非处方药的费用而失败。无可争议的是,一个合格的止痒治疗,与其效果相比费用应当合理[4]。但不是每一个医疗系统都能够把效果置于费用之上。

一般治疗和新疗法的研究

除了需要理解引发慢性瘙痒的疾病的病理生理学机制、理解不同瘙痒机制的分类外,临床上对于有效、无毒或低副作用的治疗药物的需求十分迫切。长期以来,瘙痒的治疗主要还是经验性的,而治疗效果只能用随机对照研究(randomized controlled trial,RCT)予以验证。随着对瘙痒的理解深入,很重要的一件事是验证非靶向性、对症治疗的效果,并和靶向于不同瘙痒机制的药物效果作对比。仅在数年以前,还没有多少 RCT 试验。这可能是由于瘙痒的多样性和复杂性、多因性,以及缺乏效果评估方法(即如何确认治疗成功、瘙痒评级、搔抓评级)。患者的特点各异,特别是瘙痒的表现形式十分多样,使得确认任何证据都变得十分复杂。针对某些单一瘙痒已开展了一些 RCT 试验,但结果却并不清楚。目前仍然缺乏一些针对主要的瘙痒问题的 RCT 试验,也缺乏相应的治疗方法。但是,旨在提升治疗效果的新型系统性治疗观念已经建立起来了[5]。不过随着 RCT 试验越来越多,越来越多的证据表明特定的瘙痒可能不一定对现已确立的一线治疗方案有响应。对于外用治剂,此前都是经验性应用,现在已经有 RCT 试验,结果发现薄荷醇衍生物外用有确定效果。

创新的合作与快速数据共享(专家会议和团体)使得研究更加开放、制订良好的指南成为可能。

指南

专业学术团体已经认识到需要用更加严格的程序以确保基于当前研究能获得的最佳证据制订相应的卫生与健康建议。由于瘙痒的原因多样,瘙痒指南不能只着眼于皮肤科,而应当指出并强调与瘙痒管理有关的所有学科的重要性。国际瘙痒研究论坛(International Forum for the Study of Itch)已经提出了一个分类系统,该系统考虑到了瘙痒的多因性[6]。认识到瘙痒可能有自身的病程而不一定完全跟从引发疾病的病程,这对于现代止痒治疗很重要。由于多种问题都能引发慢性瘙痒,要制订一个简单的治疗方案已被证明十分困难。旧的治疗方案主要侧重于特异性治疗,而新的指南补充了根据症状的治疗部分。

如今,关于对症和特异性治疗瘙痒的方法已经有了一些创新的概念,为了制订出现今的共识指南,经过了几十年的经验性工作和研究。现在有两个主要的慢性瘙痒指南:一是由欧洲医生群体制订的,另一个是由多学科医学团体为德语国家制订的慢性瘙痒诊疗指南[2,3]。这些指南总结了

过去国际和国内里程碑式的研究和得到的主要结果、结论及专家意见,从而可以得到结合了系统和局部外用治疗的、个性化的治疗、护理方案。

一些国家的医保系统及这些国家因经济形势逐渐在减少医保资金投入,让指南更显必要。这些指南制订既考虑到了参与的国家的共识,也照顾到了不同国家的治疗方式、医保体系。但还缺乏一个国际性的瘙痒指南,不过目前的指南也已经被国际社会接受了。

指南的修订是一个持续的过程,德国的指南今年将更新,它将根据最新的 RTC 实验结果、系统性综述,为最常见的慢性瘙痒类型给出一线和二线治疗建议,包括神经病变性、肾源性和肝源性的瘙痒。

总之,应用已被国内和国际上接受的指南,对于成功治疗和护理慢性瘙痒患者极为有用。

(翻译:冰寒　审校:刘玮)

参考文献

1. Grundmann S, Stander S. Chronic pruritus: clinics and treatment. Ann Dermatol. 2011;23(1):1–11.
2. Stander S, Darsow U, Mettang T, Gieler U, Maurer M, Stander H, et al. S2k guideline – chronic pruritus. J Dtsch Dermatol Ges. 2012;10 Suppl 4:S1–27.
3. Weisshaar E, Szepietowski JC, Darsow U, Misery L, Wallengren J, Mettang T, et al. European guideline on chronic pruritus. Acta Derm Venereol. 2012;92(5):563–81.
4. Stander S, Zeidler C, Magnolo N, Raap U, Mettang T, Kremer AE, et al. Clinical management of pruritus. J Dtsch Dermatol Ges. 2015;13(2):101–15. quiz 116.
5. Stander S, Weisshaar E. Medical treatment of pruritus. Expert Opin Emerg Drugs. 2012;17(3):335–45.
6. Stander S, Augustin M, Reich A, Blome C, Ebata T, Phan NQ, et al. Pruritus assessment in clinical trials: consensus recommendations from the International Forum for the Study of Itch (IFSI) Special Interest Group Scoring Itch in Clinical Trials. Acta Derm Venereol. 2013;93(5):509–14.

第45章 辣 椒 素

Laurent Misery

辣椒素(capsaicin)是从辣椒和其他辣椒属植物(与黑胡椒无关)中提取的天然物质,(反式)8-甲基-N-香草基-6-壬烯酰胺[1,2],是一种有辛辣感的成分,存在于辣椒内支撑种子的白色纤维状部分[3]。临床皮肤科专用于一些异常感觉:疼痛(带状疱疹后期、神经性疼痛、外阴疼痛、HIV神经病变、骨关节炎等),皮肤感觉异常(糖尿病)及瘙痒症。在少数国家有成品出售(如 Zostrix® 或 Axsain®),在大多数国家需由药剂师配制(如12.5g辣椒素酊剂与37.5g护肤品基质配制)。目前,一种含8%辣椒素的新型贴剂(Quitenza®)已经上市[4]。

作用机制

瞬时受体电位通道(transient receptor potential channel,TRPC)是一类既可以被化学物质也可以被物理因素激活的感觉受体家族[5,6]。越来越多的讨论明确支持TRPC在瘙痒发病机制及其治疗中的作用[7-9]。

温度敏感型TRPC形成了瘙痒感基本的规则和分子底物。TRPV1是其中极为重要的一种。

TRPV1是瞬时受体电位香草酸亚型1通道(transient receptor potential vanilloid 1)。这种辣椒素受体曾经被称作香草酸受体1(vanilloid receptor 1,VR1),后来经确认属于TRPC家族[10],现被命名为TRPV1。TRPV1可被物理因素(温度>42℃、渗透压)或化学因素(辣椒素、质子、内源性大麻素、联苯类化合物及一些内源性脂类衍生物分子)激活[11]。TRPV1广泛表达于皮肤的多种细胞:神经纤维、肥大细胞、上皮细胞、朗格汉斯细胞、皮脂腺细胞、内皮细胞及平滑肌细胞等,但黑素细胞上不

表达[12,13]。辣椒素和质子能够引发并上调TRPV1在成纤维细胞上的表达[14]。TRPV1并非在所有的神经元上都有表达,而是限定在与疼痛有关的外周感觉神经元的亚型上,以及其他的哺乳动物体内多种神经元和非神经元位点上表达[6]。

从结构上看,TRPV1亚型有6个跨膜(transmembrane,TM)区,N(N端有6个锚蛋白重复序列)和C端位于细胞膜内侧,第五和第六跨膜区形成孔型结构,并包含对通道激活和离子选择性很重要的结合位点[6]。N和C端的氨基酸残基和区域是参与调控TRPV1敏感度及膜组装的磷酸化/脱磷酸化反应及PI(4,5)P2的结合位点。TRPV1有多种相互作用的蛋白,有些对TRPV1的磷酸化至关重要。TRPV1的4个亚单位组成非选择性、将离子向胞外导流的通道,该通道是单价和二价阳离子渗透性的单向通道,电导率50~100pS。TRPV1的动力学数据显示其具有多重开启和关闭状态,以及可被电势差、配体结合及温度等多种通道激活模式。

针对TRPV1的激动剂和拮抗剂以及Trpv1(−/−)基因敲除小鼠的研究显示,TRPV1参与瘙痒、疼痛、温度和渗透压调控、咳嗽及膀胱过动症等机制[6,15]。在正常人皮肤上外用辣椒素首先会引起瘙痒,随后产生烧灼感[7],提示在表皮内介导瘙痒的纤维上有功能性的TRPV1表达。而且,专门敲除TRPV1表达的神经元其烧灼感和痒感消失[16]。虽然有证据显示痒感可能由TRPV1单独激活引起[17],但TRPC通常在瘙痒感受器传导信号过程中起到下游效应器的作用。

由于辣椒素引起痒感,将其用于治疗瘙痒有些令人意外。局部使用辣椒素来兴奋C神经纤维并使P物质(起副作用)释放,但是重复性长时间

使用(辣椒素制剂)可消耗感觉神经末梢的 P 物质和神经递质[18]。因此,长期或高剂量使用(辣椒素制剂)可导致神经末梢退化(永久性的),并缓解瘙痒。

临床数据

对瘙痒的作用

辣椒素可以用作多种病原性瘙痒的止痒剂。鉴于 TRPV1 的核心作用,辣椒素可以针对多种瘙痒机制发挥作用,既可缓解组胺引起的瘙痒[19],也对非组胺依赖性瘙痒有效[15]。

局部外用辣椒素制剂能够有效阻断多种瘙痒症的恶性瘙痒循环。如 70% 遗传性局限性瘙痒症患者[20]及 12/15 的肱桡瘙痒症[21]、水源性瘙痒[22]、银屑病[23]、肛门瘙痒[24]、结节性痒疹[25]或羟乙基淀粉引起的瘙痒[26]等。但是,对尿毒症瘙痒[27]、水痛症[28]、特应性皮炎等瘙痒[29]的效果不太令人满意。

有学者在 2010 年进行了系统性回顾[2],结论是,在任何的临床条件下都没有令人信服的证据证明局部外用辣椒素对瘙痒有效,但有充分的研究价值,如果能克服方法学的障碍,有望能继续推动相关研究进行。综述发表后,再未见到应用辣椒素制剂进行临床研究的报告发表。根据我们自己的经验,辣椒素是局部神经源性瘙痒极有价值的治疗方法。

大量临床试验证明,8% 的辣椒素贴剂(Qutenza®)对神经源性疼痛有效[4,30]。特别是遗传性局限性瘙痒和 HIV- 神经病变,但这些研究都没有瘙痒症的数据。由于神经源性瘙痒通常伴随神经性疼痛,而且两者被视为同一失调机制下的两种表现[9],所以如此高浓度的辣椒素对神经性瘙痒也应该有效。实际上,大量患有局部神经性瘙痒的患者显示出有意思的结果[31,32]。

副作用

神经肽释放产生的神经源性炎症及由此引起的疼痛、烧灼、热痛觉过敏、红疹等副作用是神经脱敏的先兆。极少有患者因为这些副作用中断治疗,即便是高浓度辣椒素[2,4,19-32],其副作用也只存在一周。在接受辣椒素治疗前 1h,可以通过局部麻醉 EMLA(译者注:eutectic mixture of local anesthetics,局部麻醉剂共溶性合剂)预防这些副作用[33]。

应用实例

因此,有必要告知患者这些副作用,并建议他们接受局部麻醉或者对这些副作用自然消失保持信心。辣椒素外用浓度通常从 0.025% 到 0.75%,使用次数从每日 2 次到 5 次不等。治疗周期至少进行 4 周或更长时间。制剂需保存在 4℃。需使用 8% 的辣椒素贴片治疗 1h 的,由专业机构进行操作。

其他的香草酸类物质

考虑到辣椒素的耐受性不好,故这项治疗的挑战之一是寻找 TRPV1 的拮抗剂,虽然只是引起 TRPV1 轻微兴奋,但仍具有显著的脱敏能力[7]。其中最有前途的产品是树胶脂毒素(resiniferatoxin,RTX)。这是一种从仙人掌类植物树脂大戟(Euphorbia resinifera)中提取的香草酸[34],但 RTX 的临床试验很少。可能是因为 RTX 从天然产物中提取的成本很高而且又很难合成所致。因此,合成工艺简单、口服活性高的香草酸是一项正在进行的课题。不饱和 1,4- 二醛化合物及三异戊二烯基酚(triprenyl phenol)有可能为香草酸类药物开发提供新的线索。但我们还缺乏临床试验。其中,DA5018 香草酸对小鼠具有一定的止痒效果[35]。而 SB-705498 化合物对过敏性鼻炎,包括对鼻痒的效果令人失望[36]。针对组胺和豂豆毛引起的瘙痒,SB-705498 的效果与空白组相比没有显著性差异[37]。其他的临床测试还在进行中[38]。

(翻译:梅鹤祥　审校:冰寒)

参考文献

1. Paul C, Chosidow O, Francès C. La capsaïcine en dermatologie. Ann Dermatol Venereol. 1993;120:563–70.
2. Gooding SM, Canter PH, Coelho HF, Boddy K, Ernst E. Systematic review of topical capsaicin in the treatment of pruritus. Int J Dermatol. 2010;49:858–65.
3. Norton SA. Useful plants of dermatology. V. Capsicum and capsaicin. J Am Acad Dermatol. 1998;39:626–8.
4. Treede RD, Wagner T, Kern KU, Husstedt IW, Arendt G, Birklein F, Cegla T, Freynhagen R, Gockel HH, Heskamp ML, Jager H, Joppich R, Maier C, Leffler A, Nagelein HH, Rolke R, Seddigh S, Sommer C, Stander S, Wasner G, Baron R. Mechanism- and experience-based strategies to optimize treatment response to the capsaicin 8% cutaneous patch in patients with localized neuropathic pain. Curr Med Res Opin. 2013;29:527–38.
5. Boulais N, Misery L. The epidermis: a sensory tissue. Eur J Dermatol. 2008;18:119–27.
6. Bevan S, Quallo T, Andersson DA. TRPV1. Handb Exp Pharmacol. 2014;222:207–45.
7. Biro T, Toth BI, Marincsak R, Dobrosi N, Geczy T, Paus R. TRP channels as novel players in the pathogenesis and therapy of itch. Biochem Biophys Acta. 2007;1772:1004–21.
8. Akiyama T, Carstens E. Neural processing of itch. Neuroscience. 2013;10:697–714.
9. Misery L, Brenaut E, Le Garrec R, Abasq C, Genestet S, Marcorelles P, Zagnoli F. Neuropathic pruritus. Nat Rev Neurol. 2014;10:408–16.
10. Caterina MJ, Schumacher MA, Tominaga M, Rosen TA, Levine JD, Julius D. The capsaicin receptor: a heat-activated ion channel in the pain pathway. Nature. 1997;389:816–24.
11. Lumpkin EA, Caterina MJ. Mechanisms of sensory transduction in the skin. Nature. 2007;445:858–65.
12. Stander S, Moorman C, Schumacher M, Buddenkotte J, Artuc M, Shpacovitch V, Brzoska T, Lippert U, Henz BM, Luger TA, Metze D, Steinhoff M. Expression of vanilloid receptor subtype 1 in cutaneous sensory nerve fibers, mast cells and epithelial cells of appendage structures. Exp Dermatol. 2004;13:129–39.
13. Bodo E, Kovacs I, Telek A, Varga A, Paus R, Kovacs L, Biro T. Vanilloid receptor-1 (VR1) is widely expressed on various epithelial and mesnchymal cell types of human skin. J Invest Dermatol. 2004;123:410–3.
14. Kim SJ, Lee SA, Yun SJ, Kim JK, Park JS, Jeong HS, Lee JH, Moon SJ, Won YH. Expression of vanilloid recptor 1 in cultured fibroblast. Exp Dermatol. 2006;15:362–7.
15. Liu T, Ji RR. New insights into the mechanisms of itch: are pain and itch controlled by distinct mechanisms ? Pflugers Arch. 2013;465:1671–85.
16. Imamachi N, Park GH, Lee H, Anderson DJ, Simon MI, Basbaum AI, Han SK. TRPV1-expressing primary afferents generate behavioral responses to pruritogens via multiple mechanisms. Proc Natl Acad Sci U S A. 2009;106:11330–5.
17. Sikand P, Shimada SG, Green BG, LaMotte RH. Similar itch and nociceptive sensations evoked by punctate cutaneous application of capsaicin, histamine and cowhage. Pain. 2009;144:66–75.
18. Markovits E, Gilhar A. Capsaicin – an effective topical treatment in pain. Int J Dermatol. 1997;36:401–4.
19. Weisshaar E, Heyer G, Forster C, Handwerker HO. Effect of topical capsaicin on the cutaneous reactions and itching to histamine in atopic eczema compared to healthy skin. Arch Dermatol Res. 1998;290:306–11.
20. Wallengren J, Klinker M. Successful treatment of nostalgia paresthetica with topical capsaicin: vehicle-controlled, double-bind, crossover study. J Am Acad Dermatol. 1995;32:287–9.
21. Texeira F, Miranda-Vega A, Hijyo-Tomoka T, Dominguez-Soto L. Solar –brachioradial) pruritus – response to capsaicin cream. J Am Acad Dermatol. 1995;32:594–5.
22. Lotti T, Teofoli P, Tsampau D. Treatment of aquagenic pruritus with topical capsaicin cream. J Am Acad Dermatol. 1994;30:232–5.
23. Kurkcuoglu N, Alaybeyi F. Topical capsaicin for psoriasis. Br J Dermatol. 1990;123:549–50.
24. Lysy J, Sistiery-Ittah M, Israelit Y, Shmueli A, Strauss-Liviatan N, Mindrul V, Keret D, Goldin E. Topical capsaicin–a novel and effective treatment for idiopathic intractable pruritus ani: a randomised, placebo controlled, crossover study. Gut. 2003;52:1323–6.
25. Ständer S, Luger T, Metze D. Treatment of prurigo nodularis with topical capsaicin. J Am Acad Dermatol. 2001;44:471–8.
26. Szeimies RM, Stolz W, Wlotzke U, Korting HC, Landthaler M. Successful treatment of hydroxyethyl-starch-induced pruritus with topical capsaicin. Br J Dermatol. 1994;131:380–2.
27. Breneman DL, Cardone S, Blusack RF, Lather RM, Searle EA, Pollack VE. Topical capsaicin for treatment of hemodialysis-related pruritus. J Am Acad Dermatol. 1992;26:91–4.
28. Misery L, Meyronet D, Pichon M, Brutin JL, Pestre P, Cambazard F. Aquadynie: rôle du VIP? Ann Dermatol Venereol. 2003;130:195–8.
29. Marsella R, Nicklin CF, Melloy C. The effects of capsaicin topical therapy in dogs with atopic dermatitis: a randomized, double-blinded, placebo-controlled, cross-over clinical trial. Vet Dermatol. 2002;13:131–9.
30. Derry S, Sven-Rice A, Cole P, Tan T, Moore RA. Topical capsaicin (high concentration) for neuropathic pain in adults. Cochrance Database Syst Rev. 2013;(2):CD007393.
31. Zeidler C, Luling H, Dieckmann A, Osada N, Schedel F, Steinke S, Augustin M, Ständer S. Capsaicin 8% cutaneous patch – a promising treatment for brachioradial pruritus? Br J Dermatol. 2015;172:1669–71.
32. Misery L, Erfan N, Castela E, Brenaut E, Lantéri-Minet M, Lacour JP, Passeron T. Successful treatment of refractory neuropathic pruritus with capsaicin 8% patch: a bicentric retrospective study with long-term follow-up. Acta Derm Venereol. 2015;95:864–5.
33. Yosipovitch G, Maibach HI, Rowbotham MC. Effect of EMLA pre-treatment on capsaicin-induced burning and hyperalgesia. Acta Derm Venereol. 1999;79:118–21.
34. Sterner O, Szallasi A. Novel natural vanilloid receptor agonists: new therapeutic targets for drug development. Trends Pharmacol Sci. 1999;20:459–65.
35. Kim DH, Ahn BO, Kim SH, Kim WB. Antipruritic effect of DA-5018, a capsaicin derivative, in mice.

Arch Pharm Res. 1999;22:549–53.

36. Alenmyr L, Greiff L, Andersson M, Stemer O, Zygmunt PM, Högestätt ED. Effect of mucosal TRPV1 inhibition in allergic rhinitis. Basic Clin Pharmacol Toxicol. 2012;110:264–8.

37. Gibson RA, Robertson J, Mistry H, McCallum S, Fernando D, Wyres M, Yosipovitch G. A randomized trial evaluating the effects of the TRPV1 antagonist SB-705498 on pruritus induced by histamine, and cowhage challenge in healthy volunteers. PLoS One. 2014;9:e100610.

38. Ständer S, Weisshaar E, Raap U. Emerging drugs for the treatment of pruritus. Expert Opin Emerg Drugs. 2015;20:515–21.

第 46 章　局部外用皮质类固醇和免疫调节剂

Laurent Misery

众所周知,局部外用免疫调节剂(皮质类固醇或钙调蛋白磷酸酶抑制剂)对许多炎症性皮肤病的有效,原因是它们具有免疫抑制和抗炎特性,对许多皮肤病有改善作用。而且,钙调神经磷酸酶抑制剂(环孢素、他克莫司、吡美莫司)对瘙痒症也有特效。

局部外用皮质类固醇

众所周知,局部外用皮质类固醇是炎症性皮肤病最常用的治疗方法。对这些疾病不仅有治疗作用,一般还可以有效缓解瘙痒,但是并没有任何临床试验或病理生理学研究论证其对瘙痒的影响。值得注意的是外用类固醇可以减轻患者的瘙痒,但也不能排除安慰剂效应,作为医师应当了解:安慰剂也可明显减轻患者的瘙痒症状[1],并且最好的安慰剂效果来自调理和口头建议[2]。

长期局部外用皮质类固醇已经证明(在小鼠中)对炎症有效,但也会加重瘙痒反应[3]。而且不论类固醇的强度等级,长期局部外用都可以诱发瘙痒症。该机制似乎与前列腺素 D2 水平降低有关[4]。

局部外用钙调磷酸酶抑制剂

局部钙调神经磷酸酶抑制剂(topical calcineurin inhibitors,TCI)也是众所周知的有效药物,特别是在

治疗特应性皮炎中。一篇荟萃分析[5]表明,在特应性皮炎的所有治疗中,TCI 是最能有效减轻瘙痒程度的药物。这可能是由于其具有独特的抗瘙痒作用。

止痒作用

在钙调神经磷酸酶抑制剂中,目前仅有他克莫司和吡美莫司有外用剂型。在治疗瘙痒上这两者比类固醇激素能更快改善症状[5-7],并且可以治疗非炎症性瘙痒性疾病的瘙痒[8,9]。遗憾的是关于 TCI 治疗非特应性皮肤病的瘙痒的报道很少。其中有一项略大规模的研究报道了 TCI 治疗 20 例对结节性痒疹、生殖器瘙痒和不明原因的全身性瘙痒的效果[8],另有一例报道是治疗特发性肛门瘙痒[9]。也曾有报道关于 TCI 显著改善多种疾病引起的瘙痒,如银屑病、玫瑰痤疮[10]、慢性刺激性手部皮炎[11]、移植物抗宿主病[12]、硬化性苔藓[13]、扁平苔藓、大疱性表皮松解症[14]、尿毒性瘙痒、原发性胆汁性肝硬化[15]。但在治疗尿毒性瘙痒上的结果尚有争议,一项前瞻性研究证实了其有效,但其他研究却未能证实[16,17]。

钙调神经磷酸酶抑制剂的其他神经效应

他克莫司和吡美莫司可安全地治疗特应性皮炎,也可能还有许多其他瘙痒性疾病[18]。但也有明显的不良反应。其中在应用的第一天常发生烧灼感和瘙痒[19],这些感觉是暂时的,持续15~20min,常与温觉感相关。15%~60% 的患者会

发生这种情况,通常一周之后消失。严重的特应性皮炎的患者更常见。

其他罕见的副作用(6%~7%)与饮酒有关:应用部位发生红斑[20]或脸红[21]。

理解类似辣椒素机制

烧灼感或酒精相关的红斑之后瘙痒可以显著改善,提示最初有神经肽释放(主要是 P 物质),随之神经肽的释放被抑制,这种效应在辣椒素中广为人知[21,22](参见第 45 章)。最近的一些研究已证实他克莫司可激活辣椒素和缓激肽敏感的背根神经节神经元和皮肤 C 纤维[23]。形态学和生化研究已显示在小鼠皮肤上应用他克莫司和吡美莫司可诱发神经肽(P 物质、降钙素基因相关肽)释放和肥大细胞脱颗粒[24]。推测机制可能是 TCI 结合 TRPV1 或其他受体或刺激细胞内信号途径如巨亲和素(macrophilin)。一项神经元和角质形成细胞共培养研究显示他克莫司最初能诱导 P 物质释放,重复应用后,他克莫司通过 PIP2 调节途径介导钙依赖性的 TRPV1 脱敏[25]。另外还有一项临床研究也显示 1% 吡美莫司乳膏可以对皮肤感觉神经元中的 TRPV1 起作用,诱导辣椒素样反应,然后通过 TRPV1 脱敏,迅速抑制或缓解瘙痒[26]。

(翻译:王一宇　审校:冰寒)

参考文献

1. Van Laarhoven AI, van der Saman-Mauriks IM, Donders AR, Pronk MC, van de Kerkhof PC, Evers AW. Placebo effects on itch: a meta-analysis of clinical trials of patients with dermatological conditions. J Invest Dermatol. 2015;135:1234–43.
2. Evers AW, Bartels DJ, van Laarhoven AI. Placebo and nocebo effects in itch and pain. Handb Exp Pharmacol. 2014;225:205–14.
3. Fujii Y, Sengoku T, Takakura S. Repeated topical application of glucocorticoids augments irritant chemical-triggered scratching in mice. Arch Dermatol Res. 2010;302:645–52.
4. Yamaura K, Doi R, Suwa E, Ueno K. Repeated application of glucocorticoids exacerbate pruritus via inhibition of prostaglandin D2 production of mast cells in a murine model of allergic contact dermatitis. J Toxicol Sci. 2012;37:1127–34.
5. Sher LG, Chang J, Patel IB, Balkrishnan R, Fleischer AB. Relieving the pruritus of atopic dermatitis: a meta-analysis. Acta Derm Venereol. 2012;92:455–61.
6. Meurer M, Fölster-Horst R, Wozel G, et al. Pimecrolimus cream in the long-term management of atopic dermatitis in adults: a six-month study. Dermatology. 2002;205:271–7.
7. Reitamo S, Van Leent EJ, Ho V, et al. Efficacy and safety of tacrolimus ointment compared with that of hydrocortisone acetate ointment in children with atopic dermatitis. J Allergy Clin Immunol. 2002;109:539–46.
8. Stander S, Schürmeyer-Horst F, Luger TA, Weisshaar E. Treatment of pruritic diseases with topical calcineurin inhibitors. Ther Clin Risk Manag. 2006;2:213–8.
9. Suys E. Randomized study of topical tacrolimus ointment as possible treatment for resistant idiopathic pruritus ani. J Am Acad Dermatol. 2012;66:327–8.
10. Goldman D. Tacrolimus ointment for the treatment of steroid-induced rosacea: a preliminary report. J Am Acad Dermatol. 2001;44:995–8.
11. Cherill R, Tofte S, MacNaul R, et al. SDZ ASM 981 1% cream is effective in the treatment of chronic irritant hand dermatitis. J Eur Acad Dermatol Venereol. 2000;14 Suppl 1:128.
12. Choi CJ, Nghiem P. Tacrolimus ointment in the treatment of chronic cutaneous graft-versus-host disease: a case series of 18 patients. Arch Dematol. 2001;137:1202–6.
13. Böhm M, Friedling U, Luger TA, et al. Successful treatment of anogenital lichen sclerosus with topical tacrolimus. Arch Dermatol. 2003;139:922–4.
14. Banky JP, Sheridan AT, Storer EL, et al. Successful treatment of epidermolysis bullosa pruriginosa with topical tacrolimus. Arch Dermatol. 2004;140:794–6.
15. Aguilar-Bernier M, Bassas-Vila J, Sanz-Munoz S, et al. Succesful treatment of pruritus with topical tacrolimus in a patient with primary biliray cirrhosis. Br J Dermatol. 2005;152:808–9.
16. Kuypers DR, Claes K, Evenpoel P, et al. A prospective proof of concept study of the efficacy of tacrolimus ointmenton uraemic pruritus (UP) in patients on chronic dialysis therapy. Nephrol Dial Transplant. 2004;19:1895–901.
17. Duque MI, Yosipovitch G, Fleischer AB, et al. Lack of efficacy of tacrolimus ointment O.1% for treatment of hemodialysis-related pruritus: a randomizeddouble-blinded, vehicle-controlled study. J Am Acad Dermatol. 2005;52:519–21.
18. Rustin MHA. The safety of tacrolimus ointment for the treatment of atopic dermatitis: a review. Br J Dermatol. 2007;157:861–73.
19. Calza AM, Lübbe J. Tacrolimus ointment-associated alcohol intolerance in infants receiving ethanol-conating medication. Br J Dermatol. 2005;152:569.
20. Milingou M, Antille C, Sorg O, Saurat JH, Lübbe J. Alcohol intolerance and facial flushing in patients treated with topical tacrolimus. Arch Dermatol. 2004;140:1542–4.
21. Trevisani M, Smart D, Gunthorpe MJ, et al. Ethanol elicits and potentiates nociceptor response via the vanilloid-receptor 1. Nat Neurosci. 2002;5:546–51.
22. Stander S, Luger TA. Antipruritic effects of pimecrolimus and tacrolimus. Hautartzt. 2003;54:413–7.
23. Senba E, Katanosaka K, Yajima H, et al. The immunosuppressant FK506 activates capsaicin- and bradykinin-sensitive DRG neurons and cutaneous C-fibers. Neurosci Res. 2004;50:257–62.
24. Stander S, Stander H, Seelinger S, Luger TA, Steinhoff M. Topical tacrolimus and pimecrolimus transiently

induce neuropeptide release and mast cell degranulation in murine skin. Br J Dermatol. 2007;156:1020–6.

25. Pereira U, Boulais N, Lebonvallet N, Pennec JP, Dorange G, Misery L. Mechanisms of the sensory effects of tacrolimus on the skin. Br J Dermatol. 2010;163:70–7.

26. Xie ZQ, Yang GY, Jiang W, Xu ML. Antipruritic mechanisms of pimecrolimus cream for facial dermatitis in adult women patients. Zhongguo Yi Xue Ke Xue Yuan Xue Bao. 2009;31:27–30.

第 47 章　薄荷醇、樟脑及其他外用制剂

Laurent Misery

TRP 激动剂和拮抗剂

感觉神经具有受体和离子通道,以能探测各种化学、机械和热刺激并产生响应。这些感觉相关的蛋白包括 G 蛋白耦联受体(GPCRS)和瞬时受体电位(transient receptor potential,TRP)离子通道。肽能感觉神经的一个亚类表达 GPCR 和 TRPC,可检测伤害性、刺激性和炎症性的刺激原。这些神经的激活能触发保护机制,引导从危险(疼痛)中撤离,清除刺激原(瘙痒、咳嗽),对抗感染(神经性炎症)。GPCR-TRP 是这些机制的核心。从 GPCR 超家族发出的信号汇聚到小型 TRPC 家族,引起通道敏化和活化,放大疼痛、瘙痒、咳嗽和神经性炎症。因此,GPCR-TRPC 轴上的活性物质可能有助于开发对治疗瘙痒更有选择性和效果更好的药物[1]。目前,TRPV1 和 TRPV3 是这条轴上最知名的瘙痒治疗新靶点[2,3]。然而,古老的局部治疗方法在这些受体的新知识中体现了新的价值。

薄荷醇及其他 TRPM8 激动剂

薄荷醇是天然存在的环萜烯醇(C10H20O)[4],在皮肤科有悠久的应用历史,使用也很普遍,用作清凉、止痒、镇痛、抑菌防腐等。数十年来,人们一直不清楚这种物质是如何产生凉爽感的,现在,它的作用机制已经为人熟知。薄荷氧基丙二醇(menthoxypropanediol)是薄荷醇的一种长效的新衍生物。相反,桉叶醇和冰片则是老的物质,但有新的发现。

作用机制

瞬时受体电位通道(TRPC)是一类可以被化学物质和物理因素激活的感觉受体[5]。目前尚不清楚这些通道是直接的刺激传导物还是下游信号通路的一部分[6]。TRPM8(TRP-melastatin-8)可由薄荷醇等化学物质或低于 26℃ 的温度激活[7-9]。激活后,通过初级传入神经元产生冷感。TRPM8 缺失试验证实它是冷环境中最重要的感受器[7]。TRPM8 几乎仅表达在 C 纤维的一个亚群上[9]。

有些对低温敏感神经元可能通过 TRPA1(TRP ankyrin 1,TRP 锚蛋白 1)对 20℃ 以下的低温产生响应。TRPA1 可被芥末油或大蒜素等物质强烈激活,最近证实,薄荷醇和冰片也可以通过双向作用激活 TRPA1[10]:亚微摩尔浓度至低微摩尔浓度可导致通道活化,而高浓度则导致通道可逆性阻断。因此,TRPA1 与 TRPM8 是高度敏感的薄荷醇受体[12]。

临床资料

越来越多的观点支持 TRPC 在瘙痒的发病机制及其治疗中的作用[1,3,11]。温敏 TRPC 是瘙痒最基本的规则和分子基础。其中就包括 TRPM8 和 TRPA1。已知瘙痒遇热会加剧,遇冷会减轻。因此薄荷醇(还有桉叶醇或冰片)似乎是治疗瘙痒的良好候选物质。TRPM8 对薄荷醇致冷感的必要性及人体试验说明,TRPM8 或 TRPM8 阳性神经元可能介导冷或冷的模拟状态对瘙痒的缓解作用。

薄荷醇产生凉感从而能缓解瘙痒[8]。其抑制瘙痒的作用已经通过实验证实[13]。过去几十年来一直使用 1%~5% 的薄荷醇霜剂快速缓解瘙痒。薄荷醇的主观清凉效果能够持续 70min[14],因此不会影响冷和热的阈值。一般用含薄荷醇的霜剂来缓解短期的瘙痒。不过,关于薄荷醇、冰片和桉叶醇对瘙痒性皮肤病或各种原因的慢性瘙痒的功效,还没有发表的临床数据。不过,一项针对单独使用润肤剂的随机单盲效果评估显示,从轻微、中等到严重的特应性皮炎红斑,单独使用含有薄荷氧基丙二醇的润肤剂一周,可缓解并改善轻微到中等严重程度的特应性皮炎的局部红疹[15]。

樟脑

樟脑有可能对治疗瘙痒症有作用,因为这种天然物质是 TRPV3 及其他 TRPC 的激动剂[16]。但其致敏性和刺激性限制了它的使用,而且也没有开展相关的临床研究。

尿素

尿素霜是一种传统的瘙痒治疗外用制剂[17],但没有最新的研究验证它的价值。

麻醉剂

局部麻醉剂有时会用来止痒。EMLA(局部麻醉药共溶混合物)已成功用于治疗儿童烧伤后的瘙痒[18]及木瓜酶或藜豆毛引起的瘙痒试验[19],但不能用于组胺引起的瘙痒[20]。聚多卡醇(polidocanol)已成功用于治疗尿毒性、特应性皮炎及银屑病的瘙痒[21]。聚多卡醇是一种局部麻醉药,能够特异性地抑制蛋白酶对 PAR2 的激活作用而止痒,但它对组胺引起的瘙痒没有作用[22]。

抗组胺药

外用抗组胺剂应用广泛,但其效力较低,而且

已经有多个过敏案例记录[23]。

多塞平

多塞平(doxepin)具有抗组胺作用,同时又是乙酰胆碱的拮抗剂,其局部外用已被证实不依赖组胺[24]。含 5% 多塞平(Zonalon®、Doxederm®)的乳霜,能有效缓解特应性皮炎的瘙痒症状[25]。但有接触性湿疹的病例报道。

炉甘石

炉甘石是一种古老的止痒药物。本品为天然产物,主要成分是碳酸锌和氧化铁。一项针对 69 位患者的双盲试验结果支持炉甘石和氧化锌复合物霜剂对肛门瘙痒有效[26]。

亚甲基蓝

有案例使用皮内注射亚甲基蓝已成功治疗 30 名患者中 24 位的肛门瘙痒症[27],这种效果也获得了其他研究的证实。该研究提示亚甲基蓝有一定的神经毒性。一项长期研究表明,对 10 位肛门瘙痒患者进行一次注射就有积极的治疗效果,同时伴有与感觉皮神经支配相关的轻微副作用,在术后的头 4 周,所有人都出现副作用,60 个月的成功率为 20%[28]。

前列腺素 D2 受体激动剂

Ts-022 是一种前列腺素 DP(1)受体激动剂,经 NC/Nga(NC)(特应性皮炎模型)小鼠临床试验表明,可抑制小鼠的搔抓行为并能改善其皮肤炎症。TS-022 对瘙痒较强的缓解作用,可能是由于其能降低特应性皮炎小鼠的内源性 PGD(2)合成,并增加 PDP(1)受体的表达[29]。不过,尚未开展人体临床试验。

棉籽糖（蜜三糖）

棉籽糖（raffinose）是一种寡聚糖,有抑制肥大细胞脱颗粒作用。对烧伤后[30]和特应性皮炎[31]瘙痒治疗的效果令人感兴趣。

水杨酸和阿司匹林

一组随机双盲测试显示,使用阿司匹林溶液[32]对神经性皮炎患者的瘙痒有显著的缓解。这似乎与非甾体类抗炎作用没有关系。水杨酸还可能对头皮[33]和银屑病瘙痒有效。水杨酸衍生物如水杨酸二乙胺（diethylamine salicylate）和水杨酰胺则通过缓慢释放水杨酸,对 5- 羟色胺诱导的大鼠瘙痒有效[34]。

硝酸锶

局部外用硝酸锶（strontium nitrate）可减轻感官刺激和炎症反应。在一项初步研究中,20% 的硝酸锶可以降低组胺引起的瘙痒[35]。

（翻译:梅鹤祥　审校:冰寒）

参考文献

1. Veldhuis NA, Poole DP, Grace M, McIntyre P, Bunnett NW. The G protein-coupled receptor-transient receptor potential channel axis: molecular insights for targeting disorders of sensation and inflammation. Pharmacol Rev. 2015;67:36–73.
2. Misery L, Brenaut E, Le Garrec R, Abasq C, Genestet S, Marcorelles P, Zagnoli F. Neuropathic pruritus. Nat Rev Neurol. 2014;10:408–16.
3. Han L, Dong X. Itch mechanisms and circuits. Annu Rev Biophys. 2014;43:331–55.
4. Patel T, Ishiuji Y, Yosipovitch G. Menthol: a refreshing look at this ancient compound. J Am Acad Dermatol. 2007;57:873–8.
5. Boulais N, Misery L. The epidermis: a sensory tissue. Eur J Dermatol. 2008;18:119–27.
6. Christensen AP, Corey DP. TRP channels in mechansosensation: direct or indirect activation? Nat Rev Neurosci. 2007;8:510–21.
7. Bautista DM, Siemens J, Glazer JM, Tsuruda PR, Basbaum AI, Stucky CL, Jordt SE, Julius D. The men-

8. Green BG, Schoen KL. Thermal and nociceptive sensations from menthol and their suppression by dynamic contact. Behav Brain Res. 2007;176(2):284–91.
9. Lumpkin EA, Caterina MJ. Mechanisms of sensory transduction in the skin. Nature. 2007;445:858–65.
10. Karashima Y, Damann N, Prenen J, Talavera K, Segal A, Voets T, Nilius B. Bimodal action of menthol on the transient recptor potential channel TRPA1. J Neurosci. 2007;27:9874–84.
11. Biro T, Toth BI, Marincsak R, Dobrosi N, Geczy T, Paus R. TRP channels as novel players in the pathogenesis and therapy of itch. Biochem Biophys Acta. 2007;1772:1004–21.
12. Wilson SR, Bautista DM. Role of transient receptor potential channels in acute and chronic itch. In: Carstens E, Akiyama T, editors. Itch: mechanisms and treatment. Boca Raton: CRC Press; 2014.
13. Bromm B, Scharein E, Darsow U, Ring J. Effects of menthol and cold on histamine-induced itch and skin reactions in man. Neurosci Lett. 1995;187:157–60.
14. Yosipovitch G, Szolar C, Hui XY, Maibach H. Effect of topically applied menthol on thermal, pain and itch sensations and biophysical properties of the skin. Arch Dermatol Res. 1996;288(5–6):245–8.
15. Angelova-Fischer I, Neufang G, Jung K, Fischer TW, Zillikens D. A randomized, investigator-blinded efficacy assessment study of stand-alone emollient use in mild to moderately severe atopic dermatitis flares. J Eur Acad Dermatol Venereol. 2014;28 Suppl 3:9–15.
16. Moqrich A, Hwang SW, Earley TJ, Petrus MJ, Murray AN, Spencer KS, et al. Impaired thermosensation in mice lacking TRPV3, a heat and camphor sensor in the skin. Science. 2005;307:1468–72.
17. Swanbeck G, Rajka G. Antipruritic effect of urea solutions. An experimental and clinical study. Acta Derm Venereol. 1970;50:225–7.
18. Kopecky E, Jacobson S, Bch M, Hubley P, Palozzi L, Clarke H, et al. Safety and pharmacokinetics of EMLA in the treatment of postburn pruritus in pediatric patients: a pilot study. J Burn Care Rehabil. 2001;22:235–42.
19. Shuttleworth D, Hill S, Marks R, Connelly D. Relief of experimentally induced pruritus with a novel eutectic mixture of local anaesthetic agents. Br J Dermatol. 1988;119:535–40.
20. Weisshaar E, Forster C, Dotzer M, Heyer G. Experimentally induced pruritus and cutaneous reactions with topical antihistamine and local analgesics in atopic eczema. Skin Pharmacol. 1197;10:183–90.
21. Twycross R, Greaves MW, Handwerker H, Jones E, Libretto S, Szepietowski JC, et al. Itch: scratching more than the surface. Q J Med. 2003;96:7–26.
22. Hawro T, Fluhr JW, Mengeaud V, Redoulès D, Church MK, Maurer M, Metz M. Polidocanol inhibits cowhage – but not histamine – induced itch in humans. Exp Dermatol. 2014;23:922–3.
23. Eschler DC, Klein PA. An evidence-based review of the efficacy of topical antihistamines in the relief of pruritus. J Drugs Dermatol. 2010;9:992–7.
24. Greidig L, Moreno P. Doxepin incorporated into a dermatologic cream: an assessment of both doxepin antipruritic action and doxepin action as an inhibitor of papules, in allergen and histamine-caused pruritus.

Allergol Immunopathol. 1999;27:265–70.

25. Drake LA, Fallon JD, Sober A. Relief of pruritus in patients with atopic dermatitis after treatment with topical doxepin cream. J Am Acad Dermatol. 1994;31:613–6.

26. Misery L, Mazharian R, Teurquety L, Cambazard F, Drouault Y, Cognat T, et al. Efficacité du Gel de calamine dans le prurit anal. Nouv Dermatol. 2004;23:7–9.

27. Mentes B, Akin M, Leventoglu S, Gultekin F, Oguz M. Intradermal methylene blue injection for the treatment of intractable idiopathic pruritus ani: results of 30 cases. Tech Coloproctol. 2004;8:11–4.

28. Samalavicius NE, Poskus T, Gupta RK, Lunevicius R. Long-term results of single intradermal 1% methylene blue injection for intractable idiopathic pruritus ani: a prospective study. Tech Coloproctol. 2012;16:295–9.

29. Sugimoto M, Arai I, Futaki N, Hashimoto Y, Sakurai T, Honma Y, et al. The anti-pruritic efficacy of TS-022, a prostanoid DP1 receptor agonist, is dependent on the endogenous prostaglandin D2 level in the skin of NC/Nga mice. Eur J Pharmacol. 2007;564:196–203.

30. Campech M, Gavroy JP, Ster F, Griffe O, Téot L, Chavoin JP, et al. Etude de l'effet antiprurigineux du raffinose sur le tégument récemment épidermisé du grand brulé. Brûlures. 2002;11:219–22.

31. Misery L, Liège P, Cambazard F. Evaluation de l'efficacité et de la tolérance d'une crème contenant du raffinose au cours de la dermatite atopique. Nouv Dermatol. 2005;24:339–41.

32. Yosipovitch G, Sugeng MW, Chan H, Goon A, Ngim S, Goh CL. The effect of topically applied aspirin on localized circumscribed neurodermatitis. J Am Acad Dermatol. 2001;45:910–3.

33. Draelos Z. An evaluation of topical 3% salicylic acid and 1% hydrocortisone in the maintenance of scalp pruritus. J Cosmet Dermatol. 2005;4:193–7.

34. Thomsen JS, Simonsen L, Benfeldt E, Jensen SB, Serup J. The effect of topivally applied salicylic compounds on serotonin-induced scratching behavior in hairless rats. Exp Dermatol. 2002;11:370–5.

35. Zhai H, Hannon W, Hahn GS, Harper RA, Pelosi A, Maibach H. Strontium nitrate decreased histamine-induced itch magnitude and duration in man. Dermatology. 2000;200:244–6.

第 48 章 　 抗组胺药物

Caroline Gaudy-Marqueste

引言

组胺,近一个世纪之前首次被发现,它是众多生物反应的主要介质,其中包括"过敏"反应,参与一些常见皮肤病的病理生理过程。理论上有三种方法来阻断组胺的生物效应:①减少组胺合成;②抑制组胺释放;③防止组胺与表面的受体结合。抗组胺药通过第三种途径发挥作用,实际上存在两类主要的抗组胺药:抑制 H1 受体的 H1 抗组胺药和抑制 H2 受体的 H2 抗组胺药。

皮肤科临床广泛使用抗组胺药,尤其是 H1 抗组胺药,主要应用于治疗瘙痒性皮肤病,即使组胺并不总是参与相关的病理生理学过程。

在本章中,我们将简要叙述抗组胺药的生理学和药理学特征,以及它们治疗瘙痒性皮肤病的证据。

组胺及受体的生理病理学和药理学特征

组胺

组胺是通过 L-组氨酸脱羧形成的生物胺,合成并储存在人肥大细胞、嗜碱性粒细胞、胃肠道细胞和组胺能神经元的细胞质分泌颗粒中,在各种刺激后经 IgE 或非 IgE 介导释放这些颗粒,即脱颗粒(degranulation)。IgE 介导的脱颗粒是通过两种表面 IgE 分子与高亲和力受体(FCεRIαβγ)交连接合而触发的,抑或者是由特异性过敏原(Ⅰ型超

敏反应)或自身抗体触发。非 IgE 介导的刺激包括细胞因子、物理因子(如接触荨麻)、两亲性分子如阿片类药物,包括可卡因和吗啡、过敏毒素、神经肽(P 物质)、抗生素(万古霉素或喹诺酮类)等,以及病毒或细菌抗原。这些刺激物与靶细胞表面的特异性受体结合引起组胺的释放。迄今为止,已鉴别出四种类型的受体(H1、H2、H3 和 H4)。组胺在过敏性疾病中的大多数作用是由 H1 受体介导的。H1 和 H2 在血管中的受体都参与了低血压、心动过速、痉挛和头痛的发生[1]。刺激 H1 和 H3 受体可能导致皮肤瘙痒和鼻塞[2,3]。最近有实验表明,H4 受体拮抗可能通过外周神经元的作用减轻小鼠瘙痒症状[4]。

组胺除了早期在抗原的过敏反应中的作用外,还能刺激细胞因子的产生、细胞黏附因子和二类抗原的表达,从而促成迟发型过敏反应(late allergic response)[5]。组胺还通过这四种类型的受体参与调节免疫反应。

组胺受体

四类组胺受体均属于 G 蛋白耦联受体家族,并显示出固有活性(在没有组胺的情况下的自发活性)[6]。它们的细胞表达、信号转导效应和功能各不相同。

H1 受体

H1 受体在人体内广泛表达,介导了多数组胺的效应。H1 受体耦联的 Gq/11 的激活刺激肌醇磷脂信号转导途径,导致三磷酸肌醇(inositol-1,4, 5-triphosphate,InsP3)和二酯酰甘油(diacylglycerol, DAG)的形成,导致 C 蛋白激酶(C protein kinase)

活化和细胞内钙离子增加[7]。H1 受体还可以激活其他信号通路,包括磷脂酶、D 和 A2[7]、NOS[8] 和转录因子 NF-κB[9]。H1 受体激活导致血管舒张、血管通透性增加、平滑肌收缩、黏液分泌、感觉神经末梢的激活导致瘙痒、减慢房室结传导时间、使冠状动脉痉挛。H1 受体通过多种途径使组胺参与过敏炎症和免疫调节,包括:活化巨噬细胞和嗜酸性粒细胞、增加黏附分子如 ICAM-1、VCAM-1 和 P-选择素的表达、增加抗原递呈细胞的能力、共活化 B 细胞、降低体液免疫和 IgE 产生、诱导细胞免疫(Th1)、增强 γ 干扰素(IFNγ)自身免疫、使人树突状细胞极化为促 Th2 效应细胞的树突状细胞等[10-13]。

H2 受体

H2 受体与 H1 受体一样在人体内广泛表达,主要存在于淋巴细胞和嗜碱性粒细胞、冠状动脉和肺血管、心脏组织和胃壁细胞的表面。H2 受体与 Gs 蛋白耦联并介导一种细胞内反应,即活化腺苷酸环化酶、激活蛋白激酶 A、调节钙离子流量,导致细胞内环磷腺苷水平升高[14]。H2 受体与 H1 受体一起激活,导致血管舒张和血管通透性增加。H2 受体也会对心血管系统(正性心力和正性肌力作用)、胃肠道系统(胃酸和胃蛋白酶分泌增加)和呼吸系统(气道扩张和黏液分泌活化)有影响。通过作用于 H2 受体,组胺也可以抑制一些淋巴细胞功能,如:丝裂源诱导的增殖反应、B 细胞的抗体合成、细胞介导的细胞溶解和淋巴因子的产生[14]以及 CD4 辅助 T 淋巴细胞的募集[15]。激活 H2 受体抑制 TNF-α 的产生,刺激 IL10 的合成[16]并促使树突状细胞极化为促 Th2 效应细胞的树突状细胞[13]。最后,激活 H2 受体可以抑制嗜碱性粒细胞的趋化反应以及肥大细胞和嗜碱性粒细胞组胺的释放[14],从而导致组胺释放减少。

H3 受体

H3 受体是中枢神经系统和外周神经系统中控制组胺和其他神经递质释放的突触前受体。它是一种 Gi/o 蛋白质耦联受体,其激活可抑制腺苷酸环化酶,导致 cAMP 的产生减少和抑制 Ca²⁺ 的内流。刺激 H3 受体也导致乙酰胆碱、神经激肽和儿茶酚胺的释放降低,从而调节 H1 受体的刺激作用[17]。最后,H3 受体调节组胺能性神经传递:受体的激活诱导组胺能神经性传递减少,导致警觉、

认知和耳蜗 - 前庭功能受损[18]。与所有其他组胺受体[6]一样,H3 受体显示出高的固有活性[19]。

H4 受体

H4 受体是最晚被发现的组胺受体。它们在骨髓和外周血的造血细胞、中性粒细胞、嗜酸性粒细胞和 T 细胞中高表达,在脾、胸腺、肺、小肠、结肠、心脏和脑中中度表达[20,21]。与 H3 受体一样,H4 受体在功能上与蛋白质 Gi/o 耦联,激活后可抑制毛喉素(forskolin)诱导的 cAMP 形成[20]。H4 受体的激活促进嗜酸性粒细胞、肥大细胞[10]以及单核细胞、树突细胞和 T 细胞[22]的释放,也已证实 H4 受体参与了肥大细胞 FcεR1 的表达与介导的功能[23]。还有研究利用模拟特应性皮炎的小鼠模型,证实 H4 受体参与调控淋巴细胞的增殖及 IL4、IL5 和 IL17 的生成[24]。

H1 抗组胺药

Bovet 和 Staub 于 1937 年发现的 H1 抗组胺药最初是为了拮抗组胺与 H1 受体结合后产生的生理作用。长期以来,它们被认为是 H1 受体阻滞剂或 H1 受体拮抗剂,直到最近的研究表明它们是这些受体的反向激动剂。实际上,现已证明在基础条件下,H1 受体的激活和非激活状态是共存的,以可逆的方式实现平衡,H1 抗组胺药通过与其受体的结合使受体的构象保持在非激活状态,使平衡偏向非激活一方,从而不仅阻断组胺与受体的结合,还使受体的固有活性降低[25]。

H1 抗组胺药由含脂肪族侧链的含氮碱基构成,它与组胺有共同的核心结构即乙胺[26],可以与组胺受体结合。H1 抗组胺药有两类:第一代 H1 抗组胺药和第二代 H1 抗组胺药,两类的差异主要是对组胺受体的特异性、选择性以及对中枢神经系统的渗透性,但在抗 H1 活性方面没有明显差异。表 48-1 列出了欧洲市场上可使用的 H1 抗组胺药。

第一代抗组胺药

首先发现的是第一代 H1 抗组胺药,从化学基团上分为六类:乙二胺、酒精胺、烷基胺、吩噻嗪、哌嗪以及哌啶。它们被认为是 H1 受体的竞争性抑

表 48-1　H-1 抗组胺药在欧洲市场可使用范围

名称	类型	孕期用药	哺乳期用药	儿童用药	需要预防的人群	相互作用
第一代						
羟嗪类	片剂 / 糖浆剂 / 注射剂	2~3 个月后允许使用	不建议	>6 岁可服用片剂 / >30 月龄可服用糖浆剂	老年人	酒精
溴苯那敏	片剂 / 糖浆剂	2~3 个月后允许使用	不建议	>12 岁可服用片剂 / >2 月龄糖浆剂	肝肾功能不全者 / 老年人	酒精
赛庚啶	片剂	禁忌	不建议	>6 岁	肝肾功能不全者 / 光敏感者	酒精
异奥沙普秦	片剂 / 糖浆剂 / 注射剂	2~3 个月后允许使用	不建议	片剂 / 注射剂禁忌	肝肾功能不全者 / 老年人 / 心脏病患者	酒精
氯苯那敏	片剂 / 糖浆剂 / 注射剂	2~3 个月后允许使用	不建议	>6 岁可服用片剂 / >2 月龄可服用糖浆剂 / >30 个月可使用注射剂	肝肾功能不全者 / 老年人	酒精
美喹他嗪	片剂 / 糖浆剂	2~3 个月后允许使用	允许	>6 岁可服用片剂 / 新生儿可服用糖浆剂	肝肾功能不全者 / 老年人 / 癫痫患者	酒精
异丁嗪	片剂 / 糖浆剂 / 注射剂	2~3 个月后允许使用	不建议	>6 岁可服用片剂 / >1 岁可服用糖浆和溶液 / 禁用注射剂	肝肾功能不全者 / 光敏感者	酒精 / 舒托必利
第二代						
西替利嗪	片剂 / 糖浆剂 / 注射剂	2~3 个月后允许使用	不建议	>6 岁可服用片剂 / >2 月龄可服用糖浆剂	肝肾功能不全者	
依巴斯汀	片剂	禁忌	不建议	>12 岁	肝肾功能不全者	咪唑 / 大环内脂类
咪唑斯汀	片剂	2~3 个月后允许使用	不建议	>12 岁	肝功能不全者	咪唑 / 大环内脂类
氯雷他定	片剂 / 糖浆剂	禁忌	不建议	>6 岁可服用片剂 / >2 岁可服用糖浆剂	肝功能不全者	葡萄柚汁
菲索菲那定	片剂 / 糖浆剂	禁忌	不建议	>6 岁可服用片剂 / >6 月龄可服用糖浆剂	肾功能不全者	葡萄柚汁 / 红霉素 / 酮康唑 / 抗溃疡药
地氯雷他定	片剂 / 糖浆剂	禁忌	不建议	>12 岁可服用片剂 / >2 岁可服用糖浆剂	肾功能不全者	
左西替利嗪	片剂 / 糖浆剂	禁忌	不建议	>6 岁可服用片剂 / 糖浆剂	肾功能不全者	
比拉斯汀	片剂	禁忌	不建议	>12 岁		食物 / 葡萄柚汁 / 红霉素 / 酮康唑 / 环孢素 / 力托那韦 / 地尔硫䓬
卢帕他定	片剂	禁忌	不建议	>12 岁	肝肾功能不全者 / 老年人	酒精 / 葡萄柚汁 / 酮康唑 / 红霉素 / 他汀类

制剂,是因为它们能以可逆和浓度依赖的方式抑制组胺与受体结合。因此,从受体解离或因存在高浓度的组胺水平,可以使这类药物与受体的结合逆转[27]。大多数第一代 H1 抗组胺药分子还表现出其他药理作用,因为它们缺乏组胺受体的特异性,并与其他胺类的结构类似。故第一代 H1 抗组胺药也与 5- 羟色胺能、毒蕈碱能和 α 肾上腺素能受体结合,这也解释了第一代 H1 抗组胺药的一些常见副作用:体重的增加(与抗 5- 羟色胺受体的活性有关),阿托品样副反应如尿潴留、眼内高压、眼干和抗胆碱能效应及中枢神经副作用。由于第一代 H1 抗组胺药能够渗透入中枢神经系统,故会引起中枢神经系统副作用,常表现为嗜睡、对日常活动(包括工作和驾驶能力)有潜在影响。所有第一代 H1 抗组胺药都经过肝脏(细胞色素 P450)代谢,最终随着粪便或尿液的排出体外。第一代抗组胺药与已知也通过细胞色素 P450 代谢的其他药物之间的相互作用可能引起副作用或降低疗效。由于某些第一代 H1 抗组胺药的半衰期短,可能需要每日多次给药。治疗初期可发生激动剂效应,引起症状暂时加重。

第二代 H1 抗组胺药

第二代 H1 抗组胺药出现于 20 世纪 80 年代初。第二代和第一代 H1 抗组胺药之间的主要差异在于受体结合 / 解离的活性程度以及对中枢神经系统的渗透作用。第二代 H1 抗组胺药与 H1 受体的结合被定义为"非竞争性的"[27],与第一代 H1 抗组胺药结合的位置不同。因此,第二代 H1 抗组胺药与受体的结合更稳定、逆转更缓慢,并且不容易被新产生和涌入的组胺所抑制。第二代 H1 抗组胺药对外周 H1 受体更具特异性和选择性,降低副作用,主要是毒蕈碱样副作用。第二代抗组胺药由于分子的疏脂性,以及构成底物的 P 糖蛋白外排转运体的参与[28]降低了药物对血脑屏障的渗透性,减少了对中枢神经系统的副作用。当然这并不代表第二代 H1 抗组胺药完全没有中枢神经系统的副作用,因为中枢神经系统中也含有 H1 受体,从 0% 到 30% 不等[25]。

最新研发的药物分子主要来源于过去的那些分子,例如:地氯雷他定(desloratadine)和非索非那定(fexofenadine)是氯雷他定和特非那定的代谢产物,左西替利嗪是西替利嗪的对映体。一些第二代 H1 抗组胺药(氮䓬斯汀、依巴斯汀、氯雷他定、咪唑斯汀、卢帕他定)主要经细胞色素 P450 代谢,而其他药物(阿伐斯汀、非索非那定、西替利嗪、左西替利嗪、地氯雷他定)则不主要是通过细胞色素 P450 代谢[29]。

比拉斯汀(bilastine)不与细胞色素 P450同工酶相互作用。非索非那定与左西替利嗪(levocetirizine)和比拉斯汀可不经过代谢,直接经尿液或粪便中排出体外。许多半衰期较长的抗组胺药物只需每日给药一次。肝功能损害者(西替利嗪、依巴斯汀、氯雷他定)和肾功能不全者(西替利嗪、非索非那定、氯雷他定、阿伐斯汀)可能需要根据情况调整药物剂量[30,31]。

抗组胺药的抗过敏和抗炎作用

许多 H1 抗组胺药已被证明具有抗过敏作用,包括抑制介质的释放(西替利嗪、氯雷他定)、降低嗜酸性粒细胞的趋化性(西替利嗪、左西替利嗪、地氯雷他定、氯雷他定和卢帕他定)、抑制细胞黏附分子的表达(西替利嗪、氯雷他定、地氯雷他定、非索非那定和卢帕他定)[32,33]、下调 H1 受体激活的 NF-κB(西替利嗪、氮䓬斯汀)[9],以及抑制血小板活化因子(卢帕他定)[33]。

H1 抗组胺药必须慎用于幼儿、孕妇、老年人以及肝脏或肾脏损伤的患者[25]。当使用的药物需要经过肝脏内细胞素 P450 代谢,应避免同时使用大环内脂类、咪唑类、细胞色素 P450 诱导剂以及饮酒。葡萄柚汁还可能导致氯雷他定、特非那定[34]和卢帕他定的药物浓度增加[33]。比拉斯汀必须在至少餐前 1h 服用或者在餐后 2h 服用,因为食物会减缓药物的吸收。虽然有些病例报道了使用属于第一代的溴苯那敏和苯海拉明导致了唇腭裂[35],但尚无使用 H1 抗组胺药后的增加先天性畸形风险的证据[35]。目前暂无报道显示在动物或人身上使用氯苯那敏和右氯苯那敏的导致畸形。因此,这两种药物对于孕妇应该可以优先选择。有一些关于第二代 H1 抗组胺药的人体研究数据表示怀孕期前 3 个月的孕妇必须非常小心给药。

曾有一项病例报道孕妇服用氯雷他定或地氯雷他定后,分娩的婴儿出现尿道下裂,但无后续研究[36]。尚无关于哺乳期妇女服用 H1 抗组胺药物导致哺乳期婴儿发生严重不良事件的报道,但有几例关于使用第一代 H1 抗组胺药后出现易怒和嗜睡现象的报道。有研究报道了孕妇使用超治疗剂量的苯海拉明(150mg/d)和羟嗪[35],出现了流产现象。

抗组胺药的不良反应

对中枢神经系统的副作用

众所周知,第一代 H1 抗组胺药能通过血脑屏障影响人的身体健康和神志。临床症状可能包括嗜睡、头晕、镇静,以及协调能力、认知功能、记忆力和心理活动能力的下降,偶尔会还有肌张力障碍、运动障碍和易激。这种镇静作用有时也可以是有益的,因为它可以抑制患者某些症状的客观感觉,比如主要是抑制瘙痒,所以第一代 H1 抗组胺药通常在夜间服用。然而有一些研究表明,在晚上服用第一代 H1 抗组胺药后,其药物的镇静作用可以持续其后一整天[37]。第一代 H1 抗组胺药对中枢神经系统的不良反应在用药的几天后是否能出现耐受性,证据仍存在争议[37]。第二代 H1 抗组胺药在临床推荐剂量时被认为是非镇静剂类,但其中有些药物(如氯雷他定、西替利嗪、依巴斯汀、咪唑斯汀、比拉斯汀)在使用较高剂量时可以起到镇静剂的作用[37,38]。到目前为止没有报道关于非索非那定的中枢副作用,即使是给予超治疗剂量[39]。除卢帕他定[40]、非索非那定、地氯雷他定[41]、左西替利嗪[42]和比拉斯汀[43]外,所有其他 H1 抗组胺药均可能影响驾驶能力。使用苯海拉明已被证明与酒精一样会损害驾驶能力,即使服用者没有昏昏欲睡[44],而且第一代 H1 抗组胺药可以使工人的活动能力下降,可成为航空、交通事故和死亡的原因[45]。酒精或苯二氮䓬类药物与第一代 H1 抗组胺药(氯马斯汀、氯苯那敏、赛庚啶、苯海拉明)共同给药会增加对中枢神经系统的副作用。到目前为止,暂无数据显示第二代 H1 抗组胺药会出现这种情况[37]。在儿童中,有研究表明第一代 H1 抗组胺药会损害其认知功能从而影响儿童学业[46]。第二代 H1 抗组胺药暂未发现这种副作用,甚至有报道发现患有过敏性鼻炎的儿童在使用氯雷他定治疗后,其在学校表现的有所进步[47]。给予 12~24 月龄的特应性皮炎患儿每日一定剂量的西替利嗪和左西替利嗪服用 18 个月,并未影响孩子的心理发育和认知功能[47,48]。

对心脏的影响

第一代和第二代 H1 抗组胺药均可对心脏产生副作用。主要是因为代谢异常时,血浆 H1 抗组胺药水平升高(因细胞色素 P450 抑制剂如酮康唑、伊曲康唑和大环内酯类抗生素同时用药后肝脏代谢紊乱、肝硬化或酒精滥用导致肝功能受损)。心脏功能受损和电解质失衡及同时服用可延长 QT 间期的其他药物(如三环抗抑郁药和抗精神病药)均可增加心律失常。据报道第二代 H1 抗组胺药:特非那定和阿司咪唑可出现心律失常,包括尖端扭转型室速、室性心动过速、房室传导阻滞,甚至引起心搏骤停,所以后来这两种药退出了市场。抗组胺药的心脏副作用与抗组胺拮抗无关,但与心肌中延迟的钾离子整流受阻有关,导致 QT 间期延长[49]。其他第二代 H1 抗组胺药(氯雷他定、地氯雷他定、依巴斯汀、咪唑斯汀)体外实验中可抑制钾离子通道,但在体内不会抑制。西替利嗪、左西替利嗪和非索非那定对钾通道没有影响。据报道,即使在超治疗剂量下,使用氯雷他定、咪唑斯汀、西替利嗪、非索非那定、氮䓬斯汀、比拉斯汀以及卢帕他定也不会引起 QT 间期延长[49-51]。但是在高剂量下使用羟嗪、依巴斯汀、咪唑斯汀或同时服用酮康唑后,可能会延长 QT 间期[49]。氯雷他定或非索非那定同时服用酮康唑或大环内酯类药物并未延长 QT 间期[49]。第二代 H1 抗组胺药如西替利嗪、地氯雷他定、非索非那定和氯雷他定似乎相对没有心脏毒性作用。

对消化道的副作用

仅有第一代 H1 抗组胺药物(吡苄明、安他唑啉、曲吡那敏)被报道可引起恶心、腹泻、食欲缺乏以及上腹痛等对消化系统的副作用。迄今为止,尚未有报道第二代 H1 抗组胺药会引起胃肠道紊乱。

抗胆碱能作用

第一代 H1 抗组胺药可引起抗胆碱能作用,包括口、眼和鼻干燥、视力模糊和尿潴留。因此,患有青光眼或前列腺肥大的患者应禁用第一代 H1 抗组胺药。

皮疹

第一代和第二代 H1 抗组胺药均有出现皮疹的报道，包括使用苯海拉明后形成湿疹样皮疹[52]以及使用西替利嗪和羟嗪[53]后出现的荨麻疹，使用羟嗪、氯雷他定、苯海拉明、西替利嗪、卢帕他定后出现的固定性药疹[54-57]。

抗组胺药对瘙痒症的治疗

H1 抗组胺药是皮肤科临床上最常见的药物。H1 抗组胺药的首要适应证虽然是荨麻疹，但也广泛应用于其他瘙痒性皮肤病，即使这些疾病不是组胺介导的，而且有时用作催眠。抗组胺药在荨麻疹的治疗上有大量文献支持，但也有一些研究涉及其他的适应证。

荨麻疹

由于荨麻疹通常具有强烈瘙痒特征以及已知组胺对其病理生理学的作用，H1 抗组胺药被广泛用于急性和慢性荨麻疹的治疗。一些研究已经证明了 H1 抗组胺药能够有效减轻瘙痒的程度和减少风团的数量、大小以及持续时间。亦已证明抗组胺药在治疗急性荨麻疹方面有良好的效果，并且可以消除病因。据报道，一些第二代 H1 抗组胺药（氯雷他定、西替利嗪）优于氯苯那敏[58,59]，而与第一代 H1 抗组胺药（羟嗪、苯海拉明）相比则没有差异[60,61]。有两项评估组胺抑制皮疹和风团的研究显示，左西替利嗪优于地氯雷他定[62]、非索非那定、氯雷他定和咪唑斯汀[63]，但临床相关性仍然未明确。H2 抗组胺药单独使用无疗效，但可与 H1 抗组胺药联合使用，可以促进皮损尽早消退[64-67]。

有几项研究证实了 H1 抗组胺药治疗和减轻慢性荨麻疹的瘙痒、水肿和风团的效果。而且还证实了羟嗪[68]、氯雷他定[68]、咪唑斯汀[69]、西替利嗪[70]、酮替芬[71]、依巴斯汀[72]、非索非那定[73]、地氯雷他定[74]、左西替利嗪[75]、卢帕他定[76]以及比拉斯汀[77]等 H1 抗组胺药的疗效优于安慰剂。在全球范围内，有研究发现第二代 H1 抗组胺药与第一代 H1 抗组胺药的疗效基本相当，但羟嗪被认为比苯海拉明[78]，氯雷他定比西替利嗪[79]，西替利嗪比非索非那定[80]，左西替利嗪比地氯雷他定[81]以及卢帕他定比西替利嗪[82]和左西替利嗪[83]更有效、作用更快。据报道，近 75% 的难治型荨麻疹患者，增加地氯雷他定和左西替利嗪的剂量后，改善了临床症状，但未增加嗜睡的症状[84]。如果使用第二代 H1 抗组胺药的标准剂量无效，欧洲治疗指南建议最多可增加至 4 倍的剂量[85]。最近奥马珠（一种人源化 IgE 单克隆抗体）被证实在正常或增加剂量下使用 H1 抗组胺药后仍有临床症状的患者中有效[86-88]，并且该药物现已被批准用于治疗患有慢性特发性荨麻疹（CIU）的成人和青少年。

有报道发现 H1 抗组胺药羟嗪和氯苯那敏与H2 抗组胺药西咪替丁的联合使用比单独的 H1 抗组胺药[89,90]更能有效地减轻瘙痒和风疹，但目前尚未有足够的数据来支持这种联合用药可常规用于临床治疗。有一些研究表明 H1 抗组胺药（地氯雷他定、西替利嗪）和白三烯受体拮抗剂共同作用的效果[91,92]，但未得到大量研究的证实[93]。

物理性荨麻疹的治疗仍然是一个挑战，很少H1 抗组胺药是有效的。在为数不多的研究中，发现在治疗皮肤划痕症中西替利嗪和阿伐斯汀比安慰剂更有效[94,95]，羟嗪比氯苯那敏更有效[96]。联合使用 H1 和 H2 抗组胺药，尤其是羟嗪和西咪替丁的联合使用[97]、氯苯那敏和西咪替丁的联合使用比单用氯苯那敏更有效[98]。据报道西替利嗪对迟发型压力性荨麻疹[99]、日光性荨麻疹[100]和胆碱能性荨麻疹[101]的有效率和安慰剂的一致。羟嗪曾被推荐用于水源性荨麻疹[102]和胆碱能性荨麻疹[103]。依巴斯汀[104]、地氯雷他定[105]、卢帕他定[106]和比拉斯汀[107]可用于获得性寒冷性荨麻疹的治疗，如果增大剂量（地氯雷他定、卢帕他定、比拉斯汀[105-107]）会更有效。有报道显示，联合 H1 抗组胺药 / 抗白三烯药治疗迟发性压力性荨麻疹[108,109]和寒冷性荨麻疹[110]有效，联合 H1 和 H2 抗组胺药治疗寒冷性荨麻疹和[111]和局限性热性荨麻疹[112]有效。

在评估皮肤病治疗的有效性时，健康相关生活质量表（HRQoL）的评估已成为当前的流行趋势。众所周知慢性荨麻疹由于其慢性和不可预测性而严重影响患者的生活质量。常见的皮肤病学的特定问卷（DLQI 和 VQ-Derm）[113]和慢性荨麻疹特异性问卷（CU-QoL）[114]均是为此类患者人群制订的。然而，迄今为止只有少数研究在应用并且报告了应用 H1 抗组胺药 (氯雷他定[115]、非索非那定[116]、左西替利嗪[75]、卢帕他定[117]和比拉斯汀[77])治疗后 HRQoL 评分的改善。有报道显示,持续日常治疗比有临床症状时再治疗更有效,更能维持或改善用地氯雷他定治疗的受试者的生活质量[118]。

特应性皮炎

已经有证据支持在特应性皮炎 (atopic dermatitis, AD) 期间发生的瘙痒症状的病理生理学改变与组胺有关[119],H1 抗组胺药经常被用作为 AD 治疗中的止痒剂。虽然亦有报道赛庚啶[120,121]、羟嗪[120,121]、西替利嗪[122,123]、氯雷他定[124]、非索非那定[125]有效,最近还报道了奥洛他定[126],但目前的研究证据还不够有力。有一些数据支持儿童 AD 患者长期使用 H1 抗组胺药治疗的疗效,比如有一项高级别证据显示,AD 患儿接受西替利嗪治疗 18 个月的疗程后,可以减少局部使用皮质类固醇[127],甚至延缓了部分对草、花粉和尘螨过敏者的哮喘的进展[128]。研究发现第二代 H1 抗组胺药非索非那定与局部使用皮质类固醇 (60mg × 2/d)的联合使用比安慰剂更有效[129]。其中一个原因可能是免疫参数 (IgE 的量、淋巴细胞的增殖指数和 CD4:CD8 的指数降低[130])的改变所导致的。最近开始有关于 H4 受体拮抗剂 (JNJ39758979)[131]的有效性的研究,但由于两例粒细胞缺乏症,研究终止。

肥大细胞增多症

H1 抗组胺药被广泛应用于治疗肥大细胞增多症,尽管相关研究数据并不多。比如有报道表明氮䓬斯汀、氯苯那敏[132]、赛庚啶[133]、酮噻吩[134]和羟嗪[135]治疗肥大细胞增多是有效的,但是这些研究中缺少安慰剂组做对照。唯一一个有安慰剂对照的是关于第二代 H1 抗组胺药卢帕他定在症状控制和生活质量改善方面比安慰剂更有效的研究[136]。

昆虫叮咬反应

对于防止和延迟儿童以及成人被蚊子叮咬引起的风团和丘疹,氯雷他定[137]、依巴斯汀[138]和西替利嗪[139]比安慰剂更有效。其中西替利嗪和依巴斯汀比氯雷他定和安慰剂更能有效减少水肿和减轻瘙痒[140]。最近,有研究发现了左西替利嗪[141]和卢帕他定[142]更能有效地减少和减轻成年患者被蚊虫叮咬后引起的风团和瘙痒。

药疹

药疹的治疗关键在于尽早发现致敏药物并停用这类药,由于药疹通常伴有瘙痒的症状,所以 H1 抗组胺药经常被用于药疹的治疗。除荨麻疹样的药疹外,目前还没有研究报告支持在药疹治疗中使用抗组胺药。

其他瘙痒性皮肤病

一些研究和病例报告了 H1 抗组胺药治疗各类皮肤瘙痒症的有效性。比如:联合应用西替利嗪和西咪替丁可有效降低烧伤患者的瘙痒程度[143],系统性给予奥沙米特可有效治疗老年皮肤瘙痒症[144],局部外用奥沙米特能有效改善女性外阴硬化性苔藓的瘙痒症状[145]或女性特发性外阴瘙痒症[146],使用马来酸盐二甲茚定可有效控制儿童水痘-带状疱疹病毒感染引起的瘙痒症状[147],地氯雷他定比加巴喷丁更能有效地缓解尿毒症引起的瘙痒症状[148]。最后,在一项小型回顾性研究中,高剂量地氯雷他定 (20mg/d)可减轻 90% 的慢性瘙痒症患者的瘙痒症状[149]。

结论

H1 抗组胺药是一类治疗荨麻疹的有效药物,其疗效已得到广泛证实。它们并不宜用于所有的瘙痒性皮肤病,但在逻辑上可用于组胺相关的疾病中。第二代 H1 抗组胺药应作为首选治疗药物,因其具有较少的副作用和最佳的药代动力学特性。所有第二代 H1 抗组胺药在疗效方面是接近的,并且大多数第二代 H1 抗组胺药都没有镇静和心脏副作用。

(翻译:王一宇 审校:冰寒)

参考文献

1. Spitaler MM, Hammer A, Malli R, et al. Functional analysis of histamine receptor subtypes involved in endothelium-mediated relaxation of the human uterine artery. Clin Exp Pharmacol Physiol. 2002;29: 711–6.

2. Sugimoto Y, Iba Y, Nakamura Y, et al. Pruritus-associated response mediated by cutaneous histamine H3 receptors. Clin Exp Allergy. 2004;34:456–9.

3. McLeod RL, Mingo GG, Herczku C, et al. Combined histamine H1 and H3 receptor blockade produces nasal decongestion in an experimental model of nasal congestion. Am J Rhinol. 1999;13:391–9.

4. Dunford PJ, Williams KN, Desai PJ, et al. Histamine H4 receptor antagonists are superior to traditional antihistamines in the attenuation of experimental pruritus. J Allergy Clin Immunol. 2007;119:176–83.

5. MacGlashan Jr D. Histamine: a mediator of inflammation. J Allergy Clin Immunol. 2003;112:S53–9.

6. Leurs R, Church MK, Taglialatela M. H1-antihistamines: inverse agonism, anti-inflammatory actions and cardiac effects. Clin Exp Allergy. 2002;32:489–98.

7. Hill SJ, Ganellin CR, Timmerman H, et al. Classification of histamine receptors. Pharmacol Rev. 1997;49:253–78.

8. García-Cardeña G, Fan R, Shah V, et al. Dynamic activation of endothelial nitric oxide synthase by Hsp90. Nature. 1998;392:821–4.

9. Bakker RA, Schoonus SB, Smit MJ, et al. Histamine H(1)-receptor activation of nuclear factor-kappa B: roles for G beta gamma- and G alpha(q/11)-subunits in constitutive and agonist-mediated signaling. Mol Pharmacol. 2001;60:1133–42.

10. Akdis CA, Simons FE. Histamine receptors are hot in immunopharmacology. Eur J Pharmacol. 2006;533(1–3):69–76.

11. Pincus SH, DiNapoli AM, Schooley WR. Superoxide production by eosinophils: activation by histamine. J Invest Dermatol. 1982;79:53–7.

12. Triggiani M, Gentile M, Secondo A, et al. Histamine induces exocytosis and IL-6 production from human lung macrophages through interaction with H1 receptors. J Immunol. 2001;166:4083–91.

13. Caron G, Delneste Y, Roelandts E, et al. Histamine polarizes human dendritic cells into Th2 cell-promoting effector dendritic cells. J Immunol. 2001;167:3682–6.

14. Hill SJ. Distribution, properties, and functional characteristics of three classes of histamine receptor. Pharmacol Rev. 1990;42:45–83.

15. Gantner F, Sakai K, Tusche MW, et al. Histamine h(4) and h(2) receptors control histamine-induced interleukin-16 release from human CD8(+) T cells. J Pharmacol Exp Ther. 2002;303:300–7.

16. Sirois J, Menard G, Moses AS. Importance of histamine in the cytokine network in the lung through H2 and H3 receptors: stimulation of IL-10 production. J Immunol. 2000;164:2964–70.

17. Varty LM, Hey JA. Histamine H3 receptor activation inhibits neurogenic sympathetic vasoconstriction in porcine nasal mucosa. Eur J Pharmacol. 2002;452:339–45.

18. Arrang JM. Le récepteur H3 de l'histamine: une cible pour de nouveaux médicaments. Ann Pharm Fr. 2003;61:173–84.

19. Schwartz JC, Morisset S, Rouleau A, et al. Therapeutic implications of constitutive activity of receptors: the example of the histamine H3 receptor. J Neural Transm Suppl. 2003;64:1–16.

20. Nakamura T, Itadani H, Hidaka Y, et al. Molecular cloning and characterization of a new human histamine receptor, HH4R. Biochem Biophys Res Commun. 2000;279(2):615–20.

21. Cogé F, Guénin SP, Rique H, et al. Structure and expression of the human histamine H4-receptor gene. Biochem Biophys Res Commun. 2001;284:301–9.

22. Huang JF, Thurmond RL. The new biology of histamine receptors. Curr Allergy Asthma Rep. 2008;8(1):21–7.

23. Mirzahosseini A, Dalmadi B, Csutora P. Histamine receptor H4 regulates mast cell degranulation and IgE induced FcεRI upregulation in murine bone marrow-derived mast cells. Cell Immunol. 2013;283(1–2):38–44.

24. Cowden JM, Zhang M, Dunford PJ, et al. The histamine H4 receptor mediates inflammation and pruritus in Th2-dependent dermal inflammation. J Invest Dermatol. 2010;130(4):1023–33.

25. Bakker RA, Wieland K, Timmerman H, et al. Constitutive activity of the histamine H(1) receptor reveals inverse agonism of histamine H(1) receptor antagonists. Eur J Pharmacol. 2000;387:R5–7.

26. Trzeciakowski J, Levi R. Antihistamines. In: Middleton Jr E, Reed CE, Ellis EF, editors. Allergy, principles and practice. 2nd ed. St Louis: Mosby; 1983. p. 575–92.

27. Passalacqua G, Canonica GW. Structure and classification of H1-antihistamines and overview of their activities. In: Simons FER, editor. Histamine and H1-antihistamines in allergic disease. New York: Marcel Dekker; 2002. p. 65–100.

28. Chen C, Hanson E, Watson JW, et al. P-glycoprotein limits the brain penetration of nonsedating but not sedating H1-antagonists. Drug Metab Dispos. 2003;31:312–8.

29. Renwick AG. The metabolism of antihistamines and drug interactions: the role of cytochrome P450 enzymes. Clin Exp Allergy. 1999;29:116–24.

30. Robbins DK, Horton MW, Swan SK, et al. Pharmacokinetics of fexofenadine in patients with varying degrees of renal impairment. Pharm Res. 1996;13:S431. Abstract.

31. Matzke GR, Yeh J, Awni WM, et al. Pharmacokinetics of cetirizine in the elderly and patients with renal insufficiency. Ann Allergy. 1987;59:25–30.

32. Walsh GM. The anti-inflammatory effects of the second generation antihistamines. Dermatol Ther. 2000;13:349–60.

33. Shamizadeh S, Brockow K, Ring J. Rupatadine: efficacy and safety of a non-sedating antihistamine with PAF-antagonist effects. Allergol J Int. 2014;23(3):87–95.

34. Holgate ST, Canonica GW, Simons FE, et al. Consensus Group on New-Generation Antihistamines (CONGA): present status and recommendations. Clin Exp Allergy. 2003;33:1305–24.

35. Schatz M. H1-antihistamines in pregnancy and lactation. In: Simons FER, editor. Histamine and H1-antihistamines in allergic disease. New York: Marcel Dekker; 2002. p. 421–36.

36. Kallen B. Effect of perinatal (prenatal?) loratadine

exposure on male rat reproductive organ development. Reprod Toxicol. 2004;18:453.

37. Welch MJ, Meltzer EO, Simons ER. H1-antihistamines and the central nervous system. In: Simons FER, editor. Histamine and H1-antihistamines in allergic disease. New York: Marcel Dekker; 2002. p. 337–88.

38. García-Gea C, Martínez-Colomer J, Antonijoan RM, et al. Comparison of peripheral and central effects of single and repeated oral dose administrations of bilastine, a new H1 antihistamine: a dose-range study in healthy volunteers with hydroxyzine and placebo as control treatments. J Clin Psychopharmacol. 2008;28(6):675–85.

39. Hindmarch I, Shamsi Z, Kimber S. An evaluation of the effects of high-dose fexofenadine on the central nervous system: a double-blind, placebo-controlled study in healthy volunteers. Clin Exp Allergy. 2002;32:133–9.

40. Vuurman E, Theunissen E, van Oers A, et al. Lack of effects between rupatadine 10 mg and placebo on actual driving performance of healthy volunteers. Hum Psychopharmacol. 2007;22:289–97.

41. Vuurman EF, Rikken GH, Muntjewerff ND, et al. Effects of desloratadine, diphenhydramine, and placebo on driving performance and psychomotor performance measurements. Eur J Clin Pharmacol. 2004;60:307–13.

42. Verster JC, Volkerts ER. Antihistamines and driving ability: evidence from on-the-road driving studies during normal traffic. Ann Allergy Asthma Immunol. 2004;92:297–303.

43. Conen S, Theunissen EL, Van Oers AC, et al. Acute and subchronic effects of bilastine (20 and 40 mg) and hydroxyzine (50 mg) on actual driving performance in healthy volunteers. J Psychopharmacol. 2011;25(11):1517–23.

44. Angello JT, Druce HM. Drug effects on driving performance. Ann Intern Med. 2000;132(5):354–63.

45. Simons FE, Fraser TG, Reggin JD, et al. Adverse central nervous system effects of older antihistamines in children. Pediatr Allergy Immunol. 1996;7:22–7.

46. Vuurman EF, van Veggel LM, Uiterwijk MM, et al. Seasonal allergic rhinitis and antihistamine effects on children's learning. Ann Allergy. 1993;71:121–6.

47. Stevenson J, Cornah D, Evrard P, et al. Long-term evaluation of the impact of the h1-receptor antagonist cetirizine on the behavioral, cognitive, and psychomotor development of very young children with atopic dermatitis. Pediatr Res. 2002;52:251–7.

48. Simons FE, Early Prevention of Asthma in Atopic Children (EPAAC) Study Group. Safety of levocetirizine treatment in young atopic children: an 18-month study. Pediatr Allergy Immunol. 2007;18(6):535–42. Epub 2007 Jun 11.

49. Yap YG, Camm AJ. Potential cardiotoxicity of H1-antihistamines. In: Simons FER, editor. Histamine and H1-antihistamines in allergic disease. New York: Marcel Dekker; 2002. p. 389–420.

50. Graff C, Struijk JJ, Kanters JK, et al. Effects of bilastine on T-wave morphology and the QTc interval: a randomized, double-blind, placebo-controlled, thorough QTc study. Clin Drug Investig. 2012;32(5):339–51.

51. Donado E, Izquierdo I, Pérez I, et al. No cardiac effects of therapeutic and supratherapeutic doses of rupatadine: results from a 'thorough QT/QTc study' performed according to ICH guidelines. Br J Clin Pharmacol. 2010;69(4):401–10.

52. Lawrence CM, Byrne JP. Eczematous eruption from oral diphenhydramine. Contact Dermatitis. 1981;7:276–7.

53. Tella R, Gaig P, Bartra J, et al. Urticaria to cetirizine. J Investig Allergol Clin Immunol. 2002;12:136–7.

54. Assouere MN, Mazereeuw-Hautier J, Bonafe JL. Toxidermie à deux antihistaminiques ayant une parenté chimique: la cétirizine et l'hydroxyzine. Ann Dermatol Venereol. 2002;129:1295–8.

55. Dwyer CM, Dick D. Fixed drug eruption caused by diphenhydramine. J Am Acad Dermatol. 1993;29:496–7.

56. Pionetti CH, Kien MC, Alonso A. Fixed drug eruption due to loratadine. Allergol Immunopathol (Madr). 2003;31:291–3.

57. Fidan V, Fidan T. Fixed drug eruption against rupatadine fumarate. J Craniofac Surg. 2011;22(5):1682–3.

58. Roman IJ, Kassem N, Gural RP, et al. Suppression of histamine-induced wheal response by loratadine (SCH 29851) over 28 days in man. Ann Allergy. 1986;57:253–6.

59. Snyman JR, Sommers DK, Gregorowski MD, et al. Effect of cetirizine, ketotifen and chlorpheniramine on the dynamics of the cutaneous hypersensitivity reaction: a comparative study. Eur J Clin Pharmacol. 1992;42:359–62.

60. Gengo FM, Dabronzo J, Yurchak A, et al. The relative antihistaminic and psychomotor effects of hydroxyzine and cetirizine. Clin Pharmacol Ther. 1987;42:265–72.

61. Simons FE, Fraser TG, Reggin JD, et al. Comparison of the central nervous system effects produced by six H1-receptor antagonists. Clin Exp Allergy. 1996;26:1092–7.

62. Denham KJ, Boutsiouki P, Clough GF, et al. Comparison of the effects of desloratadine and levocetirizine on histamine-induced wheal, flare and itch in human skin. Inflamm Res. 2003;52:424–7.

63. Grant JA, Riethuisen JM, Moulaert B, et al. A double-blind, randomized, single-dose, crossover comparison of levocetirizine with ebastine, fexofenadine, loratadine, mizolastine, and placebo: suppression of histamine-induced wheal-and-flare response during 24 hours in healthy male subjects. Ann Allergy Asthma Immunol. 2002;88:190–7.

64. Pontasch MJ, White LJ, Bradford JC. Oral agents in the management of urticaria: patient perception of effectiveness and level of satisfaction with treatment. Ann Pharmacother. 1993;27:730–1.

65. Watson NT, Weiss EL, Harter PM. Famotidine in the treatment of acute urticaria. Clin Exp Dermatol. 2000;25:186–9.

66. Moscati RM, Moore GP. Comparison of cimetidine and diphenhydramine in the treatment of acute urticaria. Ann Emerg Med. 1990;19:12–5.

67. Lin RY, Curry A, Pesola GR, et al. Improved outcomes in patients with acute allergic syndromes who are treated with combined H1 and H2 antagonists. Ann Emerg Med. 2000;36:462–8.

68. Monroe EW, Bernstein DI, Fox RW, et al. Relative efficacy and safety of loratadine, hydroxyzine, and placebo in chronic idiopathic urticaria. Arzneimittelforschung. 1992;42:119–1121.

69. Brostoff J, Fitzharris P, Dunmore C, et al. Efficacy of

mizolastine, a new antihistamine, compared with placebo in the treatment of chronic idiopathic urticaria. Allergy. 1996;51:320–5.

70. Breneman DL. Cetirizine versus hydroxyzine and placebo in chronic idiopathic urticaria. Ann Pharmacother. 1996;30:1075–9.

71. Kamide R, Niimura M, Ueda H, et al. Clinical evaluation of ketotifen for chronic urticaria: multicenter double blind comparative study with clemastine. Ann Allergy. 1989;62:322–5.

72. Kalis B. Double blind multicenter comparative study of ebastine, terfenadine and placebo in the treatment of chronic idiopathic urticaria in adults. Drugs. 1996;52:30634.

73. Kulthanan K, Gritiyarangsan P, Sitakalin C, et al. Multicenter study of the efficacy and safety of fexofenadine 60 mg. twice daily in 108 Thai patients with chronic idiopathic urticaria. J Med Assoc Thai. 2001;84:153–9.

74. Monroe E, Finn A, Patel P, et al. Efficacy and safety of desloratadine 5 mg once daily in the treatment of chronic idiopathic urticaria: a double-blind, randomized, placebo-controlled trial. J Am Acad Dermatol. 2003;48:535–41.

75. Kapp A, Pichler WJ. Levocetirizine is an effective treatment in patients suffering from chronic idiopathic urticaria: a randomized, double blind, placebo controlled, parallel, multicenter study. Int J Dermatol. 2006;45:469–74.

76. Gimenez-Arnau A, Pujol RM, Ianosi S, et al. Rupatadine in the treatment of chronic idiopathic urticaria: a double blind, randomized, placebo controlled multicenter study. Allergy. 2007;62:539–46.

77. Zuberbier T, Oanta A, Bogacka E, et al. Comparison of the efficacy and safety of bilastine 20 mg vs levocetirizine 5 mg for the treatment of chronic idiopathic urticaria: a multi-centre, double-blind, randomized, placebo-controlled study. Allergy. 2010;65(4):516–28.

78. Sussman G, Jancelewicz Z. Controlled trial of H1 antagonists in the treatment of chronic idiopathic urticaria. Ann Allergy. 1991;67:433–9.

79. Guerra L, Vincenzi C, Marchesi E, et al. Loratadine and cetirizine in the treatment of chronic urticaria. J E Acad Dermatol Venereol. 1994;3:148–52.

80. Handa S, Dogra S, Kumar B. Comparative efficacy of cetirizine and fexofenadine in the treatment of chronic idiopathic urticaria. J Dermatolog Treat. 2004;15:55–7.

81. Potter PC, Kapp A, Maurer M, et al. Comparison of the efficacy of levocetirizine 5 mg and desloratadine 5 mg in chronic idiopathic urticaria patients. Allergy. 2009;64(4):596–604.

82. Dakhale GN, Shinde AT, Mahatme MS, et al. Clinical effectiveness and safety of cetirizine versus rupatadine in chronic spontaneous urticaria: a randomized, double-blind, 6-week trial. Int J Dermatol. 2014;53(5):643–9.

83. Maiti R, Jaida J, Raghavendra BN, et al. Rupatadine and levocetirizine in chronic idiopathic urticaria: a comparative study of efficacy and safety. J Drugs Dermatol. 2011;10(12):1444–50.

84. Staevska M, Popov TA, Kralimarkova T, Lazarova C, Kraeva S, Popova D, Church DS, Dimitrov V, Church MK. The effectiveness of levocetirizine and desloratadine in up to 4 times conventional doses in difficult-to-treat urticaria. J Allergy Clin Immunol. 2010;125(3):676–82.

85. Zuberbier T, Aberer W, Asero R, et al. The EAACI/GA(2) LEN/EDF/WAO Guideline for the definition, classification, diagnosis, and management of urticaria: the 2013 revision and update. Allergy. 2014;69(7):868–87.

86. Kaplan A, Ledford D, Ashby M. Omalizumab in patients with symptomatic chronic idiopathic/spontaneous urticaria despite standard combination therapy. J Allergy Clin Immunol. 2013;132(1):101–9.

87. Maurer M, Rosén K, Hsieh HJ. Omalizumab for the treatment of chronic idiopathic or spontaneous urticaria. N Engl J Med. 2013;368(10):924–35.

88. Saini SS, Bindslev-Jensen C, Maurer M. Efficacy and safety of omalizumab in patients with chronic idiopathic/spontaneous urticaria who remain symptomatic on H1 antihistamines: a randomized, placebo-controlled study. J Invest Dermatol. 2015;135(1):67–75.

89. Simons FE, Sussman GL, Simons KJ. Effect of the H2-antagonist cimetidine on the pharmacokinetics and pharmacodynamics of the H1-antagonists hydroxyzine and cetirizine in patients with chronic urticaria. J Allergy Clin Immunol. 1995;95:685–93.

90. Bleehen SS, Thomas SE, Greaves MW, et al. Cimetidine and chlorpheniramine in the treatment of chronic idiopathic urticaria: a multi-centre randomized double-blind study. Br J Dermatol. 1987;117:81–8.

91. Erbagci Z. The leukotriene receptor antagonist montelukast in the treatment of chronic idiopathic urticaria: a single-blind, placebo-controlled, crossover clinical study. J Allergy Clin Immunol. 2002;110(3):484–8.

92. Nettis E, Colanardi MC, Paradiso MT, et al. Desloratadine in combination with montelukast in the treatment of chronic urticaria: a randomized, double-blind, placebo-controlled study. Clin Exp Allergy. 2004;34(9):1401–7.

93. Di Lorenzo G, Pacor ML, Mansueto P, et al. Randomized placebo-controlled trial comparing desloratadine and montelukast in monotherapy and desloratadine plus montelukast in combined therapy for chronic idiopathic urticaria. J Allergy Clin Immunol. 2004;114(3):619–25.

94. Sharpe GR, Shuster S. The effect of cetirizine on symptoms and wealing in dermographic urticaria. Br J Dermatol. 1993;129:580–3.

95. Boyle J, Marks P, Gibson JR. Acrivastine versus terfenadine in the treatment of symptomatic dermographism- a double blind, placebo-controlled study. J Int Med Res. 1989;17:9B–13.

96. Matthews CN, Kirby JD, James J, et al. Dermographism: reduction in weal size by chlorpheniramine and hydroxyzine. Br J Dermatol. 1973;88:279–82.

97. Breathnach SM, Allen R, Ward AM, et al. Symptomatic dermographism: natural history, clinical features laboratory investigations and response to therapy. Clin Exp Dermatol. 1983;8:463–76.

98. Kaur S, Greaves M, Eftekhari N. Factitious urticaria (dermographism): treatment by cimetidine and chlorpheniramine in a randomized double-blind study. Br J Dermatol. 1981;104:185–90.

99. Kontou-Fili K, Maniatakou G, Demaka P, et al. Therapeutic effects of cetirizine in delayed pressure urticaria: clinicopathologic findings. J Am Acad Dermatol. 1991;24:1090–3.

100. Monfrecola G, Masturzo E, Riccardo AM, et al. Cetirizine for solar urticaria in the visible spectrum. Dermatology. 2000;200:334–5.

101. Zuberbier T, Munzberger C, Haustein U, et al. Double-

blind crossover study of high-dose cetirizine in cholinergic urticaria. Dermatology. 1996;193:324–7.

102. Medeiros Jr M. Aquagenic urticaria. J Investig Allergol Clin Immunol. 1996;6:63–4.

103. Kobza Black A, Aboobaker J, Gibson JR, et al. Acrivastine versus hydroxyzine in the treatment of cholinergic urticaria. A placebo-controlled study. Acta Derm Venereol. 1988;68:541–4.

104. Magerl M, Schmolke J, Siebenhaar F, et al. Acquired cold urticaria symptoms can be safely prevented by ebastine. Allergy. 2007;62:1465–8.

105. Siebenhaar F, Degener F, Zuberbier T, et al. High-dose desloratadine decreases wheal volume and improves cold provocation thresholds compared with standard-dose treatment in patients with acquired cold urticaria: a randomized, placebo-controlled, crossover study. J Allergy Clin Immunol. 2009;123(3):672–9.

106. Abajian M, Curto-Barredo L, Krause K, et al. Rupatadine 20 mg and 40 mg are effective in reducing the symptoms of chronic cold urticaria. Acta Derm Venereol. 2015;3.

107. Krause K, Spohr A, Zuberbier T, et al. Up-dosing with bilastine results in improved effectiveness in cold contacturticaria. Allergy. 2013;68(7):921–8.

108. Nettis E, Pannofino A, Cavallo E, et al. Efficacy of montelukast, in combination with loratadine, in the treatment of delayed pressure urticaria. J Allergy Clin Immunol. 2003;112:212–3.

109. Nettis E, Colanardi MC, Soccio AL, et al. Desloratadine in combination with montelukast suppresses the dermographometer challenge test papule, and is effective in the treatment of delayed pressure urticaria: a randomized, double blind, placebo-controlled study. Br J Dermatol. 2006;155:1279–82.

110. Bonadonna P, Lombardi C, Senna G, et al. Treatment of acquired cold urticaria with cetirizine and zafirlukast in combination. J Am Acad Dermatol. 2003;49:714–6.

111. Duc J, Pecoud A. Successful treatment of idiopathic cold urticaria with the association of H1 and H2 antagonists: a case report. Ann Allergy. 1986;56:355–7.

112. Irwin RB, Lieberman P, Friedman MM, et al. Mediator release in local heat urticaria: protection with combined H1 and H2 antagonists. J Allergy Clin Immunol. 1985;76:35–9.

113. Lennox RD, Leahy MJ. Validation of the Dermatology Life Quality Index as an outcome measure for urticaria-related quality of life. Ann Allergy Asthma Immunol. 2004;93:142–6.

114. Baiardini I, Pasquali M, Braido F, et al. A new tool to evaluate the impact of chronic urticaria on quality of life: chronic urticaria quality of life questionnaire (CU-QoL). Allergy. 2005;60:1073–8.

115. Grob JJ, Stalder JF, Ortonne JP, et al. Etude multicentrique randomisée en double insu, contre placebo, comparant les effets d'un traitement quotidien par desloratadine 5 mg ou placebo pendant six semaines sur la qualité de vie d'adultes atteints d'urticaire chronique idiopathique. Rev Fr Allergol Immunol Clin. 2004;44:127.

116. Thompson AK, Finn AF, Schoenwetter WF. Effect of 60 mg twice-daily fexofenadine HCl on quality of life, work and classroom productivity, and regular activity in patients with chronic idiopathic urticaria. J Am Acad Dermatol. 2000;43:24–30.

117. Mullol L, Bousquet J, Bachert C, et al. Rupatadine in allergic rhinitis and chronic urticaria. Allergy. 2008;63:5–28.

118. Grob JJ, Auquier P, Dreyfus I, et al. How to prescribe antihistamines for chronic idiopathic urticaria: desloratadine daily vs PRN and quality of life. Allergy. 2009;64(4):605–12.

119. Reitamo S, Ansel JC, Luger TA. Itch in atopic dermatitis. J Am Acad Dermatol. 2001;45:S55–6.

120. Baraf CS. Treatment of pruritus in allergic dermatoses: an evaluation of the relative efficacy of cyproheptadine and hydroxyzine. Curr Ther Res Clin Exp. 1976;19:32–8.

121. Klein GL, Galant SP. A comparison of the antipruritic efficacy of hydroxyzine and cyproheptadine in children with atopic dermatitis. Ann Allergy. 1980;44:142–5.

122. Hannuksela M, Kalimo K, Lammintausta K, et al. Dose ranging study: cetirizine in the treatment of atopic dermatitis in adults. Ann Allergy. 1993;70:127–33.

123. La Rosa M, Ranno C, Musarra I, et al. Double-blind study of cetirizine in atopic eczema in children. Ann Allergy. 1994;73:117–22.

124. Monroe EW. Relative efficacy and safety of loratadine, hydroxyzine, and placebo in chronic idiopathic urticaria and atopic dermatitis. Clin Ther. 1992;14:17–21.

125. Kawakami T, Kaminishi K, Soma Y, et al. Oral antihistamine therapy influences plasma tryptase levels in adult atopic dermatitis. J Dermatol Sci. 2006;43(2):127–34.

126. Yamanaka K, Motomura E, Noro Y. Olopatadine, a non-sedating H1 antihistamine, decreases the nocturnal scratching without affecting sleep quality in atopic dermatitis. Exp Dermatol. 2015; 24(3):227–9.

127. Diepgen TL. Long-term treatment with cetirizine of infants with atopic dermatitis: a multi-country, double-blind, randomized, placebo-controlled trial (the ETAC trial) over 18 months. Pediatr Allergy Immunol. 2002;13:278–86.

128. Warner JO, ETAC Study Group, Early Treatment of the Atopic Child. A double-blind, randomized, placebo-controlled trial of cetirizine in preventing the onset of asthma in children with atopic dermatitis: 18 months treatment and 18 months post treatment follow-up. J Allergy Clin Immunol. 2001;108:929–37.

129. Kawashima M, Tango T, Noguchi T, et al. Addition of fexofenadine to a topical corticosteroid reduces the pruritus associated with atopic dermatitis in a 1-week randomized, multicentre, double-blind, placebo-controlled, parallel-group study. Br J Dermatol. 2003;148:1212–21.

130. Guzik TJ, Adamek-Guzik T, Bzowska M, Miedzobrodzki J, Czerniawska-Mysik G, Pryjma J. Influence of treating atopic dermatitis with oral antihistamine and topical steroids on selected parameters of cell and humoral immunity. Folia Med Cracov. 2002;43:79–93.

131. Murata Y, Song M, Kikuchi H. Phase 2a, randomized, double-blind, placebo-controlled, multicenter, parallel-group study of a H4 R-antagonist (JNJ-39758979) in Japanese adults with moderate atopic dermatitis. J Dermatol. 2015;42(2):129–39.

132. Friedman BS, Santiago ML, Berkebile C, Metcalfe DD. Comparison of azelastine and chlorpheniramine in the treatment of mastocytosis. J Allergy Clin

Immunol. 1993;92:520–6.

133. Gasior-Chrzan B, Falk ES. Systemic mastocytosis treated with histamine H1 and H2 receptor antagonists. Dermatology. 1992;184:149–52.

134. Czarnetzki BM. A double-blind cross-over study of the effect of ketotifen in urticaria pigmentosa. Dermatologica. 1983;166:44–7.

135. Povoa P, Ducla-Soares J, Fernandes A, et al. A case of systemic mastocytosis; therapeutic efficacy of ketotifen. J Intern Med. 1991;229:475–7.

136. Siebenhaar F, Förtsch A, Krause K. Rupatadine improves quality of life in mastocytosis: a randomized, double-blind, placebo-controlled trial. Allergy. 2013;68(7):949–52.

137. Karppinen A, Kautiainen H, Reunala T, Petman L, Reunala T, Brummer-Korvenkontio H. Loratadine in the treatment of mosquito-bite-sensitive children. Allergy. 2000;55:668–71.

138. Karppinen A, Petman L, Jekunen A, et al. Treatment of mosquito bites with ebastine: a field trial. Acta Derm Venereol. 2000;80:114–6.

139. Reunala T, Lappalainen P, Brummer-Korvenkontio H, et al. Cutaneous reactivity to mosquito bites: effect of cetirizine and development of anti-mosquito antibodies. Clin Exp Allergy. 1991;21:617–22.

140. Karppinen A, Kautiainen H, Petman L, et al. Comparison of cetirizine, ebastine and loratadine in the treatment of immediate mosquito-bite allergy. Allergy. 2002;57:534–7.

141. Karppinen A, Brummer-Korvenkontio H, Petman L, et al. Levocetirizine for treatment of immediate and delayed mosquito bite reactions. Acta Derm Venereol. 2006;86(4):329–31.

142. Karppinen A, Brummer-Korvenkontio H, Reunala T, et al. Rupatadine 10 mg in the treatment of immediate mosquito-bite allergy. J Eur Acad Dermatol Venereol. 2012;26(7):919–22.

143. Baker RA, Zeller RA, Klein RL, et al. Burn wound itch control using H1 and H2 antagonists. J Burn Care Rehabil. 2001;22:263–8.

144. Dupont C, de Maubeuge J, Kotlar W, et al. Oxatomide in the treatment of pruritus senilis. A double-blind placebo-controlled trial. Dermatologica. 1984;169:348–53.

145. Origoni M, Ferrari D, Rossi M, et al. Topical oxatomide: an alternative approach for the treatment of vulvar lichen sclerosus. Int J Gynaecol Obstet. 1996;55:259–64.

146. Origoni M, Garsia S, Sideri M, et al. Efficacy of topical oxatomide in women with pruritus vulvae. Drugs Exp Clin Res. 1990;16:591–6.

147. Englisch W, Bauer CP. Dimethindene maleate in the treatment of pruritus caused by varizella zoster virus infection in children. Arzneimittelforschung. 1997;47:1233–5.

148. Marquez D, Ramonda C, Lauxmann JE. Uremic pruritus in hemodialysis patients: treatment with desloratidine versusgabapentin. J Bras Nefrol. 2012;34(2):148–52.

149. Schulz S, Metz M, Siepmann D, et al. Antipruritic efficacy of a high-dosage antihistamine therapy. 2009;60:564–68

第 49 章　抗癫痫药物

Simone Garcovich

引言

慢性瘙痒(chronic pruritus,CP)是最令人们苦恼的症状之一,常与皮肤疾病、内脏疾病和神经系统疾病相关。根据其病因起源及神经病理生理不同,将瘙痒分为几类,虽然这种瘙痒的分类临床应用有限,但为抗瘙痒治疗提供了一定的病原学基础。

抗癫痫药物是一类神经活性药物,最初用来治疗癫痫。传统抗癫痫药物有离子通道阻滞剂卡马西平(carbamazepine)、丙戊酸(valproic acid)和拉莫三嗪(lamotrigine),比较新的药物有加巴喷丁类药物(gabapentinoids),主要为加巴喷丁(gabapentin)和普瑞巴林(pregabalin)[1]。最近几年,加巴喷丁类药物已在非癫痫疾病中应用广泛,尤其是对慢性疼痛综合征的治疗,且当慢性疼痛为神经病理性疼痛时,疗效更佳[2]。

随着过去几十年对瘙痒的神经生理学研究,我们对中枢及外周瘙痒的机制有了更深入的了解,对抗瘙痒药物的选择及应用也有了全新的认识,比如可以选择抗癫痫药物治疗慢性瘙痒。本章将综述抗癫痫药物治疗慢性瘙痒的机制,并简述其主要的适应证及不良反应。在抗癫痫药物中,对加巴喷丁类药物的研究较多,因此本章中我们主要介绍加巴喷丁类药物的药理学及临床应用基本原理。丙戊酸、拉莫三嗪和苯巴比妥本章将不作详细介绍,因目前并无证据表明其在慢性瘙痒治疗中的作用。

抗癫痫药物治疗慢性瘙痒的机制

瘙痒和疼痛在临床表现及神经心理学方面有很多相似之处,因此才有了抗癫痫药物治疗慢性瘙痒的治疗选择。目前越来越多的证据表明慢性瘙痒的中枢及外周敏化过程与慢性疼痛中所观察到的相似,在病理生理学机制中发挥重要作用[3]。

研究发现,在特应性皮炎患者中,C纤维的传入可以引起脊髓高敏化,当患者受到疼痛刺激时可诱发患者瘙痒,这也进一步支持了瘙痒中枢敏化的概念[4]。上述过程也是抗癫痫药物发挥止痒作用的主要原理,已在第5章中做详细介绍。

在动物模型中,加巴喷丁类药物可改善动物的异常性疼痛及痛觉过敏[5]。应用临床剂量加巴喷丁治疗有神经病理性疼痛的患者及志愿者时发现,其可显著抑制疼痛中枢敏化、减少异常性疼痛区域或减弱针刺样痛觉过敏[6]。

加巴喷丁类药物有止痛、抗焦虑及稳定情绪的作用,其对神经病理性疼痛、疱疹后神经痛及纤维组织肌痛的效果目前已被广泛证实。除此之外,初步研究发现加巴喷丁类药物治疗带状疱疹后瘙痒及肱桡瘙痒有效[7]。这也为各类慢性瘙痒疾病的治疗提供了新的选择。

加巴喷丁类药物作用复杂多样,有止痛、抗焦虑、止痒等,其作用机制目前仍不清楚。有研究表明,普瑞巴林有睡眠调节作用,可以改善人和动物的慢波睡眠,在纤维组织肌痛和广泛性焦虑症中的有益作用也证实了这一点。睡眠剥夺是这些复杂的疼痛障碍及严重慢性瘙痒的常见症状。表49-1汇总了已发表的加巴喷丁类药物治疗不同类型慢性瘙痒的有关研究。

表 49-1 加巴喷丁与普瑞巴林治疗不同类型慢性瘙痒研究汇总

慢性瘙痒病因	药物	研究方案	人数	剂量	治疗时间	效果评估方式	结果
尿毒症瘙痒	加巴喷丁	随机双盲对照交叉研究	25	300mg/次，每周3次	4周	VAS	血透患者瘙痒情况好转，服药安全性提高[10]
	普瑞巴林	随机双盲对照研究	188	75mg/次，每周2次	12周	VAS;PSQI;SF-12	瘙痒、睡眠及生活质量较对照组有改善[11]
	加巴喷丁	随机开放交叉研究	50	300mg/次，每周3次	6周	VAS;SF-MPQ	两种药物治疗瘙痒均改善。两者之间有效性及安全性并无明显差异[12]
	普瑞巴林			75mg/d			
	加巴喷丁	非随机开放交叉研究	71	100mg/d	1~8周	VAS;安全性评价	66%患者瘙痒情况改善;22%患者因加巴喷丁副作用而换用普瑞巴林[13]
	普瑞巴林			25mg/d			
胆汁瘀积性瘙痒	加巴喷丁	随机双盲对照研究	16	300~2 400mg/d	4周	VAS;HSA	瘙痒情况较对照组无明显改善，部分可加重[14]
烧伤后瘙痒	加巴喷丁	开放研究	35	5~10mg/kg,tid	4周~18个月	无	治疗24h后瘙痒情况改善;对儿童患者安全性良好[15]
	普瑞巴林	随机双盲对照研究	20	bid或tid,75~150mg/次	4周	VAS	瘙痒情况较对照组及抗组胺剂组有显著改善[60]
感觉异常性背痛	加巴喷丁	开放非随机研究	10	300mg/d	4周	VAS	与局部外用辣椒素相比，加巴喷丁显著改善瘙痒情况[17]
肱桡部瘙痒	加巴喷丁	病例报告	1	1 800mg/d	16周	无	瘙痒情况改善[8]
	加巴喷丁	病例报告	2	900mg/d	无		瘙痒情况改善[18]
三叉神经营养性综合征中的神经病理性瘙痒	加巴喷丁	病例报告	1	400mg/d	3周	无	与他克莫司联合应用，瘙痒情况改善[19]
结节性痒疹慢性单纯性苔藓	加巴喷丁	病例报告	9	300~900mg/d	16~40周	PGA	瘙痒情况改善[20]
结节性痒疹	普瑞巴林	开放非对照研究	30	50~75mg/d	12~72周	VAS	瘙痒情况改善[21]
药物后瘙痒	加巴喷丁	回顾性研究	17	300~2 400mg/d	无	CTCAE;瘙痒评分	白介素2诱发的瘙痒情况改善[22]
	普瑞巴林	病例报告	1	150mg/d		NRS;生活质量量表	EGFR抑制剂诱发的瘙痒情况改善[23]
未知原因瘙痒	普瑞巴林	开放非对照研究	22	150mg/d	8周	VAS;PGA	69%患者瘙痒情况改善[24]

VAS,瘙痒视觉评估量表;NRS,瘙痒数值评分量表;HAS,每小时搔抓行为;PSQI,匹兹堡睡眠质量指数;SF-12,12项简表调查;SF-MPQ,McGill疼痛问卷;PGA,医师全球评估;CTCAE,不良事件通用术语标准v3.0;EGFR,表皮生长因子受体。

加巴喷丁类药物的作用机制

自加巴喷丁类药物用于治疗癫痫以来,已发现其在动物模型或人身上的抗癫痫、抗焦虑及镇痛样作用,但具体机制并不清楚。加巴喷丁和普瑞巴林均为抑制性神经递质 γ- 氨基丁酸(γ-amino butyric acid,GABA)的结构衍生物,可透过血脑屏障,作用于中枢、脊柱及外周水平。

虽然普瑞巴林和加巴喷丁与 GABA 结构相似,但这两者均不与 GABA-A 或 GABA-B 受体结合,也不与 GABA 摄取转运蛋白相互作用。加巴喷丁类药物的药理学机制是基于与电压门控钙通道(voltage-gated calcium channels,VGCC)中调节性 α2-δ-1 亚基的相互作用[25]。VGCC 可控制神经细胞中钙的流入,调节神经递质释放、突触后信号整合及神经元可塑性[26]。

在加巴喷丁和普瑞巴林的镇痛机制中,其与调节性 VGCC 亚基的结合至关重要,因此,也可称其为 α2-δ 配体。VGCC 的 α2-δ 亚基广泛分布于中枢和外周神经系统,但主要作用位点是背根神经节(dorsal root ganglia,DRG)初级传入神经元的突触前神经元膜[27]。新的研究表明 α2-δ-1 亚基可作为血小板反应蛋白受体参与兴奋性突触形成,从而调节中枢神经系统(central nervous system,CNS)中的神经元可塑性。加巴喷丁与 α2-δ-1 亚基的结合可阻断与血小板反应蛋白的相互作用,大幅度降低突触形成[28]。

在神经病理性疼痛模型中观察到,异常性疼痛与 DRG 中突触前末端 α2-δ-1 亚基的上调相关,进一步明确了当疼痛发生时,α2-δ 配体在中枢敏化过程中的关键作用[29]。瘙痒与疼痛的中枢敏化过程相似,因此 α2-δ 配体也可能与止痒机制相关。VGCC 的选择性阻断可调控 DRG 初级感觉传入时突触前末端钙离子的流入,降低细胞膜兴奋性及神经递质释放[30]。

α2-δ 配体的净效应是减少突触体受刺激时神经递质的释放,神经递质有谷氨酸、去甲肾上腺素、血清素、多巴胺、GABA、P 物质、降钙素基因相关肽(calcitonin gene-related peptide,GCRP)、乙酰胆碱和甘氨酸。加巴喷丁类药物主要减弱与瘙痒相关的神经肽的释放,如体外发炎脊髓组织感觉神经元中的 P 物质和 CGRP[31]。长期使用后,不仅可以直接降低钙离子量,还可通过改变钙通道的定位及功能影响细胞内运输和 α2-δ-1 亚基在细胞表面的分布[32]。

最近的动物模型研究表明加巴喷丁类药物对中枢及外周的其他作用,为其止痒机制的研究提供了新的证据。研究显示,加巴喷丁可能有抑制持续钠电流及背根神经节感觉神经元异位激发的外周作用[33]。此外,加巴喷丁通过上调 DRG 中 α2-δ-1 亚基起到止痒作用已在慢性皮炎的小鼠模型中证实,服用加巴喷丁类药物后,小鼠模型搔抓行为减少[34]。在溶血磷脂酸(lysophosphatidic acid,LPA)诱导的疼痛小鼠模型中,观察到服用加巴喷丁和普瑞巴林后,均可剂量依赖性地减少异常性疼痛。

的确,LPA 是一种神经病理性疼痛状态的起始因子,可通过上调 DRG 和脊髓背角中的 α2δ1VGCC 亚基来诱导中枢或脊髓敏化[35]。胆汁瘀积性瘙痒症的临床研究表明,LPA 也是一种有效的致痒信号分子。小鼠模型皮内注射 LPA 时,可诱导剂量依赖性的搔抓行为[36]。综上,加巴喷丁类药物可对疼痛和瘙痒传输过程中相关神经元功能产生多种中枢及外周作用。

加巴喷丁

加巴喷丁(1- 氨甲基 - 环己烷醋酸)是第一个被批准用于治疗疱疹后神经痛(post-herpetic neuralgia,PHN)和神经病理性疼痛的口服药物。其药代动力学显示加巴喷丁在小肠中缓慢吸收,曲线为非线性(零阶),示血浆浓度随剂量增加而增加,但不成比例。吸收后 1~4h 加巴喷丁血清浓度达峰值,因此需每日频繁给药以维持治疗浓度。加巴喷丁是一种亲脂酸,不与血浆蛋白结合,易通过血脑屏障。不在肝脏代谢,故较少与其他药物发生相互作用。经肾脏排泄,消除半衰期为 5~7h[37]。

加巴喷丁可用于治疗不同类型的慢性瘙痒,如表 49-1 所示,包括神经病理性瘙痒[8,9,17-19,38-39]、与慢性肾病(chronic kidney disease,CKD)相关的瘙痒[10,40-42]、胆汁瘀积性瘙痒[14]、烧伤后瘙痒[15,16,43]、药物后瘙痒[22]、结节性痒疹[20] 及未知原因的瘙痒[44]。加巴喷丁副作用已知,毒性比高,是治疗慢性瘙痒较安全的治疗选择。加巴喷丁的治疗剂量为 900~3 600mg/d,初始剂量为 300mg,每日 3 次(900mg/d),每次剂量可至 1 200mg[45]。

应用加巴喷丁类药物治疗慢性瘙痒,主要源于对其治疗神经病理性疼痛综合征的研究。神经病理性瘙痒综合征是加巴喷丁治疗慢性瘙痒的主要适应证,尤其针对中重度瘙痒,且对一线局部治疗及系统治疗无效的情况[46]。带状疱疹后瘙痒与疱疹后神经痛相关,PHN 是一种感觉神经节炎,已有荟萃分析表明其对加巴喷丁治疗敏感[7]。外周(近端或远端)起源的神经病理性瘙痒包括感觉异常性背痛、肱桡部瘙痒和三叉神经营养综合征。

仅有病例报告研究表明加巴喷丁治疗上述慢性瘙痒有效,如表 49-1 所示。目前大部分有关加巴喷丁治疗瘙痒的研究均有研究设计缺陷,比如缺乏对照组、治疗效果评价体系不一致等。Bergasa 等一项设计优良的双盲随机安慰剂对照研究表明加巴喷丁治疗胆汁淤积性瘙痒时,其瘙痒程度及平均每小时搔抓行为并无明显改善,但安慰剂组观察到患者的瘙痒情况及搔抓行为有明显改善,该研究提示研究设计、患者年龄及性别差异和神经心理因素也可潜在影响患者的瘙痒情况[14]。

此后的研究多选用随机双盲安慰剂对照,或选用安慰剂交叉研究,研究表明加巴喷丁类药物对尿毒症瘙痒及烧伤后瘙痒的作用。

加巴喷丁治疗尿毒症瘙痒症安全有效,对瘙痒情况有明显改善,且给药方便,可选择短期(1~4 周)或长期(最长可至 24 周)给药。血液透析患者每次透析后,加巴喷丁予以减量,100~400mg/ 次,每周 2 次至三次。肾功能不全患者中,加巴喷丁的半衰期更长,且可通过血液透析消除[13]。

烧伤后瘙痒非常常见,近 70% 的成人和 50% 的儿童发生于烧伤后 1 年。烧伤后瘙痒一般发生在烧伤创面愈合期,常伴神经病理性改变及痛觉向痒觉的转换。烧伤后瘙痒病情较重,病程较长(可达 4~7 年),当烧伤部位局部增厚、大面积受累形成增殖性瘢痕、烧伤创面不规则愈合时,病情可加重[47]。此外,烧伤创面外周炎症介质(组胺和神经肽)、皮肤表面神经分布的改变和瘙痒中枢敏化过程均与烧伤后瘙痒的病理生理学有关[48]。多个研究表明,与标准治疗(抗组胺药和局部治疗)相比,加巴喷丁治疗烧伤后瘙痒,剂量成人(300~900mg/d)、儿童(5~10mg/kg,每日 3 次),疗效快且瘙痒情况改善明显[15,16]。因此,加巴喷丁类药物可作为治疗烧伤后瘙痒的一线中枢作用药物,单独使用或与抗组胺药联用均可。控制烧伤后疼痛和瘙痒有助于提

升烧伤患者治疗效果和恢复过程中的依从性。

加巴喷丁类药物也可能对治疗癌症相关疼痛综合征、药物后瘙痒有效,应用于姑息治疗或与其他镇痛药、阿片类药物联用起效[49]。有研究表明加巴喷丁治疗生物反应调节剂(IL-2)治疗黑素瘤患者后引起的瘙痒有效。也有研究表明,鞘内注射吗啡前应用加巴喷丁可预防术后瘙痒的发生,并能降低瘙痒程度[50]。

加巴喷丁缓释片(enacarbil)是一种新的缓释制剂,2010 年研制成功,并于 2 年后被 FDA 批准用于治疗疱疹后神经痛。因加巴喷丁缓释片吸收好,生物利用度可预知,故给药频次减少(PHN 患者每日 2 次,600mg/ 次),且不同患者间吸收差异性降低[51]。加巴喷丁缓释片与传统加巴喷丁制剂安全性无明显差异,目前并无研究表明应优先选择使用加巴喷丁缓释片。

最近有研究表明局部外用加巴喷丁(2%~6% 加巴喷丁霜剂)治疗疼痛综合征(外阴痛)有效,可能与利用外周镇痛作用有关,且可同时避免中枢镇静的副作用[52]。动物模型中,局部应用加巴喷丁可调节其热知觉和痛知觉行为,表明加巴喷丁作用点位于外周[53]。在 PHN 和其他局部疼痛患者中,局部应用 6% 加巴喷丁凝胶,1h 内疼痛情况明显缓解,且半数患者疼痛评分有 30% 的改善[54]。但目前局部加巴喷丁制剂尚未商业化和标准化,其潜在的止痒疗效也未明确。

普瑞巴林

普瑞巴林(3- 氨甲基 -5- 甲基己酸)与加巴喷丁结构相似,用于治疗癫痫、神经病理性疼痛、疱疹后神经痛、糖尿病周围神经病变、各种焦虑症及纤维肌痛(不适用于欧洲)[55]。有交叉研究表明与加巴喷丁相比,普瑞巴林临床优势更显著,因其有更良好的药代动力学特性、更便捷的给药方式及更好的患者依从性[56]。

治疗神经病理性疼痛时,普瑞巴林的临床疗效与六倍剂量的加巴喷丁疗效相当[57]。但在慢性瘙痒治疗中,目前并无临床证据表明普瑞巴林疗效优于加巴喷丁。Solak 等人的一项开放随机交叉研究表明,加巴喷丁和普瑞巴林对治疗尿毒症瘙痒的短期疗效和安全性方面无明显差异[12]。最近一项

交叉研究显示，口服加巴喷丁或普瑞巴林共改善了约 85% 慢性肾病患者的瘙痒情况，其中口服普瑞巴林的患者为不能耐受加巴喷丁副作用的患者[13]。

同加巴喷丁一样，普瑞巴林缺乏细胞色素 P450- 同工酶系统修饰，不与血浆蛋白结合，故给药后不易发生肝功能异常或其他药物相互作用。开始治疗时，要注意从低剂量（每日 2 次，50~75mg/次）给药，后缓慢加量。在多数普瑞巴林治疗疱疹后神经痛的研究中，给药方式为从可能的最低剂量给药，每日逐步增至 300~600mg，且每日分两次给药以提高患者依从性[58]。

普瑞巴林经肾脏排泄，故患者肾功能受损（肌酐清除率低于 60ml/min）或血液透析时，其剂量须降低 50%。血液透析患者可在血液透析后立即服用普瑞巴林，以维持稳态药物浓度[11]。尿毒症瘙痒患者口服普瑞巴林 25~75mg/d，其他老年患者因肾功能减弱也应酌情调整服用剂量[59]。

一项成人烧伤患者的四组双盲对照研究表明，相较安慰剂组和西替利嗪 / 非尼拉敏组，低剂量普瑞巴林（150~300mg/d）组治疗烧伤后瘙痒 4 周后，瘙痒情况显著改善，但普瑞巴林与抗组胺剂联合用药组疗效并没有进一步提高[60]。结节性痒疹（prurigo nodularis，PN）瘙痒情况严重，以长期严重搔抓皮损为特征，由多种病因引起，在本书中临床部分已有详述。结节性痒疹的治疗极具挑战性，需采用多模式阶梯式方案，有人猜测这可能与神经病理因素相关，因其皮损处与正常皮肤处表皮内神经纤维密度降低[61]。

Mazza 等人的一项开放研究中显示低剂量普瑞巴林（75mg/d）治疗结节性痒疹，3 个月后瘙痒程度明显改善，其中有约 70% 的患者低剂量普瑞巴林维持治疗（50mg/d）至 24 个月[21]。目前，根据已发表的研究及临床应用情况，加巴喷丁类药物已作为结节性痒疹的二线治疗用药，当患者应用局部抗感染治疗及光疗无效时，可选择使用加巴喷丁类药物[62]。普瑞巴林对其他难治性慢性瘙痒也有一定疗效，如真性红细胞增多症相关瘙痒、药物诱发的瘙痒、未知原因瘙痒及老年性瘙痒[23,24,63,64]。

安全性

普瑞巴林和加巴喷丁的安全性相当。加巴喷丁类药物最常见不良反应多为中枢性，如头晕、镇静 / 嗜睡、周围水肿和口干，与患者年龄及临床情况有关。加巴喷丁不良反应常发生于治疗后第 1 个月，包括嗜睡、镇静、头晕、精神不振、口干、恶心、胃部不适、疲倦、呕吐和体重增加。头晕和镇静是患者终止治疗最常见的原因，其发生与服药剂量无关[65]。

普瑞巴林的不良反应多为暂时性的，一般发生于治疗早期（1~2 周），2~4 周后缓解。最常见的副作用有中枢性镇静、头晕 / 嗜睡（31,22%），可致 3%~4% 患者停药。此外，普瑞巴林的受限于剂量的副作用问题，可导致 2%~3% 的患者终止治疗。参与潜在危险工作和驾车患者服用普瑞巴林时需谨慎。

普瑞巴林其他中枢不良反应有视觉模糊、虚弱、欣快感、步态失衡及认知困难，全身不良反应包括外周水肿、口干、体重增加、感染、食欲增加和便秘[66]。加巴喷丁和普瑞巴林终止治疗时不可突然停药，应逐渐减量，以防发生戒断症状[67]。

加巴喷丁类药物有精神活性作用，上市后有研究显示其有药物滥用报道，因此临床医生针对既往有药物滥用史，尤其是苯二氮䓬类药物的患者，应用普瑞巴林时应谨慎[68]。慢性瘙痒的治疗是一个长期过程，如何平衡临床获益及风险至关重要。

结论

综上，根据目前研究及临床指南，抗癫痫药物（主要为加巴喷丁类药物）治疗慢性瘙痒有效，尤其针对神经病理性瘙痒及以中枢敏化为特征的瘙痒。加巴喷丁和普瑞巴林目前已作为二线用药治疗中重度神经病理性瘙痒，如带状疱疹后瘙痒、烧伤后瘙痒或更严重的慢性瘙痒，如慢性肾病相关瘙痒及结节性痒疹[69]。

抗癫痫药物的主要副作用是中枢镇静，这限制了其在慢性瘙痒治疗中的应用，影响患者生活功能及治疗依从性。加巴喷丁类药物用于慢性瘙痒属于超适应证用药，鉴于其安全性及有效性，可用于姑息治疗，但仍属于过度用药[70]。此外，在欧洲，应用加巴喷丁类药物治疗慢性瘙痒还存在报销问题，需要征求患者同意。

今后，仍需完善临床研究设计明确加巴喷丁类药物单独使用或联合用药对治疗慢性瘙痒的长期疗效及安全性。当患者患有严重瘙痒症或中枢敏感性瘙痒时，详细问询患者病史及谨慎选择治疗方案对保证抗癫痫药物的长期疗效至关重要。

（翻译：仰珈仪　审校：冰寒）

参考文献

1. Chen L, Mao J. Update on neuropathic pain treatment: ion channel blockers and gabapentinoids. Curr Pain Headache Rep. 2013;17:359.
2. Rogawski MA, Löscher W. The neurobiology of anti-epileptic drugs for the treatment of nonepileptic conditions. Nat Med. 2004;10:685–92.
3. Ständer S, Schmelz M. Chronic itch and pain – similarities and differences. Eur J Pain. 2006;10:473–8.
4. Ikoma A, Fartasch M, Heyer G, Miyachi Y, Handwerker H, Schmelz M. Painful stimuli evoke itch in patients with chronic pruritus: central sensitization for itch. Neurology. 2004;62:212–7.
5. Pan HL, Eisenach JC, Chen SR. Gabapentin suppresses ectopic nerve discharges and reverses allodynia in neuropathic rats. J Pharmacol Exp Ther. 1999;288:1026–30.
6. Gottrup H, Juhl G, Kristensen AD, Lai R, Chizh BA, Brown J, Bach FW, Jensen TS. Chronic oral gabapentin reduces elements of central sensitization in human experimental hyperalgesia. Anesthesiology. 2004;101:1400–8.
7. Moore RA, Wiffen PJ, Derry S, Toelle T, Rice AS. Gabapentin for chronic neuropathic pain and fibromyalgia in adults. Cochrane Database Syst Rev. 2014;(4):CD007938.
8. Bueller HA, Bernhard JD, Dubroff LM. Gabapentin treatment for brachioradial pruritus. J Eur Acad Dermatol Venereol. 1999;13:227–8.
9. Roth T, Arnold LM, Garcia-Borreguero D, Resnick M, Clair AG. A review of the effects of pregabalin on sleep disturbance across multiple clinical conditions. Sleep Med Rev. 2014;18:261–71.
10. Gunal AI, Ozalp G, Yoldas TK, Gunal SY, Kirciman E, Celiker H. Gabapentin therapy for pruritus in haemodialysis patients: a randomized, placebo-controlled, double-blind trial. Nephrol Dial Transplant. 2004;19:3137–9.
11. Yue J, Jiao S, Xiao Y, Ren W, Zhao T, Meng J. Comparison of pregabalin with ondansetron in treatment of uraemic pruritus in dialysis patients: a prospective, randomized, double-blind study. Int Urol Nephrol. 2014;47:161–7.
12. Solak Y, Biyik Z, Atalay H, Gaipov A, Guney F, Turk S, Covic A, Goldsmith D, Kanbay M. Pregabalin versus gabapentin in the treatment of neuropathic pruritus in maintenance haemodialysis patients: a prospective, crossover study. Nephrology. 2012;17:710–7.
13. Rayner H, Baharani J, Smith S, Suresh V, Dasgupta I. Uraemic pruritus: relief of itching by gabapentin and pregabalin. Nephron Clin Pract. 2012;122:75–9.
14. Bergasa NV, McGee M, Ginsburg IH, Engler D. Gabapentin in patients with the pruritus of cholestasis: a double-blind, randomized, placebo-controlled trial. Hepatology. 2006;44:1317–23.
15. Mendham JE. Gabapentin for the treatment of itching produced by burns and wound healing in children: a pilot study. Burns. 2004;30(8):851–3.
16. Ahuja RB, Gupta R, Gupta G, Shrivastava P. A comparative analysis of cetirizine, gabapentin and their combination in the relief of post-burn pruritus. Burn J Int Soc Burn Inj. 2011;37:203–7.
17. Maciel AAW, Cunha PR, Laraia IO, Trevisan F. Efficacy of gabapentin in the improvement of pruritus and quality of life of patients with notalgia paresthetica. An Bras Dermatol. 2014;89:570–5.
18. Winhoven SM, Coulson IH, Bottomley WW. Brachioradial pruritus: response to treatment with gabapentin. Br J Dermatol. 2004;150:786–7.
19. Nakamizo S, Miyachi Y, Kabashima K. Treatment of neuropathic itch possibly due to trigeminal trophic syndrome with 0.1% topical tacrolimus and gabapentin. Acta Derm Venereol. 2010;90:654–5.
20. Gencoglan G, Inanir I, Gunduz K. Therapeutic hotline: treatment of prurigo nodularis and lichen simplex chronicus with gabapentin. Dermatol Ther. 2010;23:194–8.
21. Mazza M, Guerriero G, Marano G, Janiri L, Bria P, Mazza S. Treatment of prurigo nodularis with pregabalin. J Clin Pharm Ther. 2013;38:16–8.
22. Lee SH, Baig M, Rusciano V, Dutcher JP. Novel management of pruritus in patients treated with IL-2 for metastatic renal cell carcinoma and malignant melanoma. J Immunother. 2010;33(9):1010–3.
23. Porzio G, Aielli F, Verna L, Porto C, Tudini M, Cannita K, Ficorella C. Efficacy of pregabalin in the management of cetuximab-related itch. J Pain Symptom Manage. 2006;32:397–8.
24. Park J-M, Jwa S-W, Song M, Kim H-S, Ko H-C, Kim M-B, Kwon K-S, Kim B-S. Efficacy and safety of pregabalin for the treatment of chronic pruritus in Korea. J Dermatol. 2012;39:790–1.
25. Taylor CP. Mechanisms of analgesia by gabapentin and pregabalin—calcium channel alpha2-delta [Cavalpha2-delta] ligands. Pain. 2009;142:13–6.
26. Geisler S, Schöpf CL, Obermair GJ. Emerging evidence for specific neuronal functions of auxiliary calcium channel $\alpha_2\delta$ subunits. Gen Physiol Biophys. 2015;34:105–18.
27. Taylor CP, Garrido R. Immunostaining of rat brain, spinal cord, sensory neurons and skeletal muscle for calcium channel alpha2-delta (alpha2-delta) type 1 protein. Neuroscience. 2008;155:510–21.
28. Eroglu C, Allen NJ, Susman MW, O'Rourke NA, Park CY, Ozkan E, Chakraborty C, Mulinyawe SB, Annis DS, Huberman AD, Green EM, Lawler J, Dolmetsch R, Garcia KC, Smith SJ, Luo ZD, Rosenthal A, Mosher DF, Barres BA. Gabapentin receptor alpha2delta-1 is a neuronal thrombospondin receptor responsible for excitatory CNS synaptogenesis. Cell. 2009;139:380–92.
29. Li C-Y, Zhang X-L, Matthews EA, Li K-W, Kurwa A, Boroujerdi A, Gross J, Gold MS, Dickenson AH, Feng G, Luo ZD. Calcium channel alpha2delta1 subunit mediates spinal hyperexcitability in pain modulation. Pain. 2006;125:20–34.
30. Uchitel OD, Di Guilmi MN, Urbano FJ, Gonzalez-Inchauspe C. Acute modulation of calcium currents and synaptic transmission by gabapentinoids. Channels. 2010;4:490–6.
31. Fehrenbacher JC, Taylor CP, Vasko MR. Pregabalin and gabapentin reduce release of substance P and CGRP from rat spinal tissues only after inflammation or activation of protein kinase C. Pain.

2003;105:133–41.

32. Hendrich J, Van Minh AT, Heblich F, Nieto-Rostro M, Watschinger K, Striessnig J, Wratten J, Davies A, Dolphin AC. Pharmacological disruption of calcium channel trafficking by the alpha2delta ligand gabapentin. Proc Natl Acad Sci U S A. 2008; 105:3628–33.

33. Yang R-H, Wang W-T, Chen J-Y, Xie R-G, Hu S-J. Gabapentin selectively reduces persistent sodium current in injured type-A dorsal root ganglion neurons. Pain. 2009;143:48–55.

34. Tsukumo Y, Matsumoto Y, Miura H, Yano H, Manabe H. Gabapentin and pregabalin inhibit the itch-associated response induced by the repeated application of oxazolone in mice. J Pharmacol Sci. 2011;115:27–35.

35. Ogawa K, Takasu K, Shinohara S, Yoneda Y, Kato A. Pharmacological characterization of lysophosphatidic acid-induced pain with clinically relevant neuropathic pain drugs. Eur J Pain. 2012;16:994–1004.

36. Kremer AE, Martens JJ, Kulik W, Ruëff F, Kuiper EM, van Buuren HR, van Erpecum KJ, Kondrackiene J, Prieto J, Rust C. Lysophosphatidic acid is a potential mediator of cholestatic pruritus. Gastroenterology. 2010;139:1008–18.

37. Rose MA, Kam PCA. Gabapentin: pharmacology and its use in pain management. Anaesthesia. 2002; 57:451–62.

38. Yilmaz S, Ceyhan AM, Baysal Akkaya V. Brachioradial pruritus successfully treated with gabapentin. J Dermatol. 2010;37:662–5.

39. Garza I. The trigeminal trophic syndrome: an unusual cause of face pain, dysaesthesias, anaesthesia and skin/soft tissue lesions. Cephalalgia: Int J Headache. 2008;28:980–5.

40. Razeghi E, Eskandari D, Ganji MR, Meysamie AP, Togha M, Khashayar P. Gabapentin and uremic pruritus in hemodialysis patients. Ren Fail. 2009;31:85–90.

41. Naini AE, Harandi AA, Khanbabapour S, Shahidi S, Seirafiyan S, Mohseni M. Gabapentin: a promising drug for the treatment of uremic pruritus. Saudi J Kidney Dis Transpl. 2007;18:378–81.

42. Vila T, Gommer J, Scates AC. Role of gabapentin in the treatment of uremic pruritus. Ann Pharmacother. 2008;42:1080–4.

43. Goutos I, Eldardiri M, Khan AA, Dziewulski P, Richardson PM. Comparative evaluation of antipruritic protocols in acute burns. The emerging value of gabapentin in the treatment of burns pruritus. J Burn Care Res. 2010;31:57–63.

44. Yesudian PD, Wilson NJE. Efficacy of gabapentin in the management of pruritus of unknown origin. Arch Dermatol. 2005;141:1507–9.

45. Backonja M, Glanzman RL. Gabapentin dosing for neuropathic pain: evidence from randomized, placebo-controlled clinical trials. Clin Ther. 2003; 25:81–104.

46. Misery L. Gabapentin in dermatology. Dermatology. 2005;211:79–80.

47. Zachariah JR, Rao AL, Prabha R, Gupta AK, Paul MK, Lamba S. Post burn pruritus – a review of current treatment options. Burns. 2012;38:621–9.

48. Goutos I. Neuropathic mechanisms in the pathophysiology of burns pruritus: redefining directions for therapy and research. J Burn Care Res. 2013;34:82–93.

49. Keskinbora K, Pekel AF, Aydinli I. Gabapentin and an opioid combination versus opioid alone for the management of neuropathic cancer pain: a randomized open trial. J Pain Symptom Manag. 2007;34:183–9.

50. Sheen MJ, Ho S-T, Lee C-H, Tsung Y-C, Chang F-L. Preoperative gabapentin prevents intrathecal morphine-induced pruritus after orthopedic surgery. Anesth Analg. 2008;106:1868–72.

51. Backonja MM, Canafax DM, Cundy KC. Efficacy of gabapentin enacarbil vs placebo in patients with postherpetic neuralgia and a pharmacokinetic comparison with oral gabapentin. Pain Med. 2011;12: 1098–108.

52. Boardman LA, Cooper AS, Blais LR, Raker CA. Topical gabapentin in the treatment of localized and generalized vulvodynia. Obstet Gynecol. 2008;112:579–85.

53. Todorovic SM, Rastogi AJ, Jevtovic-Todorovic V. Potent analgesic effects of anticonvulsants on peripheral thermal nociception in rats. Br J Pharmacol. 2003;140:255–60.

54. Hiom S, Patel GK, Newcombe RG, Khot S, Martin C. Severe postherpetic neuralgia and other neuropathic pain syndromes alleviated by topical gabapentin. Br J Dermatol. 2015;173:300–2.

55. Tassone DM, Boyce E, Guyer J, Nuzum D. Pregabalin: a novel gamma-aminobutyric acid analogue in the treatment of neuropathic pain, partial-onset seizures, and anxiety disorders. Clin Ther. 2007;29:26–48.

56. Bockbrader HN, Wesche D, Miller R, Chapel S, Janiczek N, Burger P. A comparison of the pharmacokinetics and pharmacodynamics of pregabalin and gabapentin. Clin Pharmacokinet. 2010;49:661–9.

57. Ifuku M, Iseki M, Hidaka I, Morita Y, Komatus S, Inada E. Replacement of gabapentin with pregabalin in postherpetic neuralgia therapy. Pain Med. 2011;12:1112–6.

58. Gajraj NM. Pregabalin: its pharmacology and use in pain management. Anesth Analg. 2007;105: 1805–15.

59. Aperis G, Paliouras C, Zervos A, Arvanitis A, Alivanis P. The use of pregabalin in the treatment of uraemic pruritus in haemodialysis patients. J Ren Care. 2010;36:180–5.

60. Ahuja RB, Gupta GK. A four arm, double blind, randomized and placebo controlled study of pregabalin in the management of post-burn pruritus. Burn: J Int Soc Burn Inj. 2013;39:24–9.

61. Schuhknecht B, Marziniak M, Wissel A, Phan NQ, Pappai D, Dangelmaier J, Metze D, Ständer S. Reduced intraepidermal nerve fibre density in lesional and nonlesional prurigo nodularis skin as a potential sign of subclinical cutaneous neuropathy. Br J Dermatol. 2011;165:85–91.

62. Ständer S, Pogatzki-Zahn E, Stumpf A, Fritz F, Pfleiderer B, Ritzkat A, Bruland P, Lotts T, Müller-Tidow C, Heuft G, Pavenstädt H-J, Schneider G, Van Aken H, Heindel W, Wiendl H, Dugas M, Luger TA. Facing the challenges of chronic pruritus: a report from a multi-disciplinary medical itch centre in Germany. Acta Derm Venereol. 2015;95:266–71.

63. Ehrchen J, Ständer S. Pregabalin in the treatment of chronic pruritus. J Am Acad Dermatol. 2008;58:S36–7.

64. Valdes-Rodriguez R, Stull C, Yosipovitch G. Chronic pruritus in the elderly: pathophysiology, diagnosis and management. Drugs Aging. 2015;32:201–15.

65. Parsons B, Tive L, Huang S. Gabapentin: a pooled analysis of adverse events from three clinical trials in patients with postherpetic neuralgia. Am J Geriatr Pharmacother. 2004;2:157–62.

66. Freynhagen R, Serpell M, Emir B, Whalen E, Parsons B, Clair A, Latymer M. A comprehensive drug safety evaluation of pregabalin in peripheral neuropathic pain. Pain Pract. 2015;15:47–57.

67. Norton JW. Gabapentin withdrawal syndrome. Clin Neuropharmacol. 2001;24:245–6.

68. Gahr M, Freudenmann RW, Hiemke C, Kölle MA, Schönfeldt-Lecuona C. Pregabalin abuse and dependence in Germany: results from a database query. Eur J Clin Pharmacol. 2013;69:1335–42.

69. European Dermatology Forum – Guidelines miscellaneous (Internet). 2015 (Cited 16 Sep 2015). Available from: http://www.euroderm.org/edf/index.php/edf-guidelines/category/5-guidelines-miscellaneous.

70. Davis S. Gabapentin may be appropriate for off-label uses. J Manag Care Pharm. 2003;9:569–70.

第50章　阿片类受体拮抗剂或激动剂

Laurent Misery

应用阿片类受体激动剂或拮抗剂治疗瘙痒非常罕见。虽然瘙痒可由阿片类药物引起,但目前并无药理学依据表明治疗可选择阿片类受体激动剂或拮抗剂,该疗法的应用还需要更多的病理生理证据支持。

阿片类药物与瘙痒症

众所周知,阿片类药物(海洛因、吗啡、可卡因、镇痛药)能诱发瘙痒,其在灵长类动物中存在三种受体:μ(MOR)、κ(KOR)和δ(DOR),只有μ激动剂会诱发搔抓行为,而κ激动剂、δ激动剂不会[1],且该过程与组胺无关。κ激动剂及μ拮抗剂可抑制或逆转阿片类药物诱导的瘙痒[2,3]。这些激动剂既往可用于治疗海洛因或酒精依赖、麻醉后抑郁、麻醉过量及阿片类药物中毒。

生理性阿片类物质(脑啡肽、内啡肽、强啡肽)与瘙痒的病理生理机制相关,尤其是特应性皮炎、尿毒症或肝脏问题引起的瘙痒,其中起主要作用的肽是β-内啡肽(MOR激动剂)和强啡肽A(KOR激动剂),作用于中枢、脊柱及外周水平。阿片依赖性组胺非依赖性瘙痒可能起始于表皮无髓鞘C-纤维[4]。

行为实验显示干燥皮炎模型小鼠敲除 MOR 和 KOR 基因后,搔抓行为少于野生型小鼠,表明 MOR 和 KOR 在皮肤稳态、表皮神经纤维调节和瘙痒病理生理学方面有重要作用[5]。在特应性皮炎患者中,只有κ-阿片类系统下调,μ-阿片类系统无明显变化。

在 PUVA 治疗后,可观察到μ-阿片类系统的下调,κ-阿片类系统恢复,瘙痒视觉模拟评分降低。这些结果表明,表皮阿片类系统与特应性皮炎(atopic dermatitis, AD)瘙痒的调节密切相关[6]。这些新发现可能有助于我们了解外周瘙痒的调控机制。

目前,已经许多相关临床试验已经或正在进行,疗效各异,但可以明确的是,相较于 MOR 拮抗剂,KOR 激动剂的不良事件发生率更低[7]。

μ 受体拮抗剂

许多临床试验都研究了如何从药理角度调节阿片类药物诱导的瘙痒。一项荟萃分析[8]显示,多数 MOR 拮抗剂治疗阿片类诱发的瘙痒有效,静脉注射纳洛酮 0.25~2.4 微克/kg/h,相对风险 2.31(可信区间 95%,1.5~3.54),与对照组相比,需要治疗的数量为 3.5,以达到预防瘙痒的效果;口服纳曲酮 9mg,相对风险 2.80(1.35~5.80),需要治疗的数量 1.7;纳曲酮 6mg,治疗效果不佳,3mg 纳曲酮无效;静脉或硬膜外应用纳布啡,相对风险 1.71(1.12~2.62),需要治疗的数量 4.2。静脉注射纳美芬 0.5 或 1mg 对瘙痒无效。

随机选择 50 例有内科疾病、羟乙基淀粉、水接触、皮肤淋巴瘤、特应性皮炎、皮肤干燥、黄斑淀粉样变性、银屑病、其他皮肤病或不明原因的瘙痒患者,应用纳曲酮治疗,50mg/d[9],治疗 1 周后,50名患者中有 35 名瘙痒情况明显改善(置信区间为 0.55~0.82,置信水平为 0.95)。17 例结节性痒疹患者中有 9 例在治疗后止痒效果显著,且有助于皮损愈合。快速耐受反应很少发生(6/50),且迟发,其中两名患者增加剂量后该反应消失。其他药物不良反应局限于治疗后 2 周内,有恶心(11/50)、疲劳(3/50)、头晕、胃灼热、腹泻(1/50,发生于每次服药后)。

16 名慢性胆汁瘀积瘙痒患者随机应用纳曲酮(50mg/d,4 周疗程)或安慰剂治疗[10],两组白天瘙痒(-54% 对 8%)和夜间瘙痒情况(-44% 对 7%)相较基线变化差异显著。有四名纳曲酮组患者发生与急性戒断综合征相似的副作用(其中三例持续时间短暂)。实验组和对照组患者纳曲酮和 6β-纳曲醇水平无差异,且与治疗效果无关。

在尿毒症瘙痒症中,有一项临床研究表明纳曲酮治疗瘙痒有效[11],也有研究认为结论相反[12],另有研究表明纳曲酮仅对部分患者有效[13]。

我们的一项双盲研究中纳入了 11 名特应性皮炎患者,乙酰胆碱皮内注射前 60min,给予患者 25mg 纳曲酮(Nemexin®)或安慰剂[14],安慰剂组在前臂注射缓冲生理盐水溶液。结果显示口服纳曲酮(Revia®)显著减少了皮损周围瘙痒。入组患者中有四人皮肤表面异常瘙痒感完全消失,皮损瘙痒持续时间减少 20s,瘙痒强度减弱,但差异不显著。经激光多普勒检测,纳曲酮对胆碱能血管反应无明显影响。

有研究表明,纳曲酮对氯喹诱发的瘙痒有缓解作用,但无明显证据表明其止痒效果优于异奥沙普秦(promethazine)[15]。鼻内给予布托啡诺也可用于治疗瘙痒,但仍缺乏对该药物的有效性研究[16]。因布托啡诺也是 KOR 激动剂,故其也是一种很有应用前景的药物,但由于潜在的副作用,应用时仍需非常谨慎[7]。

κ 受体激动剂

目前已有许多研究表明了系统应用 KOR 激动剂治疗尿道瘙痒、结节性痒疹、副肿瘤瘙痒和胆汁瘀积性瘙痒的疗效[7]。

最初发现在恒河猴中 KOR 激动剂 TRK-820(纳夫拉非)对静脉注射吗啡(一种微阿片受体激动剂)后引起的全身性皮肤搔抓行为有抑制作用。若应用 κ- 阿片受体激动剂(0.25 和 0.5μg/kg 的 TRK-820 或 64 和 128μg/kg 的 U-50488H)静脉内预处理,可剂量依赖性地抑制 1mg/kg 吗啡引起的系统性皮肤搔抓行为。

若通过胃内途径,在用 4μg/kg 的 TRK-820 预处理后,对吗啡诱导的全身性皮肤搔抓行为有明显抑制作用,但用 512~2 048μg/kg 的 U-50488H 预处理后,无明显抑制作用,该结果表明 TRK-820 对治疗静脉注射吗啡后瘙痒有效,且相较于 U-50488H 更容易经胃内吸收,表明其胃内高生物利用度[17]。在小鼠实验中也观察到类似的结果[18],且对抗组胺剂敏感及耐受性瘙痒均有效[18]。

有两项多中心随机双盲安慰剂对照研究,共纳入了 144 例尿毒症瘙痒症患者,透析后静脉应用纳夫拉非或安慰剂治疗 2~4 周,用荟萃分析方法评估纳夫拉非疗效。结果发现,与安慰剂相比,纳夫拉非组中瘙痒程度及睡眠障碍均有显著降低与改善。纳夫拉非治疗组患者瘙痒程度及表皮剥脱情况明显好转。纳夫拉非组与安慰剂组药物相关不良事件的类型及发生率相似。综上,纳夫拉非对治疗这类重症患者安全有效[19]。

目前日本已正式批准盐酸纳夫拉非(Remitch®)用于治疗血透患者的耐药性瘙痒。一项大规模的安慰剂对照研究[20]纳入 337 例血液透析患者,以评估盐酸纳夫拉非对治疗血透后顽固性瘙痒的疗效和安全性。每日服用两次 2.5μg 或 5μg 纳夫拉非或安慰剂,疗程 2 周,分析患者临床反馈。结果显示,5μg 盐酸纳夫拉非组(n=114)的瘙痒视觉模拟量表较基线平均降低 22mm,2.5μg 组(n=112)为 23mm,与安慰剂组(n=111)13mm 相比显著降低,表明盐酸纳夫拉非治疗尿毒症血透患者瘙痒安全有效。

一项开放标签试验(n=145)评估了口服 5μg 纳夫拉非的长期疗效[21],结果显示其抗瘙痒作用可维持 52 周。此外,最近有研究表明 κ- 阿片受体在特应性皮炎和银屑病表皮中有表达,故盐酸纳夫拉非可能对治疗这两种皮肤病也有疗效[22]。有关纳夫拉非治疗慢性肾病引起的瘙痒和结节性痒疹[23]的临床研究在进行中。

δ 受体拮抗剂

特异性 δ 受体拮抗剂研究较少。但仍有研究表明静脉注射或硬膜外注射 2.5mg 氟哌利多(droperidol)对治疗阿片类药物诱导的瘙痒有效[8,24]。

局部治疗

有两项研究分别评估了局部外用纳曲酮的疗效[25]，其中一项开放性研究中表明超过 70% 使用 1% 纳曲酮乳膏的患者瘙痒情况明显改善，另一项安慰剂对照交叉试验表明，与安慰剂相比，纳曲酮乳膏治疗效果提高了 29.4%，纳曲酮制剂减轻瘙痒症状至 50% 需要的时间为 46min（中位数），而安慰剂组需要 74min。除此之外，有研究表明脂质体布托啡诺制剂也可用于治疗瘙痒[26]，但无临床试验支持其疗效。应用纳美芬（nalmefene）乳膏治疗特应性皮炎瘙痒方面无明显疗效[27]。

（翻译：仰珈仪　审校：冰寒）

参考文献

1. Ko MC, Song MS, Edwards T, Lee H, Naughton NN. The role of central mu opioid receptors in opioid-induced itch in primates. J Pharmacol Exp Ther. 2004;310:169–76.
2. Ko MC, Lee H, Song MS, Sobczyk-Kojiro K, Mosberg HI, Kishioka S, et al. Activation of kappa-opioid receptors inhibits pruritus evoked by subcutaneous or intrathecal administration of morphine in monkeys. J Pharmacol Exp Ther. 2003;305:173–9.
3. Ständer S, Weisshaar E, Luger T. Neurophysiological and neurochemical basis of modern pruritus treatment. Exp Dermatol. 2008;17:161–9.
4. Bigliardi-Qi M, Lipp B, Sumanovski LT, Buechner SA, Bigliardi PL. Changes of epidermal mu-opiate receptor expression and nerve endings in chronic atopic dermatitis. Dermatol (Basel, Switzerland). 2005;210:91–9.
5. Bigliardi-Qi M, Gaveriaux-Ruff C, Pfaltz K, Bady P, Baumann T, Rufli T, et al. Deletion of mu- and kappa-opioid receptors in mice changes epidermal hypertrophy, density of peripheral nerve endings, and itch behavior. J Invest Dermatol. 2007;127(6):1479–88.
6. Tominaga M, Ogawa H, Takamori K. Possible roles of epidermal opioid systems in pruritus of atopic dermatitis. J Invest Dermatol. 2007;127(9):2228–35.
7. Phan NQ, Lotts T, Antal A, Bernhard JD, Ständer S. Systemic kappa opioid receptor agonists in the treatment of chronic pruritus: a literature review. Acta Derm Venereol. 2012;92:555–60.
8. Kjellberg F, Tramer MR. Pharmacological control of opioid-induced pruritus: a quantitative systematic review of randomized trials. Eur J Anaesthesiol. 2001;18(6):346–57.
9. Metze D, Reimann S, Beissert S, Luger T. Efficacy and safety of naltrexone, an oral opiate receptor antagonist, in the treatment of pruritus in internal and dermatological diseases. J Am Acad Dermatol.

1999;41(4):533–9.
10. Wolfhagen FH, Sternieri E, Hop WC, Vitale G, Bertolotti M, Van Buuren HR. Oral naltrexone treatment for cholestatic pruritus: a double-blind, placebo-controlled study. Gastroenterology. 1997;113(4):1264–9.
11. Peer G, Kivity S, Agami O. Randomized cross-over trial of naltrexone in uremic pruritus. Lancet. 1996;348:1552–4.
12. Pauli-Magnus C, Mikus G, Alscher D, Kirschner T, Nagel W, Gugeler N, et al. Naltrexone does not relieve uremic pruritus: results of a randomized, double-blind, placebo-controlled crossover study. J Am Soc Nephrol. 2000;11:514–9.
13. Legroux-Crespel E, Cledes J, Misery L. A comparative study on the effects of naltrexone and loratadine on uremic pruritus. Dermatol (Basel, Switzerland). 2004;208(4):326–30.
14. Heyer G, Groene D, Martus P. Efficacy of naltrexone on acetylcholine-induced alloknesis in atopic eczema. Exp Dermatol. 2002;11(5):448–55.
15. Ajayi A, Kolawole B, Udoh S. Endogenous opioids, mu-opiate receptors and chloroquine-induced pruritus: a double-blind comparison of naletrexone and promethazine in patients with malaria fever who have an established history of generalized chloroquine-induced pruritus. Int J Dermatol. 2004;43:972–7.
16. Dawn AG, Yosipovitch G. Butorphanol for treatment of intractable pruritus. J Am Acad Dermatol. 2006;54(3):527–31.
17. Wakasa Y, Fujiwara A, Umeuchi H, Endoh T, Okano K, Tanaka T, et al. Inhibitory effects of TRK-820 on systemic skin scratching induced by morphine in rhesus monkeys. Life Sci. 2004;75(24):2947–57.
18. Togashi Y, Umeuchi H, Okano K, Ando N, Yoshizawa Y, Honda T, et al. Antipruritic activity of the kappa-opioid receptor agonist, TRK-820. Eur J Pharmacol. 2002;435(2–3):259–64.
19. Wikstrom B, Gellert R, Ladefoged SD, Danda Y, Akai M, Ide K, et al. Kappa-opioid system in uremic pruritus: multicenter, randomized, double-blind, placebo-controlled clinical studies. J Am Soc Nephrol. 2005;16(12):3742–7.
20. Kumagai H, Ebata T, Takamori K, Muramatsu T, Nakamoto H, Suzuki H. Effect of a novel kappa-receptor agonist, nalfurafine hydrochloride, on severe itch in 337 haemodialysis patients: a phase III, randomized, double-blind, placebo-controlled study. Nephrol Dial Transplant. 2010;25:1251–7.
21. Kumagai H, Ebata T, Takamori K, Miyasato K, Muramatsu T, Nakamoto H, et al. Efficacy and safety of a novel κ-agonist for managing intractable pruritus in dialysis patients. Am J Nephrol. 2012;36:175–83.
22. Inui S. Nalfurafine hydrochloride to treat pruritus: a review. Clin Cosmet Investig Dermatol. 2015;8:249–55.
23. Ständer S, Weisshaar E, Raap U. Emerging drugs for the treatment of pruritus. Expert Opin Emerg Drugs. 2015;20:515–21.
24. Lee IH, Lee IO. The antipruritic and antiemetic effects of epidural droperidol: a study of three methods of administration. Anesth Analg. 2007;105:251–5.
25. Bigliardi PL, Stammer H, Jost G, Rufli T, Buchner S, Bigliardi-Qi M. Treatment of pruritus with topically applied opiate receptor antagonist. J Am Acad Dermatol. 2007;56(6):979–88.
26. Lim GJ, Ishiuji Y, Dawn A, Harrison B, do Kim W, Atala A, et al. In vitro and in vivo characterization of

a novel liposomal butorphanol formulation for treatment of pruritus. Acta Derm Venereol. 2008;88(4):327–30.

27. Herzog JL, Solomon JA, Draelos Z, Fleischer A, Stough D, Wolf DI, et al. A randomized, double-blind, vehicle-controlled crossover study to determine the anti-pruritic efficacy, safety and local dermal tolerability of a topical formulation (srd174 cream) of the long-acting opiod antagonist nalmefene in subjects with atopic dermatitis. J Drugs Dermatol. 2011;10:853–60.

第51章 抗抑郁药

Elke Weisshaar

引言

众所周知,心理情绪因素可以影响"致痒阈",而且在特殊情况下会引起瘙痒或加重瘙痒程度。而瘙痒作为一种强压力源,会加重精神疾病和造成心理压力。目前尚无相关的流行病学数据可以解释精神病或情感抑郁和常见慢性瘙痒的关系。据估计,10%的慢性瘙痒患者存在抑郁障碍,而高达50%的慢性瘙痒患者极有可能是受到了心理因素的共同影响(参见第40章和第41章)。因此,治疗抑郁症的临床经验表明,抗抑郁药可以对5-羟色胺和组胺产生药理作用,对患者具有缓解瘙痒症状的功效。

有趣的是,5-羟色胺再吸收抑制剂(selective serotonin reuptake inhibitor,SSRI)等抗抑郁药像其他止痒剂一样可能致痒,而停止使用抗抑郁药也可能致痒。有报道称,若患者在接受SSRI治疗期间食用大量巧克力,可以缓解瘙痒[2]。

作用机制

抗抑郁药对瘙痒的作用机制尚不明确。SSRR对血小板中5-羟色胺的消耗或许可以解释止痒剂对血液病患者的止痒作用。SSRI作为CYP2D6氧化酶的高效抑制剂可能对致痒原进行干扰,但这也只是一种猜测。米氮平(mirtazapine)是一种具有抗5-羟色胺和抗组胺活性的去甲肾上腺素能抗抑郁药。研究显示,抑郁症患者和非抑郁症患者对SSRI的治疗反响应相同[12,17]。经验表明,米氮平对抑郁症患者的疗效优于对非抑郁症患者的疗效,但目前尚无专门针对此问题的临床研究。

SSRI对患者的起效速度尚不明确,可以对有的患者快速起效,但个别患者也可能数周后才见效。一项概念验证研究显示,24.5%的响应患者在1周内症状出现缓解,而另外24.5%的响应患者在2周内症状出现缓解[12]。近30%的患者在8周或更久以后才对治疗有响应。患者的平均响应时间为4.9周[12]。发挥最大止痒功效的持续时间为3日至34周。对于SSRI止痒效果的持续时间,目前尚无相关数据。因使用SSRI可能出现快速耐受性,所以对患者用药时需要加大剂量。或许有人认为,减瘤性药物等其他药物可能影响SSRI的疗效,对姑息治疗患者的影响会尤其明显。患者停止抗抑郁治疗后可能重新出现瘙痒症状。但根据实际观察,患者的瘙痒症状和治疗前相比出现了明显缓解(作者个人观察)。

诊断检查

准确的病史、仔细的临床和皮肤检查、实验室测试和放射性诊断对瘙痒诊断都是非常重要的(参见第11章)。建议使用抗抑郁药物治疗前先对患者进行身心/精神检查,了解患者的精神状态。此举一方面是考虑到某些抗抑郁药可能具有兴奋效应,另一方面是为了排除患者的自杀意念。鉴于慢性瘙痒可能伴随行为及适应性障碍,也可能有必要对患者进行心理辅导(参见第11章和第39~41章)。精神病也可能是慢性瘙痒的一个诱因,并且可能导致患者抓伤甚至自残。这类患者需要接受精神病检查和定期治疗。若不对患者进行精神病评估,就无法对引起患者瘙痒的心理因素进行诊断。通常情况下,利用抗抑郁药治疗时,不需要对患者进行血液筛查和尿液分析。

治疗模式和副作用

SSRI 可以对出现血液性瘙痒、肿瘤性瘙痒、精神性(躯体性)瘙痒及不明瘙痒的患者起到止痒效果。病理报告及病例分析表明,日剂量为 20mg 的帕罗西汀(paroxetine)治疗方案可以缓解真性红细胞增多症(polycythemia vera,PV)引起的瘙痒[13]、副肿瘤性瘙痒[14,17,18]及精神疾病引起的瘙痒[1]。

Zylicz 进行了 20mg 帕罗西汀对照实验(随机、前瞻性、双盲、安慰剂对照),试验结果于 2003 年发表。大多数患者(n=26)瘙痒由恶性肿瘤(n=17)、恶性血液病(n=4)及各种非恶性疾病[17]引发。无论治疗顺序如何,治疗均在 2~3 日后起效。有24 名患者完成了 7 个疗程的治疗。结果表明,和安慰剂组的患者相比,瘙痒程度明显得到了缓解。因此,作者认为帕罗西汀可以有效治疗非皮肤病引起的瘙痒[17]。在利用帕罗西汀和氟伏沙明(fluvoxamine)进行的一项开放式双臂概念验证研究中,72 名由各种致病原致痒的患者(主要为皮肤瘙痒,也有药物性瘙痒和系统性瘙痒)瘙痒明显缓解,大多数患者认为治疗的止痒效果好或非常好[12]。78.1% 的患者出现不良反应,最后只有49 名患者完成研究。总之,此项研究有效证明了SSRI 具有止痒功效[12]。

12 名出现胆汁瘀积性瘙痒的患者接受日剂量为 75~100mg 的舍曲林(sertraline)治疗,效果良好[7]。因为该疗法会对心脏产生副作用,对老年患者的影响尤其明显,所以需谨慎使用。有报道称,舍曲林对终末期肾病(end stage renal disease,ESRD)患者的止痒效果更加显著,但这一结论还有待随机对照研究的进一步证实[10]。

有报道称,日剂量为 10~50mg 的米氮平和多塞平(doxepin)可以有效治疗荨麻疹、过敏性皮炎、淋巴瘤、晚期癌症、胆汁瘀积、慢性肾病和艾滋病引发的瘙痒[3-6,9,11]。有结果显示,米氮平可以结合加巴喷丁治疗瘙痒[4]。但目前尚无针对此问题的相关临床对照试验,只是有人使用小剂量多塞平(10mg)对 24 名患者进行了小型随机交叉试验,发现 87.5% 的血液透析患者的瘙痒得到缓解,58.3% 完全康复[9]。另一项研究显示,10mg 的多塞平治疗硫芥引发的瘙痒效果与羟嗪相同[11]。

阿米替林(amitriptyline)等三环抗抑郁药可以用于治疗躯体性瘙痒、神经性瘙痒、混合性瘙痒以及不明原因瘙痒,但至今尚无针对此问题的对照研究设计。有病理报告称,日剂量为 10~25mg 的阿米替林具有止痒功效,晚间用药效果更佳[16]。

SSRI 等抗抑郁药会产生一系列副作用,包括恶心、呕吐、睡眠障碍、焦虑、眩晕、失眠、头痛、性功能障碍和增重。有报道称,两名抑郁症患者停用帕罗西汀后,瘙痒症状得到缓解[8]。米氮平也会产生与 SSRI 相同的副作用,但发生频率相对较低。患者可能出现关节痛、肌肉痛和口干症状,且在使用三环抗抑郁药时尤其明显。

结论

帕罗西汀、舍曲林及氟伏沙明等 SSRI 可以作为抗抑郁药治疗瘙痒的一线药物使用,适应证包括副肿瘤性瘙痒、炎症性皮肤病瘙痒、胆汁瘀积瘙痒、混合性瘙痒、不明瘙痒及躯体性瘙痒。米氮平可以作为一种有效的系统性药物,用于缓解恶性肿瘤引发的瘙痒,同时也适用于各种原因引起的慢性瘙痒,如过敏性皮炎引起的瘙痒、混合性瘙痒和躯体性瘙痒,对缓解夜间瘙痒的功效尤其显著。使用多塞平进行系统治疗适用于各种致病源引起的瘙痒,但因局部外用治疗引发接触过敏的风险高,所以多数国家尚未批准使用。使用抗抑郁剂的系统性治疗还应结合润肤膏或特殊的局部治疗,如利用抗菌剂治疗表皮剥落。关于利用抗抑郁药进行系统治疗的记录多年前就有了,现行的欧洲瘙痒治疗指南也推荐使用此疗法[15]。但是过去几年,业内尚无利用抗抑郁药物治疗瘙痒的对照研究,实属一大遗憾,希望这种局面在未来可以改变。此外,随机对照研究也将会分别限制抗抑郁药在瘙痒治疗领域的超适应证使用。

(翻译:严蕾 审校:冰寒)

参考文献

1. Biondi M, Arcangeli T, Petrucci RM. Paroxetine in a case of psychogenic pruritus and neurotic excoriations. Psychother Psychosom. 2000;69(3):165–6.

2. Cederberg J, Knight S, Svenson S, Melhus H. Itch and skin rash from chocolate during fluoxetine and sertraline treatment: case report. BMC Psychiatry. 2004;4:36.

3. Davis MP, Frandsen JL, Walsh D, Andresen S, Taylor S. Mirtazapine for pruritus. J Pain Symptom Manag. 2003;25:288–91.

4. Demierre F, Taverna J. Mirtazapine and gabapentin for reducing pruritus in cutaneous T-cell lymphoma. J Am Acad Dermatol. 2006;55:543–4.

5. Hundley JL, Yosipovitch G. Mirtazapine for reducing nocturnal itch in patients with chronic pruritus: a pilot study. J Am Acad Dermatol. 2004;50:889–91.

6. Lee JJ, Girouard SD, Carlberg VM, Mostaghimi A. Effective use of mirtazapine for refractory pruritus associated with carcinoma en cuirasse. BMJ Support Palliat Care. 2016;6(1):119–21. doi:10.1136/bmjspcare-2014-000790. [Epub 2014 Dec 16].

7. Mayo MJ, Handem I, Saldana S, Jacobe H, Getachew Y, Rush AJ. Sertraline as a first-line treatment for cholestatic pruritus. Hepatology. 2007;45:666–74.

8. Mazzatenta C, Peonia G, Martini P. Pruritus induced by interruption of paroxetine therapy. Br J Dermatol. 2004;150(4):787.

9. Pour-Reza-Gholi F, Nasrollahi A, Firouzan A, Nasli Esfahani E, Farrokhi F. Low-dose doxepin for treatment of pruritus in patients on hemodialysis. Iran J Kidney Dis. 2007;1(1):34–7.

10. Shakiba M, Sanadgol H, Azmoude HR, Mashhadi MA, Sharifi H. Effect of sertraline on uremic pruritus improvement in ESRD patients. Int J Nephrol. 2012;2012:363901. doi:10.1155/2012/363901. [Epub 2012 Aug 29].

11. Shohrati M, Davoudi SM, Keshavarz S, Sadr B, Tajik A. Cetirizine, doxepine, and hydroxyzine in the treatment of pruritus due to sulfur mustard: a randomized clinical trial. Cutan Ocul Toxicol. 2007; 26:249–55.

12. Ständer S, Böckenholt B, Schürmeyer-Horst F, Weishaupt C, Heuft G, Luger TA, Schneider G. Treatment of chronic pruritus with the selective serotonin re-uptake inhibitors paroxetine and fluvoxamine: results of an open-labelled, two-arm proof-of-concept study. Acta Derm Venereol. 2009;89(1):45–51.

13. Tefferi A, Fonseca R. Selective serotonin reuptake inhibitors are effective in the treatment of polycythemia vera-associated pruritus. Blood. 2002;99: 2627.

14. Weisshaar E. Intractable chronic pruritus in a 67-year-old man. Acta Derm Venereol. 2008;88:488–90.

15. Weisshaar E, Szepietowski JC, Darsow U, et al. European guideline on chronic pruritus. Acta Derm Venereol. 2012;92:563–81.

16. Yew YW, Tey HL. Itch in familial lichen amyloidosis: effective treatment with amitriptyline in two cases. Dermatol Ther. 2014;27:12–5.

17. Zylicz Z, Krajnik M, van Sorge AA, Constantini M. Paroxetine in the treatment of severe non-dermatological pruritus: a randomized, controlled trial. J Pain Symptom Manag. 2003;26:1105–12.

18. Zylicz Z, Smits C, Krajnik M. Paroxetine for pruritus in advanced cancer. J Pain Symptom Manag. 1998;16:121–4.

第52章 免疫抑制剂

Carolyn Stull，Michael Joseph Lavery，and Gil Yosipovitch

缩略语

AZA，硫唑嘌呤（azathioprine）

cAMP，环磷腺苷（cyclic adenosine monophosphate）

CIU，慢性特发性荨麻疹（chronic idiopathic urticaria）

CKD，慢性肾病（chronic kidney disease）

CsA，环孢素（cyclosporine A）

FDA，食品药品监督管理局（food and drug administration）

G-6-PD，葡萄糖 -6- 磷酸脱氢酶（glucose-6-phosphate dehydrogenase）

IFN-γ，γ- 干扰素（interferon gamma）

IL，白介素（interleukin）

JAK，JAK 激酶（janus kinase）

MMF，吗替麦考酚酯（mycophenolate mofetil）

MTX，甲氨蝶呤（methotrexate）

PAR2，蛋白酶激活受体 2（protease-activated receptor 2）

PASI，银屑病面积与严重性指数（psoriasis area and severity index）

PDE4，磷酸二酯酶 4（phosphodiesterase 4）

TNF-α，肿瘤坏死因子 α（tumor necrosis factor alpha）

TSLP，胸腺基质淋巴细胞生成素（thymic stromal lymphopoietin）

引言

免疫抑制剂在治疗瘙痒症方面有很好的作用。然而，这类药物正逐渐发生变化。本章旨在介绍现有的免疫抑制疗法以及在临床研究中被证实有效的新兴药物。最后，本章还将讨论目前在研的新药。

传统药物

表 52-1 概述了广泛用于治疗慢性瘙痒的现有

表 52-1 传统止痒免疫抑制剂

药物	剂量	适应证	不良反应 / 注意事项
环孢素	2.5~5mg/kg，po，qd	特应性皮炎	高血压、肾毒性
硫唑嘌呤	2.5mg/kg，po，qd	特应性皮炎、顽固性瘙痒	骨髓抑制
吗替麦考酚酯	2g，po，qd	特应性皮炎	消化道出血
甲氨蝶呤	10~25mg，po，每周 1 次 成人每周 15mg 儿童每周 0.25mg/kg	特应性皮炎、银屑病、扁平苔藓	口服 1mg 叶酸 qd
氨苯砜	0.5~1mg/kg，po，qd	单纯性苔藓	溶血、高铁血红蛋白血症、神经病变
沙利度胺	100~200mg，po，qd	结节性痒疹、肾源性瘙痒	致畸性、周围神经病变、嗜睡
来那度胺	5mg，po，qd	结节性痒疹	致畸性、周围神经病变、嗜睡

免疫抑制治疗药物。

环孢素

环孢素（cyclosporine A，CsA）是一种有效的免疫抑制剂，在特应性皮炎（atopic dermatitis，AD）、扁平苔藓及慢性荨麻疹中可以迅速并有效地缓解瘙痒[1]。环孢素的止痒作用可能是通过抑制具有诱导瘙痒作用的细胞因子来实现的，如重组人白介素-2（interleukin-2，IL-2）和胸腺基质淋巴细胞生成素（thymic stromal lymphopoietin，TSLP）[2]。环孢素被推荐作为中重度 AD 短期使用的一线治疗方法，使用后 6~8 周内，瘙痒可得到明显缓解[3,4]。此制剂在欧洲大陆及英国均获批用于成人 AD 的治疗，在美国可用于成人 AD 的治疗，但为超适应证用药。此外，该制剂在儿童 AD 中的安全性和有效性已得到证实[5]。环孢素值得注意的不良反应包括高血压、肌酐升高、血尿素氮升高和免疫抑制。此外，需注意在停药后可能出现病情反弹。

硫唑嘌呤

硫唑嘌呤（azathioprine，AZA）是一种嘌呤类似物，可抑制 T 细胞和 B 细胞的增殖，可以改善特应性皮炎的瘙痒[6,7]。在一项针对成人重度 AD 的头对头研究中，AZA 与甲氨蝶呤在降低瘙痒强度方面效果相同[8]。在儿童 AD 中，AZA 也被认为是一种兼具有效性和安全性的治疗药物[9,10]。最近一项回顾性研究表明 AZA 对不明原因的顽固性瘙痒具有止痒作用[11]。然而由于剂量依赖性骨髓毒性风险，建议谨慎用药并进行仔细监测。在开始使用 AZA 治疗之前，应对患者进行硫基嘌呤甲基转移酶（thiopurine methyl-transferase，TPMT）活性筛查，这是一种参与 AZA 代谢的酶。低水平的 TPMT 活性在非裔美国人中更常见，会增加使用 AZA 后出现骨髓抑制的风险[12]。不推荐长期使用这种药物，因为会增加患淋巴瘤和皮肤肿瘤的风险。

吗替麦考酚酯

吗替麦考酚酯（mycophenolate mofetil，MMF）是肌苷单磷酸脱氢酶的可逆性抑制剂，选择性地抑制 B 细胞和 T 细胞的增殖。该制剂在成人 AD 的治疗中具有良好的疗效，在成人中使用安全而耐受性良好[13]。在一项针对成人 AD 的头对头研究中，MMF 作为维持治疗被证明与 CsA 一样有效。但是接受 CsA 治疗的患者较早达到临床改善[14]。因此，这两种药物可以同时开始使用，并在 2~3 个月后逐渐减少并停用 CsA[15]。也有报道 MMF 可以减少难治性慢性特发性荨麻疹患者的瘙痒[16]。此外临床实践表明，MMF 还可以改善 Grover 病以及免疫衰老有关的瘙痒。但是，由于老年患者感染及消化道出血的风险增加，应谨慎使用该制剂[17]。

甲氨蝶呤

甲氨蝶呤（methotrexate，MTX）是一种二氢叶酸还原酶的拮抗剂，可抑制淋巴细胞及中性粒细胞的增殖，具有一系列的皮肤科适应证[17]。MTX 被批准用于重度银屑病的治疗，但在特应性皮炎和结节性痒疹的治疗中也取得良好的疗效[18-20]。在一项针对成人 AD 的开放性剂量范围研究中，MTX 治疗后瘙痒明显减轻，且伴随整体生活质量和睡眠质量的提升[21]。此外，MTX 可有效地用于扁平苔藓的治疗。在一项纳入 24 名扁平苔藓患者的前瞻性研究中，成人每周使用 MTX 15mg，儿童每周使用 MTX 0.25mg/kg 的剂量，14 名患者丘疹和斑块皮损得到完全缓解[22]。

氨苯砜

氨苯砜是一种同时具有抗炎作用及抗菌作用的药物，是治疗疱疹样皮炎所致瘙痒的一线治疗药物[23]。其疗效可能是由于能够阻断髓过氧化物酶，这种酶由中性粒细胞表达，而中性粒细胞是疱疹样皮炎（DH）中主要的炎症细胞类型。此外，氨苯砜可以改善慢性特发性荨麻疹（chronic idiopathic urticaria，CIU）引起的瘙痒。

在一项随机研究中，与单独使用地氯雷他定相比，氨苯砜联合地氯雷他定可以显著减少 CIU 患者的瘙痒[24]。虽然氨苯砜一般耐受性良好，但应避免用于葡萄糖-6-磷酸脱氢酶（glucose-6-phosphate dehydrogenase，G-6-PD）缺乏的患者[24]。

沙利度胺和来那度胺

沙利度胺及其衍生物来那度胺都有止痒作用[25]。虽然其作用机制尚不清楚,但免疫调节及中枢抑制的能力被认为在治疗中发挥一定作用。沙利度胺和来那度胺均可以减轻顽固性结节性痒疹的瘙痒[26,27]。此外,有报道沙利度胺可以减轻慢性肾病(chronic kidney disease,CKD)有关的瘙痒[17]。由于致畸性和周围神经病变等副作用,这类药物在临床使用中受到一定的限制。虽然来那度胺不太可能造成神经损伤,但矛盾的是,它可以引起瘙痒的不良反应。

新型药物

图 52-1 为新型特异性靶向免疫抑制治疗慢性瘙痒的总结。

生物制剂

生物治疗的发展为许多皮肤病的治疗方案带来了革命性的改变。既往此类药物包括靶向肿瘤坏死因子 α(tumor necrosis factor alpha,TNF-α)(英夫利西单抗、阿达木单抗)的单克隆抗体,或TNF-α 拮抗剂(依那西普)。近年来,这一类型的治疗药物已扩展到包括靶向 IL-12/IL-23(优特克单抗)、IL-17A(苏金单抗、ixekizumab、brodalumab)、IgE(奥马珠单抗)、IL-4/IL-13(dupilumab、lebrikizumab、tralokinumab)等新型生物制剂。

TNF-α 抑制剂

抗 TNF-α 药物,包括依那西普(etanercept)和阿达木单抗(adalimumab),被批准用于治疗成人中重度银屑病。依那西普和阿达木单抗都被证明对银屑病患者有止痒作用[28-30]。然而,这些制剂正在被新型的生物制剂(secukinumab、ixekizumab)所替代,因为头对头研究中发现新型的生物制剂疗效更好。

尤特克单抗

尤特克单抗(ustekinumab)是一种人源性的单克隆抗体,它可以拮抗细胞因子 IL-12 和 IL-23 的作用,从而抑制 Th1、Th17 和 Th22 介导的炎症。尤特克单抗目前已被批准用于银屑病的治疗,并已被证明可以降低银屑病患者的瘙痒强度[31]。一些病例报道显示尤特克单抗可以减轻重度难治性 AD 有关的瘙痒[32,33]。目前尤特克单抗对于特应性皮炎的疗效正在进行更多的临床研究。

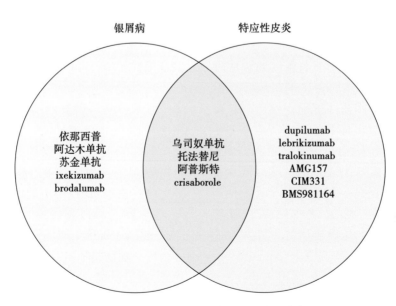

银屑病   特应性皮炎

依那西普
阿达木单抗
苏金单抗
ixekizumab
brodalumab

乌司奴单抗
托法替尼
阿普斯特
crisaborole

dupilumab
lebrikizumab
tralokinumab
AMG157
CIM331
BMS981164

* 奥马珠单抗也被证明可以减少部分AD患者的瘙痒

图 52-1   银屑病和特应性皮炎的新型止痒药物

苏金单抗

越来越多的证据表明,辅助性 T 细胞中的一类——Th17 细胞,在引发银屑病炎症反应中起到主要作用[36,37]。Th17 细胞通过产生包括 IL-17 在内的炎症因子,刺激中性粒细胞趋化,诱导皮肤棘层增厚,促进真皮炎症[38]。另外,银屑病患者皮肤中 IL-17A 升高与瘙痒有关[39]。苏金单抗(secukinumab)是一个全人源化的单克隆抗体,能够选择性地结合并中和 IL-17A 的作用,可以减轻中重度银屑病的瘙痒症状,2015 年 1 月,苏金单抗被美国食品药品监督管理局(Food and Drug Administration,FDA)和欧盟委员会(European Commission)批准作为该疾病的一线治疗[40]。另外,在一项头对头、双盲、共 52 周的研究中,苏金单抗被证明在降低银屑病严重度方面比依那西普和安慰剂更有效。同时也观察到患者主诉的瘙痒症状有所减轻[41]。使用苏金单抗时报道的不良反应包括鼻咽炎、头痛和高血压。

奥马珠单抗

奥马珠单抗(omalizumab)是一种以游离 IgE 为靶点的人源化单克隆抗体,被批准用于治疗 12 岁以上的慢性荨麻疹。该制剂具有止痒作用,被认为是通过下调肥大细胞功能的结果。奥马珠单抗已被证明可以减少非组胺反应性荨麻疹患者的瘙痒,也可以减少部分 AD 患者的瘙痒[42]。奥马珠单抗缓解 AD 患者瘙痒的疗效参差不齐,尚未被证明与升高的 IgE 水平有关[35]。因此,这种药物在 AD 的治疗中需要进行更多的探索。奥马珠单抗治疗严重儿童湿疹的第 4 期研究有望在不久的将来进行[43]。

JAK 激酶抑制剂

托法替尼(tofacitinib)是一种新型的 JAK1 和 JAK3 的抑制剂,已被批准用于治疗风湿性关节炎,其治疗银屑病的治疗潜力正在进行研究。通过干扰 JAK-STAT 通路,托法替尼阻断了依赖 JAK1 和 JAK3 介导的细胞因子信号[44]。在银屑病皮损中,JAK 1 介导的 IL-22 信号通路被认为会引起棘层增厚和皮肤炎症反应,而使用托法替尼可下调这些反应[38]。虽然托法替尼止痒作用的机制尚未被阐明,但口服和局部制剂均有止痒作用。在一项针对中重度银屑病患者进行的为期 12 周的双盲安慰剂对照研究中,口服托法替尼被报道对患者的瘙痒有直接、有益的作用[45]。此外,瘙痒的减少与银屑病严重程度的临床改善无关,这表明该制剂可能主要具有止痒的功能。托法替尼的外用制剂也显示出止痒作用。在一项随机、双盲、基质对照的研究中,2% 浓度的托法替尼软膏能显著减少轻中度斑块性银屑病患者的瘙痒[46]。

托法替尼也可用于特应性皮炎。已有研究认为,托法替尼可能通过抑制 JAK 依赖的 IL-4 信号通路来降低 Th2 炎症级联[47]。在最近的一项研究中,口服托法替尼显著降低顽固性中重度特应性皮炎患者的严重度[48]。

磷酸二酯酶 4 抑制剂

阿普斯特(apremilast)是一种口服磷酸二酯酶 4(phosphodiesterase 4,PDE4)抑制剂,被批准用于中重度银屑病和银屑病关节炎的成年患者。阿普斯特可以减少银屑病患者的瘙痒;然而这种作用背后的机制仍不清楚。阿普斯特通过特异性拮抗 PDE4,引起炎症细胞内环腺苷酸(cyclic adenosine monophosphate,cAMP)的积聚,具有抗炎作用。PDE4 抑制剂可以抑制许多驱动 Th1 介导的免疫反应的细胞因子转录,如 TNF-α、IFN-γ、IL-12 的转录[49]。有趣的是,阿普斯特在体外也抑制 IL-23 的产生,因此可能还下调 Th17 介导的免疫反应[50]。这些作用联合起来可能解释阿普斯特何以有效治疗银屑病,因为银屑病是一种由 Th1 和 Th17 介导的炎症性疾病。在一项为期 16 周的随机、安慰剂对照研究中,阿普斯特(每日共 2 次,20mg/ 次和 30mg)显著降低了成人中重度银屑病患者的瘙痒症状[51]。随后的研究显示,当阿普斯特口服剂量为 30mg/ 次,每日 2 次时,在使用后两周内瘙痒症状明显减轻[52]。另外,阿普斯特可能对特应性皮炎也有益处。在一项对成人中重度 AD 进行的开放性探索性研究中,阿普斯特(每日共 2 次,20mg/ 次和 30mg)能显著缓解瘙痒[53]。报道中最常见的不良反应是腹泻、恶心和体重减轻[54]。

研究中的药物

crisaborole

crisaborole（AN2728）是一种新型的外用硼基消炎药物，可选择性地抑制磷酸二酯酶 4B（PDE4B），目前正在研究其对 AD 和银屑病的疗效。与口服 PDE4 抑制剂的作用类似，crisaborole 增加细胞内 cAMP，抑制局部促炎因子如 TNF-α、IL-2 和 IFN-γ[55]。在一项针对青少年轻中度 AD 的 2 期随机、双盲、基质对照研究中，每日 2 次使用 2%crisaborole 软膏，可显著改善瘙痒症状，并改善总的疾病严重程度[56]。2%crisaborole 软膏在儿童、青少年和成人 AD 患者中的 3 期研究目前正在进行中[57]。虽然 crisaborole 也显示出在降低银屑病整体严重程度上的作用，但对瘙痒的影响尚无报道[58]。

ixekizumab

ixekizumab 是一种选择性靶向 IL-17A 的人源化单克隆抗体，多项临床试验显示其具有止痒作用。在一项 2 期、双盲、安慰剂对照研究中，ixekizumab 在银屑病面积与严重性指数（psoriasis area and severity index，PASI）评分为 90~100 分的银屑病患者中使用时，显著降低了患者的瘙痒症状[59]。随后，对中重度银屑病患者进行了 2 项 3 期随机研究，分别比较 ixekizumab 与依那西普和安慰剂的疗效，结果显示 ixekizumab 方案的疗效有所提高（80mg，每 2 周或 4 周）。值得一提的是，ixekizumab 在短短一周内已显著改善瘙痒的严重程度[60]。该制剂耐受性良好，最常见的不良反应是上呼吸道感染（URTI）和鼻咽炎。

brodalumab

brodalumab 是一种全人源化单克隆抗体，是另一种针对 IL-17 通路的新型药物。然而，与 secukinumab 和 ixekizumab 不同，brodalumab 通过阻断 IL-17RA 受体发挥作用，而不是作为 IL-17 的异构体发挥作用。brodalumab 通过拮抗其受体，有效抑制 IL-17A、IL-17F、IL-17E 的生物活性[61]。在一项针对中重度斑块性银屑病的随机、双盲、安慰剂对照的 2 期研究中，每 2 周分别给予 70、140、210mg 或每 4 周 280mg 的 brodalumab 可显著改善疾病总体严重程度[61]。伴随的瘙痒减轻亦有报道[62]。值得注意的是，brodalumab 与自杀意念和自杀行为之间的关系引起了人们的关注。因此，该制剂的临床评价已搁置。

IL-4、IL-13 抑制剂

IL-4 和 IL-13 是 Th2 介导的炎症级联反应相关的细胞因子，最近发现这些细胞因子在诱导与特应性皮炎有关的瘙痒中发挥作用。在小鼠模型中，IL-4 和 IL-13 表达增加被证明可诱发具有 AD 全部特征的皮肤病表现，包括瘙痒[63,64]。随后，针对这些细胞因子的生物制剂成为治疗 AD 的有效药物。dupilumab 是一种完全人源的单克隆抗体，可阻断 IL-4 受体的 α 亚基，具有止痒作用。在患有中重度特应性皮炎的成人中，一项为期 12 周的随机、双盲、安慰剂对照研究显示，每周使用 300mg 剂量的 dupilumab 可显著减轻瘙痒（55.7%vs 15.1%，$P<0.001$）[65]。dupilumab 被 FDA 认定为突破性治疗药物，目前正在对成人中重度 AD 进行 3 期测试，并对儿童（6~12 岁）及青少年（12~18 岁）进行 2 期评估[66]。此外，与 IL-13 结合并中和 IL-13 的单克隆抗体 lebrikizumab 和 tralokinumab 也正在成人中重度 AD 中进行研究[67,68]。

IL-31 抑制剂

选择性靶向 IL-31 及其受体的药物正在成为治疗瘙痒症的一种新型药物。IL-31 是一种 Th2 来源的细胞因子，已被证明在人体中可引起瘙痒，尽管常有迟发性[69]。IL-31 在 AD 患者瘙痒性皮损中显著上调，在结节性痒疹患者中上调幅度更大[70]。IL-31 水平的升高与皮肤 T 细胞淋巴瘤的瘙痒有关，而 IL-31 水平降低与瘙痒缓解相关[71]。在 AD 的小鼠模型中，给予一种 IL-31 抗体显著减少了搔抓行为，从而表明这种抗体具有止痒作用[72]。在成人特应性皮炎患者中，针对 IL-31 受体的单克隆抗体 CIM331 和 BMS981164 目前正在进行临床研究评估[73,74]。

TSLP 抑制剂

TSLP 是一种可促进 Th2 介导的免疫反应的细胞因子,在 AD 的发病过程中起着重要的作用。TSLP 在 AD 患者的角质形成细胞中上调,并被认为介导了特应性大跨越(atopic march)现象[75-77]。研究表明,蛋白酶激活受体 2(protease-activated receptor 2,PAR2)激活会诱导角质形成细胞中表达TSLP,进而通过 TRPA1 的激活引起瘙痒[76,78]。因此,拮抗 TSLP 的药物对 AD 治疗领域的未来发展具有重要意义。目前,一种新型的人单克隆抗体AMG157 正处于早期临床试验阶段[79]。目前尚不清楚成人 AD 患者的完整一期研究结果。

IL-22 抑制剂

IL-22 是一种调节角质形成细胞增殖和分化的细胞因子,最近发现其与 AD 的发病有关[38]。IL-22 被发现在 AD 皮损中上调,并与疾病严重程度相关[80]。尚不清楚 IL-22 是否参与特应性皮炎瘙痒的发生,但这是一个令人关注的、待未来进一步研究的领域。第一个评估 IL-22 抗体(ILV094)在中重度 AD 患者中的试验预计将在不久开始[81]。

结语

进一步理解瘙痒的病理生理学促进了新型止痒疗法的发展。虽然传统的治疗方法被广泛使用,并已被证明有效,但更具特异性的新药物正逐渐被纳入治疗方案中。与传统的药物相比,新型生物制剂不仅疗效提高,而且不良反应更少。另外,无论是局部还是全身治疗,PDE4 抑制剂都在研究中显示出了有效性和良好的安全性。总而言之,在"对抗"瘙痒的"战斗"中,生物制剂、JAK 抑制剂和 PDE4 拮抗剂都是临床医生"武器库"中可用的新型免疫抑制剂。

(翻译:曹雅晶　审校:冰寒)

参考文献

1. Madan V, Griffiths CE. Systemic ciclosporin and tacrolimus in dermatology. Dermatol Ther. 2007; 20(4):239–50.
2. Storan ER, O'Gorman SM, McDonald ID, Steinhoff M. Role of cytokines and chemokines in itch. Handb Exp Pharmacol. 2015;226:163–76.
3. Roekevisch E, Spuls PI, Kuester D, Limpens J, Schmitt J. Efficacy and safety of systemic treatments for moderate-to-severe atopic dermatitis: a systematic review. J Allergy Clin Immunol. 2014;133(2):429–38.
4. Pacor ML, Di Lorenzo G, Martinelli N, Mansueto P, Rini GB, Corrocher R. Comparing tacrolimus ointment and oral cyclosporine in adult patients affected by atopic dermatitis: a randomized study. Clin Exp Allergy. 2004;34(4):639–45.
5. Harper JI, Ahmed I, Barclay G, Lacour M, Hoeger P, Cork MJ, et al. Cyclosporin for severe childhood atopic dermatitis: short course versus continuous therapy. Br J Dermatol. 2000;142(1):52–8.
6. Berth-Jones J, Takwale A, Tan E, Barclay G, Agarwal S, Ahmed I, et al. Azathioprine in severe adult atopic dermatitis: a double-blind, placebo-controlled, crossover trial. Br J Dermatol. 2002;147(2):324–30.
7. Meggitt SJ, Gray JC, Reynolds NJ. Azathioprine dosed by thiopurine methyltransferase activity for moderate-to-severe atopic eczema: a double-blind, randomised controlled trial. Lancet. 2006;367(9513):839–46.
8. Schram ME, Roekevisch E, Leeflang MM, Bos JD, Schmitt J, Spuls PI. A randomized trial of methotrexate versus azathioprine for severe atopic eczema. J Allergy Clin Immunol. 2011;128(2):353–9.
9. Fuggle NR, Bragoli W, Mahto A, Glover M, Martinez AE, Kinsler VA. The adverse effect profile of oral azathioprine in pediatric atopic dermatitis, and recommendations for monitoring. J Am Acad Dermatol. 2015;72(1):108–14.
10. Caufield M, Tom WL. Oral azathioprine for recalcitrant pediatric atopic dermatitis: clinical response and thiopurine monitoring. J Am Acad Dermatol. 2013;68(1):29–35.
11. Maley A, Swerlick RA. Azathioprine treatment of intractable pruritus: a retrospective review. J Am Acad Dermatol. 2015;73(3):439–43.
12. Patel T, Yosipovitch G. Therapy of pruritus. Expert Opin Pharmacother. 2010;11(10):1673–82.
13. Neuber K, Schwartz I, Itschert G, Dieck AT. Treatment of atopic eczema with oral mycophenolate mofetil. Br J Dermatol. 2000;143(2):385–91.
14. Haeck IM, Knol MJ, Ten Berge O, van Velsen SG, de Bruin-Weller MS, Bruijnzeel-Koomen CA. Enteric-coated mycophenolate sodium versus cyclosporin A as long-term treatment in adult patients with severe atopic dermatitis: a randomized controlled trial. J Am Acad Dermatol. 2011;64(6):1074–84.
15. Mollanazar NK, Smith PK, Yosipovitch G. Mediators of chronic pruritus in atopic dermatitis: getting the itch out? Clin Rev Allergy Immunol. 2015.

16. Zimmerman AB, Berger EM, Elmariah SB, Soter NA. The use of mycophenolate mofetil for the treatment of autoimmune and chronic idiopathic urticaria: experience in 19 patients. J Am Acad Dermatol. 2012;66(5):767–70.

17. Leslie TA, Greaves MW, Yosipovitch G. Current topical and systemic therapies for itch. Handb Exp Pharmacol. 2015;226:337–56.

18. Spring P, Gschwind I, Gilliet M. Prurigo nodularis: retrospective study of 13 cases managed with methotrexate. Clin Exp Dermatol. 2014;39(4):468–73.

19. Patel AN, Langan SM, Batchelor JM. A randomized trial of methotrexate vs. azathioprine for severe atopic eczema: a critical appraisal. Br J Dermatol. 2012;166(4):701, 4; discussion 704.

20. Dawn A, Yosipovitch G. Treating itch in psoriasis. Dermatol Nurs. 2006;18(3):227–33.

21. Weatherhead SC, Wahie S, Reynolds NJ, Meggitt SJ. An open-label, dose-ranging study of methotrexate for moderate-to-severe adult atopic eczema. Br J Dermatol. 2007;156(2):346–51.

22. Kanwar AJ, De D. Methotrexate for treatment of lichen planus: old drug, new indication. J Eur Acad Dermatol Venereol. 2013;27(3):e410–3.

23. Yost JM, Hale CS, Meehan SA, McLellan BN. Dermatitis herpetiformis. Dermatol Online J. 2014; 20(12):13030/qt4kg43857.

24. Engin B, Ozdemir M. Prospective randomized non-blinded clinical trial on the use of dapsone plus antihistamine vs. antihistamine in patients with chronic idiopathic urticaria. J Eur Acad Dermatol Venereol. 2008;22(4):481–6.

25. Daly BM, Shuster S. Antipruritic action of thalidomide. Acta Derm Venereol. 2000;80(1):24–5.

26. Kanavy H, Bahner J, Korman NJ. Treatment of refractory prurigo nodularis with lenalidomide. Arch Dermatol. 2012;148(7):794–6.

27. Maurer T, Poncelet A, Berger T. Thalidomide treatment for prurigo nodularis in human immunodeficiency virus-infected subjects: efficacy and risk of neuropathy. Arch Dermatol. 2004;140(7):845–9.

28. Krueger GG, Langley RG, Finlay AY, Griffiths CE, Woolley JM, Lalla D, et al. Patient-reported outcomes of psoriasis improvement with etanercept therapy: results of a randomized phase III trial. Br J Dermatol. 2005;153(6):1192–9.

29. Gottlieb A, Feng J, Harrison DJ, Globe D. Validation and response to treatment of a pruritus self-assessment tool in patients with moderate to severe psoriasis. J Am Acad Dermatol. 2010;63(4):580–6.

30. Sola-Ortigosa J, Sanchez-Regana M, Umbert-Millet P. Efficacy of adalimumab in the treatment of psoriasis: a retrospective study of 15 patients in daily practice. J Dermatol Treat. 2012;23(3):203–7.

31. [Internet]. Available from: http://www.ema.europa.eu/docs/en_GB/document_library/EPAR_-_Product_Information/human/000958/WC500058513.pdf.

32. Puya R, Alvarez-Lopez M, Velez A, Casas Asuncion E, Moreno JC. Treatment of severe refractory adult atopic dermatitis with ustekinumab. Int J Dermatol. 2012;51(1):115–6.

33. Fernandez-Anton Martinez MC, Alfageme Roldan F, Ciudad Blanco C, Suarez Fernandez R. Ustekinumab in the treatment of severe atopic dermatitis: a preliminary report of our experience with 4 patients. Actas Dermosifiliogr. 2014;105(3):312–3.

34. Clinicaltrials.gov A study of ustekinumab in adult japanese participants with severe atopic dermatitis [Internet]. Available from: https://clinicaltrials.gov/ct2/show/study/NCT01945086?term=ustekinumab+atopic+dermatitis&rank=1.

35. Montes-Torres A, Llamas-Velasco M, Perez-Plaza A, Solano-Lopez G, Sanchez-Perez J. Biological treatments in atopic dermatitis. J Clin Med. 2015;4(4):593–613.

36. Lowes MA, Kikuchi T, Fuentes-Duculan J, Cardinale I, Zaba LC, Haider AS, et al. Psoriasis vulgaris lesions contain discrete populations of Th1 and Th17 T cells. J Invest Dermatol. 2008;128(5):1207–11.

37. Pene J, Chevalier S, Preisser L, Venereau E, Guilleux MH, Ghannam S, et al. Chronically inflamed human tissues are infiltrated by highly differentiated Th17 lymphocytes. J Immunol. 2008;180(11):7423–30.

38. Zheng Y, Danilenko DM, Valdez P, Kasman I, Eastham-Anderson J, Wu J, et al. Interleukin-22, a T(H)17 cytokine, mediates IL-23-induced dermal inflammation and acanthosis. Nature. 2007;445(7128): 648–51.

39. Johansen C, Usher PA, Kjellerup RB, Lundsgaard D, Iversen L, Kragballe K. Characterization of the interleukin-17 isoforms and receptors in lesional psoriatic skin. Br J Dermatol. 2009;160(2):319–24.

40. Garnock-Jones KP. Secukinumab: a review in moderate to severe plaque psoriasis. Am J Clin Dermatol. 2015;16:323–30.

41. Langley RG, Elewski BE, Lebwohl M, Reich K, Griffiths CE, Papp K, et al. Secukinumab in plaque psoriasis – results of two phase 3 trials. N Engl J Med. 2014;371(4):326–38.

42. Asero R, Tedeschi A, Cugno M. Treatment of refractory chronic urticaria: current and future therapeutic options. Am J Clin Dermatol. 2013;14(6):481–8.

43. Clinicaltrials.gov role of anti-IgE in severe childhood eczema (ADAPT) [Internet]. Available from: https://clinicaltrials.gov/ct2/show/NCT02300701?term=omalizumab+atopic+dermatitis&rank=4.

44. Ghoreschi K, Gadina M. Jakpot! new small molecules in autoimmune and inflammatory diseases. Exp Dermatol. 2014;23(1):7–11.

45. Mamolo CM, Bushmakin AG, Cappelleri JC. Application of the itch severity score in patients with moderate-to-severe plaque psoriasis: clinically important difference and responder analyses. J Dermatol Treat. 2015;26(2):121–3.

46. Ports WC, Khan S, Lan S, Lamba M, Bolduc C, Bissonnette R, et al. A randomized phase 2a efficacy and safety trial of the topical janus kinase inhibitor tofacitinib in the treatment of chronic plaque psoriasis. Br J Dermatol. 2013;169(1):137–45.

47. Ghoreschi K, Jesson MI, Li X, Lee JL, Ghosh S, Alsup JW, et al. Modulation of innate and adaptive immune responses by tofacitinib (CP-690,550). J Immunol. 2011;186(7):4234–43.

48. Levy LL, Urban J, King BA. Treatment of recalcitrant atopic dermatitis with the oral janus kinase inhibitor tofacitinib citrate. J Am Acad Dermatol. 2015;73:395–9.

49. Claveau D, Chen SL, O'Keefe S, Zaller DM, Styhler A, Liu S, et al. Preferential inhibition of T helper 1, but not T helper 2, cytokines in vitro by L-826,141 [4-[2-(3,4-bisdifluoromethoxyphenyl)-2-[4-(1,1,1,3,3,3-hexafluoro-2-hydroxypropan-2-yl)-phenyl]-ethyl]3-methylpyridine-1-oxide], a potent and selective phosphodiesterase 4 inhibitor. J Pharmacol Exp Ther. 2004;310(2):752–60.

50. Schafer PH, Parton A, Gandhi AK, Capone L, Adams M, Wu L, et al. Apremilast, a cAMP phosphodiester-

ase-4 inhibitor, demonstrates anti-inflammatory activity in vitro and in a model of psoriasis. Br J Pharmacol. 2010;159(4):842–55.

51. Strand V, Fiorentino D, Hu C, Day RM, Stevens RM, Papp KA. Improvements in patient-reported outcomes with apremilast, an oral phosphodiesterase 4 inhibitor, in the treatment of moderate to severe psoriasis: results from a phase IIb randomized, controlled study. Health Qual Life Outcomes. 2013;11:82, 7525-11-82.

52. Apremilast, an oral phosphodiesterase 4 inhibitor, in patients with moderate to severe plaque psoriasis: pruritus and DLQI correlations at week 16 (ESTEEM 1 and 2) [Internet]. Available from: https://www.aad.org/eposters/Submissions/getFile.aspx?id=1092&type=sub.

53. Samrao A, Berry TM, Goreshi R, Simpson EL. A pilot study of an oral phosphodiesterase inhibitor (apremilast) for atopic dermatitis in adults. Arch Dermatol. 2012;148(8):890–7.

54. Deeks ED. Apremilast: a review in psoriasis and psoriatic arthritis. Drugs. 2015;75(12):1393–403.

55. Moustafa F, Feldman SR. A review of phosphodiesterase-inhibition and the potential role for phosphodiesterase 4-inhibitors in clinical dermatology. Dermatol Online J. 2014;20(5):22608.

56. Anacor pharmaceuticals announces positive results from phase 2 dose-ranging study of AN2728 in adolescents with atopic dermatitis (NASDAQ:ANAC) [Internet; cited 9/14/2015]. Available from: http://investor.anacor.com/releasedetail.cfm?releaseid=750026.

57. Clinicaltrials.gov safety and efficacy of AN2728 topical ointment, 2% in children, adolescents, and adults (aged 2 years and older) with atopic dermatitis [Internet]. Available from: https://clinicaltrials.gov/ct2/show/NCT02118792?term=an2728&rank=3.

58. Anacor pharmaceuticals announces positive preliminary results from phase 2b trial of AN2728 for psoriasis (NASDAQ:ANAC) [Internet; cited 10/5/2015]. Available from: http://investor.anacor.com/releasedetail.cfm?ReleaseID=587511.

59. Edson-Heredia E, Banerjee S, Zhu B, Maeda-Chubachi T, Cameron GS, Shen W, et al. A high level of clinical response is associated with improved patient-reported outcomes in psoriasis: analyses from a phase 2 study in patients treated with ixekizumab. J Eur Acad Dermatol Venereol. 2015.

60. Griffiths CE, Reich K, Lebwohl M, van de Kerkhof P, Paul C, Menter A, et al. Comparison of ixekizumab with etanercept or placebo in moderate-to-severe psoriasis (UNCOVER-2 and UNCOVER-3): results from two phase 3 randomised trials. Lancet. 2015;386:541–51.

61. Papp KA, Leonardi C, Menter A, Ortonne JP, Krueger JG, Kricorian G, et al. Brodalumab, an anti-interleukin-17-receptor antibody for psoriasis. N Engl J Med. 2012;366(13):1181–9.

62. Gordon KB, Kimball AB, Chau D, Viswanathan HN, Li J, Revicki DA, et al. Impact of brodalumab treatment on psoriasis symptoms and health-related quality of life: use of a novel patient-reported outcome measure, the psoriasis symptom inventory. Br J Dermatol. 2014;170(3):705–15.

63. Chan LS, Robinson N, Xu L. Expression of interleukin-4 in the epidermis of transgenic mice results in a pruritic inflammatory skin disease: an experimental animal model to study atopic dermatitis. J Invest Dermatol. 2001;117(4):977–83.

64. Zheng T, Oh MH, Oh SY, Schroeder JT, Glick AB, Zhu Z. Transgenic expression of interleukin-13 in the skin induces a pruritic dermatitis and skin remodeling. J Invest Dermatol. 2009;129(3):742–51.

65. Beck LA, Thaci D, Hamilton JD, Graham NM, Bieber T, Rocklin R, et al. Dupilumab treatment in adults with moderate-to-severe atopic dermatitis. N Engl J Med. 2014;371(2):130–9.

66. Clinicaltrials.gov A study to determine the safety and tolerabilit of dupilumab (REGN6688/SAR231893) in patients aged 6 to <18 years with atopic dermatitis (eczema) [Internet]. Available from: https://clinicaltrials.gov/ct2/show/NCT02407756?term=dupilumab+atopic+dermatitis&rank=1.

67. Clinicaltrials.gov A study of lebrikizumab in patients with persistent moderate to severe atopic dermatitis [Internet]. Available from: https://clinicaltrials.gov/ct2/show/NCT02340234?term=lebrikizumab&rank=3.

68. Clinicaltrials.gov phase 2 study to evaluate the efficacy and safety of tralokinumab in adults wtih atopic dermatitis (D2213C00001) [Internet]. Available from: https://clinicaltrials.gov/ct2/show/NCT02347176.

69. Hawro T, Saluja R, Weller K, Altrichter S, Metz M, Maurer M. Interleukin-31 does not induce immediate itch in atopic dermatitis patients and healthy controls after skin challenge. Allergy. 2014;69(1):113–7.

70. Sonkoly E, Muller A, Lauerma AI, Pivarcsi A, Soto H, Kemeny L, et al. IL-31: a new link between T cells and pruritus in atopic skin inflammation. J Allergy Clin Immunol. 2006;117(2):411–7.

71. Cedeno-Laurent F, Singer EM, Wysocka M, Benoit BM, Vittorio CC, Kim EJ, et al. Improved pruritus correlates with lower levels of IL-31 in CTCL patients under different therapeutic modalities. Clin Immunol. 2015;158(1):1–7.

72. Grimstad O, Sawanobori Y, Vestergaard C, Bilsborough J, Olsen UB, Gronhoj-Larsen C, et al. Anti-interleukin-31-antibodies ameliorate scratching behaviour in NC/nga mice: a model of atopic dermatitis. Exp Dermatol. 2009;18(1):35–43.

73. Clinicaltrials.gov A phase 2 study of CIM331 for atopic dermatitis patients [Internet]. Available from: https://clinicaltrials.gov/ct2/show/NCT01986933?term=CIM331&rank=1.

74. Clinicaltrials.gov A two-part, phase 1, single-dose study of IL-31 mAb (anti-interleukin 31 monoclonal antibody); in healthy subjects and adults with atopic dermatitis [Internet]. Available from: https://clinicaltrials.gov/ct2/show/NCT01614756?term=BMS981164&rank=1.

75. Zhu Z, Oh MH, Yu J, Liu YJ, Zheng T. The role of TSLP in IL-13-induced atopic march. Sci Rep. 2011;1:23.

76. Wilson SR, The L, Batia LM, Beattie K, Katibah GE, McClain SP, et al. The epithelial cell-derived atopic dermatitis cytokine TSLP activates neurons to induce itch. Cell. 2013;155(2):285–95.

77. Jariwala SP, Abrams E, Benson A, Fodeman J, Zheng T. The role of thymic stromal lymphopoietin in the immunopathogenesis of atopic dermatitis. Clin Exp Allergy. 2011;41(11):1515–20.

78. Moniaga CS, Jeong SK, Egawa G, Nakajima S, Hara-Chikuma M, Jeon JE, et al. Protease activity enhances production of thymic stromal lymphopoietin and basophil accumulation in flaky tail mice. Am J Pathol. 2013;182(3):841–51.

79. Safety study of AMG 157 in healthy subjects and subjects with atopic dermatitis [Internet]. Available from:

https://clinicaltrials.gov/ct2/show/NCT00757042?term=amg157+atopic+dermatitis&rank=1.

80. Nograles KE, Zaba LC, Shemer A, Fuentes-Duculan J, Cardinale I, Kikuchi T, et al. IL-22-producing "T22" T cells account for upregulated IL-22 in atopic dermatitis despite reduced IL-17-producing TH17 T cells.

J Allergy Clin Immunol. 2009;123(6):1244–52.e2.

81. Clinicaltrials.gov randomized placebo controlled study to determine safety, pharmacodynamics and efficacy of ILV-094 in atoipc dermatitis [Internet]. Available from: https://clinicaltrials.gov/ct2/show/NCT01941537?term=NCT01941537&rank=1.

第53章 NK-1 拮抗剂

Sonja Ständer

P 物质（substance P, SP）不仅是神经免疫机制中的重要介质，而且是使中枢神经系统（CNS）和皮肤中能出现瘙痒的原因之一。近年来，神经激肽 -1 受体（neurokinin 1 receptor, NK1R）拮抗剂通过与 P 物质受体（NK1R）结合而成功治疗瘙痒症，并为慢性瘙痒提供了令人关注的新疗法。

P 物质和神经激肽受体

速激肽家族包括 P 物质（SP）、神经激肽 A（neurokinin A, NKA）、神经激肽 B（neurokinin B, NKB）、血红素激肽 -1（hemokinin-1）、神经肽 γ（NP γ）、神经肽 K（neuropeptide K, NPK）和内激肽（endokinin）。中枢神经细胞、胃肠道，甚至非神经元细胞，例如免疫细胞和炎症细胞，可合成并释放这些速激肽[1]。P 物质由位于 7 号染色体（7q21-q22）上的 TAC1 基因编码，由 11 种不同的氨基酸组成[2,3]，由前速激肽原（preprotachykinin A, PPTA）衍生而来，这种肽的前体同时可以编码为 NPK、NKA 和 NKγ[2]。神经激肽 -1 受体（NK1R）、神经激肽 2 受体（NK2R）、神经激肽 3 受体（NK3R）属于 G 蛋白耦联受体[2]。P 物质对 NK1R 的亲和力最强，对 NPK、NKA 及 NKγ 和亲和力较低[2,4]。NK2R 可以成功地结合 NKA，但和 NKB 及 P 物质也具有低亲和力[2,4]。NK3R 对 NKB 亲和力最好，其次是 NKA，最后是 P 物质[4]。NK1 和 P 物质结合后被吸收进入胞内，之后再返回细胞外迅速地恢复结合 P 物质的能力，然后又经胞吞作用进入胞内[5]。

NK1R 在机体的许多不同部位都有表达，包括中枢神经系统、各种外周组织包括肠、肺部等以及免疫细胞（T 细胞、B 淋巴细胞、巨噬细胞）、皮肤角质形成细胞、毛囊上皮细胞、肥大细胞（mast cell, MC）、成纤维细胞、表皮树突状细胞和内皮细胞[4]。NK1R 是否存在于周围感觉神经元仍存在争议[4]，但在脊髓背角 I 浅层[6]的神经元上有明显的表达，参与瘙痒和疼痛的传递[7]。在周围神经损伤时，发现 NK1R 在椎板 I 投射神经元中上调，从而导致神经病理性疼痛[8]。

多种病理生理和生理过程，从疼痛和瘙痒、呕吐反射、抑郁、焦虑、心血管张力的变化，到唾液分泌的刺激、血管舒张、细胞增殖调节及免疫和炎症反应的维持等，都是通过 NK1R 的激活介导的[9,10]。P 物质作为中枢神经系统中的一种神经肽和神经递质，参与感觉神经传递和伤害感受，在调节疼痛中起着至关重要的作用，还协助促进与炎性疼痛相关的伤害性敏化[11]，促成机械性痛觉超敏，三叉神经节的中枢敏化[12]，炎症或神经损伤引起的痛热觉过敏[13]，以及复杂性区域疼痛综合征[14]。

P 物质因具有丰富的传出功能，在瘙痒中起着重要作用。这一作用是从 C 纤维和 Aδ 纤维的激活、P 物质从感觉神经纤维释放开始的。P 物质可以通过结合肥大细胞和血管，诱导神经源性炎症，从神经纤维释放后引起短暂的血管舒张[15]，导致 MC 脱颗粒及组胺、白三烯 B4、前列腺素 D2、肿瘤坏死因子 α 和血管内皮生长因子（vascular endothelial growth factor, VEGF）的释放[16-18]。组胺通过与机械不敏感的 C 纤维上的组胺 1（H1）受体结合，从而引起瘙痒[19]。皮肤风团、瘙痒和红斑是神经源性炎症的临床结果，一项将 P 物质（10 [-5] 和 10 [-6] mol/L）皮内注射到健康志愿者、1% 十二烷基硫酸钠预处理的志愿者和银屑病患者皮肤的实验证明了这一点。当每组都出现了相似的症状时，研究证实了 P 物质的致炎作用，症状包括类似的瘙痒强度、红斑以及风团反应[20,21]。当在小鼠皮下注射P物质时,在注射部位诱导了剂量依赖性的抓挠[17]。

P物质在角质形成细胞和成纤维细胞中启动细胞增殖、产生 IFN-γ、IL-1β、IL-8 以及成纤维细胞迁移[22-24]。P物质还能促进神经生长因子(NGF)mRNA 的表达,引起具有生物活性的 NGF 蛋白的分泌[25],并引起角质形成细胞白三烯 B4 的表达增加[26],而 H1 抗组胺药物氮䓬斯汀可以阻断这一作用[27]。随着肥大细胞和角质形成细胞中P物质介导的促炎介质的释放,炎症细胞被吸引并攻击皮肤,而正如在动物模型中表明,这个过程可以通过阻断 NK1R 来消除。NK1R 基因敲除的小鼠因接触二硝基氟苯(DNFB)发生变应性接触性皮炎(allergic contact dermatitis,ACD)的情况显著减少,组织学证据表明相比野生型动物 ACD 皮肤组织,NK1R 基因敲除的小鼠水肿更轻,浸润的白细胞减少 50%[28]。此外,辣椒素或 NK1R 的拮抗剂在致敏前减少了感觉神经的神经肽,均能抑制杂合性 ACE 缺失小鼠的 ACD 效应相的增强[29]。

P物质通过促进角质形成细胞中 NGF 的生成,以及促使肥大细胞释放组胺及其他促炎介质引起感觉神经纤维的生长和皮肤炎症反应的增强,导致瘙痒的产生和持续。AD、结节性痒疹(prurigo nodularis,PN)患者的皮损中,以及慢性瘙痒患者看似正常的皮肤中,真皮P物质阳性的神经纤维密度更高[30-32]。因此,P物质被报道与一些皮肤病伴随的瘙痒症的发病机制有关,例如银屑病有关的瘙痒症[33,34]、特应性皮炎有关的瘙痒症[35]及胆汁淤积性瘙痒症[36]。其拮抗剂的有效性通过炎症动物模型在各种试验中得到了证明,例如,在 NC/Nga 小鼠中应用 NK1R 拮抗剂(BIIF1149CL)可显著降低抓挠的冲动[37]。他克莫司引起的P物质耗竭,可抑制 DNFB 介导的小鼠变应性接触性皮炎的发生,也减少了抓挠行为[38]。在同一研究中,DNFB 引起的耳部肿胀和强迫抓挠行为明显被 NK1R 拮抗剂 FK888 所抑制[38]。在另一项研究中,口服阿瑞匹坦使小鼠血清 IgE 和组织P物质水平下降,同时也减少了 Treg 细胞的浸润。而依据 NC/Nga 小鼠的临床总严重程度评分和耳部厚度来判断,炎症并未受影响[39]。

神经激肽受体 1 拮抗剂——阿瑞匹坦的止痒作用

阿瑞匹坦(aprepitant)是一种高亲和力的、可渗入中枢神经系统的口服 NK1R 受体拮抗剂,对神经激肽 2/3 受体几乎没有或完全没有亲和力[40]。虽然阿瑞匹坦是为治疗疼痛和抑郁而研发的,但当时研究未能证明其在无毒剂量下的作用[10]。该药物于 2003 年被批准用于预防化疗引起的呕吐,并在治疗的 3 日内使用[41,42]。自 2009 年以来,该药已被用于治疗患有严重、急性和慢性瘙痒症的患者(表 53-1)。

表 53-1 阿瑞匹坦止痒效果的队列研究与病例报告

适应证	患者数
皮肤 T 细胞淋巴瘤	12
MF,Ib 期[43]	1
侵袭性原发性皮肤细胞毒性 T 细胞淋巴瘤[44]	1
塞扎里综合征[45]	2
红皮病型 CTCL[46]	5
n=3:塞扎里综合征	
n=2:红皮病型蕈样肉芽肿	
塞扎里综合征[47]	3
副肿瘤性瘙痒[48]	3
M. 霍奇金病[49]	1
转移性软组织肉瘤,转移性乳腺癌[50]	2
抗肿瘤药物引起的瘙痒(有或无皮损)	48
转移性实体肿瘤中抗肿瘤药物引起的瘙痒[50]	45
肺腺癌中厄洛替尼诱发瘙痒性皮疹[51]	1
厄洛替尼在非小细胞肺癌Ⅳ期诱发痤疮样瘙痒性皮疹[52]	2
神经源性瘙痒	1
肱桡瘙痒症[53]	1
结节性痒疹[54,55]	49
特应性体质[55,56]	20

改编自 Ständer and Luger[57]。

皮肤 T 细胞淋巴瘤

皮肤 T 细胞淋巴瘤(cutaneous T cell lymphoma,CTCL)中,红皮病型蕈样肉芽肿(MF)和塞扎里综合征(Sézary syndrome,SS)可以引起强烈的瘙痒感。在同一组患者中,阿瑞匹坦被证明对单个患者具有快速和令人信服的疗效。例如,三名与 Sezary 综合征和 MF 有关的瘙痒症患者报告指出,在使用 80mg 阿瑞匹坦治疗 1 日后,VAS 评分降低了 5~7 个点[47]。令人关注的是,没有对红皮的症状产生作用。在这些病例报告中,没有报告出现有关副作用。

一组 5 名患者(包括 3 名男性,平均年龄 61 岁)因红皮病型 MF(n=2)和 Sezary 综合征(n=3)引起的慢性瘙痒(瘙痒持续时间:平均 25 个月),在研究的第 1 日接受 125mg 阿瑞匹坦,第 2 日及第 3 日均接受 80mg 阿瑞匹坦,每 2 周一次循环,平均共给予 15 周(6~24 周)治疗,平均 7 个治疗周期(3~12 个周期)[46]。其中 1 名患者对治疗无反应,而其余 4 名患者的瘙痒强度均有下降。在研究开始时,VAS 评分为(9.8 ± 0.4)分,而治疗后降为(4.3 ± 3.4)分(P=0.125)。瘙痒症状在第一个治疗周期后出现下降,并在 2 周内保持稳定。口服阿瑞匹坦耐受性良好,暂未发现明确不良反应[46]。

另外 2 位 Sezary 综合征继发慢性瘙痒症的患者接受 80mg 阿瑞匹坦的治疗[45],开始治疗 2 日后,患者的症状已逐渐改善。治疗前患者 VAS 分别是 8 分和 9 分,治疗后第 5 日,评分分别降低至 2 分和 3 分。在前 15 日阿瑞匹坦的剂量为 80mg/d,之后 10 日减量为隔日 80mg。在治疗结束后,两例患者均未出现明显的反弹,也未出现明显相关的副作用[45]。一位 61 岁女性,患有一种特殊的侵袭性原发性皮肤细胞毒性 T 细胞淋巴瘤[44]且合并严重的瘙痒(VAS 10 分),阿瑞匹坦(第 1 日 125mg,第 2 日及第 3 日分别 80mg 剂量)在 3 日的治疗期间降低了其 VAS 评分。之前的化疗(CHOP)对她的瘙痒症状没有起到有效作用。在另一项引人关注的报道中,一位 41 岁的 MF 1b 期女性患者(T2N0M0B0)[43],对阿瑞匹坦治疗(第 1 日 125mg,第 2 日及第 3 日分别 80mg 剂量,每 2 周循环 1 次上述剂量)的反应非常好。在开始治疗后,VAS 评分即从 10 分下降到 2 分。MF 早期出现瘙痒症

状并非没有,但仍很罕见。以前的治疗方法(甲氨蝶呤、PUVA、抗组胺药物都不成功。但一般来说,CTCL 中的瘙痒可能对治疗有很强的抵抗。到目前为止,已有 12 例 CTCL 使用阿瑞匹坦治疗是成功的,但未报道的、对治疗不响应的患者可能会超过这一数目。阿瑞匹坦可能作为严重病例的二线治疗方案,但是在获得更多对照研究数据之前,不应立即将其作为二线治疗进行选择。

副肿瘤性瘙痒

对于患有严重副肿瘤性瘙痒的患者,也可以考虑类似的治疗建议。到目前为止,只有 3 例副肿瘤性瘙痒患者接受阿瑞匹坦治疗后有积极的反应。其中一例为患有转移性软组织肉瘤的男性,一例为患有 ⅡB 期结节硬化型霍奇金淋巴瘤的 20 岁女性,以及一位患有转移性乳腺癌的女性[48,49]。这位男性以及后面一位女性在化疗同时接受阿瑞匹坦治疗(第 1 日 125mg,第 2 日及第 3 日 80mg);之后记录到 VAS 评分分别从 8 分和 9 分均降低了 8 分(分别降低至 0 分和 1 分)。停止治疗后,瘙痒在 3 日内复发。两例患者均未观察到阿瑞匹坦的相关副作用[49]。另外那位 20 岁患者接受 80mg/d 阿瑞匹坦治疗后,VAS 评分在两周内从 9 分降至 5 分[48]。

抗肿瘤药物引起的瘙痒

48 例抗肿瘤药物引起的瘙痒(包括和不包括皮疹)患者对阿瑞匹坦治疗均有积极反应。最早的报道记录了一名 44 岁的女性和一名 74 岁的男性,他们都患有 Ⅳ 期非小细胞肺癌和使用厄洛替尼(表皮生长因子受体抑制剂)诱发的瘙痒及痤疮样皮疹(瘙痒持续 1 周)[52]。使用阿瑞匹坦(第 1 日 125mg,第 2 日及第 3 日 80mg)后瘙痒症状几乎消失(VAS 评分分别从 8 和 9 降到 0 和 1)。改变阿瑞匹坦的剂量联合厄洛替尼在之后的 2 个月进一步抑制了瘙痒的复发,但皮疹仍持续存在。报道中没有详细说明副作用[52]。另一名 54 岁的肺腺癌患者因厄洛替尼引起皮疹,每日服用 80mg 阿瑞匹坦,在治疗的 8 日内,皮疹和瘙痒逐渐消退[51]。

作者提到,患者继续接受相同剂量的阿瑞匹坦和厄洛替尼(150mg/d),未出现瘙痒复发;然而,作者忽略了描述确切的治疗时间和副作用。45例因在实体肿瘤治疗中,使用抗肿瘤药物引起(厄洛替尼,$n=16$;西妥昔单抗,$n=23$;舒尼替尼,$n=3$;拉帕替尼、伊马替尼、吉非替尼,每一种$n=1$)急性瘙痒症患者,参与一项接受阿瑞匹坦治疗的开放性、非随机、非对照的探索性研究[50]。患者不被告知分组情况。顽固性瘙痒组为对标准治疗(包括25mg/d泼尼松或者180mg/d非索非那定治疗)无反应的患者,单纯组是尚未接受治疗的瘙痒症患者。顽固性组的患者在标准的系统治疗1周后,接受阿瑞匹坦(第1日125mg,第3、第5日分别80mg)治疗,而单纯组患者按照与难治性组相同的时间表服用阿瑞匹坦,但仅在第一次瘙痒开始后服用[50]。总体而言,41例(91%)患者对治疗反应良好。顽固性组的VAS评分中位数从8降到1($P<0.000\ 1$),在单纯性组从8降到0($P<0.000\ 1$)。没有发生与使用阿瑞匹坦有关的不良反应[50]。

以上并不是阿瑞匹坦取得良好疗效的孤例。阿瑞匹坦今后很可能会成为瘙痒症的常规治疗选择。对于患者而言,由于阿瑞匹坦是细胞色素P450 3A4亚型(CYP3A4)的活性诱导剂,并且在一定程度上是CYP2C9的活性诱导剂,因此仍有必要考虑所有可能的药物相互作用[58,59]。关于反复使用阿瑞匹坦导致厄洛替尼浓度升高及厄洛替尼清除减少的研讨已在进行[51,60,61]。虽然已知阿瑞匹坦相对安全,对患者产生很少副作用,但是阿瑞匹坦与免疫抑制剂(皮质类固醇)联合使用可能会产生严重的不良反应,这对接受化疗的患者来说存在风险。

神经性瘙痒

据报道,一种神经性的慢性瘙痒对阿瑞匹坦治疗有积极的反应[53]。在一个单发病例中,一位61岁的妇女脊柱C4至C6之间双侧神经孔狭窄导致双侧肱桡瘙痒症,接受80mg/d的剂量治疗,显示出非常成功的疗效。两天之内,她的症状和抓痕都减轻了。在第9日,也就是治疗结束后的第2日,上述症状再次出现,患者又接受了相同治疗。遗憾的是,第二次治疗的反应很弱。本研究无不良反应

报道。如果没有进一步的研究结果,应用阿瑞匹坦治疗神经性瘙痒可能受到限制。

特应性体质和结节性痒疹中的慢性瘙痒

一项对慢性瘙痒患者的开放性、概念验证研究已确立了针对NK1R的临床价值[55,56]。80mg NK1R拮抗剂阿瑞匹坦,在1周内对20例不同来源的慢性瘙痒症(持续时间为>6周)患者产生了积极的止痒作用($P<0.001$),而这些患者以前很难治疗。每日都使用VAS评分以便更好地评估瘙痒强度。评分结果表现出积极的改变:治疗后,VAS值由治疗前的8.4(SD ± 1.70)下降至4.9(SD ± 3.2;$P<0.001$;95%CI 1.913~5.187)。患者包含与慢性肾病有关的瘙痒症患者和其他各种原因的瘙痒症患者;这组患者的反应仍无说服力,但在特应性体质中(治疗前VAS 8.2,SD ± 1.8;治疗后VAS 3.8,SD ± 2.8;$P=0.001$;95%CI 2.144~6.656)及结节性痒疹中(VAS 8.4,SD ± 1.8;VAS 4.4,SD ± 3.2;$P=0.001$;95%CI 1.863~6.137)有更积极的反应。另外观察了阿瑞匹坦用于36例结节性痒疹患者,证实了在1~4周内的止痒效果,皮损部分愈合,症状稳定,疗效显著(VAS(7.0 ± 2.2)分;VAS(4.5 ± 2.8)分)[54],只有3名患者出现轻微副作用,包括恶心、眩晕和嗜睡[55]。阿瑞匹坦的止痒作用与P物质的多种功能和中枢神经系统有关,虽然可以认为主要作用是外周效应。可以说,这是由于发现特应性皮炎和结节性痒疹患者的皮肤神经纤维中P物质含量增加,并对该治疗呈阳性反应所致。

阿瑞匹坦的不良事件

在研究阿瑞匹坦治疗抑郁症疗效的第一批研究中,患者仅出现轻度至中度副作用。213名患者服用300mg阿瑞匹坦超过6周后,确定这种药物的不良事件发生率与安慰剂最相似[40]。患者报告最常见的不良反应是一过性头痛(32%)、嗜睡(20%)、恶心(18%)和疲劳(14%)[40]。另一种治疗抑郁症的药物帕罗西汀导致患者停止治疗的比例

(19%)比接受阿瑞匹坦(9%)或安慰剂(9%)的患者要高[40]。一系列连续的研究,采用较低剂量的阿瑞匹坦(80~250mg),给药2~8周,进一步证明了它的安全性。尽管阿瑞匹坦可能比安慰剂有更多的不良反应[62,63],但许多研究[40,64]得出的结论是使用长达8周的时间通常还是安全的。

(翻译:曹雅晶　审校:冰寒)

参考文献

1. Patacchini R, Lecci A, Holzer P, Maggi CA. Newly discovered tachykinins raise new questions about their peripheral roles and the tachykinin nomenclature. Trends Pharmacol Sci. 2004;25:1–3.
2. Datar P, Srivastava S, Coutinho E, Govil G. Substance P: structure, function, and therapeutics. Curr Top Med Chem. 2004;4:75–103.
3. Harmar AJ, Armstrong A, Pascall JC, Chapman K, Rosie R, Curtis A, Going J, Edwards CRW, Fink G. cDNA sequence of human beta-preprotachykinin, the common precursor to substance P and neurokinin A. FEBS Lett. 1986;208:67–72.
4. Scholzen T, Armstrong CA, Bunnett NW, Luger TA, Olerud JE, Ansel JC. Neuropeptides in the skin: interactions between the neuroendocrine and the skin immune systems. Exp Dermatol. 1998;272: 81–96.
5. Southwell BR, Seybold VS, Woodman HL, Jenkinson KM, Furness JB. Quantitation of neurokinin 1 receptor internalization and recycling in guinea-pig myenteric neurons. Neuroscience. 1998; 87:925–31.
6. Carstens EE, Carstens MI, Simons CT, Jinks SL. Dorsal horn neurons expressing NK-1 receptors mediate scratching in rats. Neuroreport. 2010;21:303–8.
7. Akiyama T, Tominaga M, Davoodi A, Nagamine M, Blansit K, Horwitz A, Carstens MI, Carstens E. Roles for substance P and gastrin-releasing peptide as neurotransmitters released by primary afferent pruriceptors. J Neurophysiol. 2013;109:742–8.
8. Saeed AW, Ribeiro-da-Silva A. De novo expression of neurokinin-1 receptors by spinoparabrachial lamina I pyramidal neurons following a peripheral nerve lesion. J Comp Neurol. 2013;521:1915–28.
9. Orel M, Padrós E, Manyosa J. Structural features of the C-terminus from the human neurokinin-1 receptor. FEBS J. 2012;279(13):2357–67.
10. DeVane CL. Substance P: a new era, a new role. Pharmacotherapy. 2001;21:1061–9.
11. Sahbaie P, Shi X, Guo TZ, Qiao Y, Yeomans DC, Kingery WS, Clark JD. Role of substance P signaling in enhanced nociceptive sensitization and local cytokine production after incision. Pain. 2009;145:341–9.
12. Takeda M, Takahashi M, Matsumoto S. Suppression of neurokinin-1 receptor in trigeminal ganglia attenuates central sensitization following inflammation. J Peripher Nerv Syst. 2012;17:169–81.
13. Teodoro FC, Tronco Júnior MF, Zampronio AR, Martini AC, Rae GA, Chichorro JG. Peripheral substance P and neurokinin-1 receptors have a role in inflammatory and neuropathic orofacial pain models. Neuropeptides. 2013;47:199–206.
14. Li WW, Guo TZ, Liang DY, Sun Y, Kingery WS, Clark JD. Substance P signaling controls mast cell activation, degranulation, and nociceptive sensitization in a rat fracture model of complex regional pain syndrome. Anesthesiology. 2012;116:882–95.
15. Weidner C, Klede M, Rukwied R, Lischetzki G, Neisius U, Skov PS, Petersen LJ, Schmelz M. Acute effects of substance P and calcitonin gene-related peptide in human skin – a microdialysis study. J Invest Dermatol. 2000;115:1015–20.
16. Hägermark O, Hökfelt T, Pernow B. Flare and itch induced by substance P in human skin. J Invest Dermatol. 1978;71:233–5.
17. Andoh T, Nagasawa T, Satoh M, Kuraishi Y. Substance P induction of itch-associated response mediated by cutaneous NK1 tachykinin receptors in mice. J Pharmacol Exp Ther. 1998;286:1140–5.
18. Kawana S, Liang Z, Nagano M, Suzuki H. Role of substance P in stress-derived degranulation of dermal mast cells in mice. J Dermatol Sci. 2006;42:47–54.
19. Ikoma A, Steinhoff M, Ständer S, Yosipovitch G, Schmelz M. The neurobiology of itch. Nat Rev Neurosci. 2006;7:535–47.
20. Thomsen JS, Sonne M, Benfeldt E, Jensen SB, Serup J, Menné T. Experimental itch in sodium lauryl sulphate-inflamed and normal skin in humans: a randomized, double-blind, placebo-controlled study of histamine and other inducers of itch. Br J Dermatol. 2002;146:792–800.
21. Amatya B, Nordlind K, Wahlgren CF. Responses to intradermal injections of substance P in psoriasis patients with pruritus. Skin Pharmacol Physiol. 2010;23:133–8.
22. Tanaka T, Danno K, Ikai K, Imamura S. Effects of substance P and substance K on the growth of cultured keratinocytes. J Invest Dermatol. 1988;90:399–401.
23. Kähler CM, Sitte BA, Reinisch N, Wiedermann CJ. Stimulation of the chemotactic migration of human fibroblasts by substance P. Eur J Pharmacol. 1993;249:281–6.
24. Liu JY, Zhao YZ, Peng C, Li FQ, Zhu QG, Hu JH. Effect of cetirizine hydrochloride on the expression of substance P receptor and cytokines production in human epidermal keratinocytes and dermal fibroblasts. Yao Xue Xue Bao. 2008;43:383–7.
25. Burbach GJ, Kim KH, Zivony AS, Kim A, Aranda J, Wright S, Naik SM, Caughman SW, Ansel JC, Armstrong CA. The neurosensory tachykinins substance P and neurokinin A directly induce keratinocyte nerve growth factor. J Invest Dermatol. 2001;117:1075–82.
26. Andoh T, Katsube N, Maruyama M, Kuraishi Y. Involvement of leukotriene B(4) in substance P-induced itch-associated response in mice. J Invest Dermatol. 2001;117:1621–6.
27. Andoh T, Kuraishi Y. Inhibitory effects of azelastine on substance P-induced itch-associated response in mice. Eur J Pharmacol. 2002;436:235–9.
28. Scholzen TE, Steinhoff M, Sindrilaru A, Schwarz A, Bunnett NW, Luger TA, Armstrong CA, Ansel JC. Cutaneous allergic contact dermatitis responses are diminished in mice deficient in neurokinin 1 receptors and augmented by neurokinin 2 receptor blockage. FASEB J. 2004;18:1007–9.
29. Scholzen TE, Ständer S, Riemann H, Brzoska T,

Luger TA. Modulation of cutaneous inflammation by angiotensin-converting enzyme. J Immunol. 2003; 170:3866–73.

30. Abadía Molina F, Burrows NP, Jones RR, Terenghi G, Polak JM. Increased sensory neuropeptides in nodular prurigo: a quantitative immunohistochemical analysis. Br J Dermatol. 1992;127:344–51.

31. Järvikallio A, Harvima IT, Naukkarinen A. Mast cells, nerves and neuropeptides in atopic dermatitis and nummular eczema. Arch Dermatol Res. 2003;295:2–7.

32. Haas S, Capellino S, Phan NQ, Böhm M, Luger TA, Straub RH, Ständer S. Low density of sympathetic nerve fibers relative to substance P-positive nerve fibers in lesional skin of chronic pruritus and prurigo nodularis. J Dermatol Sci. 2010;58:193–7.

33. Nakamura M, Toyoda M, Morohashi M. Pruritogenic mediators in psoriasis vulgaris: comparative evaluation of itch-associated cutaneous factors. Br J Dermatol. 2003;149:718–30.

34. Chang SE, Han SS, Jung HJ, Choi JH. Neuropeptides and their receptors in psoriatic skin in relation to pruritus. Br J Dermatol. 2007;156:1272–7.

35. Hosokawa C, Takeuchi S, Furue M. Severity scores, itch scores and plasma substance P levels in atopic dermatitis treated with standard topical therapy with oral olopatadine hydrochloride. J Dermatol. 2009;36: 185–90.

36. Trivedi M, Bergasa NV. Serum concentrations of substance P in cholestasis. Ann Hepatol. 2010;9:177–80.

37. Ohmura T, Hayashi T, Satoh Y, Konomi A, Jung B, Satoh H. Involvement of substance P in scratching behaviour in an atopic dermatitis model. Eur J Pharmacol. 2004;491:191–4.

38. Inagaki N, Shiraishi N, Igeta K, Nagao M, Kim JF, Chikumoto T, Itoh T, Katoh H, Tanaka H, Nagai H. Depletion of substance P, a mechanism for inhibition of mouse scratching behavior by tacrolimus. Eur J Pharmacol. 2010;626:283–9.

39. Lee JH, Cho SH. Korean red ginseng extract ameliorates skin lesions in NC/Nga mice: an atopic dermatitis model. J Ethnopharmacol. 2011;133:810–7.

40. Kramer MS, Cutler N, Feighner J, Shrivastava R, Carman J, Sramek JJ, Reines SA, Liu G, Snavely D, Wyatt-Knowles E, Hale JJ, Mills SG, MacCoss M, Swain CJ, Harrison T, Hill RG, Hefti F, Scolnick EM, Cascieri MA, Chicchi GG, Sadowski S, Williams AR, Hewson L, Smith D, Carlson EJ, Hargreaves RJ, Rupniak NM. Distinct mechanism for antidepressant activity by blockade of central substance P receptors. Science. 1998;281: 1640–5.

41. Hesketh PJ, Grunberg SM, Gralla RJ, Warr DG, Roila F, de Wit R, Chawla SP, Carides AD, Ianus J, Elmer ME, Evans JK, Beck K, Reines S, Horgan KJ, Aprepitant Protocol 052 Study Group. The oral neurokinin-1 antagonist aprepitant for the prevention of chemotherapy-induced nausea and vomiting: a multinational, randomized, double-blind, placebo-controlled trial in patients receiving high-dose cisplatin – the Aprepitant Protocol 052 Study Group. J Clin Oncol. 2003;21:4077–80.

42. Dando TM, Perry C. Aprepitant: a review of its use in the prevention of chemotherapy-induced nausea and vomiting. Drugs. 2004;64:777–94.

43. Jiménez Gallo D, Albarrán Planelles C, Linares Barrios M, Fernández Anguita MJ, Márquez Enríquez J, Rodríguez Mateos ME. Treatment of pruritus in early-stage hypopigmented mycosis fungoides with

aprepitant. Dermatol Ther. 2014;27:178–82.

44. Borja-Consigliere HA, López-Pestaña A, Vidal-Manceñido MJ, Tuneu-Valls A. Aprepitant in the treatment of refractory pruritus secondary to cutaneous T-cell lymphoma. Actas Dermosifiliogr. 2014;105:716–8.

45. Torres T, Fernandes I, Selores M, Alves R, Lima M. Aprepitant: evidence of its effectiveness in patients with refractory pruritus continues. J Am Acad Dermatol. 2012;66:e14–5.

46. Booken N, Heck M, Nicolay JP, Klemke CD, Goerdt S, Utikal J. Oral aprepitant in the therapy of refractory pruritus in erythrodermic cutaneous T-cell lymphoma. Br J Dermatol. 2011;164:665–7.

47. Duval A, Dubertret L. Aprepitant as an antipruritic agent? N Engl J Med. 2009;361:1415–6.

48. Villafranca JJ, Siles MG, Casanova M, Goitia BT, Domínguez AR. Paraneoplastic pruritus presenting with Hodgkin's lymphoma: a case report. J Med Case Rep. 2014;8:300.

49. Vincenzi B, Fratto ME, Santini D, Tonini G. Aprepitant against pruritus in patients with solid tumours. Support Care Cancer. 2010;18:1229–30.

50. Santini D, Vincenzi B, Guida FM, Imperatori M, Schiavon G, Venditti O, Frezza AM, Berti P, Tonini G. Aprepitant for management of severe pruritus related to biological cancer treatments: a pilot study. Lancet Oncol. 2012;13:1020–4.

51. Mir O, Blanchet B, Goldwasser F. More on aprepitant for erlotinib-induced pruritus. N Engl J Med. 2011; 364:487.

52. Vincenzi B, Tonini G, Santini D. Aprepitant for erlotinib-induced pruritus. N Engl J Med. 2010;363:397–8.

53. Ally MS, Gamba CS, Peng DH, Tang JY. The use of aprepitant in brachioradial pruritus. JAMA Dermatol. 2013;149:627–8.

54. Zeidler C, Luger T, Ständer S. Antipruritic efficacy of aprepitant in non-atopic pruritus. J Dtsch Dermatol Ges. 2013;11:171.

55. Ständer S, Siepmann D, Herrgott I, Sunderkötter C, Luger TA. Targeting the neurokinin receptor 1 with aprepitant: a novel antipruritic strategy. PLoS One. 2010;5:e10968.

56. Ständer S, Siepmann D, Luger TA. Targeting the neurokinin receptor 1 as a new antipruritic strategy: results of a case series with aprepitant. Acta Derm Venereol. 2009;89:717.

57. Ständer S, Luger TA. NK-1 antagonists and itch. Handb Exp Pharmacol. 2015;226:237–55.

58. Shadle CR, Lee Y, Majumdar AK, Petty KJ, Gargano C, Bradstreet TE, Evans JK, Blum RA. Evaluation of potential inductive effects of aprepitant on cytochrome P450 3A4 and 2C9 activity. J Clin Pharmacol. 2004;44:215–23.

59. Ruhlmann CH, Herrstedt J. Safety evaluation of aprepitant for the prevention of chemotherapy-induced nausea and vomiting. Expert Opin Drug Saf. 2011; 10:449–62.

60. Levêque D. Aprepitant for erlotinib-induced pruritus. N Engl J Med. 2010;363:1680–1.

61. Mir O, Coriat R. Aprepitant for pruritus: drug-drug interactions matter. Lancet Oncol. 2012;13:964–5.

62. Green SA, Alon A, Ianus J, McNaughton KS, Tozzi CA, Reiss TF. Efficacy and safety of a neurokinin-1 receptor antagonist in postmenopausal women with overactive bladder with urge urinary incontinence. J Urol. 2006;176:2535–40.

63. Tebas P, Tuluc F, Barrett JS, Wagner W, Kim D, Zhao H, Gonin R, Korelitz J, Douglas SD. A randomized,

placebo controlled, double masked phase IB study evaluating the safety and antiviral activity of aprepitant, a neurokinin-1 receptor antagonist in HIV-1 infected adults. PLoS One. 2011;6:e24180.

64. Keller M, Montgomery S, Ball W, Morrison M, Snavely D, Liu G, Hargreaves R, Hietala J, Lines C, Beebe K, Reines S. Lack of efficacy of the substance p (neurokinin1 receptor) antagonist aprepitant in the treatment of major depressive disorder. Biol Psychiatry. 2006;59:216–23.

第54章 心理干预

Laurent Misery and Gudrun Schneider

"我用厚实的棉睡衣从头到脚把自己裹得严严实实,打算回到床上去。我被这种突如其来的折磨击垮了,难以入睡。它太顽固了,我用绷带把双手牢牢包扎住,让它们如同假肢,不让它得逞"……"大概中午时分,电话响了。沃克很担心……我一声不吭地挂断了电话。我知道,只有摆脱了痼疾,我的生活才会恢复正常。"

Lorette Nobécourt, La démangeaison,
《瘙痒》,我读过的版本,1999,巴黎。

慢性瘙痒患者的身体认知比健康人消极,从而表现出高度抑郁和焦虑[1]。因此,为慢性瘙痒患者制订的治疗方案应充分考虑患者消极的身体认知。至于成功的治疗能否转变患者这种消极的身体认知,尚需进一步研究证明。

是不是只要患者出现瘙痒就一定需要心理干预呢?这取决于皮肤病医生对患者心理状况等各方面的临床检查(参见第41章)。医生的观察和临床诊断必须要全面,包括"患者如何描述其瘙痒症状?""瘙痒是否给患者造成身心折磨?""瘙痒是否影响到患者的日常生活?""患者的问题只限于皮肤还是影响到他整个人?"只有充分考虑了患者的心理功能,才能为患者制订全面的治疗方案。

瘙痒具有很强的主观性,与患者心理密切相关(患者心理既可能引起瘙痒,也可能受到瘙痒的影响)。有时,医生正是通过倾听患者心声,本着治疗心理问题的初衷,才得以对其皮肤病进行明确诊断[2]。也正是因为医生耐心倾听患者描述瘙痒对其造成的精神折磨,才能和患者建立对话。

然而,医生必须考虑患者的第一需求:皮肤治疗,这一点至关重要[3]。患者就医是为了咨询某个器官科的医生,或者说具体点,皮肤科医生。患者咨询的首要问题是皮肤。所以医生应首先对患者的皮肤问题做出回应。很多时候,只要采用全面而适当的皮肤病支持疗法对患者进行精心护理,就可以缓解皮肤病对患者生活带来的影响。若治疗时需要他疗法的辅助,医生应充分考虑患者的具体症状和承受能力,从一开始就要密切关注患者的生活质量及心理因素对其情绪的影响。治疗方案应当以皮肤治疗为基础,然后结合患者心理状况采用相关的支持疗法作为辅助。

首要任务:改善皮肤状况

通过治疗教育,皮肤病患者可以对自己的病情,尤其是瘙痒等症状获得充分认识[3]。医生可以向患者传授一些护理技能,让其更好地配合治疗,确保皮肤状况得到持续、显著地改善,从而提高患者生活质量。在此过程中,患者是治疗的积极参与者。这样的疗法使患者本人以及与患者朝夕相处的亲人都可以积极参与其中,共同为治疗提供有力支持。

同样,如果是儿童特应性皮炎,患者和父母都应该接受治疗教育。法国皮肤学会(French Dermatology Society)的治疗教育团队开展了一项研究,以此建立了一套参照系统,为专业人员评估和提升患者的三方面能力提供了依据[4],具体包括了解皮肤病病情、治疗方法和引发因子;理解医生和父母的护理行为;能够向他人解释疾病及护理方法,并且知道危急情况下向谁求助。这样,患者若出现明显瘙痒,就知道该采用什么方法进行缓解,避免抓挠,并知道在症状加重时向人求助。掌握了这些能力可以为患者及其家长带来安全感,使其对瘙痒具有一定程度的掌控能力。

7家德国医院联合开展了一项多中心随机研究,结果进一步证明了治疗教育项目可以为儿童或青少年提供重要的结构化支持,有助于控制皮肤病(如特应性皮炎)瘙痒等症状[5]。几组患有特应性皮炎的儿童(年龄为3个月至7岁和8~12岁)和患有特应性皮炎的青少年(年龄为13~18岁)与他们的家长一起参加了此项研究,每周参加一次分组治疗,每次两小时,共6周,此外,不再接受其他的特殊治疗。治疗过程中,由一个多学科团队对患者提供医疗、营养以及心理干预。通过对患者的瘙痒进行一系列针对性干预后,8~12岁年龄组患者的"灾难化"量表和"应对"策略得到了显著改善(见下文),而青少年患者(13~18岁)只是在第一个量表上出现一些改善。

健康心理学可以结合治疗教育为皮肤病治疗提供有效辅助。而"应对"策略也可以通过多种形式和健康心理学结合习得。其中一种形式是行为形式,具体表现为面对问题(如回避行为)或寻求社会支持等。"应对"策略可以帮助患者学会有效应对日常生活中的压力、瘙痒危机、其他困难或应激事件[3]。因此,从患者的瘙痒、抓挠频率和强度、相关适应策略、心理发病率和生活质量的角度对"应对瘙痒"试点治疗项目的可行性和有效性进行了研究[6]。该项目旨在缓解瘙痒,帮助患者有效管理危机。慢性瘙痒患者需要在4个月内参加1~4次治疗,每次45min。治疗内容包括认知行为干预、心理训练、改变习惯和放松训练。结果表明,该项目符合既定治疗目标,也有助于降低瘙痒和抓挠频率,提高瘙痒适应性,减轻心理疾病。患者经过连续9个月连续治疗后开始表现出上述好转。此外,多学科治疗实现了治疗教育和认知行为干预的有机结合,与单一治疗相比具有明显优势,可以显著提高疗效。

此外,该疗法中,患者父母(见上文)、患者小组和患者协会提供的支持也发挥了"应对"策略的功能[3]。上述支持可以为患者提供情绪上的安全感,使患者感到自己能够被有类似经历的人理解,获得群体认同感并获取相关信息,为日常生活中的问题和困难带来具体的实质性帮助。

替代疗法,身心并重

按摩疗法也是一种基于躯体的疗法,但与一般的皮肤治疗相比,它更加有助于患者积极改善身体状况。有20名烧伤患者,中度烧伤面正处于恢复阶段,普遍反映瘙痒严重。一项随机研究检测了按摩治疗对患者烧伤后疼痛和瘙痒的效果。此外,此项研究还检测了按摩治疗对半数患者焦虑和抑郁症状的缓解作用。而另一半患者(对照组)则接受一般治疗[7]。后者包括临床检查、药物治疗以及针对身体或职业活动的治疗,而前者则每周对患者进行两次按摩、每次30min,共5周,伤口和周围区域重点按摩区。结果表明,接受按摩治疗的患者在瘙痒、焦虑、抑郁和疼痛方面均出现了好转。而且,此疗法对患者的所有症状均具有长期功效。

按摩疗法以患者的躯体感受为基础,有助于平缓情绪、增强体质;虽然身体部位瘙痒程度不一,但按摩疗法着眼于患者全身,旨在实现整体的统一[3]。瘙痒患者的躯体和精神因素可能使皮肤的表面功能和包膜功能失效。当瘙痒达到一定程度后,患者就会抓挠和伤害自己的皮肤。此外,按摩治疗也有助于医生和患者通过躯体语言进行交流。

多种放松方法可以帮助患者建立躯体和精神的联系,可以结合患者的专注力水平为患者选择适合的放松法[3,8]。苏尔茨自我暗示训练法(Schultz autogenic training)是一种要求患者积极参与的感应法。它可以帮助患者的肌肉乃至全身得到放松,使患者进入一种与焦虑生理表现完全对立的状态,使患者忘却周围环境,放下心中杂念,专注于自己的重量、温度、心跳、呼吸等各种感觉。

雅克布森渐进放松法(Jacobson progressive relaxation)首先是一种生理疗法[9]。该疗法对患者的各个功能性肌肉群进行系统检查,最大限度地降低肌肉紧张度,尽可能减少患者的应激性和情绪反应。这就要求患者注意肌肉收缩和放松的本体感觉。当患者在生活中陷入无法应对的困境,就可以采用这种方法。

通过放松,采用分析性心理治疗是一种新疗法。这种方法依赖的是两个矛盾的实体,一是作为治疗媒介的躯体,二是基于无意识概念的精神分析理论。分析性心理治疗建立了一种真正意义上的治疗关系,鼓励患者描述自己的身体状况及其导致的心理效应。

上述放松技巧对瘙痒患者来说至关重要,因

为它们使患者在专注于身体及各种感受的同时意识到瘙痒带来的心理影响。当患者陷入痛苦,特别是当这种痛苦可能是由瘙痒引起时,这种作用更显得尤其重要。

思维或心理:根据患者的专注度设计治疗方案

医学催眠是一种脱离了患者躯体的暗示法。医学催眠用于皮肤病治疗,可以让患者的症状缓解或消失,或改变患者的躯体和心理习惯[9]。医学催眠包括两种形式:一种是"中性催眠",指通过一些放松的画面来强化"自我意识",解决焦虑性障碍;另一种是"以问题为中心"的催眠,指通过直接或间接暗示缓解强迫行为。1966—1998 年的文献表明,催眠可能对即刻免疫反应和特应性皮炎或麻疹引起的过敏症状有效[3,10]。此外,催眠已被用于改善患者健康状况,减少或控制患者的抓挠等有害行为,或使患者表现出瞬间或持久性痛觉缺失。该疗法主张患者用其他行为替代抓挠。比如,他们可以通过对抓挠区施加压力或从事体育锻炼等释压活动缓解症状。此外,催眠也可以使患者的瘙痒程度真正得到改善,是其他疗法的重要补充。

后来,对三名艾滋病患者展开了进一步研究。患者长期受到顽固性瘙痒的困扰,身体已出现抓伤[11]。患者在 6 周时间内参加了 6 次催眠治疗。治疗内容为肌肉放松。肌肉放松是一种旨在使患者放松的强化技能,它要求患者在头脑中描绘愉快的场景,通过想象和暗示控制瘙痒。治疗结束时,三名患者均反映瘙痒程度明显降低,睡眠质量有所改善。一名患者反映瘙痒带来的痛苦明显减轻,一名患者反映自己关注瘙痒的时间明显减少。继续参加研究的两名患者充分肯定了该疗法具有持久和明显的功效。

然而,医学催眠面临的最大困难是患者对这种疗法的接受度和敏感度,所以使用医学催眠时,必须先制订适合患者的治疗方案。

行为认知疗法(behavioural and cognitive therapy)可以通过场景模拟,将患者逐步暴露于焦虑情境,有效治疗荨麻疹、特应性皮炎、银屑病或瘙痒在内的各种皮肤病[3,12]。认知疗法是对前者的补充,它

可以改变患者扭曲的认知思维,比如,出现心理紊乱的患者可能对传染等问题存在误解。这类疗法属于主动疗法,需要医生和患者的共同参与。它包括四个阶段:结合外观等因素对患者进行治疗前行为评估,以合同或协议形式确定治疗目标,实施适当的治疗方案,开展治疗中及治疗后效果评估[8]。

鉴于特应性皮炎会引发严重瘙痒和抓伤,研究人员基于"狂躁"和抽搐方面的治疗经验开展了改变特应性皮炎患者习惯的实验[13]。46 名成年特应性皮炎患者参加了一项随机研究。患者分为 4 组,其中两组接受四周的可的松霜治疗;另外两组先接受 2 周的强效类固醇治疗,再接受 2 周可的松霜治疗。前两组和后两组患者中分别有一组接受改变习惯的干预,包括采用其他行为(如紧握拳头、数到 30 或紧握物体)代替抓挠,或对瘙痒做出替代性回应,如捏瘙痒区皮肤。所有参加研究的患者都要写日记,描述一周内每次瘙痒发作的严重程度、抓挠程度、瘙痒发生区及持续时间。治疗过程中,上述两组患者的瘙痒和抓挠情况发生显著改善,经过 4 周治疗后皮肤才完全康复。但是需要特别指出的是,由于行为认知疗法的功效和湿疹的改善,患者的抓挠次数在三天内降低了 90%。为此,后续研究强调增强患者出现瘙痒时对功能模式的意识,从而尽量保持治疗师建议的新习惯或自己养成的新习惯,并在日常生活中坚持应用。

毫无疑问,治疗教育项目的内容也可以包含上述疗法。对于儿童特应性皮炎,可以采用认知行为疗法缓解患者的瘙痒和抓挠行为,作为适当的药物治疗、日常护理培训和治疗方案评估的有益补充[14]。治疗包括 5 个阶段:第一阶段是评估患者病情、设计治疗方案。第二阶段是向儿童和家长介绍和推荐治疗方案:反馈治疗信息,提高患者对瘙痒和抓挠情境的认识。第三阶段是引导患者采用其他行为替代抓挠,如握紧拳头、按压或敲打皮肤。上述替代性行为既可以单独使用,也可以根据家人意见结合皮肤治疗共同使用。第四阶段是在各方支持下使治疗方案得到长期实施。第五阶段是对方案疗法进行评估。

具有针对性的综合治疗方案可以为患者的问题提供具体的解决措施,使患者摆脱瘙痒 - 抓挠 - 瘙痒的恶性循环。

当患者对心理功能产生怀疑时,也许会希望

换一种疗法,同时渴望找人倾诉自己的痛苦,以达到内心的和谐[3]。精神分析(psychoanalysis)和精神分析疗法(analysis inspired psychotherapy)都可以对患者产生长期效果。精神分析旨在重现患者的幼年冲突,并唤醒患者对这种冲突的意识,使患者重新发掘自我潜能,发挥自我意识对精神生活的功能。在这个过程中,治疗场景至关重要,具体涉及患者保持卧位、分析师的回避、定期的沟通、稳定的治疗节奏和时间。对患者而言,值得注意的是,分析师应保持在患者视线之外,便于患者展开自由联想,通过移情(transference)重现过去与分析师的关系。对于分析师而言,只有保持中立立场,才能让患者充分描述自己的回忆。同时,反移情(counter transference)分析可以影响治疗过程中出现的无意识变化。精神分析疗法[8]旨在(类似前文所述)使患者意识到隐藏在症状之下的各种冲突。区别在于它强调开发患者自我意识的功能,而不是为了改变患者。因为治疗师可以直接面对患者,所以治疗环境比较灵活,每次治疗短,每周治疗次数少,整个疗程周期短。两者的基本原则无异,但若有治疗师在场,患者自然会考虑治疗师的反应,便不能放松意识控制,会使治疗受限。所以,应结合患者进行无意识幻想和描述幻想情景的实际能力对两种方法进行取舍。若患者能建立起躯体和精神的联系,第二种疗法会更有利于效果控制和强化[15]。"躯体症状"的消失是一种狭隘的治疗需求,容易让患者陷入结果导向思维。医生应把握掌握患者的情绪和精神状况,让患者摒弃狭隘思维,使其着眼于生活质量的整体提升,而非局限于皮肤状况的改善。此外,因为述情障碍(alexithymia)是皮肤治疗中的常见问题,所以治疗师还应考虑患者的人格特征。西弗尼奥斯(Sifneos)将述情障碍定义为一种心理功能障碍,患者表现为无法用语言明确表达自己的情感,想象力受限,常常将冲突诉诸行为,并且喜欢向人描述事实细节和身体症状。根据马蒂(P. Marty),精神分析学中使用的术语是"操作思维(operational thinking)",其中融合了类似的成分,指"一种当前的、实际的、运行的、空白的、不受任何情感因素影响的思维状态"[16]。要达到这种思维状态,需要设置一定的场景,但场景设置不得影响患者的潜能发挥,即使患者的这种潜能刚开始并不明显。在此过程中,分析师应考虑患者的皮肤体征,相信患者能够发挥潜能,并让患者意识到自己的潜能,帮助患者树立对探索未知事物的信心,从而为患者提供一系列的支持[16]。

若患者在此过程中产生了怀疑,例如,如果患者在瘙痒状态下躯体皮肤质疑心理皮肤效能,不能完全获得皮肤自我,精神分析学家可以向患者提供象征性的帮助,重现五大元素之间的关系[16],在一定时间内发挥辅助自我的功能[16-18]。此外,有了分析师的支持,每一名患者都可以接受个性化的治疗,关注并依靠自己的躯体和精神状况,实施一系列对自己有益的行为。

不管精神药物的作用是干预躯体还是影响思维,都是对上述疗法的有效辅助,具有非常重要的疗效。医生应依据患者的皮肤病症状、发病部位和严重程度及心理特征开具精神药物。虽然精神地西泮药的作用是治疗精神病,但抗抑郁药和镇静剂都是普遍用于皮肤病治疗的化学药物[19]。躯体疾病医生可以为患者开具精神药物。此外,抗抑郁剂对瘙痒具有特殊疗效[20](参见第51章)

可以根据患者的躯体表征、患者需求及皮肤科医生可以提供的支持,综合使用治疗教育、精神分析疗法和精神药物疗法。

联合会诊:专业治疗人员之间以及医患之间的配合

当患者去咨询皮肤科医生或全科医师时,其实患者往往需要的是多种手段的综合治疗。换言之,皮肤科医生或全科医生的治疗还需要另外一名专业人士的辅助,而这名专业人士通常是精神方面的专家,如精神病医生、心理医生或精神分析师。

特定情况下,皮肤科医生 - 精神病医生联合会诊具有重要意义。在布雷斯特大学医院[21],皮肤科医生和精神病医生可以为患者提供联合会诊,以便了解患者的病症和心理问题,通过分析两者的联系,从两方面开展治疗。患者接受皮肤科医生对临床检查后,会顺利进入精神病医生心理诊断的阶段。整个过程中,皮肤医生和精神医生都起到了不可替代的作用。这就要求医生综合考虑皮肤诊断和心理诊断结果为患者开药。一年多来,该项目已诊治 50 名患者,其中 8 名患者出现了不明原因的瘙痒(即无明显致痒原的瘙痒)。患者经常出现抑郁和焦虑症状。50 名患者中有 23 名参加了联合会诊,其中只有 4 名没有参加后续治疗。医生为 16 名患者开具了精神药物。此外,联合会诊筛选出 23 名最适合心理疗法的患者;其中 15 名患者采用精神分析疗法,4 名采用放松法,2 名住院治疗,1 名接受心理剧治疗,1 名采用认知疗法。多种医疗手段的综合应用使患者感到医生将自己视为一个完整的人,各方面(身体或精神)都得到了关注。此外,因为患者同时在接受临床皮肤病治疗,所以不会将上述治疗视为纯粹的心理干预。患者往往拒绝接受常规的精神治疗,但在上述疗法中,因为两名医生与患者的身体建立对话,所以患者有可能和医生分享自己更多的精神世界。

此外,联合会诊通过建立躯体和精神的联系对患者实施治疗。此疗法不仅作用于患者,也在某种程度上对两名医生产生了影响。精神医生通过和患者建立联系,可以充分了解患者接受的皮肤病治疗以及患者躯体和精神的参与情况。而皮肤病医生在病情诊断及治疗过程中也了解患者的心理功能。很多时候患者未能意识到自己的心理问题,而这种意识恰好是有效治疗的关键。这种情况下,精神医师、心理医师或精神分析师对皮肤病医生的辅助作用尤其重要。此外,皮肤病医生持续关注患者皮肤状况,没有忽略患者的皮肤病,这反过来对精神医师、心理医师和精神分析师也是一种重要辅助[17]。因此,患者的躯体和精神都得到了关注。正因为如此,不同专业的医生可以通过积极交流沟通,为患者提供更适当的治疗方案[16]。

但是患者初次就诊难道不是咨询皮肤病医生吗?要建立良好的医患关系,医生和患者双方都应给予对方充分的关注。两者能否有效沟通取决于多方面的因素[22]。

首先,对患者来说,咨询时间的长短是判断皮肤病医生是否重视患者的标准;但对患者来说,关键在于医生是否在仔细倾听患者的倾诉,医生此时此刻是否给予了他足够的关注。此外,医生提问时间平均为 18s,而患者回答时间平均为 2min。"门把手综合征"是一种患者需要渴望争取医生时间和关注的症状:当咨询快结束,该和医生道别的时候,患者却认为到了医生向患者交代重要信息的时刻。若皮肤病医生能延续先前的咨询氛围和患

者耐心交谈,保证会在下次咨询中详细探讨相关问题,患者就会放下来了,感觉医生很理解自己。同样,当患者滔滔不绝地描述病情,而医生插不上嘴的时候,医生可以采用一些办法来解决这个问题。比如,他可以起身朝门口走去,暗示本次咨询已结束,但同时继续注视和倾听患者。

对于一些有寄生虫妄想症的特殊患者,患者往往具有极强的倾诉愿望。这种情况下,即使皮肤病医生能快速判定患者的异常,还是应该考虑患者(女性患者)反映的皮肤问题。毫无疑问,患者就医的目的是向医生倾诉内心的痛苦,但同时也想接受皮肤治疗。虽然这类患者更适合咨询精神病医生,但患者很难接受这样的建议。实际上,很多情况下,即使患者描述的痛苦非常轻微,也会为医生提供诊断依据[23]:"我再也受不了了"或"它正在蚕食我的身体"等。医生倾听患者的表述,然后仔细观察患者,鼓励患者充分表达自己的感受,从患者的痛苦出发,帮助患者解决此时此刻遭遇的困扰。这种情况下,如果精神病医生、精神分析师和心理医生通力协作,可以帮助患者树立治疗信心,使患者在治疗开始前接触皮肤病医生及其他其专业医生,培养安全感。

患有顽固性瘙痒的患者通常心怀不满、意志消沉或充满攻击性,极易和医生发生冲突[22]。但即使如此,患者还是来要咨询皮肤病医生。就诊过程中,患者出于药物恐惧、患病压力、反复治疗导致的倦怠、社会隔离或抑郁因素而拒绝治疗。医生其实可以从患者抱怨的问题出发和患者建立对话[23]。此外,上述情形也可能影响医生的情绪,使医生感觉患者是在针对自己,因此疏远或厌恶患者。但这到底是医生自己的问题还是其他原因呢?

医患关系其实是一种不平等的关系。患者是需要关注和帮助的一方,而医生是拥有专业技能的一方,但咨询过程中,说话的一方却是患者[24]。此外,医生和患者都把对方理想化了:"你应该满足我各方面有意识和无意识的需求。"这种关系要求患者移情,让过去的关系重现。同样,对皮肤医师而言,这种关系中的反移情可以引发欲望、幻想和表征 - 这是精神分析对象和精神分析师都会经历的东西(见上文)。正因为如此,患者才会意识到自己在向"他人"宣泄,才会去思考是不是自身出了什么问题,这在很多时候都有助于防止治疗的失败。此外,从这点上来看,提高皮肤病医生对精

神皮肤病学的认识,对他们开展相关培训具有重要意义[25]。

　　真正意义上的联合会诊要求参与治疗的各方必须密切关注患者的倾诉,即使他们的描述违背科学和医疗数据,也应各司其职,积极采用各种方法为患者提供支持[15]。心理干预对大多数瘙痒患者都有良好效果,适应证并不限于精神性瘙痒[26]。但具体治疗方案的制订应考虑每名患者的现实情况,包括患者的病史、个人经历、性别[27]、年龄及其他因素。

　　众所周知,应激因素和心理因素都可能加重瘙痒[28,29],所以心理干预对瘙痒有不可否认的作用。实践表明,某些心理干预技术可以用于慢性瘙痒的治疗[30],但具体效果尚需进一步临床研究的证实。

（翻译:严蕾　审校:冰寒）

参考文献

1. Stumpf A, Ständer S, Phan NQ, Tannenberg A, Heuft G, Schneider G. Body concept of patients with chronic pruritus in relation to scratch lesions and psychic symptoms. Dermatology. 2013;227:263–9.
2. Misery L. Ne dites pas trop vite: "c'est psy" ou "c'est le stress". Cutis et psyché. 2007;21:5–6.
3. Consoli SG. Psychiatrie et dermatologie. Encycl Méd Chir, Dermatologie, 98-874-A-10. Paris: Elsevier; 2001.
4. Barbarot S, Gagnayre R, Bernier C, Chavigny J-M, Chiaverini C, Lacour J-P, Dupre-Goetghebeur D, Misery L, Piram M, Cuny J-F, Dega H, Stadler J-F, the members of the Therapeutic Education Group of the French Dermatology Society. Dermatite atopique: un référentiel d'éducation thérapeutique du malade. Ann Dermatol Venereol. 2007;134:121–7.
5. Staab D, Diepgen TL, Fartasch M, Kupfer J, Lob-Corzilius T, Ring J, Scweewe S, Scheidt R, Schmid-Ott G, Schnopp, Szcepanski R, Werfel T, Wittenmeier M, Wahn U, Gieler U. Age related, structured educational programmes for the management of atopic dermatitis in children and adolescents: multicentre, randomised controlled trial. BMJ. 2006;332:933–8.
6. Van Os-Medendorp H, Eland-De Kok PC, Ros WJ, Bruijnzeel-Koomen CA, Grypdonck M. The nursing progamme "Coping with itch": a promising intervention for patients with chronic pruritic skin diseases. J Clin Nurs. 2007;16(7):1238–46.
7. Field T, Peck M, Hernandez-Reif M, Krugman S, Burman I, Ozment-Schenck L. Postburn itching, pain, and psychosocial symptoms are reduced with massage therapy. J Burn Care Rehabil. 2000;21(3):189–93.
8. Guelfi JD, Boyer P, Consoli SM, Olivier-Martin R. Psychiatrie. Paris: PUF; 1996.
9. Garat H. Dermatologie et hypnose médicale. Cutis et psyché. 2007;21:11–2.
10. Shenefelt PD. Hypnosis in dermatology. Arch Dermatol. 2000;136:393–9.
11. Rucklidge JJ, Saunders D. The efficacy of hypnosis in the treatment of pruritus in people with HIV/AIDS: a time-series analysis. Int J Clin Exp Hypn. 2002;50(2):149–69.
12. Gieler U, Niemeier V, Brosig B, Kupfer J. Psychosomatic aspects of pruritus. Dermatol Psychosom. 2002;3:6–13.
13. Noren P. Habit reversal: a turning point in the treatment of atopic dermatitis. Clin Exp Dermatol. 1995;20(1):2–5.
14. Buchanan PI. Behavior modification: a nursing approach for young children with atopic eczema. Dermatol Nurs. 2001;13(1):15–25.
15. Consoli SG. Psychopathologie en dermatologie. Nouv Dermatol. 2000;19:582–5.
16. Consoli SG. Psychothérapie psychanalytique et dermatologie. Nervure. 2006;19(2):8–14.
17. Consoli SG. Le moi-peau. Médecine/Sciences. 2006;22:197–200.
18. Consoli SG, Consoli SM. Psychanalyse, dermatologie, prothèses – D'une peau à l'autre. Paris: PUF; 2006.
19. Misery L. La peau neuronale – Les nerfs à fleur de peau. Paris: Ellipses; 2000.
20. Misery L. Symptomatic treatment of pruritus. Ann Dermatol Venereol. 2005;132(5):492–5.
21. Misery L, Chastaing M. Joint consultation by a psychiatrist and a dermatologist. Dermatol Psychosom. 2003;4:160–4.
22. Poot F. La relation médecin-patient en dermatologie. Cutis et Psyché. 2005;18:12–7.
23. Consoli SG, Consoli SM. Dermatologie... Et si c'était votre patient? Clés de communication médecin-patient-15 situations concrètes. Paris: Editions scientifiques L et C; 2004.
24. Consoli SG. Le contre-transfert dans la relation dermatologue-malade. Nouv Dermatol. 2001;20(1):510–3.
25. Poot F, Sampogna F, Onnis L. Basic knowledge in psychodermatology. J Eur Acad Dermatol Venereol. 2007;21(2):227–34.
26. Misery L, Alexandre S, Dutray S, Chastaing M, Consoli S, Audra H, Bauer D, Bertolus S, Callot V, Cardinaud F, Corrin E, Feton-danou N, Malet R, Touboul S, Consoli SM. Functional itch disorder or psychogenic pruritus: suggested diagnosis criteria from the French psychodermatology group. Acta Derm Venereol. 2007;87:341–4.
27. Stumpf A, Ständer S, Warlich B, Fritz F, Bruland P, Pfleiderer B, Heuft G, Schneider G. Relations between the characteristics and psychological comorbitides of chronic pruritus differ between men and women: women are more anxious than men. Br J Dermatol. 2015;172:1323–8.
28. Schut C, Weik U, Tews N, Gieler U, Deinzer R, Kupfer J. Coping as a mediator of the relationship between stress and itch in patients with atopic dermatitis: a regression and mediation analysis. Exp Dermatol. 2015;24:148–50.
29. Grandgeorge M, Misery L. Mediators of the relationship between stress and itch. Exp Dermatol. 2015;24:334–5.
30. Schut C, Mollanazar NK, Kupfer J, Gieler U, Yosipovitch G. Psychological Interventions in the Treatment of Chronic Itch. Acta Derm Venereol. 2016;96:157-61. doi:10.2340/00015555-2177.

第55章 瘙痒的紫外线疗法

Joanna Wallengren

2000年前人们已经知道一些皮肤病可通过晒太阳缓解。然而直到19世纪末，Niels R. Finsen才开始使用日光和电灯来治疗皮肤结核[1]。1903年，他被授予诺贝尔奖，"表彰他对疾病治疗的贡献，尤其是采用光辐射治疗寻常狼疮，为医学科学开辟了一条新的道路"。Finsen最初使用的碳弧灯后来被发现可以发射长波紫外线[1]。1929年，Gustav Bucky发明了另一种装置，至今仍被用于治疗某些局限性瘙痒症。该装置电离辐射产生超软X线（0.07~0.4nm），Bucky称之为"格伦兹射线"，他认为格伦兹射线的生物效应在某些方面类似于X线和紫外线[2]。

1932年哥本哈根举办的第二届国际光学大会建议将紫外线（ultraviolet，UV）划分为三个波段：UVA、UVB和UVC[3]。光疗领域的下一个里程碑是1953年Ingram公司联合焦油和紫外线（UVB）治疗银屑病[4]。20年后，补骨脂素联合UVA（PUVA）被推荐用于治疗重度银屑病[5]。在随后的20年中，宽谱中波紫外线（BB-UVB；290~320nm）、UVA（UVA；320~400nm）、UVA/UVB（UVAB；290~400nm）和PUVA成为现代光疗中常用的紫外光源。新的治疗方法如窄谱中波紫外线（narrowband UVB，NB-UVB；311nm）和长波紫外线A1（long-wavelength ultraviolet A1，UVA1；340~400nm）也逐渐被开发应用于临床。UVA1光疗可以选择高剂量（HD-UVA1 130J/cm²）、中剂量（MD-UVA1，50J/cm²）或低剂量（LD-UVA1，10J/cm²）。此外，多种靶向光疗设备被开发应用，其中308nm准分子激光治疗的研究较多[6]。

光疗在很大程度上是一种经验性的治疗，尽管临床应用的时间很长，但作用机制仍不十分清楚。越来越多的研究表明光疗对瘙痒的疗效是由皮肤结构的变化引起的，包括表皮增厚和皮肤神经纤维减少以及免疫抑制和免疫细胞凋亡。光疗的优点在于紫外线诱导的皮肤改善效果可在停止治疗后持续数月。然而，这也意味着停止治疗后瘙痒可能会复发。长时间缓慢地减少光疗次数可能起到一定缓解作用。

本章将重点介绍紫外线对炎症性皮肤病、非炎症性皮肤病以及一些与瘙痒相关的全身性疾病引起的皮肤瘙痒症的治疗效果，讨论不同波长的紫外线对瘙痒治疗的作用机制。但关于皮肤瘙痒光疗的报道多为个案，或者是一些小样本、非随机对照的研究。

可能的作用机制

紫外线治疗的作用机制主要在实验室中进行研究，研究范围包括紫外线照射对细胞亚群、细胞表面相关分子和可溶性介质产生的影响。

急性暴露在紫外线辐射（UV-radiation，UVR）可导致红斑、发热、水肿、疼痛和瘙痒[7]。UVB辐射诱导产生的作用主要局限于表皮（角质形成细胞和朗格汉斯细胞），但UVA辐射同时影响表皮和真皮细胞群（成纤维细胞、树突状细胞、内皮细胞和T淋巴细胞、肥大细胞和粒细胞等皮肤浸润细胞）[8]。

一些研究表明，在UVB和UVA的治疗过程中，几种前列腺素（主要是PGE2）的合成显著增加[7-11]。PGE2是一种有效的免疫抑制剂，可阻止T细胞亚群的激活[8]。UVB还诱导角质形成细胞表面的几种细胞因子的表达，分别是促炎细胞因子白介素-6（IL-6）和肿瘤坏死因子-α（TNF-α）和抗炎细胞因子白介素 -10(IL-10)[12,13]。根据照射后的时间点,UVR 可刺激或抑制促炎细胞间黏附分子 ICAM-1[14]。反复暴露于 UVB 可抑制 ICAM-1[8]。其他研究显示 PUVA 疗法可增加 IL-10 的产生,并抑制 TNF-α、IL-1 和 IL-12 等促炎性细胞因子的产生(参见第 8 节)。在紫外线辐射下,角质形成细胞释放的免疫抑制介质可促进局部和全身的免疫抑制[13]。另一个导致免疫抑制的原因是紫外线照射后表皮朗格汉斯细胞数量的减少,可缓解湿疹的发作[8,14]。

紫外线治疗对皮肤神经支配也有影响。13 例经过 PUVA 或 NB-UVB 治疗的患者,光疗后上皮内神经纤维(PGP 9.5 免疫反应)的数量减少,表皮下神经纤维变得较粗[15]。在先前的一项研究中,两位反复暴露于 UVA 的志愿者,电子显微镜下观察到了神经末梢的肿胀、表皮内神经纤维增殖[16]。

感觉神经纤维中几种传导瘙痒的神经递质具有免疫调节特性,如 VIP、SP 和 CGRP;SP 可刺激荨麻疹和湿疹反应,但 VIP 和 CGRP 抑制湿疹[17-19]。晒太阳和光疗可使感觉神经纤维释放这些神经肽[20-23]。

在光疗过程中,反复的紫外线治疗会消耗感觉神经纤维中神经肽,从而抑制瘙痒。感觉神经的损伤也可能导致组胺释放减少,因为肥大细胞

和感觉神经纤维是一个功能单元可传导痒觉[24]。SP 和 VIP 在瘙痒中的作用部分是由肥大细胞脱颗粒释放的组胺介导的[24]。此外,研究表明 BB-UVB 和 NB-UVB 均可诱导肥大细胞凋亡[25]。持续 2 个月采用 UVB 光疗法对尿毒症性瘙痒进行治疗,结果发现皮肤肥大细胞明显减少[26]。

另一项研究将尿毒症性瘙痒患者的身体一半暴露在 UVB 照射下,这种治疗可缓解患者全身的瘙痒症状,提示光疗对循环介质产生影响[27]。有趣的是,NB-UVB 治疗可明显降低银屑病患者血清中的 IL-31 浓度,这可能与银屑病患者瘙痒症状缓解相关[28]。

图 55-1 总结了紫外线辐射后各种介质合成和释放的相互作用。

炎症性皮肤病引起的瘙痒

瘙痒症常伴有持续的炎症反应,炎症介质不断产生并刺激感觉神经产生痒觉。随着炎症反应的消退,瘙痒会缓解。因此,控制炎症反应对抗瘙痒极为重要。UVA 可穿透到达真皮的炎症反应部位,因此 UVA、PUVA 以及不同剂量的 UVA1 都有治疗作用。但是,由于传导瘙痒的神经纤维在皮

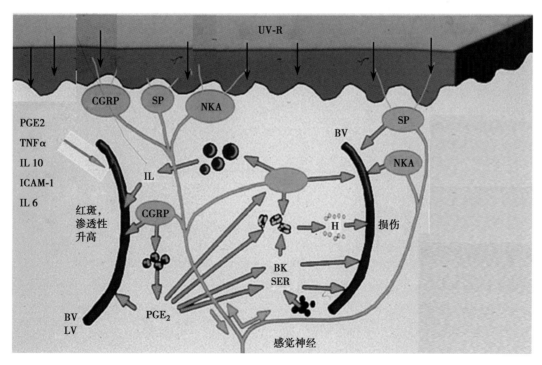

图 55-1　UVR(黑色箭头示)照射后合成和释放的介质及其相互作用

下,其神经末梢穿透到表皮,细胞因子和 PGE2 均在表皮释放;因此不同模式的 UVB 对瘙痒症也有较好的治疗效果。

特应性皮炎

特应性皮炎的治疗强调修复和维护皮肤屏障功能,减少皮肤感染,防止搔抓和皮肤炎症,光疗可以改善这些症状[29-31]。瘙痒是特应性皮炎的三个主要诊断标准之一,本文综述不同的紫外线治疗方式对其的疗效[32]。Jekler 和 Larko 进行了几项配对研究,比较不同波长的紫外线对特应性皮炎患者瘙痒症状的作用,结果表明 BB-UVB 比安慰剂有效,而 UVAB 比 BB-UVB 和 BB-UVA 更有效[33-36]。而 Hjerppe 等在类似的条件下比较 NB-UVB 和 UVAB 对特应性皮炎患者影响时,结果表明两者疗效没有差异,但患者反应 NB-UVB 对瘙痒的疗效更好[37]。在一项自身对照研究中,8-甲氧基补骨脂 PUVA 水浴疗法对重度慢性特应性皮炎患者的疗效与 NB-UVB 相当,但患者更喜欢 NB-UVB,因为它更容易进行[37]。通常在治疗的前 2 周起效,并且皮损在瘙痒缓解之前消退[38]。

目前推荐 MD-UVA1 用于治疗急性湿疹,推荐 NB-UVB 用于治疗慢性湿疹[39]。MD-UVA1 与 HD-UVA1 对特应性皮炎的疗效相同,并且优于 LD-UVA1[39]。然而,传统的 UVA1 机器在持续半个多小时的治疗过程中会大量产热,患者容易出汗。出汗会引发特应性皮炎患者的瘙痒,使用配有滤过和冷却系统的"冷光"UVA1 后,患者的耐受性比传统 UVA1 更好[40]。

在一组随机对照研究中,研究 NB-UVB 和 BB-UVA 对患者瘙痒的疗效,90% 的患者经 NB-UVB 治疗后瘙痒症状缓解,63% 的患者经 BB-UVA 治疗后瘙痒症状缓解[41]。此外,对 NB-UVB 和 MD-UVA1 对照研究表明,NB-UVB 对控制瘙痒症状更有效[42]。一项双盲随机对照研究中,28 例特应性皮炎患者经过 6 周的 MD-UVA1 和 NB-UVB 治疗,皮炎和瘙痒症均有明显改善[43]。在一项非对照研究中,15 名患者经过四周的 308nmUVB 准分子激光治疗,每周 2 次,80% 的瘙痒症状减轻[44]。综上所述,NB-UVB 可能是特应性皮炎瘙痒症的最佳选择。

荨麻疹

除了风团外,灼热感和瘙痒是荨麻疹最常见的症状。根据风团与瘙痒程度进行荨麻疹活动度的评分,可用于监测荨麻疹的治疗。然而,这种类型的评分并没有被用于荨麻疹的光疗研究中,只有少数研究用于评估瘙痒。

慢性荨麻疹

对比 UVA 与 PUVA 对 19 例慢性荨麻疹患者的疗效,两者疗效一致,约 60% 的患者有改善[45]。另一项回顾性研究中,88 例患者经过 NB-UVB 治疗,72% 的患者瘙痒症状消失或改善[46]。在一项前瞻性研究中,22 例慢性荨麻疹患者经 NB-UVB 治疗,10 例症状消失,5 例明显改善,7 例中度改善[47]。研究 BB-UVB 对 15 例不同类型慢性荨麻疹患者(12 例为物理性荨麻疹)的疗效,其中 11 例(无一例特殊类型荨麻疹)患者病情好转[48]。另一项研究中,使用 MD-UVA1 治疗 4 例慢性荨麻疹患者,患者症状均无明显改善[49]。有可能是治疗次数不够(平均治疗次数 8±4)所致。

人工性荨麻疹

对 43 例皮肤划痕症患者进行 BB-UVB 治疗[48]。经过 10~15 次治疗(每周 5 次,持续 2~3 周),25 例症状消失,14 例改善[50]。在另一项研究中,14 例严重的皮肤划痕症患者经过 4 周的 PUVA 治疗,5 名患者瘙痒症状有效缓解[51]。

水源性荨麻疹

一名水源性荨麻疹患者经 BB-UVB 治疗后有效,另一名患者经 PUVA 治疗后有效[52,53]。

日光性荨麻疹

从 UVB 到可见光,不同波长的光均可诱发日光性荨麻疹[54]。

测试不同的紫外线光源后发现,PUVA 对诱导日光耐受可能比较有效[54]。

色素性荨麻疹（肥大细胞增多症）

色素性荨麻疹患者可能会出现瘙痒，尤其是在皮肤被摩擦或受热时。6例中度瘙痒患者经NB-UVB治疗，5例重度瘙痒患者用PUVA治疗，所有患者症状都有改善，尤其是PUVA治疗后效果较好，有两名患者皮损数量减少（未发表）。

然而，停止治疗一段时间后皮损复发。此外，PUVA可诱导色素沉着使原发病灶不那么明显。

两项研究对色素性荨麻疹进行PUVA水浴疗法，5例疗效较好，4例无明显效果[55,56]。最近一项研究中，20例色素性荨麻疹患者经过PUVA治疗后，14例有效。另一项研究中，19例患者经MD-UVA1治疗后，45%症状有改善[49]。对22例色素性荨麻疹患者进行研究[57]发现，MD-UVA1与HD-UVA1在改善瘙痒和生活质量方面效果一样，并且UVA1能诱导皮肤美黑，对一些患者具有美容价值。

紫外线治疗色素性荨麻疹和其他类型的荨麻疹可能会引起肥大细胞大量脱颗粒，导致血管扩张、瘙痒，有时还会引起头痛或恶心。因此治疗时应谨慎，可在非镇静抗组胺药的保护下开始治疗。

银屑病

银屑病是光疗法治疗的第一种皮肤病，在气候温和的国家，银屑病患者仍然经常使用光疗法，但关于瘙痒的问题研究很少。对108例银屑病患者的问卷调查中，84%的患者表现为全身瘙痒[58]。20例患者经过BB-UVB治疗，只有7例瘙痒症状缓解，2例长期有效[58]。银屑病患者的瘙痒症状是全身性的，不仅限于银屑病皮损[59]。在20例患者中，部分患者经过NB-UVB治疗后瘙痒症状有所改善[28,59]。

皮肤T细胞淋巴瘤

皮肤T细胞淋巴瘤是一种重要的皮肤病，光疗仍然是一种有价值的治疗方法。许多研究中，紫外线治疗皮肤T细胞淋巴瘤的疗效都仅用组织学和临床表现的变化来评估，皮损清除小于50%时为无效。虽然瘙痒是皮肤淋巴瘤最常见的起始症状之一，但在研究结果中很少体现。蕈样肉芽肿是皮肤T细胞淋巴瘤最常见的类型，在斑疹期或斑块期常用PUVA治疗[60]。有报道一例蕈样肉芽肿患者在治疗3个月后病情逐渐改善并且瘙痒症状相继消失[61]。一例塞扎里综合征（Sézary syndrome，SS）的红皮病和严重瘙痒患者，泼尼松和环磷酰胺治疗无效，增加PUVA治疗后皮损消退[60]。然而PUVA可能会增加皮肤T细胞淋巴瘤患者的瘙痒，所以对于UVA剂量的增加，在治疗皮肤T细胞淋巴瘤时要比PUVA治疗银屑病时更加谨慎[60]。8例斑块期蕈样肉芽肿的患者经19~42次NB-UVB照射治疗后，所有患者的症状有明显改善，瘙痒症状消失或减轻[62]。一例皮肤T细胞淋巴瘤红皮病患者，经过连续3周、每周5次的MD-UVA1"冷光"治疗，红斑和瘙痒在一周内有改善[63]。NB-UVB对早期皮损的治疗可能有效，而PUVA通常被推荐用于蕈样肉芽肿进展期的治疗[64]。

痒疹

痒疹是一种结节性皮肤病，伴剧烈瘙痒。急性痒疹可由昆虫叮咬引起，但亚急性和慢性痒疹多为特应性皮炎或不明原因引起的[65]。

亚急性痒疹传统的治疗方法疗效不佳，光疗是一种较好的治疗方法。比较PUVA、UVAB和BB-UVB治疗11例亚急性痒疹患者的疗效，结果表明100%PUVA治疗组的患者、66%UVAB治疗组的患者和80%BB-UVB治疗组的患者有改善[66]。然而这项研究只对比了皮损的消退情况，没有研究瘙痒症状。另一项研究中，10名亚急性痒疹患者进行PUVA箔浴疗法治疗，平均治疗13次后患者的皮损消退，未出现副反应，没有对瘙痒进行分级[67]。一项随机研究对33例亚急性痒疹患者分别进行PUVA水浴疗法、MD-UVA1和NB-UVB治疗，采用PIP评分（丘疹、浸润和瘙痒）进行疗效评估[68]。PUVA水浴疗法每周4次、MD-UVA1和NB-UVB每周5次，4周后评估疗效。结果显示使用PUVA水浴疗法和MD-UVA1治疗的患者的PIP评分比NB-UVB明显降低。

Hyde在1909年提出结节性痒疹，它是一种慢性的痒疹[65]。芬兰的一项研究中,15 例结节性痒疹的患者每日用 PUVA 水浴疗法治疗,连续 1~4 周,然后每两个月治疗 4 日,共 5 个月[69],13 例患者瘙痒症状在 4~6 日内减轻或消失,皮损愈合或好转[69]。Hann 等报道了一例全身性结节性痒疹的患者,经过 24 次 BB-UVB 治疗后,大部分皮损以及瘙痒感觉消退[70]。其余大的痒疹结节采用甲氧沙林 PUVA 局部治疗,每周 3 次,持续 2 个月,皮损和瘙痒均有较好的疗效[70]。一项英国的研究中,8 例结节性痒疹患者经过 BB-UVB 治疗后,7 例症状有改善[71]。在我们研究的 8 名慢性痒疹的患者中,只有 4 例经 BB-UVB 治疗后有改善(未公开发表)。据报道 10 例结节性痒疹患者经过 NB-UVB 每周维持治疗 1 次,持续约 6 个月,随访 1 年后 9 例患者的皮损有明显改善,并可防止复发[72]。

17 例经 MD-UVA1 治疗的结节性痒疹的患者中有 14 例瘙痒症状改善,41% 的患者有明显改善,29% 的患者有中度改善,95% 的患者有轻度改善[49]。

非炎症性皮肤病引起的瘙痒

瘙痒可在没有原发性疾病的情况下发生,可继发皮肤抓痕、刮擦等损伤。系统性疾病,如肾衰竭、胆汁瘀积、血液恶性肿瘤、感染性疾病、内分泌疾病、神经或心身疾病及使用药物可能诱发瘙痒,有时也找不到发病的原因(未确定起源的瘙痒)。

终末期肾衰竭瘙痒症患者的表皮内神经纤维增殖[73,74]。皮肤痛觉感受器的神经病理性变化可以解释血液透析患者瘙痒的原因,其他因素如皮肤肥大细胞数量的增多前文已介绍[25]。与 HIV 相关的瘙痒症与血浆中可溶性介质(如细胞因子)的增加有关,但皮疹可能类似为非炎性的痒疹[65,75]。早在 1899 年,Johnston 就在《皮肤病学档案》中报道,在痒疹皮损中肥厚性神经纤维的数量增多,且后来发现其中含有 CGRP 阳性的神经纤维[76]。

实验表明,半身的 UVB 光疗可使尿毒症性瘙痒患者全身的瘙痒症状改善,表明非炎性皮肤病中的致病因素可能为循环介质[27]。胆汁瘀积性瘙痒并不是由于组织中胆盐的积累,而是由于肝内阿片肽合成的增加所致[77]。热水浴可引起真性红细胞增多症患者瘙痒可能与 5- 羟色胺和聚集血小板释放的前列腺素有关[78]。

慢性肾衰竭

慢性肾衰竭患者中有 12%~20% 伴有瘙痒症状,接受腹膜透析或血液透析的患者中有 60%~80% 有瘙痒症状[79]。临床表现可为局部轻微到全身严重的瘙痒。紫外线光疗是中度至重度尿毒症性瘙痒的首选治疗方法,有几项对照试验对 UVB 与 UVA 或安慰剂进行比较以评估治疗前后的瘙痒程度。

在 Gilchrest 等的首次报道中,10 名患者经过每周 2 次 BB-UVB 治疗后,在 4 周内有 9 名患者症状改善,而 UVA 组的 8 名患者中只有 2 名有改善[80]。然而 Simpson 和 Davison 对 12 名患者进行相同方案的研究发现,UVB 和 UVA 对尿毒症性瘙痒的疗效几乎一样[81]。17 例慢性透析伴有严重瘙痒的患者,经过连续 2 周,每周 3 次 UVB 治疗后瘙痒症状消退,而 UVA 治疗无明显效果[82]。

15 例尿毒症性瘙痒患者经过四周的 NB-UVB 治疗,每周 3 次,其中 9 例患者瘙痒症状有改善[83]。最近一项对照试验中,10 例尿毒症患者经过 NB-UVB 治疗后瘙痒无明显效果[84]。

综上所述,BB-UVB 对尿毒症性瘙痒的疗效略高于 NB-UVB[85]。

胆汁瘀积症

25% 的胆汁瘀积症患者有瘙痒症状,近 100% 的原发性胆汁性肝硬化患者也出现瘙痒,并且瘙痒往往是胆汁瘀积症患者的主要症状[86]。许多方法可防治胆汁瘀积性瘙痒,如抗胆汁瘀积剂、阿片类拮抗剂和抗抑郁药[77]。光疗主要在病例报告中呈现。BB-UVB 治疗 10 日可使原发性胆汁性肝硬化患者的瘙痒症状缓解,但停止治疗 2 周后症状会复发,再次光疗仍可缓解[87]。然而,Perlstein 的研究表明,随着病程的进展,UVB 的疗效可能逐渐下降[88]。对 13 例胆汁瘀积性瘙痒患者应用 BB-UVB 治疗的研究中,10 例报告瘙痒减少 60%[89]。另一患者接受 UVA 治疗,每周 3~5 次,瘙痒症状部分缓解[90]。

在一项为期 14 年的调查研究中,Johnston 等调查了 14 例妊娠胆汁瘀积症伴有瘙痒症状的患者,发病率约为 1/1 293[91]。NB-UVB 在孕期可以安全使用[92]。我们应用 NB-UVB 成功地治疗了几例由妊娠胆汁瘀积症引起的瘙痒（未发表）。

真性红细胞增多症和水源性瘙痒

60% 的真性红细胞增多症患者伴有全身瘙痒症状，可自发或沐浴后出现[93]。真性红细胞增多症患者可能出现与水源性瘙痒相似的症状，所以水源性瘙痒患者应排查是否存在真性红细胞增多症。

首例光化学疗法成功治疗真性红细胞增多症引起的瘙痒的病例报告来自俄克拉荷马州[94]。在夏季每周进行 3 次治疗，口服 30mg 8- 甲氧基补骨脂两小时后，让患者皮肤暴露在正午的阳光下，逐步增加照射时间至 25min。到秋季停止治疗两个月后，瘙痒复发[94]。在另一项研究中，对 11 例真性红细胞增多性瘙痒患者口服 PUVA 光疗[95]。患者每周接受 2~3 次治疗，15 次治疗后，每 1~2 周进行 1 次维持治疗，11 例患者中有 8 例治疗效果良好，3 例局部瘙痒得到改善[95]。Menagé 等报道了一例真性红细胞增多症患者在经过 BB-UVB 光疗后瘙痒症状加重，但进行 PUVA 治疗 8 次再维持治疗 2 周后症状有好转[96]。Baldo 等介绍了 10 例严重真性红细胞增多症患者经过 NB-UVB 治疗后效果较好[93]。患者每周接受三次治疗，8 名患者在治疗后 2~10 周内瘙痒症状完全缓解，另外 2 名患者仅部分缓解。停止治疗后瘙痒症状在 8 个月内复发[93]。

Steinman 等报道了 14 例排除真性红细胞增多症的水源性瘙痒症患者经过 BB-UVB 治疗后[97]，8 名患者明显改善，当治疗频率下降或停止时，瘙痒症复发，需要每周 2~3 次亚红斑剂量进行维持治疗[95]。5 名原发性水源性瘙痒患者经过 12 周的 PUVA 治疗，每周 2 次，患者最终完全缓解[96]。然而患者通常在 2~24 周内复发，这种情况下可能需要进行维持治疗。另一例水源性瘙痒患者经过每周 2 次，连续 6 周的 PUVA 治疗后有效，但需要进行 PUVA 水浴疗法作为维持治疗[98]。

HIV 感染

感染人类免疫缺陷病毒（human immunodefi-ciency virus，HIV）的患者紫外线反应性皮肤病的发生率很高，包括银屑病、瘙痒、嗜酸性毛囊炎和湿疹。应排除诊断特发性全身性 HIV 瘙痒[99]。

首例 HIV 继发性瘙痒光化学治疗成功的案例报道中，采用 PUVA 每周 2 次，治疗四周，随后每周进行一次维持治疗，持续 3 个月[100]。但停止治疗 1 个月后，瘙痒症复发。另一名 HIV 瘙痒症患者经 BB-UVB 有效缓解 2 个月[101]，但停止治疗后瘙痒迅速复发，重新进行 BB-UVB 治疗，每周 3 次，症状缓解。Lim 等用 BB-UVB 治疗 21 例顽固性 HIV 瘙痒症患者，每周 3 次，持续 6~7 周，瘙痒评分从 9 分下降到 2 分[102]。

鉴于紫外线辐射对艾滋病毒复制增加的潜在影响，几项研究对 UVB 或 PUVA 治疗前后的艾滋病患者的病毒水平及其 CD4 淋巴细胞数量进行了跟踪调查，结果没有发现不良影响[93,103]。

未知起源的瘙痒和老年性瘙痒

未知起源的瘙痒是排除性的诊断，这一部分人群可能比确诊的人更多，因为患者可能同时患有可引起瘙痒的疾病，但其可能不是引起瘙痒的主要原因。Seckin 等使用 NB-UVB 治疗 25 例未知起源的瘙痒，每周 3 次，疗程 6~7 周[83]。17 例患者完成治疗，治疗结束时瘙痒评分从 9 分下降到 4 分。对 13 名患者随访 6 个月后，其中 8 例复发，5 例在 3 个月内复发。

老年性瘙痒是一种常见的症状[104]。虽然还没有发表的研究，但光疗通常用于临床治疗[104,105]。我们已经成功地应用 NB-UVB 治疗了几例老年性瘙痒的患者。选择 NB-UVB 是因为它照射时间很短，疗效几乎和 PUVA 一样，并且不需要服用补骨脂素，补骨脂素可能与其他药物存在相互作用。

小结

我科对于瘙痒治疗的疗程，NB-UVB 和 BB-UVB 每周 3 次，PUVA 每周 2 次，治疗 6 周。现在 NB-UVB 比 BB-UVB 更常用，因为它很少引起红斑。病情严重或 UVB 疗效不佳时，可采用 PUVA 治疗。

对于瘙痒的患者,建议选择温和适当的治疗方案,例如通常建议采用皮肤淋巴瘤的治疗方案而不建议银屑病的治疗方案[60,62]。瘙痒症状在治疗的前3周内得到改善,疗程结束时可能完全缓解。由于停药后常常容易复发,所以需要给予维持治疗2次,然后每周1次,持续6周或更长时间[106]。

MD-UVA1可推荐给继发于湿疹的严重瘙痒症患者,每周治疗5次,3周为一疗程,为避免复发需继续给予NB-UVB维持治疗。

虽然维持治疗有时是必不可少的,但通常瘙痒症患者比慢性炎症性皮肤病患者治疗时间更短,而在慢性炎症性皮肤病患者中,光疗的长期效果已经得到了研究[106]。对BB-UVB和NB-UVB治疗银屑病患者的研究显示,治疗没有增加皮肤癌的发生风险,而高剂量的PUVA则增加了皮肤鳞状细胞癌的发生率[107,108]。UVB光疗可能是一种安全有效的瘙痒疗法。NB-UVB是最常见的紫外线治疗方式,但BB-UVB可能对某些疾病的瘙痒更有效,如尿毒症性瘙痒[109]。

（翻译：夏艾婷、田燕　审校：冰寒）

参考文献

1. Møller KI, Kongshoj B, Philipsen PA, Thomsen VO, Wulf HC. How Finsen's light cured lupus vulgaris. Photodermatol Photoimmunol Photomed. 2005;21(3):118–24.
2. Lindelöf B. Grenz ray therapy in dermatology. An experimental, clinical and epidemiological study. Acta Derm Venereol Suppl (Stockh). 1987;132:1–67.
3. McGregor JM. The history of human photobiology. In: Hawk JLM, editor. Photodermatology. London/New York: Arnold, Oxford University Press; 1999.
4. Ingram JT. The approach to psoriasis. Br Med J. 1953;2(4836):591–4.
5. Parrish JA, Fitzpatrick TB, Tanenbaum L, Pathak MA. Photochemotherapy of psoriasis with oral methoxsalen and longwave ultraviolet light. N Engl J Med. 1974;5(23):1207–11.
6. Rivard J, Lim HW. The use of 308-nm excimer laser for dermatoses: experience with 34 patients. J Drugs Dermatol. 2006;5(6):550–4.
7. Gilchrest BA, Soter NA, Stoff JS, Mihm Jr MC. The human sunburn reaction: histologic and biochemical studies. J Am Acad Dermatol. 1981;5(4):411–22.
8. Krutmann J, Morita A, Elmets CA. Mechanisms of photo (chemo) therapy. In: Krutmann J, Hönigsmann H, Elmets CA, editors. Dermatological phototherapy and photodiagnostic methods. Berlin: Springer; 2009. http://www.springer.com/978-3-540-36692-8.
9. Ruzicka T, Walter JF, Printz MP. Changes in arachi- donic acid metabolism in UV-irradiated hairless mouse skin. J Invest Dermatol. 1983;81:300–3.
10. Black AK, Fincham N, Greaves MW, Hensby CN. Time course changes in levels of arachidonic acid and prostaglandins D2, E2, F2 alpha in human skin following UVB irradiation. Br J Clin Pharmacol. 1980;10:453–7.
11. Hawk JL, Black AK, Jaenicke KF, et al. Increased concentrations of arachidonic acid, prostaglandins E2, D2, and 6-oxo-F1α, and histamine in human skin following UVA irradiation. J Invest Dermatol. 1983;80:496–9.
12. Grandjean-Laquerriere A, Le Naour R, Gangloff SC, Guenounou M. Differential regulation of TNF-alpha, IL-6 and IL-10 in UVB-irradiated human keratinocytes via cyclic AMP/protein kinase A pathway. Cytokine. 2003;23(4–5):138–49.
13. Schwarz T. Mechanisms of UV-induced immuno-suppression. Keio J Med. 2005;54(4):165–71.
14. Norris DA, Lyons MB, Middleton MH, Yohn JJ, Kashihara-Sawami M. Ultraviolet radiation can either suppress or induce expression of intercellular adhesion molecule 1 (ICAM-1) on the surface of cultured human keratinocytes. J Invest Dermatol. 1990;95(2):132–8.
15. Wallengren J. Substance P, antagonist inhibits immediate and delayed type cutaneous hypersensitivity reactions. Br J Dermatol. 1991;124(4):324–8.
16. Bondesson L, Nordlind K, Mutt V, Lidén S. Vasoactive intestinal polypeptide inhibits the established allergic contact dermatitis in humans. Ann N Y Acad Sci. 1996;805:702–7.
17. Wallengren J. Dual effects of CGRP-antagonist on allergic contact dermatitis in human skin. Contact Dermatitis. 2000;43(3):137–43.
18. Wallengren J, Ekman R, Möller H. Substance P and vasoactive intestinal peptide in bullous and inflammatory skin disease. Acta Derm Venereol (Stockh). 1986;66:23–8.
19. Gillardon F, Moll I, Michel S, Benrath J, Weihe E, Zimmermann M. Calcitonin gene-related peptide and nitric oxide are involved in ultraviolet radiation-induced immunosuppression. Eur J Pharmacol. 1995;293(4):395–400.
20. Legat FJ, Griesbacher T, Schicho R, et al. Repeated subinflammatory ultraviolet B irradiation increases substance P and calcitonin gene-related peptide content and augments mustard oil-induced neurogenic inflammation in the skin of rats. Neurosci Lett. 2002;329:309–13.
21. Scholzen TE, Brzoska T, Kalden DH, et al. Effect of ultraviolet light on the release of neuropeptides and neuroendocrine hormones in the skin: mediators of photodermatitis and cutaneous inflammation. J Investig Dermatol Symp Proc. 1999;4(1):55–60.
22. Wallengren J. Neuroanatomy and neurophysiology of itch. Dermatol Ther. 2005;18(4):292–303.
23. Szepietowski JC, Morita A, Tsuji T. Ultraviolet B induces mast cell apoptosis: a hypothetical mechanism of ultraviolet B treatment for uraemic pruritus. Med Hypotheses. 2002;58(2):167–70.
24. Wallengren J, Sundler F. Phototherapy induces loss of epidermal and dermal nerve fibers. Acta Derm Venereol (Stockh). 2004;84:111–5.
25. Kumakiri M, Hashimoto K, Willis I. Biological changes of human cutaneous nerves caused by ultra-violet irradiation: an ultrastructural study. Br J Dermatol. 1978;99(1):65–75.
26. Cohen EP, Russell TJ, Garancis JC. Mast cells and

calcium in severe uremic itching. Am J Med Sci. 1992;303(6):360–5.

27. Gilchrest BA, Rowe JW, Brown RS, Steinman TI, Arndt KA. Ultraviolet phototherapy of uremic pruritus. Long-term results and possible mechanism of action. Ann Intern Med. 1979;91(1):17–21.

28. Narbutt J, Olejniczak I, Sobolewska-Sztychny D, et al. Narrow band ultraviolet B irradiations cause alteration in interleukin-31 serum level in psoriatic patients. Arch Dermatol Res. 2013;305(3):191–5.

29. Jekler J, Bergbrant IM, Faergemann J, Larkö O. The in vivo effect of UVB radiation on skin bacteria in patients with atopic dermatitis. Acta Derm Venereol. 1992;72(1):33–6.

30. Faergemann J, Larkö O. The effect of UV-light on human skin microorganisms. Acta Derm Venereol. 1987;67(1):69–72.

31. Samson Yashar S, Gielczyk R, Scherschun L, Lim HW. Narrow-band ultraviolet B treatment for vitiligo, pruritus, and inflammatory dermatoses. Photodermatol Photoimmunol Photomed. 2003;19(4):164–8.

32. Hanifin JM, Rajka G. Diagnostic features of atopic dermatitis. Acta Derm Venereol. 1980;92:44–7.

33. Jekler J, Larkö O. UVB phototherapy of atopic dermatitis. Br J Dermatol. 1988;119(6):697–705.

34. Jekler J, Larkö O. Combined UVA-UVB versus UVB phototherapy for atopic dermatitis: a paired-comparison study. J Am Acad Dermatol. 1990;22(1):49–53.

35. Jekler J, Larkö O. Phototherapy for atopic dermatitis with ultraviolet A (UVA), low-dose UVB and combined UVA and UVB: two paired-comparison studies. Photodermatol Photoimmunol Photomed. 1991;8(4):151–6.

36. Jekler J, Larkö O. UVA solarium versus UVB phototherapy of atopic dermatitis: a paired-comparison study. Br J Dermatol. 1991;125(6):569–72.

37. Hjerppe M, Hasan T, Saksala I, Reunala T. Narrow-band UVB treatment in atopic dermatitis. Acta Derm Venereol. 2001;81(6):439–40.

38. Der-Petrossian M, Seeber A, Hönigsmann H, Tanew A. Half-side comparison study on the efficacy of 8-methoxypsoralen bath-PUVA versus narrow-band ultraviolet B phototherapy in patients with severe chronic atopic dermatitis. Br J Dermatol. 2000;142(1):39–43.

39. Meduri NB, Vandergriff T, Rasmussen H, Jacobe H. Phototherapy in the management of atopic dermatitis: a systematic review. Photodermatol Photoimmunol Photomed. 2007;23(4):106–12.

40. von Kobyletzki G, Pieck C, Hoffmann K, Freitag M, Altmeyer P. Medium-dose UVA1 cold-light phototherapy in the treatment of severe atopic dermatitis. J Am Acad Dermatol. 1999;41(6):931–7.

41. Reynolds NJ, Franklin V, Gray JC, Diffey BL, Farr PM. Narrow-band ultraviolet B and broad-band ultraviolet A phototherapy in adult atopic eczema: a randomised controlled trial. Lancet. 2001;357(9273):2012–6.

42. Legat FJ, Hofer A, Brabek E, Quehenberger F, Kerl H, Wolf P. Narrowband UV-B vs medium-dose UV-A1 phototherapy in chronic atopic dermatitis. Arch Dermatol. 2003;139(2):223–4.

43. Gambichler T, Othlinghaus N, Tomi NS, et al. Medium-dose ultraviolet (UV) A1 vs. narrowband UVB phototherapy in atopic eczema: a randomized crossover study. Br J Dermatol. 2009;160(3):652–8.

44. Baltás E, Csoma Z, Bodai L, Ignácz F, Dobozy A, Kemény L. Treatment of atopic dermatitis with the xenon chloride excimer laser. J Eur Acad Dermatol Venereol. 2006;20(6):657–60.

45. Olafsson JH, Larkö O, Roupe G, Granerus G, Bengtsson U. Treatment of chronic urticaria with PUVA or UVA plus placebo: a double-blind study. Arch Dermatol Res. 1986;278(3):228–31.

46. Berroeta L, Clark C, Ibbotson SH, Ferguson J, Dawe RS. Narrow-band (TL-01) ultraviolet B phototherapy for chronic urticaria. Clin Exp Dermatol. 2004;29(1):97–8.

47. Aydogan K, Karadogan SK, Tunali S, Saricaoglu H. Narrowband ultraviolet B (311 nm, TL01) phototherapy in chronic ordinary urticaria. Int J Dermatol. 2012;51(1):98–103.

48. Hannuksela M, Kokkonen EL. Ultraviolet light therapy in chronic urticaria. Acta Derm Venereol. 1985;65(5):449–50.

49. Rombold S, Lobisch K, Katzer K, Grazziotin TC, Ring J, Eberlein B. Efficacy of UVA1 phototherapy in 230 patients with various skin diseases. Photodermatol Photoimmunol Photomed. 2008;24(1):19–23.

50. Johnsson M, Falk ES, Volden G. UVB treatment of factitious urticaria. Photodermatol. 1987;4(6):302–4.

51. Logan RA, O'Brien TJ, Greaves MW. The effect of psoralen photochemotherapy (PUVA) on symptomatic dermographism. Clin Exp Dermatol. 1989;14(1):25–8.

52. Parker RK, Crowe MJ, Guin JD. Aquagenic urticaria. Cutis. 1992;50(4):283–4.

53. Juhlin L, Malmros-Enander I. Familial polymorphous light eruption with aquagenic urticaria: successful treatment with PUVA. Photodermatol. 1986;3(6):346–9.

54. Hönigsmann H. Mechanisms of phototherapy and photochemotherapy for photodermatoses. Dermatol Ther. 2003;16(1):23–7.

55. Väätäinen N, Hannuksela M, Karvonen J. Trioxsalen baths plus UV-A in the treatment of lichen planus and urticaria pigmentosa. Clin Exp Dermatol. 1981;6(2):133–8.

56. Godt O, Proksch E, Streit V, Christophers E. Short- and long-term effectiveness of oral and bath PUVA therapy in urticaria pigmentosa and systemic mastocytosis. Dermatology. 1997;195(1):35–9.

57. Gobello T, Mazzanti C, Sordi D, Annessi G, Abeni D, Chinni LM, Girolomoni G. Medium- versus high-dose ultraviolet A1 therapy for urticaria pigmentosa: a pilot study. J Am Acad Dermatol. 2003;49(4):679–84.

58. Yosipovitch G, Goon A, Wee J, Chan YH, Goh CL. The prevalence and clinical characteristics of pruritus among patients with extensive psoriasis. Br J Dermatol. 2000;143(5):969–73.

59. Amatya B, Nordlind K. Focus groups in Swedish psoriatic patients with pruritus. J Dermatol. 2008;35(1):1–5.

60. Lowe NJ, Cripps DJ, Dufton PA, Vickers CF. Photochemotherapy for mycosis fungoides: a clinical and histological study. Arch Dermatol. 1979;115(1):50–3.

61. Pujol RM, Gallardo F, Llistosella E, Blanco A, Bernadó L, Bordes R, Nomdedeu JF, Servitje O. Invisible mycosis fungoides: a diagnostic challenge. J Am Acad Dermatol. 2000;42(2 Pt 2):

324–8.

62. Clark C, Dawe RS, Evans AT, Lowe G, Ferguson J. Narrowband TL-01 phototherapy for patch-stage mycosis fungoides. Arch Dermatol. 2000;136(6): 748–52.

63. von Kobyletzki G, Dirschka T, Freitag M, Hoffman K, Altmeyer P. Ultraviolet-A1 phototherapy improves the status of the skin in cutaneous T-cell lymphoma. Br J Dermatol. 1999;140(4):768–9.

64. Baron ED, Stevens SR. Phototherapy for cutaneous T-cell lymphoma. Dermatol Ther. 2003;16(4): 303–10.

65. Wallengren J. Prurigo: diagnosis and management. Am J Clin Dermatol. 2004;5(2):85–95.

66. Clark AR, Jorizzo JL, Fleischer AB. Papular dermatitis (subacute prurigo, "itchy red bump" disease): pilot study of phototherapy. J Am Acad Dermatol. 1998;38(6 Pt 1):929–33.

67. Streit V, Thiede R, Wiedow O, Christophers E. Foil bath PUVA in the treatment of prurigo simplex subacuta. Acta Derm Venereol. 1996;76(4):319–20.

68. Gambichler T, Hyun J, Sommer A, Stücker M, Altmeyer P, Kreuter A. A randomised controlled trial on photo(chemo)therapy of subacute prurigo. Clin Exp Dermatol. 2006;31(3):348–53.

69. Väätäinen N, Hannuksela M, Karvonen J. Local photochemotherapy in nodular prurigo. Acta Derm Venereol. 1979;59(6):544–7.

70. Hann SK, Cho MY, Park YK. UV treatment of generalized prurigo nodularis. Int J Dermatol. 1990;29(6):436–7.

71. Divekar PM, Palmer RA, Keefe M. Phototherapy in nodular prurigo. Clin Exp Dermatol. 2003;28(1): 99–100.

72. Tamagawa-Mineoka R, Katoh N, Ueda E, Kishimoto S. Narrow-band ultraviolet B phototherapy in patients with recalcitrant nodular prurigo. J Dermatol. 2007;34(10):691–5.

73. Fantini F, Baraldi A, Sevignani C, Spattini A, Pincelli C, Giannetti A. Cutaneous innervation in chronic renal failure patients. An immunohistochemical study. Acta Derm Venereol. 1992;72(2): 102–5.

74. Johansson O, Hilliges M, Ståhle-Bäckdahl M. Intraepidermal neuron-specific enolase (NSE)-immunoreactive nerve fibres: evidence for sprouting in uremic patients on maintenance hemodialysis. Neurosci Lett. 1989;99(3):281–6.

75. Milazzo F, Piconi S, Trabattoni D, Magni C, Coen M, Capetti A, Fusi ML, Parravicini C, Clerici M. Intractable pruritus in HIV infection: immunologic characterization. Allergy. 1999;54(3):266–72.

76. Vaalasti A, Suomalainen H, Rechardt L. Calcitonin gene-related peptide immunoreactivity in prurigo nodularis: a comparative study with neurodermatitis circumscripta. Br J Dermatol. 1989;120(5):619–23.

77. Bergasa NV. The pruritus of cholestasis. J Hepatol. 2005;43(6):1078–88.

78. Fjellner B, Hägermark O. Pruritus in polycythemia vera: treatment with aspirin and possibility of platelet involvement. Acta Derm Venereol. 1979;59(6): 05–12.

79. Stahle-Backdahl M. Uremic pruritus: clinical and experimental studies. Acta Derm Venereol. 1989;145(Suppl):1–38.

80. Gilchrest BA, Rowe JW, Brown RS, Steinman TI, Arndt KA. Relief of uremic pruritus with ultraviolet phototherapy. N Engl J Med. 1977;297(3):136–8.

81. Simpson NB, Davison AM. Ultraviolet phototherapy for uraemic pruritus. Lancet. 1981;1(8223):781.

82. Blachley JD, Blankenship DM, Menter A, Parker 3rd TF, Knochel JP. Uremic pruritus: skin divalent ion content and response to ultraviolet phototherapy. Am J Kidney Dis. 1985;5(5):237–41.

83. Seckin D, Demircay Z, Akin O. Generalized pruritus treated with narrowband UVB. Int J Dermatol. 2007;46(4):367–70.

84. Ko MJ, Yang JY, Wu HY, et al. Narrowband ultraviolet B phototherapy for patients with refractory uraemic pruritus: a randomized controlled trial. Br J Dermatol. 2011;165(3):633–9.

85. Hsu MM, Yang CC. Uraemic pruritus responsive to broadband ultraviolet (UV) B therapy does not readily respond to narrowband UVB therapy. Br J Dermatol. 2003;149(4):888–9.

86. Martin J. Pruritus. Int J Dermatol. 1985;24(10): 634–9.

87. Hanid MA, Levi AJ. Phototherapy for pruritus in primary biliary cirrhosis. Lancet. 1980;2(8193):530.

88. Perlstein SM. Phototherapy for primary biliary cirrhosis. Arch Dermatol. 1981;117(10):608.

89. Decock S, Roelandts R, Steenbergen WV, et al. Cholestasis-induced pruritus treated with ultraviolet B phototherapy: an observational case series study. J Hepatol. 2012;57(3):637–41.

90. Person JR. Ultraviolet A, (UV-A) and cholestatic pruritus. Arch Dermatol. 1981;117(11):684.

91. Johnston WG, Baskett TF. Obstetric cholestasis. A 14 year review. Am J Obstet Gynecol. 1979;133(3): 299–301.

92. Tauscher AE, Fleischer Jr AB, Phelps KC, Feldman SR. Psoriasis and pregnancy. J Cutan Med Surg. 2002;6(6):561–70.

93. Baldo A, Sammarco E, Plaitano R, Martinelli V, Monfrecola. Narrowband (TL-01) ultraviolet B phototherapy for pruritus in polycythaemia vera. Br J Dermatol. 2002;147(5):979–81.

94. Swerlick RA. Photochemotherapy treatment of pruritus associated with polycythemia vera. J Am Acad Dermatol. 1985;13(4):675–7.

95. Jeanmougin M, Rain JD, Najean Y. Efficacy of photochemotherapy on severe pruritus in polycythemia vera. Ann Hematol. 1996;73(2):91–3.

96. Menagé HD, Norris PG, Hawk JL, Graves MW. The efficacy of psoralen photo-chemotherapy in the treatment of aquagenic pruritus. Br J Dermatol. 1993;129(2):163–5.

97. Steinman HK, Greaves MW. Aquagenic pruritus. J Am Acad Dermatol. 1985;13(1):91–6.

98. Smith RA, Ross JS, Staughton RC. Bath PUVA as a treatment for aquagenic pruritus. Br J Dermatol. 1994;131(4):584.

99. Gelfand JM, Rudikoff D. Evaluation and treatment of itching in HIV-infected patients. Mt Sinai J Med. 2001;68(4–5):298–308.

100. Gorin I, Lessana-Leibowitch M, Fortier P, Leibowitch J, Escande JP. Successful treatment of the pruritus of human immunodeficiency virus infection and acquired immunodeficiency syndrome with psoralens plus ultraviolet A therapy. J Am Acad Dermatol. 1989;20(3):511–3.

101. Weiss DS, Taylor JR. Treatment of generalized pruritus in an HIV-positive patient with UVB phototherapy. Clin Exp Dermatol. 1990;15(4):316–7.

102. Lim HW, Vallurupalli S, Meola T, Soter NA. UVB phototherapy is an effective treatment for pruritus in

patients infected with HIV. J Am Acad Dermatol. 1997;37(3 Pt 1):414–7.

103. Akaraphanth R, Lim HW. HIV, UV and immunosuppression. Photodermatol Photoimmunol Photomed. 1999;15(1):28–31.

104. Ward JR, Bernhard JD. Willan's itch and other causes of pruritus in the elderly. Int J Dermatol. 2005;44(4):267–73.

105. Lonsdale-Eccles A, Carmichael AJ. Treatment of pruritus associated with systemic disorders in the elderly: a review of the role of new therapies. Drugs Aging. 2003;20(3):197–208.

106. Rivard J, Lim HW. Ultraviolet phototherapy for pru-

ritus. Dermatol Ther. 2005;18(4):344–54.

107. Lee E, Koo J, Berger T. UVB phototherapy and skin cancer risk: a review of the literature. Int J Dermatol. 2005;44(5):355–60.

108. Lindelöf B, Sigurgeirsson B, Tegner E, Larkö O, Johannesson A, Berne B, Ljunggren B, Andersson T, Molin L, Nylander-Lundqvist E, Emtestam L. PUVA and cancer risk: the Swedish follow-up study. Br J Dermatol. 1999;141(1):108–12.

109. Pugashetti R, Lim HW, Koo J. Broadband UVB revisited: is the narrowband UVB fad limiting our therapeutic options? J Dermatolog Treat. 2010; 21(6):326–30.

第56章 针　　灸

Laurent Misery

定义

针灸（acupuncture，英文这个词源自拉丁语 acus，意思是"针"，及 pungere，意思是"刺"，"挑刺"）是源自中国的一种传统治疗方法，即沿着"经络"在皮肤上某些特定位置进行针刺。针灸也是治疗瘙痒的一种传统疗法[1]，但最近才开始进行临床试验和荟萃分析[2]。

病理生理学

传统概念

针灸中的针法是一种非常古老的技术，是中医的一部分。因此，最初的解释是基于哲学而不是科学的概念。经气在人体沿着（主要是沿着皮肤上）特定的路径（经脉）循行1日。人体如世界一样是由相反而互补的两方面构成，即：阴和阳。阴阳平衡则百病不侵。阴盛或阳盛均可致病，而针刺可调节阴阳。但要理解中医和针灸，还有许多其他的概念是必要的，比如"四气""五运""五行"或"六气"。

每一条经络都与一个脏腑互为表里。十二经脉主要有：肺、大肠、胃、脾、心、小肠、膀胱、肾、心、三焦、胆、肝。表浅的经络是这些主要经络在皮肤上的映射。这就是为什么针刺一个皮肤点可以治疗内脏症状。这些点是精确定义的、可按压下去的区域。

因此，作为器官的"皮肤"本身没有经络。皮肤被描述为"表"。皮肤病学是外科学的一部分。

瘙痒与阴气过盛有关。一些穴位专门治疗皮肤病。针灸穴位的取穴非常复杂。穴位 N°11GI（曲池）常用于治疗瘙痒症患者，因为它是众所周知的祛风止痒穴位。但没有针对瘙痒或任何疾病或症状的特定穴位。所以需要标准。

目前概念

神经生理学数据为理解针灸的效果带来了新的可能性。穴位是指可以用手指按压的小面积区域（<1mm）。有时这种压力会引起疼痛。有人讨论了穴位的解剖学存在基础。穴位处的电阻率可能较低[3]，并分布有淀粉样胆碱能纤维和髓鞘纤维的神经丛。α、β、δ 和 C 神经纤维似乎以皮肤或肌肉感觉受体的形式终止于较小范围内，其分布与穴位密切相关[4]。大约80%的穴位似乎位于肌肉或肌肉筋膜之间分裂点的前方[5]。

一项关于胶原蛋白框架的研究表明，针的旋转（通过针灸）诱导成纤维细胞的机械传导，随后可能激活神经纤维[6]。针刺大鼠穴位后，局部释放去甲肾上腺素[7]。

在脊髓水平，针刺可能通过影响内脏敏感性的皮肤投射点来激活门控。一个区域的疼痛（或瘙痒？）被另一个区域的疼痛所抑制。

远处穴位的刺激似乎激活了与针灸想要治疗区域相对应的大脑区域：例如，为了治疗眼疾而对足进行针灸之后，大脑中的视觉区域也会被激活[8]。针刺可刺激阿片类成分的释放[9]，而且这些阿片类成分的作用可被纳洛酮等阿片类拮抗剂抑制。50~200Hz 的电针，可诱导释放强啡肽 A，激活 κ- 受体，并可能抑制瘙痒，而 2~4Hz 的刺激则有相反作用。

为了评估针灸的效果,有必要区分真正的针刺(具有针旋转的特定动作)和简单的针刺(可定义为安慰组)。事实上,功能磁共振成像(functional MRI,fMRI)评估结果显示与这两种方法导致的脑激活并不相同[10]。与安慰组相比,针刺似乎能特异性地激活脑岛叶[11]。几项设安慰组对照的研究显示针灸有镇痛作用。

对瘙痒的影响

病理生理学研究

对瘙痒的影响,如对疼痛的影响,可能与通过门控抑制 C 纤维有关。针灸对炎症介质(阿片类药物、5- 羟色胺、前列腺素 E2、P 物质、CGRP、VIP、神经肽 Y、TNF-alpha、IgE、IL-1、IL-6、IL-8、IL-10 等)的已知影响表明[12],在许多诱发瘙痒的情况下针灸可能都有效。然而,针灸对神经源性瘙痒(感觉异常性背痛、肱桡部瘙痒和感觉异常性股痛)的影响表明,针灸还有神经源性作用[13]。

另一项研究中[14],10 名患者因非皮肤病原因接受针灸治疗。针灸前后 10 日、针灸后 3 日、6 日分别进行皮肤活检。用组胺针刺试验在这些区域或对照区域诱导瘙痒。通过对 PGP9.5 和 CGRP 的免疫染色,可见皮肤神经显著减少,这或许能解释针灸对瘙痒的影响,但未观察到两组区域对组胺的反应差异。可以提出两种假设:①可能是由于针灸对这些患者的系统影响发挥了作用;②针灸的作用可能先于组胺的释放。

因此,针灸对瘙痒的作用可能发生在两个水平:
—脊髓水平和髓内水平:C 纤维的门控
—皮肤水平:C 纤维密度降低

临床研究

组胺诱导的瘙痒

对 10 例健康受试者用组胺诱导瘙痒[15]。然后进行 2Hz 或 80Hz 的安慰剂针灸或电针治疗。四个疗程间隔 1 周(电刺激 4 周)。针灸后 5min 和 20min 进行瘙痒评估。根据视觉模拟量表,针灸和

电针在 2Hz 和 80Hz 时,同一皮节内进行针灸的瘙痒症状明显减轻,而在另一皮节内进行针灸的瘙痒症状无缓解。

另一项研究纳入了 32 名健康受试者[16]。将组胺涂于前臂,然后电针治疗。治疗 5min 后测量瘙痒,而后进行耳部针灸,5min 后再次测量。4 周后再次应用组胺,但未进行耳部针灸。结果显示同侧前臂瘙痒明显减轻。这些结果还需要商榷,因为研究中没有设置假针作为对照组。

还有一项随机对照双盲研究[17]。10 名没有任何针灸治疗史的健康志愿者被随机分为三组:适应性针灸组(11GI 穴位)、安慰剂针灸组(根据真正针灸的良好实践,在同一皮肤上的另一个区域针灸)、无针灸组。每 20s 对瘙痒进行一次评估。仅取 11GI 点,对预防瘙痒、风疹和红肿均有显著效果。

尿毒症性瘙痒

对 6 例患者进行的一项研究[18]:此前没有任何治疗有效。用电针治疗后瘙痒症状明显减轻,睡眠得到改善。表面电刺激无明显效果。

一项随机对照双盲试验[19],纳入了 40 例尿毒症瘙痒患者,以曲池(L11/11G1)作为治疗部位。第一组 20 名患者每周 2 次在这一穴位上做治疗,第二组 20 名患者在相同的条件下接受治疗,但治疗部位在穴位 2cm 开外。第一组治疗前、治疗后和治疗后 3 个月的瘙痒评分分别为(38.3 ± 4.3)分、(17.3 ± 5.5)分、(16.5 ± 4.9)分。安慰剂组分别为:(38.3 ± 4.3)分、(37.5 ± 3.2)分、(37.1 ± 5)分,两组差异有统计学意义($P<0.001$)。血中肌酐、镁、磷酸盐、钙和甲状旁腺激素的含量没有因治疗而变化。

老年性瘙痒

只有一项关于老年瘙痒症患者针灸治疗研究[20]。遗憾的是,该研究的方法不精确,还不能判断针灸对老年性瘙痒是否有效。

神经源性瘙痒

一项回顾性研究显示,无任何皮肤病因且生理数据正常的节段性瘙痒患者在针灸椎旁肌肉相关区域(腧穴)后,该穴位对应的皮肤部位的瘙痒消失[13]。16 名患者中的 12 名收到了这种改善效果,需要四个疗程方可见效。

特应性皮炎

一项双盲、随机、安慰剂对照、交叉试验研究了针灸对Ⅰ型过敏性瘙痒及皮肤反应的影响[21]。对30例特应性皮炎患者应用过敏原刺激(屋尘螨或草花粉皮肤点刺),部分在针刺前进行刺激(考察直接效应),另一部分在针刺后刺激(考察预防效应),安慰剂组作同样刺激。治疗部位是曲池和血海(真针(VA组),右侧)、"安慰针灸组"(PA组,右侧),无针灸治疗组(NA组)不作处理。用视觉模拟量表记录瘙痒程度。10min后,通过激光多普勒测量刺激部位的风团、红斑大小及皮肤灌流情况,并回答经验证的Eppendorf瘙痒问卷(EIQ)。VA组平均瘙痒强度评分[(35.7±6.4)分]明显低于NA组[(45.9±7.8)分]和PA组[(40.4±5.8)分];预防效果方面,VA组[(34.3±7.1)分]、PA组[(37.8±5.6)分]明显低于NA组[(44.6±6.2)分]。预防的方法,与PA组相比,VA组风团和红斑大小[(0.38±0.12)cm²/(8.1±2.0)cm²]明显较PA组[(0.54±0.13)cm²/(13.5±2.8)cm²]和NA组[(0.73±0.28)cm²/(15.1±4.1)cm²]小,VA组中的平均灌注[(72.4±10.7)分]低于NA组[(84.1±10.7)分]。治疗方法中VA组的平均EIQ评分明显低于NA组和PA组;预防方法中的平均EIQ评分VA组和PA组明显低于NA组。

同一团队进行了单盲(观察者)、前瞻性、随机临床试验,并进行了额外的实验[22]。在10例特应性皮炎患者中,研究了针灸治疗(n=5)与无针灸治疗(n=5)对过敏原刺激(屋尘螨和提摩西牧草花粉)后瘙痒强度和体外嗜碱性细胞CD63表达的影响。针灸组在视觉模拟量表中的平均瘙痒强度评分显著低于对照组[-25%±26%(第15日至第0日),-24%±31%(第33日至第0日);低于对照组(15%±6%(第15日至第0日),29%±9%(第33日至第0日)]。从0日(治疗前)至第15日(5次针灸治疗后)以及第33日(十次针灸治疗后),在不同浓度的屋尘螨和牧草花粉刺激下(5、1、0.5或0.25ng/ml),与对照组相比,针灸组显示出较少的CD63+嗜碱性粒细胞。

最后,他们用患者和受试人员双盲、随机、安慰剂对照、交叉试验[23],比较了针灸和抗组胺瘙痒治疗(西替利嗪)对AD患者Ⅰ型过敏反应瘙痒和皮肤反应的影响。进行几次干预后,分别对20例AD患者的过敏源性瘙痒进行评估:预防性(前期)和无效性(同期)真针刺[即VAp(verum acupuncture preventative)组和VAa(verum acupuncture abortive)组]、西替利嗪[10mg,VC[verum cetirizine]组],设置了相应的假针组[预防性、Pap(placebo acupuncture preventative);无效性、PAa(placebo acupuncture abortive);安慰剂针刺组];安慰剂西替利嗪丸(PC,placebo cetirizine pill)和无干预对照(NI,no-intervention)。用我们验证过的模型,在前臂上诱导瘙痒并温度调节20min以上。结果参数包括瘙痒强度、丘疹和红斑大小以及D2注意力试验。VAa(31.9)后平均瘙痒强度(SE:0.31,每位受试者)明显低于所有其他组(PAa:36.5;Vc:36.8;VAp:37.6;PC:39.8;PAp:39.9;NI:45.7;P<0.05)。VAp和VC之间无显著性差异(邝P>0.1),两种治疗均明显优于各自的安慰剂干预(P<0.05)。VAp后红斑大小明显小于PAp(P=0.034)。与其他各组相比,VC后D2注意力测试得分明显降低(P<0.001)。因此,与安慰剂和NI相比,VA和西替利嗪均显著降低AD患者Ⅰ型过敏性瘙痒。针灸时机也很重要,因为VAa对瘙痒有最显著的效果,可能是由于反刺激作用和/或分心作用。西替利嗪治疗后瘙痒减轻与注意力降低同时发生。

这些对特应性皮炎的研究表明,针灸治疗组胺诱导的特应性皮炎确实有效。然而,但这些研究还不能得出关于特应性皮炎的结论,因为组胺在特应性皮炎中的作用仍有待评估[24]。

结论

随着疼痛和伤口愈合,瘙痒是针灸的三种皮肤适应证之一,随机研究证实了治疗效果。Yu等人的荟萃分析中,根据方法学标准[2],只纳入了三项研究[19,21,22]。他们根据荟萃分析的结果得出的结论:针灸疗法比安慰剂疗法、空白对照组更能有效地缓解瘙痒。鉴于目前只有尿毒症瘙痒症和特应性皮炎的针灸治疗研究采用了高质量的方法,还需要进一步研究针灸是否能用于其他类型的瘙痒。

(翻译:潘毅　审校:冰寒)

参考文献

1. Wu J-N. A short history of acupuncture. J Altern Complement Med. 1996;2:19–21.
2. Yu C, Zhang P, Lv ZT, Li JJ, Li HP, Wu CH, Gao F, Yuan XC, Zhang J, He W, Jing XH, Li M. Efficacy of acupuncture in itch: a systematic review and meta-analysis of clinical randomized controlled trials. Evid Based Complement Altern Med. 2015;2015:208690.
3. Rabischong P, Niboyet JE, Terral C, Senelar R, Casez R. Bases expérimentales de l'analgésie acupuncturale. Nouv Presse Med. 1975;4:2021–6.
4. Li AH, Zhang JM, Xie YK. Human acupuncture points mapped in rats are associated with excitable muscle/skin–nerve complexes with enriched nerve endings. Brain Res. 2004;1012:154–9.
5. Langevin HM, Yandow JA. Relationship of acupuncture points and meridians to connective tissue planes. Anat Rec. 2002;269:257–65.
6. Kessler D, Dethlefsen S, Haase I, Plomann M, Hirche F, Krieg T. Fibroblasts in mechanically stressed collagen lattice assume a "synthetic" phenotype. J Biol Chem. 2001;276:36575–85.
7. Jia-Xu C, Basil OI, Sheng-Xing M. Nitric oxide modulation of norepinephrine production in acupuncture points. Life Sci. 2006;79:2157–64.
8. Cho Z, Chung S, Jones J, Park J, Lee H, Wong E, et al. New findings of the correlation between acupoints and corresponding brain cortices using functional MRI. Proc Natl Acad Sci. 1998;95:2670–3.
9. Kaptchuk TJ. Acupuncture: theory, efficacy, and practice. Ann Intern Med. 2002;136:374–83.
10. Wu MT, Hsieh JC, Xion J, Yang CF, Pan HB, Chen YC, et al. Central nervous pathway for acupuncture stimulation: localization of processing with functionnal MRI of the brain-preliminary experience. Radiology. 1999;133:133–41.
11. Pariente J, White P, Richard S, Frackowiak J, Lewith G. Expectancy and belief modulate the neuronal substrates of pain treated by acupuncture. Neuro Image. 2005;25:1161–7.
12. Zijlstra FJ, Van den Berg-de Lange I, Huygen FJ, Klein J. Anti-inflammatory actions of acupuncture. Mediators Inflamm. 2003;12:59–69.
13. Stellon A. Neurogenic pruritus: an unrecognised problem? A retrospective case series of treatment by acupuncture. Acupunct Med. 2002;20:186–90.
14. Carlsson CP, Sundler F, Wallengren J. Cutaneous innervation before and after one treatment period of acupuncture. Br J Dermatol. 2006;155:970–6.
15. Lundeberg T, Bondesson L, Thomas M. Effect of acupuncture on experimentally induced itch. Br J Dermatol. 1987;117:771–7.
16. Kesting MR, Thurmuller P, Holzle F, Wolff KD, Holland-Letz T, Stucker M. Electrical ear acupuncture reduces histamine-induced itch (alloknesis). Acta Derm Venereol. 2006;86:399–403.
17. Pfab F, Hammes M, Bäcker M, Huss-Marp J, Athanasiadis GI, Tölle TR, et al. Preventive effect of acupuncture on histamine-induced itch: a blinded, randomized, placebo-controlled, crossover trial. J Allergy Clin Immunol. 2005;116:1386–8.
18. Duo LJ. Electrical needle therapy of uremic pruritus. Nephron. 1987;47:179–83.
19. Chou CY, Cheng YW, Kao MT, Huang CC. Acupuncture in haemodialysis patients at the Quchi (LI11) acupoint for refractory uraemic pruritus. Nephrol Dial Transplant. 2005;20:1912–5.
20. Yang M, Mao J Yu J. Observation on therapeutic effect of acupuncture and moxibustion on senile cutaneous pruritus. Chin Acupunct Moxibustion. 2002;22:220–8.
21. Pfab F, Huss-Marp J, Gatti A, Fugin J, Athanasiadis GI, Imich D, Raap U, Schober W, Behrendt H, Ring J, Darsow U. Influence of acupuncture on type I hypersensitivity itch and the wheal and flare response in adults with atopic eczema – a blinded, randomized, placebo-controlled, crossover trial. Allergy. 2010;65:903–10.
22. Pfab F, Athanasiadis GI, Huus-Marp J, Heuser B, Cifuentes L, Brockow K, Schober W, Konstantinow A, Irnich D, Behrendt H, Ring J, Ollert M. Effect of acupuncture on allergen-induced basophil activation in patients with atopic eczema: a pilot trial. J Altern Complement Med. 2011;17:309–14.
23. Pfab F, Kirchner MT, Huss-Marp J, Schuster T, Schalock PC, Fuqin J, Athanasiadis GI, Behrendt H, Ring J, Darsow U, Napadow V. Acupuncture compared with oral antihistamine for type I hypersensitivity itch and skin response in adult atopic dermatitis: a patient- and examiner-blinded, randomized, placebo-controlled, crossover trial. Allergy. 2012;67:566–73.
24. Misery L. Atopic dermatitis and the nervous system. Clin Rev Allergy Immunol. 2011;41:259–66.

第57章 展望：新的现代治疗手段

Sonja Ständer and Laurent Misery

慢性瘙痒（chronic pruritus，CP）是多种疾病最为常见的皮肤表现。近20余年来，一直是科学研究的热点话题，为提高慢性瘙痒疗效并建立欧洲[1]和德国[2]指南达到巅峰。这些指南的建立是为了更好地认知各学科中的慢性瘙痒，针对不同类型的瘙痒提供专业的推荐规范，概述外用治疗如免疫调节剂和辣椒素，深入阐述瘙痒的系统治疗如抗组胺药、抗抑郁药和 μ- 阿片受体拮抗剂。近期，对于瘙痒病因的随机对照研究（randomized controlled trial，RCT），常常得到不尽一致的结果[1-3]。对于瘙痒病理生理学认知的局限性和对其评价的不充分，极大地限制了进一步的 RCT。各种情况，包括不明原因的慢性瘙痒（CP of unknown origin，PUO）、瘙痒性特应性皮炎、结节性痒疹、慢性肾病和肝病，均极大影响了患者的健康相关生活质量（health-related quality of life，HRQoL），而缺乏有效的长期治疗是患者面临的突出问题[1,2]。近期的研究发现了与瘙痒传输相关的细胞因子、神经肽、

生长因子和神经通路，为瘙痒的治疗提供了新的潜在靶点[3]。基于基础研究，已证实一些分子和机制对于瘙痒治疗有效，并已进入临床研究阶段（表57-1）。虽然这些治疗预计将较为昂贵，但是它们的应用将快速缓解症状，而对长期而言，可以减少慢性瘙痒的医疗费用。

目前基础研究的目的在于明确瘙痒的特异性介质。但是由于皮肤网络的广泛性和脑细胞的介入，瘙痒在患者中的发展和维持机制仍非常复杂。虽然瘙痒是基础疾病的表现，仍可采用某些可能与神经病理学机制相关的药物进行治疗。因此，选择性针对引起和维持瘙痒的核心机制治疗尤为重要。动物实验可为研究者提供有价值的信息。在既往的研究中，已有瘙痒受体的模型，包括促胃液素释放肽受体和脊髓的利钠因子受体[4]。虽然针对核心活性物质有很大的风险如副作用，体内外实验研究仍可为未来的潜在药物研究提供帮助。鉴于其风险，外用药物对于老年患者、儿童以及特定情况的

表 57-1 慢性瘙痒的最新进展（举例）

机制	药物	临床适应证
κ- 阿片受体激动剂	CR845，iv	尿毒症瘙痒
联合 κ 阿片受体激动剂和 μ 阿片受体拮抗剂	纳布啡，po	结节性痒疹
白介素 31 受体拮抗剂	CIM331，sc	特应性皮炎
神经激肽 -1 受体拮抗剂	serlopitant，po	特应性皮炎
	tradipitant，po	表皮生长因子抑制剂所致皮损
	orvepitant，po	结节性痒疹
抑制回肠胆汁酸转运体	A4250，po	Alagille 综合征的胆汁瘀积性瘙痒
	GSK2330672，po	原发性胆汁性肝硬化
	LUM001，po	进行性家族性肝内胆汁瘀积

sc，皮下给药。

患者(如局限性瘙痒性皮肤病)更为适用。有些研究已经尝试将上述观点转化到外用制剂的研发中。

如今,虽然对于慢性瘙痒患者的治疗已经在不断进步,仍面临许多挑战,例如缺乏对于合适治疗剂量的认知。慢性瘙痒的治疗剂量主要参考这些药物已批准使用的适应,如选择性 5- 羟色胺再吸收抑制剂的剂量参考抑郁症的治疗,抗痉挛药加巴喷丁和普瑞巴林参考神经性疾病的治疗等[1,2]。但这些治疗剂量很有可能并不适用于瘙痒的治疗,并有加剧病情的风险。止痒的系统性和外用药物不适用于孕妇,故这类人群应予特别关注。由于缺乏适当的许可以及临床试验等多种原因,瘙痒的儿童用药十分有限。老年人更易受多种并发症的影响,因此往往需要采用多种药物[5]。联合用药及药物相互作用对于老年患者慢性瘙痒的影响目前仍不清楚[5]。已有关于患者和保险公司经济负担的研究调查[6]。由于瘙痒的广泛性和不确定性,保险公司倾向于不去承担其治疗的高额费用[7]。由于某些药物治疗未列入适应证,患者不得不承担更多的自负医疗费用[6,7]。基于不充分的调查研究,现状对于医疗保健提供者和患者而言均不令人满意。未来的挑战不仅是解决这些问题,还需要发掘新的治疗手段。慢性瘙痒对于全人类和各类人群都仍是全球性的负担,是一个需高度关切的主题:应继续开发新的、特异性的治疗手段和治疗选择,并考虑受累人群的社会心理和医学需求。

(翻译:邹颖　审校:冰寒)

参考文献

1. Weisshaar E, Szepietowski JC, Darsow U, et al. European guideline on chronic pruritus. Acta Derm Venereol. 2012;92:563–81.
2. Ständer S, Darsow U, Mettang T, Gieler U, Maurer M, Ständer H, Beuers U, Niemeier V, Gollnick H, Vogelgsang M, Weisshaar E. S2k guideline – chronic pruritus. J Dtsch Dermatol Ges. 2012;10 Suppl 4:S1–27.
3. Ständer S, Weisshaar E, Raap U. Emerging drugs for the treatment of pruritus. Expert Opin Emerg Drugs. 2015;20:515–21
4. Bautista DM, Wilson SR, Hoon MA. Why we scratch an itch: the molecules, cells and circuits of itch. Nat Neurosci. 2014;17:175–82.
5. Valdes-Rodriguez R, Stull C, Yosipovitch G. Chronic pruritus in the elderly: pathophysiology, diagnosis and management. Drugs Aging. 2015;32:201–15 [Epub ahead of print]
6. Ständer S, Pogatzki-Zahn E, Stumpf A, Fritz F, Pfleiderer B, Ritzkat A, Bruland P, Lotts T, Müller-Tidow C, Heuft G, Pavenstädt HJ, Schneider G, Van Aken H, Heindel W, Wiendl H, Dugas M, Luger TA. Facing the challenges of chronic pruritus: a report from a multi-disciplinary medical itch centre in Germany. Acta Derm Venereol. 2015;95: 266–71.
7. Ständer S, Zeidler C, Magnolo N, Raap U, Mettang T, Kremer AE, Weisshaar E, Augustin M. Clinical management of pruritus. J Dtsch Dermatol Ges. 2015;13: 101–14.

索　引